T0132920

Kohlhammer

Winfried Zapp (Hrsg.)

Krankenhausmanagement

Organisatorischer Wandel und Leadership

Verlag W. Kohlhammer

Dieses Werk einschließlich aller seiner Teile ist urheberrechtlich geschützt. Jede Verwendung außerhalb der engen Grenzen des Urheberrechts ist ohne Zustimmung des Verlags unzulässig und strafbar. Das gilt insbesondere für Vervielfältigungen, Übersetzungen, Mikroverfilmungen und für die Einspeicherung und Verarbeitung in elektronischen Systemen.

Die Wiedergabe von Warenbezeichnungen, Handelsnamen und sonstigen Kennzeichen in diesem Buch berechtigt nicht zu der Annahme, dass diese von jedermann frei benutzt werden dürfen. Vielmehr kann es sich auch dann um eingetragene Warenzeichen oder sonstige geschützte Kennzeichen handeln, wenn sie nicht eigens als solche gekennzeichnet sind.

Es konnten nicht alle Rechtsinhaber von Abbildungen ermittelt werden. Sollte dem Verlag gegenüber der Nachweis der Rechtsinhaberschaft geführt werden, wird das branchenübliche Honorar nachträglich gezahlt.

1. Auflage 2015

Alle Rechte vorbehalten
© W. Kohlhammer GmbH, Stuttgart
Gesamtherstellung: W. Kohlhammer GmbH, Stuttgart

Print:
ISBN 978-3-17-023944-9

E-Book-Formate:
pdf: ISBN 978-3-17-024129-9
epub: ISBN 978-3-17-024130-5
mobi: ISBN 978-3-17-024131-2

Für den Inhalt abgedruckter oder verlinkter Websites ist ausschließlich der jeweilige Betreiber verantwortlich. Die W. Kohlhammer GmbH hat keinen Einfluss auf die verknüpften Seiten und übernimmt hierfür keinerlei Haftung.

Herausgeber und Autoren widmen dieses Buch
Barbara Schmidt-Rettig.

Vorwort des Herausgebers

Im Sommer 2014 verließ Professorin Barbara Schmidt-Rettig nach 28 Jahren die Hochschule Osnabrück. Aus diesem Anlass widmen ihr ihre Wegbegleiter, Kollegen, Freunde und Schüler[1] das vorliegende Werk: »Krankenhausmanagement – Organisatorischer Wandel und Leadership«.

Dieses Buch greift die Managementkonzepte für Krankenhäuser auf, denen Barbara Schmidt-Rettig so zahlreiche Impulse gegeben und für welche sie entscheidende Akzente gesetzt hat.

Barbara Schmidt-Rettig legte 1975 nach ihrem Studium der Wirtschaftswissenschaften an der Justus-Liebig-Universität Gießen die Diplomprüfung ab. Die Promotion erfolgte 1986 an der Sozialwissenschaftlichen Fakultät der Universität Konstanz.

1987 wurde sie als erste Professorin für Betriebswirtschaftslehre in Niedersachsen und als erste Professorin am Fachbereich Wirtschaft der Fachhochschule Osnabrück berufen auf die Professur Allgemeine Betriebswirtschaftslehre und Rechnungswesen. Diese Denomination wurde 2006 geändert in: Professur für Allgemeine Betriebswirtschaftslehre, Krankenhausfinanzierung und Krankenhausmanagement.

Ihr beruflicher Werdegang begann mit ihrem Einstieg als Assistentin des Verwaltungsdirektors und Ärztliche Betriebsberaterin an der Universitätsklinik Gießen. Als Wissenschaftliche Mitarbeiterin am Deutschen Krankenhaus Institut e.V. in Düsseldorf war sie anschließend in enger Assistenz zu Professor Siegfried Eichhorn über sieben Jahre in der Forschung, der Lehre und der Beratung tätig.

Ihr Wirken als Hochschullehrerin verdient besondere Anerkennung: Zunächst berufen für die Fächer Allgemeine Betriebswirtschaftslehre und Rechnungswesen, etablierte sie die Schwerpunkte Krankenhausmanagement, Krankenhausfinanzierung und Krankenhauscontrolling sowie Personalmanagement im Krankenhaus am Fachbereich Wirtschaft und legte so mit ihren Vorlesungen, Veröffentlichungen und Vorträgen die Grundlagen für eine stärkere Krankenhausmanagement-orientierte Ausrichtung der Studiengänge im Gesundheitswesen.

Wesentlichen Anteil hat Barbara Schmidt-Rettig aber auch an dem Auf- und Ausbau des Studiengangs Betriebswirtschaft im Gesundheitswesen (BIG) sowie Krankenpflegemanagement (KPM) und Pflege- und Gesundheitsmanagement (PGM). Dabei war es ihr ein großes Anliegen zum einen, in Abstimmung mit den betriebswirtschaftlichen Studiengängen, die Ansätze der Betriebswirtschaftslehre auf das Krankenhaus zu übertragen und weiterzuentwickeln. Zum

---

1 aus Gründen der Lesbarkeit wird die männliche Form gewählt

anderen warb sie sowohl fachbereichsintern als auch in der Zusammenarbeit mit der Praxis dafür, die unterschiedliche Sichtweise von Ökonomie auf der einen und Pflege und Medizin auf der anderen Seite auf das Unternehmen Krankenhaus zu harmonisieren und alle Beteiligten zu einem gemeinsamen Handeln zu motivieren.

Diesen Grundsatz übertrug sie auch auf den Weiterbildungsstudiengang des Verbandes der Krankenhausdirektoren Deutschlands (VKD) der Akademie für Krankenhausmanagement (AKM), den sie als Vorstands- und Kuratoriumsmitglied (1996–2009) maßgeblich mit prägte.

Insgesamt haben über 2.000 Studierende ihre Veranstaltungen gehört, und eine Vielzahl von Abschlussarbeiten wurde von ihr betreut.

Neben ihrer langjährigen akademischen Lehrtätigkeit hat Barbara Schmidt-Rettig sich mit großem Engagement den Konzepten zu Strukturen, Prozessen und Verhaltensweisen im Krankenhaus sowie in Einrichtungen des Gesundheitswesens gewidmet. Eines ihrer Anliegen lag stets darin, Theorie-Praxis-Theorie zu verzahnen, d.h. entsprechend dem Grundsatz »Wissenschaft lernt von der Praxis, die Praxis lernt von der Wissenschaft« die Lehre an den Erfordernissen der Praxis auszurichten und andererseits die Praxis theoriegestützt zu beraten. Diesem Grundsatz der Verzahnung folgend wirkte sie darauf hin, dass der Studiengang BIG in enger Abstimmung mit den Kooperationspartnern gestaltet wurde und die Erwartungen und Erfahrungen der Praxis passgenau in ein praxistaugliches Studium/Curriculum eingebracht werden konnten.

Gleichzeitig setzte sie sich dafür ein, die Strukturen und Inhalte des Weiterbildungsstudiengangs (VKD) der Akademie für Krankenhausmanagement (AKM) theoriefun-

diert und entsprechend den Anforderungen aus Sicht einer Hochschule zu gestalten.

Mit ihren Publikationen und ihrem sachkundigen Rat und Wirken in verschiedenen Gremien ist ihr Name weit über die Hochschule hinaus bekannt geworden. Die Ergebnisse ihrer Arbeiten fanden ihren Niederschlag in zahlreichen Veröffentlichungen, Vorträgen und Seminaren. Besonders hervorzuheben sind die Veröffentlichungen gemeinsam mit Siegfried Eichhorn, die Managementseminare mit und für das Deutsche Krankenhausinstitut e.V., Düsseldorf, sowie verschiedene Stellungnahmen und Publikationen zu den Themenschwerpunkten: Krankenhausplanung und Krankenhausfinanzierung, Organisation und Leitungsstrukturen, Personalmanagement und Motivation im Krankenhaus, sowie Controlling und Proficenter-Strukturen.

Die Gestaltung von Unternehmensgrundsätzen, -werten und -strategien verbunden mit entsprechenden Leitungsstrukturen und gelebter Führungsverantwortung bildet die Voraussetzung jeglichen Managementhandelns. Daher bestimmen Managementkompetenz und -verantwortung von Krankenhauseigentümern aus ihrer Sicht maßgeblich den nachhaltigen Unternehmenserfolg. Ihren beiden akademischen Lehrern Knut Bleicher und Siegfried Eichhorn folgend vertrat sie daher einen integrierten Managementansatz auch für die Krankenhauspraxis.

Der Überzeugung folgend, dass sowohl alle Managementtheorie als auch die Managementpraxis »grau« sei, wenn die Sorge für Ordnung und Beständigkeit in komplexen Großunternehmen nicht ergänzt wird um die Führung im eigentlichen Sinne verbunden mit dem Gedanken des Wandels, legte sie die Schwerpunkte in den letzten Jahren auf Organisation und Leadership in Ergänzung zu ihrem integrativen Managementansatz. Denn: Leadership schlägt Management!

In Anerkennung und Würdigung ihrer Leistungen erscheint daher das vorliegende Werk »Krankenhausmanagement – Organisatorischer Wandel und Leadership«.

Dabei lag es in der Absicht des Herausgebers und der Autorinnen und Autoren mit einer Vielfalt an Beiträgen und entlang der Struktur des Grundlagenwerks Krankenhaus-Managementlehre: Theorie und Praxis eines integrierten Konzepts (Barbara Schmidt-Rettig und Siegfried Eichhorn, Kohlhammer Verlag 2008) dieses um die Aspekte der Organisation und des Leaderships zu ergänzen und fortzuentwickeln.

Die vielen Autorinnen und Autoren die in fachlicher und persönlicher Verbundenheit mit Barbara Schmidt-Rettig an diesem Werk mitgewirkt haben, repräsentieren einen Kreis von Experten/Expertinnen aus Wissenschaft und Praxis, mit denen Barbara Schmidt-Rettig gemeinsam nach neuen Wegen suchte, diese Probleme anzugehen.

Die Honorare für dieses Buch werden von den Autorinnen und Autoren freundlicherweise für die jährliche Auslobung eines StudyUp-Award zur Verfügung gestellt. Dieser Award ist ihrem Mentor Siegfried Eichhorn gewidmet. Gewürdigt werden sollen Abschlussarbeiten des Studiengangs Betriebswirtschaft im Gesundheitswesen (BIG) B.A., die wissenschaftlich-orientierte und theoretisch-fundierte Konzeptionen und anwendungsorientierte Konzepte für den Werte- und Strukturwandel von Krankenhäusern zum Gegenstand haben.

Der Herausgeber dankt vor allem und insbesondere Herrn Dr. Ruprecht Poensgen, Verlagsleitung vom W. Kohlhammer Verlag, der dieses Buchprojekt bereits in seinen Anfängen engagiert begleitet hat und uns immer wieder den Blick auf das wesentliche geschärft hat. Herr Dominik Rose, Lektorat

Medizin/Krankenhaus im W. Kohlhammer Verlag, hat seine Erfahrungen mit eingebracht. Er wusste nicht nur unsere Probleme, bevor wir sie thematisieren konnten, sondern hatte immer schon Lösungen parat.

Und last but not least sind drei Studentinnen zu nennen, die von den ersten Entwürfen an mit charmanten Hinweisen und qualifizierten Ausführungen dazu beigetragen haben, dass dieses Buch in dieser Form erschienen ist: Victoria Hinz, Melina Jürgensen und Jeanne Zimmer haben trotz der Endphase Ihres Bachelorstudiums sich engagiert und professionell eingebracht – ganz herzlichen Dank dafür.

Dem Team des Kohlhammer Verlags danken wir für diese kooperative Zusammenarbeit ganz herzlich. Den zahlreichen Autoren und Autorinnen danken wir für die oft schnelle und unkomplizierte Zusammenstellung der Artikel:

Boris Augurzky, Georg Baum, Sabine Bendig, Hendrike Berger, Burghardt Bessai, Jacob Bijkerk, Matthias Bracht, Manfred Brümmer, Holger Bunzemeier, Wilfried von Eiff, Matthias Ernst, Martin Eversmeyer, Andreas Greulich, Manfred Haubrock, Kathrin Heier, Helmut Hildebrandt, Karsten Honsel, Alex Hoppe, Christian Jaeger, Gabriele Kirchner, Wolfgang Klitzsch, Sr. Basina Kloos, Heinz Kölking, Julia Elena König, Wulf-Dietrich Leber, Heinz Lohmann, Markus Lüngen, Martin Moers, Julia Oswald, Michael Philippi, Wolfgang Plücker, Herbert Rebscher, Anneke Riehl, Enrico Sass, Jens Schick, Doris Schiemann, Herbert Schirmer, André A. Sonnentag, Peter Steiner, Siegmar Streckel, Holger Strehlau, Andreas Tecklenburg, Julian Terbeck, Angelika Volk, Dieter Wagner, Michael Wermker, Fritz Westhelle, Klaus Westphely[†], Christoph Winter, Winfried Zapp.

Winfried Zapp   Osnabrück, im Herbst 2014

9

Inhalt

1 Gesundheitsökonomische Rahmenbedingungen des Krankenhausmanagements

1.1 Gesundheitsökonomie und Gesundheitspolitik im Wandel

Manfred Haubrock

Vom Gesundheitssystem zur Gesundheitswirtschaft

Der russische Wirtschaftswissenschaftler Nikolai Kondratieff (Kontratjew; 1892–1938) fand im Rahmen von wissenschaftlichen Untersuchungen über die Dauer von Konjunkturzyklen heraus, dass es drei Arten von Zyklen gibt: Der kurze Zyklus dauert bis zu drei Jahre, der mittlere bis zu elf Jahre und die lange Konjunkturwelle hat eine Dauer von 40 bis 60 Jahren, wobei die langen Wellen die mittleren und die kurzen überlagern. Nach Kondratieffs Tod griff Joseph A. Schumpeter dessen Erkenntnisse auf und entwickelte sie weiter. Schumpeter prägte 1939 den Namen »Kondratieff-Zyklus«. Er kam zu der Erkenntnis, dass grundlegende technische Innovationen, die die Produktionsabläufe und Organisationsstrukturen fundamental verändern, die Basis für den Beginn einer neuen langen Welle darstellen. Für diese Innovationen prägte Schumpeter den Begriff »Basisinnovationen«. In den 1970er- und 1980er-Jahren haben in Deutschland im Wesentlichen die Forschungsarbeiten von Leo A. Nefiodow die Kenntnisse über den 5. und den 6. Kondratieff-Zyklus nachhaltig beeinflusst. Seiner Auffassung zufolge befinden wir uns derzeit am Ende des 5. Kondratieff-Zyklus. Anders als in den ersten vier Zyklen haben im 5. Zyklus nicht mehr die materiellen Basisinnovationen die nächsten Wachstumsphasen eingeleitet, sondern seit 1990 die Gewinnung, Verarbeitung und Bereitstellung von Informationen. Somit bestimmen erstmals immaterielle Basisinnovationen das wirtschaftliche Wachstum. Nach Nefiodow befinden wir gegenwärtig in der Übergangsphase vom 5. zum 6. Kondratieff-Zyklus. Ihm zufolge basiert der 6. Kondratieff-Zyklus auf der steigenden Nachfrage nach psychosozialen Gesundheitsleistungen, sodass der Gesundheitsmarkt zukünftig weltweit die Rolle eines Wachstums- und Beschäftigungsmotors übernehmen wird (Nefiodow 2011).

Dieser »neue« Gesundheitsmarkt ist jedoch nicht zu vergleichen mit dem traditionellen Gesundheitssystem, es ist vielmehr die Gesundheitswirtschaft. In Deutschland setzte der Paradigmenwechsel vom Gesundheitssystem zur Gesundheitswirtschaft vor ca. zehn Jahren ein. 2004 wurden seitens der Bundesregierung die sogenannten Branchenkonferenzen eingerichtet, um den neuen Bundesländern die Möglichkeit zu geben, jene Wirtschaftszweige zu fördern, die für die jeweilige Entwicklung der Bundesländer relevant sind. Vor diesem Hintergrund hat die Landesregierung von Mecklenburg-Vorpommern 2004 die Gesundheitswirtschaft zu einem Entwicklungsschwerpunkt des Landes erklärt und in Kooperation mit dem Bundesministerium für Wirtschaft und Technologie, dem Bundesministerium für Gesundheit und dem Bundesministerium für Verkehr, Bau und Stadtentwicklung im Jahre 2005 die erste Branchenkonferenz »Gesundheitswirtschaft« durchgeführt. Die Teilnehmer verständigten sich auf Empfehlungen, um die Branche »Gesundheitswirtschaft« zukünftig weiterzuentwickeln (Projektbüro Gesundheitswirtschaft 2006). Aus diesen Empfehlungen lässt sich ableiten, dass die bislang überwiegend sozialpolitisch geprägten Steuerungsansätze des Gesundheitswesens um wettbewerbspolitische Aspekte ergänzt werden sollen. Aufgrund des aufgezeigten Paradigmenwechsels werden z. B. die bereitgestellten Gelder für die Finanzierung der Gesundheitsgüter nunmehr als »Treibstoff« für den Innovationsmotor Gesundheitswirtschaft und als Basis einer »Jobmaschine« gesehen. Zukünftig wird u. a. die Gesundheitsbranche sowohl durch staatliche Sicherungs- bzw. Versorgungsaufträge als auch von wettbewerblichen Instrumenten gesteuert. Dieser Paradigmenwechsel, der durch einen steigenden Bedarf an gesundheitsbezogenen Sachgütern und Dienstleistungen auf der einen Seite und einer finanziellen Engpasssituation der Sozialversicherungen und der öffentlichen Kassen auf der anderen Seite ausgelöst worden ist, verdeutlicht den Wandel vom Gesundheitswesen zur Gesundheitswirtschaft, der auch Auswirkungen auf die Berufsbilder in den Gesundheitsmärkten haben wird.

Die Gesundheitswirtschaft gliedert sich in zwei Gesundheitsmärkte mit jeweils unterschiedlichen Akteuren. Der primäre Gesundheitsmarkt ist der klassische Gesundheitsversorgungskern. Dieses traditionelle Gesundheitssystem umfasst alle Organisationen und Personen, Einrichtungen, Regelungen und Prozesse, deren Aufgabe es ist, die Förderung und Erhaltung der Gesundheit sowie die Vorbeugung und Behandlung von Krankheiten und die Wiedereingliederung in die soziale Teilhabe zu ermöglichen. Somit baut dieses Gesundheitssystem, auch als Gesundheitswesen bezeichnet, auf die staatlichen und nicht staatlichen Institutionen sowie auf die relevanten Berufsgruppen auf, die für die Gesundheit der Bevölkerung ein Geflecht von gesundheitsbezogenen Dienstleistungen und Sachgütern bereitstellen und finanzieren. In diesem Gesundheitssystem dominieren die Sozialversicherungen, die auf dem Sozialstaatsprinzip des Grundgesetzes basieren und solidarisch organisiert sind, zur Finanzierung von Gesundheitsleistungen. Im Sinne eines Umlageverfahrens zwischen den Versicherten wird der größte Teil der benötigten Finanzmittel zur Verfügung gestellt. Seit einigen Jahren kommen Steuerzuschüsse des Bundes und Selbstbeteiligungsanteile der Versicherten hinzu.

Der sekundäre Gesundheitsmarkt ist privatwirtschaftlich geprägt und beinhaltet die Gesamtheit von privat finanzierten Gesundheitsgütern, wie z. B. individuelle Gesundheitsleistungen, Fitness und Wellness, Gesundheitstourismus sowie Sport, Ernährung und Wohnen. Die Gesundheit gewinnt in allen Lebensbereichen an Bedeutung, sodass sich durch die steigende Nachfrage neue gesundheitsbezogene Teilmärkte und Geschäftsmodelle entwickeln. Dies wiederum hat auch Auswirkungen auf die beteiligten Berufsgruppen. Dieser zweite Markt ist ein Wettbewerbsmarkt, in dem die Steuerung der Gesundheitsversorgung durch den Preiswettbewerb erfolgen wird. Beide Märkte sind miteinander verbunden, es bestehen somit Wechselwirkungen, die sich z. B. in der Existenz von Gesundheitsregionen, die durch ihr integratives Prinzip auf Vernetzung und Kooperation abzielen, zeigen (Hensen 2011). Dieser zukünftige Megamarkt Gesundheit wird folglich nicht nur solidarisch finanziert werden, zusätzlich hat sich ein »Selbstzahlermarkt« etabliert. Zusammenfassend lässt sich sagen, dass der neue Gesundheitsmarkt die Regenerationsplattform der Menschen und damit die Basis für die wirtschaftliche Existenz einer Informationsgesellschaft sein wird. Folglich werden Leistungen des Gesundheitsmarktes die Wertschöpfungsfaktoren für das wirtschaftliche Wachstum sein. Trotz der Kritik an diesem Paradigmenwechsel stellt das Konzept der langen Wellen die Argumentationsgrundlage von gesundheitsökonomischen und -politischen Verlautbarungen dar. Eine Aussage von Ulf Fink in einem Interview mit der Ärztezeitung belegt dies: »Vor zehn Jahren stand das Thema Kostendämpfung im Mittelpunkt. Wir haben damals das Thema Gesundheitswirtschaft in die Debatte eingeführt und gesagt: Das Gesundheitswesen ist nicht ein Kostenfaktor, sondern ein Wirtschaftszweig mit großen Wachstums- und Beschäftigungschancen ... Immer deutlicher wird doch, dass die Menschen bereit sind, auch außerhalb des Kollektivsystems etwas für ihre Gesundheit zu tun. Der zweite Gesundheitsmarkt wächst und erreicht ein Volumen von über 60 Milliarden Euro« (Fink 2008).

Bedarfsgerechte Versorgung als hoheitliche Aufgabe der Gesundheitswirtschaft

Eine zentrale Funktion beider Gesundheitsmärkte besteht darin, die Angebots- und Nachfrageströme so zu steuern, dass eine optimale Ressourcenallokation erreicht wird. Das bedeutet, die knappen Gesundheitsgüter so einzusetzen, dass der bestehende Bedarf optimal befriedigt werden kann. Allokation bezeichnet in der Ökonomie die Verteilung knapper Ressourcen auf alternative Verwendungszwecke. Unter Ressourcen kann sowohl die Zahl der beschäftigten Personen (Humanressource) als auch die Geldmenge (Finanzressource) verstanden werden. Nach dem Konzept der Wettbewerbswirtschaft soll die Steuerung

von Angebot und Nachfrage über den Preis erfolgen. Die Steuerung des zweiten Gesundheitsmarktes erfolgt über den Preiswettbewerb. Auf der Individualebene treffen die Versicherten, die Leistungsanbieter und die Krankenversicherungen zusammen. Zur Steuerung werden auf dieser Ebene Einzel- bzw. Selektivverträge geschlossen. Eine Analyse der Steuerung von Angebot und Nachfrage im ersten Gesundheitsmarkt zeigt jedoch, dass der Preiswettbewerb nahezu ausgeschaltet ist. Bei der Gründung der Bundesrepublik Deutschland ist die Steuerung des ersten Gesundheitsmarktes bewusst als hoheitliche Aufgabe definiert worden, die von Gebietskörperschaften bzw. von Körperschaften des öffentlichen Rechts wahrgenommen wird. Diese Versorgung ist als bedarfsgerechte Versorgung festgeschrieben worden. Ziel der bedarfsorientierten Angebotssteuerung des Gesundheitssystems muss sein, das Angebot an Gesundheitsleistungen an den realen Bedarf anzupassen. Folglich ist der Terminus »gerecht« einerseits mit Gerechtigkeit in Verbindung zu setzen, andererseits aber kann er als Ausrichtung am Bedarf, der Nachfrage, interpretiert werden. Der angenommene oder festgestellte Bedarf ist demnach die Grundlage für die Steuerung der Angebotsseite.

In diesem Kontext ist der erste Gesundheitsmarkt durch die Steuerungsebenen Staats- und die Verbandsebene gekennzeichnet. Die staatliche Ebene ist der Verbandsebene übergeordnet. Auf dieser Ebene sind die Funktionen auszuüben, die die unteren Steuerungsebenen nicht übernehmen dürfen bzw. sollen. Die Interventionen des Sozialstaates werden damit begründet, dass der Staat seine Verpflichtung gegenüber dem Gemeinwohl wahrnehmen muss. Auf der Verbandsebene stehen sich die Verbände der Sozialversicherungen und der Leistungserbringer, in der Regel um Körperschaften des öffentlichen Rechts, gegenüber. Auf dieser Ebene sollen globale Re-

17

gelungen getroffen werden. Die Versorgung mit Gesundheitsleistungen wird hierbei weitgehend durch Verträge zwischen den Selbstverwaltungsorganen, also zwischen den Verbänden der Sozialversicherungen und den Verbänden der Leistungserbringer auf Landes- bzw. Bundesebene, gesteuert. Es herrscht somit zwischen den Selbstverwaltungsorganen ein kollektives Vertragsrecht. Seit 2004 haben sich zudem einige dieser Selbstverwaltungsorgane auf der Bundesebene zu einem Spitzenverband der Selbstverwaltungsorgane zusammengeschlossen. Dieser Gemeinsame Bundesausschuss übt als Körperschaft des öffentlichen Rechtes im Rahmen seiner Richtlinienkompetenz nachhaltige Steuerungsfunktionen aus.

Finanzierungsproblematiken durch demografische Veränderungen

Die Finanzierungsproblematiken ergeben sich aus zwei gegenläufigen Entwicklungen. Einerseits werden die benötigten solidarisch aufgebrachten Finanzmittel durch die nur langsam steigenden Beitragseinnahmen der gesetzlichen Krankenkassen (Grundlohnsummensteigerung) nicht ausreichen. Diese Finanzierungslücke muss daher aus Steuermitteln des Bundes geschlossen werden. Hinzu kommt, dass die Bundesländer sich im Krankenhaussektor weitgehend aus der Investitionsfinanzierung zurückgezogen haben. Andererseits wird eine steigende Nachfrage nach Gesundheitsgütern eintreten, die sich z. B. aus der demografischen Entwicklung, dem medizinisch-technischen Fortschritt sowie dem wachsenden Gesundheitsbewusstsein und der Stärkung der gesundheitlichen Eigenverantwortung ergibt. Durch die Veränderung der Alters- und Bevölkerungsentwicklung wird speziell im ersten Gesundheitsmarkt eine steigende Nachfrage nach Gesundheitsleistungen eintreten. Im Zuge des demografischen Wandels nehmen gerade altersassoziierte chronische Krankheiten und somit auch Multimorbidität verstärkt zu. Ein starker Anstieg wird auch bei der Zahl der pflegebedürftigen Menschen erwartet. Hinzu kommt eine Veränderung in der Verteilung der Pflegebedürftigkeitsstufen, die mit einer Zunahme der Ausgaben für die Versorgungsleistungen verbunden sein wird.

Mit dem Fallzahlanstieg in den Krankenhäusern, u. a. ausgelöst durch die Verschiebung der Altersstruktur der Bevölkerung, haben sich bereits Ende der 1970er-Jahre die Autoren James Fries und Ernest Gruenberg beschäftigt. Sie entwickelten in diesem Zusammenhang zwei unterschiedliche Thesen: Die Kompressionsthese (James Fries) geht davon aus, dass sich der gesundheitliche Zustand der Bevölkerung durch einen verbesserten Arbeits- und Gesundheitsschutz, durch den medizinisch-technischen Fortschritt sowie durch die zunehmende Inanspruchnahme von präventiven Leistungen verbessern wird, sodass gesundheitliche Probleme erst in der letzten Lebensphase auftreten. Dieser These zufolge wird es zukünftig keine wesentlichen Nachfragesteigerungen geben. Die Expansions- bzw. Medikalisierungsthese (Ernest Gruenberg) prognostiziert hingegen eine Ausweitung der Nachfrage durch eine Zunahme von zusätzlichen Krankheitsrisiken im Alter. Welches Konzept realistisch ist, wird sich erst in der Zukunft zeigen. Dennoch lässt sich schlussfolgern, dass die Nachfragesteigerungen von Gesundheitsleistungen auch neue Steuerungsmodelle für eine altersgerechte medizinische und pflegerische Krankenhausversorgung erfordern. Dafür ist eine Anpassung der derzeitigen Versorgungsstrukturen notwendig.

Die Finanzierungsproblematik betrifft insbesondere den im Wesentlichen von Arbeitgebern und Arbeitnehmern durch Pflichtbeiträge finanzierten ersten Gesundheitsmarkt, der durch das Solidaritäts- und das Sozialversicherungsprinzip geprägt ist. Dabei gilt bei der Beitragsfinanzierung das Prinzip des Umlageverfahrens, bei dem die eingezahlten Beiträge unmittelbar für Leistungen verwendet werden können. Jedoch ist dieses umlagefinanzierte und einkommensorientierte Sozialsystem z.B. von den demografischen Veränderungen, der Erwerbstätigkeit sowie der konjunkturellen Entwicklung abhängig. Die Beitragseinnahmen sind nach den Regelungen des aktuellen Koalitionsvertrags auch in den nächsten Jahren an den Produktionsfaktor Arbeit gekoppelt. Das bedeutet, dass sich weiterhin der größte Budgetanteil des Gesundheitsfonds aus den prozentualen Anteilen der sozialversicherungspflichtigen Bruttoentgelte (Grundlohn) der Mitglieder der Sozialversicherungen zusammensetzt. Zu diesen Geldbeträgen kommen die Steuermittel, die der Bund an den Gesundheitsfonds zahlt. Durch die zuvor beschriebenen Veränderungen bleibt auch zukünftig die Gefahr einer scherenförmigen Entwicklung zwischen den Beitragseinnahmen und den Leistungsausgaben bestehen. Zwar verfügen der Gesundheitsfonds und die gesetzlichen Krankenversicherungen gegenwärtig gemeinsam über einen Überschuss von ca. 30 Mrd. Euro, aber nach der Einschätzung des Ärzteblatts bestehen aufgrund des demografischen Wandels Zweifel am generationenorientierten Umlageverfahren. Aus diesem Grund werden zukünftig Steuerzuschüsse und Selbstbeteiligungsanteile bedeutsamer. Unter der Annahme, dass die Ausgaben zukünftig weiterhin wie in den letzten 40 Jahren ansteigen werden, müsste der Staat im Jahre 2060 ca. 144 Milliarden Euro bezuschussen, damit der Beitragssatz unter 16% gehalten werden kann. Andernfalls würde der Beitragssatz der GKV auf 23% ansteigen. Die Beiträge aller sozialen Sicherungssysteme könnten 70% des Bruttoeinkommens ausmachen. Das IfMDA schlägt deshalb eine grundlegende Reform der GKV-Finanzierungsstruktur bis 2015 vor (Ärzteblatt 2012).

Demzufolge müssen, unabhängig von der aktuellen Finanzlage der Krankenkassen bzw. des Gesundheitsfonds, Effizienzreserven durch eine Reorganisation des Gesundheitssystems aufgedeckt werden. In diesem Kontext ist es notwendig, eine wirtschaftliche Versorgung, die Teilmenge einer bedarfsgerechten Versorgung ist, zu realisieren. Sie umfasst die Leistungen oder Versorgungsformen mit den besten Kosten-Nutzen-Relationen. Wesentliche Entscheidungshilfen für eine wirtschaftliche Steuerung der Gesundheitsversorgung sind gesundheitsökonomische Evaluationen (Kosten-Nutzen-Vergleiche). Je weniger Ressourcen in einer Gesellschaft für die Gesundheitsversorgung zur Verfügung stehen, desto größer ist die Bedeutung dieser Nutzen-Kosten-Betrachtungen. Hiermit soll z.B. durch den Vergleich von Behandlungsalternativen aufgedeckt werden, welche Mittelverwendung optimal ist. Die verfügbaren Gelder müssen rational eingesetzt werden. Eine Mittelverknappung führt tendenziell zu der Forderung, die Gelder für eine Maßnahme erst nach genauer Überprüfung ihres Nutzens zu verwenden. Die Funktion der ökonomischen Evaluationen von Gesundheitsleistungen besteht darin, das Verhältnis zwischen dem Ressourcenverzehr für die Maßnahmen (monetärer Input) und den daraus resultierenden Outputveränderungen (monetärer Erfolg, intangibler Erfolg) aufzuzeigen. Evaluationstechniken als rationale Entscheidungshilfen sind heranzuziehen, um

- den Nutzen und die Kosten der Maßnahmen zu messen und zu bewerten,
- unnötige Leistungen auszuschließen,
- Wirtschaftlichkeitsreserven zu aktivieren.

Zukünftig werden nur noch die Gesundheitsleistungen solidarisch finanziert, die in einer Prioritätenliste aufgenommen werden.

Das deutsche Gesundheitssystem ist historisch bedingt in den präventiven, den kurativen (stationäre und ambulante Versorgung), den rehabilitativen und den pflegerischen Sektor gegliedert. Hinzu kommt der öffentliche Gesundheitsdienst. Diese sektorale Trennung führt zu Schnittstellen und Übergängen zwischen den Versorgungsbereichen, wodurch bei den Behandlungen mit einem Versorgungsbedarf über die einzelnen Sektoren hinweg Schnittstellenprobleme entstehen.

Dieses Strukturdefizit kann u.a. dadurch überwunden werden, dass eine populationsorientierte an die Stelle der sektorenorientierten Versorgung tritt. Zur Behebung der Ineffizienzen des Systems sollte für alle Berufsgruppen in der Gesundheitswirtschaft der Fokus auf der Bereitschaft liegen, sich an den sektorenübergreifenden Versorgungsformen zu beteiligen. Hierzu müssen die Gesundheitsberufe zukünftig u.a. vermehrt Kompetenzen erwerben, die noch nicht ausgeschöpften Effizienzpotenziale zu erkennen und zu nutzen. Zum Erkennen dieser Effizienzpotenziale können die aufgezeigten Kosten-Nutzen-Untersuchungen eingesetzt werden.

Fazit

Ausgehend von den Rahmenbedingungen, die sich in den letzten Jahrzehnten verändert haben, hat sich in den letzten Jahren ein Paradigmenwechsel vollzogen. Das deutsche Gesundheitssystem verändert sich hin zur Gesundheitswirtschaft, sodass in der Folge zwei Gesundheitsmärkte existieren. Während der erste Markt weiterhin auf dem Sozialstaats- und dem Solidaritätsprinzips aufgebaut ist, bestimmt das Rechtsstaats- und damit das Subsidiaritätsprinzip den zweiten Markt. Das bedeutet, dass sich die Gesundheitseinrichtungen darauf einstellen müssen, ihre Leistungen nicht mehr ausschließlich aus der solidarische Umlage finanziert zu bekommen, vielmehr tritt die Notwendigkeit auf, sich im Preiswettbewerb zu behaupten.

Einen weiteren Aspekt stellt die Finanzierungproblematik dar. Hier geht es im Wesentlichen um die Auswirkungen einer durch den demografischen Veränderungsprozess zu erwartenden Nachfragesteigerung. Für die Gesundheitseinrichtungen bedeutet dies, sich mit den Fragen der Personalgewinnung und der -bindung zu beschäftigen. Die hoheitliche Vorgabe, eine bedarfsgerechte und wirtschaftliche Versorgung zu garantieren, ist von den Gebietskörperschaften bzw. den Körperschaften des öffentlichen Rechtes bzw. den Selbstverwaltungsorgane zu realisieren. In diesem Kontext ist es für die Gesundheitseinrichtungen relevant, sich mit den Ursachen und Wirkungen von Rationalisierungen, Priorisierungen und Rationierungen auseinanderzusetzen.

Literatur

Ärzteblatt (2012): GKV-Umlageverfahren ab 2030 nicht mehr haltbar. (http://www.aerzteblatt.de/¬nachrichten/49416, Zugriff am 08.03.2012).

Blum K, Löffert S, Offermanns M, Steffen P (2010): Krankenhaus Barometer. Umfrage 2010. (http://¬www.dki.de/PDF/Bericht%20KH%20Barome¬terRegular202010.pdf, Zugriff am 20.04.2011).

Braun B, Marstedt G, Sievers C (2011): Zur Bedeutung von Schnittstellen und Übergängen im deutschen Gesundheitssystem. In: Gesundheitsmonitor. Ein Newsletter der Bertelsmann Stiftung und der BARMER GEK 3: 1–12.

Bundesministerium des Innern (2011): Demografische Entwicklung. (http://www.bmi.bund.de/¬DE/Themen/PolitikGesellschaft/Demogra¬phEntwicklung/demographentwicklung_¬node.html, Zugriff am 12.03.2011).

Fink U (2008): Gesundheit – das ist eine Chance für Wachstum und Beschäftigung, Interview in der Ärztezeitung, 4.6.2008.

Gerlach F, Erler A, Beyer M (2011): Gesundheitsversorgung in einer Gesellschaft des längeren Lebens – Zukunftskonzept des Sachverständigenrats. In: Günster, C., Klose, J., Schmacke, N. (Hrsg.) Versorgungs-Report. Schwerpunkt: Chronische Erkrankungen. Stuttgart: Schattauer. S. 29–40.

Gerlach F, Wille E, Greiner W, Haubitz M, Schaeffer D, Thürmann P, Thüsing G (2012):

Sachverständigenrat zur Begutachtung der Entwicklung im Gesundheitswesen. Wettbewerb an der Schnittstelle zwischen ambulanter und stationärer Gesundheitsversorgung. Sondergutachten 2012. Bern: Huber.

Haubrock M, Hagmann H, Nerlinger T (2000): Managed Care. Integrierte Versorgungsformen. Bern: Huber.

Haubrock M, Schär W (2009.): Betriebswirtschaft und Mamnagement in der Gesundheitswirtschaft. Bern: Huber.

Hensen P, Kölzer C (2011): Die gesunde Gesellschaft. Sozioökonomische Perspektiven und sozialethische Herausforderungen. Wiesbaden: VS Verlag für Sozialwissenschaften.

Hilbert J, Fretschner R, Dülberg A (2002): Rahmenbedingungen und Herausforderungen der Gesundheitswirtschaft. (http://iat-info.iatge.¬ de/aktuell/veroeff/ds/hilbert02b.pdf, Zugriff am 29.03.2011).

Kurscheid C, Hartweg H-R (2009): Gesundheitsversorgung in Deutschland unter besonderer Berücksichtigung neuer Versorgungsformen. In: Hellman, W., Eble, S. (Hrsg.) Gesundheitsnetzwerke managen. Kooperationen erfolgreich steuern. Berlin: MWV Medizinisch Wissenschaftliche Verlagsgesellschaft. S. 3–14.

Nefiodow L (1999): Der sechste Kondratieff. Sankt Augustin: Rhein-Sieg Verlag.

Nefiodow L (2011): Die Gesundheitswirtschaft. In: Nefiodow, L., Granig, P. (Hrsg.) Gesundheitswirtschaft – Wachstumsmotor im 21. Jahrhundert. Mit »gesunden« Innovationen neue Wege aus der Krise gehen. Wiesbaden: Gabler. S. 25–40.

Projektbüro Gesundheitswirtschaft (2006): Branchenkonferenz »Gesundheitswirtschaft 2005«, (http://www.gw.bcv.org, Zugriff 10.02.2014).

Simon M (2008): Das Gesundheitssystem in Deutschland. Bern: Huber.

Statistische Ämter des Bundes und der Länder (2010): Demografischer Wandel in Deutschland. Auswirkungen auf Krankenhausbehandlungen und Pflegebedürftige im Bund und in den Ländern. (http://www.statistik-portal.¬ de/statistik-portal/demografischer_wandel_¬ heft2.pdf, Zugriff am 28.03.2011).

Statistisches Bundesamt (2009): Bevölkerung Deutschlands bis 2060. Begleitmaterial zur Pressekonferenz am 18. November 2009 in Berlin. Wiesbaden: Statistisches Bundesamt.

Statistisches Bundesamt (2010): Demografischer Wandel: Engpässe beim Pflegepersonal werden zunehmen. (http://www.destatis.de/jetspeed/¬ portal/cms/Sites/destatis/Internet/DE/Presse/¬ pm/2010/12/PD10__449__23621,templateId=¬ renderPrint.psml, Zugriff am 28.03.2011).

Statistisches Bundesamt (2010): Krankenhäuser. Einrichtungen, Betten und Patientenbewegung. (http://www.destatis.de/jetspeed/portal/¬ cms/Sites/destatis/Internet/DE/Content/Statis¬ tiken/Gesundheit/Krankenhaeuser/Tabellen/¬ Content100/KrankenhaeuserJahre.psml, Zugriff am 28.03.2011).

1.2 Gesundheitsökonomische Entwicklungen im internationalen Vergleich

Hendrike Berger und Markus Lüngen

Krankenhausmanagement und Gesundheitsökonomie

Gesundheitsökonomie kann definiert werden als die Übertragung des Knappheitsgedankens auf die gesundheitliche Versorgung. Für Volkswirte ist dieser Knappheitsgedanke selbstverständlich, für Mediziner ist er häufig gewöhnungsbedürftig. Für Krankenhausmanager stellt er ein tägliches Ärgernis dar, denn letztendlich ist dies die Berufsgruppe im Gesundheitswesen, die den Spagat zwischen den Erfordernissen aus dem Controlling und den medizinischen Argumenten der ärztlichen Leitung meistern muss. Nachfolgend soll verdeutlicht werden, dass das Management deutscher Krankenhäuser in naher Zukunft mit weiteren Überraschungen durch die Gesundheitsökonomie rechnen muss. Die Argumenta-

21

tion basiert auf der Überlegung, dass eine der bisherigen zentralen »Erfindungen« der Gesundheitsökonomie, die Nutzung von Patientenklassifikationssystemen zur Vergütung von Krankenhausleistungen, für die Steuerung des Gesundheitswesens wohl mehr Probleme als Lösungen gebracht hat. Daraus abgeleitet werden soll, dass die Zukunft zwar weitere Jahre mit Versuchen und Irrtümern an den Stellschrauben des DRG-Systems bringen kann, aber letztendlich die internationalen Erfahrungen einen Umstieg auf eine Post-DRG-Zeit erwarten lassen. Für das Krankenhausmanagement bedeutet diese Zeit wiederum neue Rahmenbedingungen und Anforderungen an den organisatorischen Wandel.

Deutschland und die DRG-Einführung

Die Geschichte der DRGs und ihrer Verbreitung wurde bereits häufig erzählt – auch deshalb, weil diese unglaubliche Erfolgsgeschichte sich so gut erzählen lässt (Fetter et al., 1980; Lüngen und Rath 2009). Im Kern handelt sie von einer Gruppe Statistiker an der amerikanischen Yale-University, die mit vergleichsweise einfachen Verfahren die »Produkte« von Krankenhäusern beschrieben. Die Leistung dieser Statistiker (und Ökonomen) ist umso erstaunlicher, als zuvor und später in vielen Ländern Mediziner an dieser Aufgabe gescheitert waren. Mediziner konnten sich nicht darauf einigen, welche Fälle vergleichbar sind und wo eine Produktgruppe des Krankenhauses anfängt und die andere aufhört. Dieses Scheitern mag auch damit zusammen hängen, dass Mediziner generell nicht geneigt sind, den Produktgedanken in Verbindung mit ihrer beruflichen Leistung zu akzeptieren. Dass sie überhaupt an der Definition des akutstationären Kostenträgers geforscht haben, mag vielen Medizinern nicht mal bewusst gewesen sein (Lauterbach und Lüngen 2000).

Deutschland hat den Umstieg von tagesgleichen Pflegesätzen auf DRGs erst vergleichsweise spät vorgenommen, optional in 2003, obligatorisch für alle Krankenhäuser in 2004. Zu diesem Zeitpunkt lagen bereits Erfahrungen mit DRGs aus 20 Jahren mit der amerikanischen Medicare-Krankenversicherung vor. Die Einführung von DRGs in Deutschland schien damals überfällig, wohl auch, weil die medizinischen Fachgesellschaften gescheitert waren mit ihrem alternativen Versuch, eher klinisch begründete Fallpauschalen zu formulieren. In Europa führten nur noch die Schweiz und Polen später als Deutschland die DRGs ein (Geissler et al. 2011).

Entscheidend ist jedoch nicht, ob Deutschland die Einführung überhaupt geschafft hat, sondern mit welchem Ziel und Ergebnis die Einführung erfolgte. Die Beantwortung ist nicht trivial. Der internationale Vergleich zeigt, dass die meisten Länder DRGs ursprünglich mit anderen Verwendungszwecken eingeführt haben als wie sie dort heute genutzt werden. Im internationalen Umfeld war häufig die Messung von Krankenhausbudgets (der Case-Mix), teilweise nochmals aggregiert auf regionaler Ebene und nicht heruntergebrochen auf die Ebene einzelner Krankenhausstandorte, Zweck der Einführung von DRGs. Im Prinzip dienten DRGs dazu, eine grobe Abschätzung des finanziellen Rahmens stationärer Ausgaben für eine Gebietskörperschaft vorab (prospektiv) vorzunehmen oder zu verhandeln. Beispiele finden sich insbesondere in den eher staatlich gesteuerten Systemen in Skandinavien. Dort sollte durch die Nutzung von DRGs die Transparenz erhöht werden, indem die finanziellen Mittel zwischen Regionen gerechter verteilt werden. Der entscheidende Punkt dabei ist, dass für diese eher steuernde Funktion von DRGs auch einfache Patientenklassifikationen, also ohne diffizile Fallschwereabschätzung, ausreichen. Es genügt, wenn die aus dem Case-Mix abgeleiteten Budgets über eine große Zahl von Patienten einigermaßen ausgeglichen werden. Die Gefahr der Risikoselektion auf Fallebene ist bei dieser Form der Nutzung gering, ebenso die der Fallzahlausweitungen (denn Patienten müssten nicht vom Nachbarkrankenhaus abgeworben werden, sondern von weit her eingeladen werden).

Nach übereinstimmender Meinung vieler ist die Einführung in Deutschland trotz des ambitionierten Vorhabens einer fallscharfen Abrechnung gut gelungen, nicht zuletzt auch durch die transparente und weitgehend geräuschlose Umsetzung im InEK. Die Frage ist allerdings, ob diese Umsetzung überhaupt notwendig war. Da in Deutschland weiterhin Krankenhausbudgets über die DRG-Abrechnung gestülpt werden, hätte aus gesundheitsökonomischer Sicht auch ein weitaus einfacheres DRG-System ausgereicht (Lauterbach und Lüngen 2000). Offenbar herrschte ein gewisses Misstrauen der Politik hinsichtlich einer Entfesselung der DRG-Wirkungen. Krankenhausbudgets wurden vorsichtshalber beibehalten. Die Sorge war nicht unbegründet.

Erwartete und tatsächliche Auswirkungen der DRG-Nutzung

Inwieweit zukünftig grundlegend andere oder auch stärkere Wirkungen der DRGs in Deutschland zu erwarten sind, kann aus den bereits länger bestehenden internationalen Erfahrungen der DRG-Nutzung abgeleitet werden. Werden die erwarteten und die tatsächlichen Auswirkungen von DRGs allerdings verglichen, stellt sich (wie bei vielen Gesundheitsprogrammen) eher Ernüchterung ein. Die Ursache liegt jedoch nicht im Unvermögen der politischen Umsetzung, sondern eher im Verhalten der Akteure im Gesundheitswesen. Die bisherige internationale Forschung geht davon aus, dass sich die Wirkung eines DRG-Systems weniger aus seinen theoretischen Im-

plikationen ableiten lässt, sondern weitaus stärker von dem Vergütungssystem, das vor Einführung von DRGs in den Krankenhäusern vorherrschte, abhängt (Street et al. 2011). Diese Erkenntnis lässt die Schlussfolgerung zu, dass DRGs in den meisten Ländern abweichende Auswirkungen haben werden. Einen universellen Zusammenhang zwischen Einführung und Wirkung scheint es kaum zu geben. Die rein formale Ableitung der Wirkungen einer DRG-Nutzung erlaubt die Aussage, dass die Verweildauer verkürzt, die Intensität der Leistungen bei einem Krankenhausaufenthalt verringert, Patienten selektiert in Abhängigkeit vom erwarteten Deckungsbeitrag, die Kodierung, eventuell je nach Nutzung von Prozeduren zur Patientenklassifikation auch die Behandlung angepasst, um eine Reklassifizierung des Falles zu erreichen, die Aufnahme und Entlassung von Patienten betriebswirtschaftlich optimiert und tendenziell die Fallzahl durch verschiedene Maßnahmen bis hin zur Stärkung der Reputation eines Krankenhauses erhöht wird (Cots et al. 2011). Ob diese Änderungen tatsächlich eintreten, in welcher Intensität und in welchem Zeitrahmen, bleibt offen. Hier spielt nicht nur die ärztliche Ethik eine Rolle, sondern (aus Sicht des Krankenhausmanagements besonders wichtig) auch die enormen Beharrungstendenzen in der Krankenhausorganisation. So kann bei Betrachtung der durchschnittlichen Verweildauer in deutschen Krankenhäusern im Verlauf der Jahre rückblickend kaum gemutmaßt werden, in welchem Jahr DRGs eingeführt wurden. Die Absenkung der Verweildauer verlief vor und nach der Einführung unterschiedslos weiter – ein klarer Verstoß gegen die erwartbaren Auswirkungen, die eine Parallelverschiebung der Kurve nach unten hätten erwarten lassen. Darüber hinaus lassen die theoretisch erwartbaren Auswirkungen widersprechende Aussagen zu, ob DRGs nun die Qualität der Versorgung und die (gesellschaftliche bzw. allokative) Effizienz der Leistungserbringung erhöhen oder senken. Eine Verkürzung der Liegedauer durch klinische Behandlungspfade als Folge der DRG-Einführung würde bspw. die Qualität tendenziell erhöhen, eine frühzeitige »blutige« Entlassung wohl kaum. Auch die Vermeidung unnötiger Leistungen aufgrund der Pauschalierung des Entgelts erhöht die Qualität, die Vorenthaltung von notwendigen Leistungen hingegen nicht (sogenanntes skimping). Die zunehmende Spezialisierung kann einerseits die Effizienz durch Größeneffekte steigern, aber auch zur gezielten Abweisung und Anwerbung (cream-skimming) oder auch zu Verlegung und Entlassung (dumping) von Patienten führen (Ellis 1998). Sogar die geänderte Kodierung kann positiv gesehen werden, denn der Epidemiologie stehen aussagekräftigere Daten zur Verfügung, sobald die Kodierung sich einheitlich dicht eingependelt hat.

Effizienz

Der Anreiz zur Steigerung der Effizienz gilt als einer der zentralen Vorteile bei der Nutzung von DRGs. Allerdings wird diese Effizienz meist verstanden als betriebswirtschaftliche Effizienz, das heißt als Erreichung eines Ziels (z. B. Durchführung einer Hüftoperation) mit möglichst geringen Kosten. Diese Kosten-Effizienz wird mit DRGs dauerhaft angeregt, denn sowohl Krankenhäuser, die bisher keine Effizienzanstrengungen unternommen hatten, werden zu Änderungen im Management angeregt, als auch solche Krankenhäuser, die bereits zu den besten (effizientesten) zäh-

len. Diese Form des dauerhaft induzierten Wettbewerbs wird als »yardstick-competition« bezeichnet. Die in Deutschland zuvor erprobten Ansätze der Kontrolle durch Krankenkassen in Form jährlicher, individueller Budgetverhandlungen scheiterten letztendlich daran, dass Krankenkassen weder dauerhaft den Druck aufrechterhalten konnten noch über das Wissen und die Daten verfügten, um Krankenhäusern vorzuschreiben, wie sie betriebswirtschaftlich effizient eine konkrete Patientenversorgung umsetzen sollen. Eine weitere deutsche Besonderheit besteht darin, dass der »yardstick«, also der Maßstab, zwar empirisch aus Krankenhauskalkulationen abgeleitet wird, aber weder als repräsentativ gelten kann noch einen Best-practice-Ansatz abbildet, sondern alle Ineffizienzen der Vergangenheit mit aufnimmt. Es erscheint aus diesem Prozess heraus logisch, dass etwa die Hälfte der Krankenhäuser gut von den Entgelten leben kann, die andere Hälfte allerdings nicht.[2] Andere Länder setzen den »yardstick« anders. So orientieren sich in England die Erlöse für Eingriffe mit dynamischer Mengenentwicklung an einem Best-practice-Tarif, der eben nicht den Durchschnitt, sondern nur eine ausgewählte Zahl an besonders effizienten Krankenhäusern einbezieht (Street et al. 2011).

Generell scheint es sinnvoll, die Erlöse nicht als Durchschnittspreise zu organisieren, sondern orientiert an den Grenzerlösen. Wird bspw. für jeden Eingriff der Hüftendoprothetik eine gleichbleibende Summe vergütet, steigt der Deckungsbeitrag des Krankenhauses mit steigender Fallzahl an, denn die Fixkosten des Krankenhauses können auf immer mehr Fälle ver-

---

2 Berücksichtigt werden muss hier natürlich, dass das Erlösniveau deutscher Krankenhäuser über die Basisfallwertverhandlungen auf Landesebene adjustiert werden kann (und wird). Daher wäre auch möglich, dass nicht die Hälfte der Krankenhäuser über oder unter der Gewinnschwelle liegt, sondern abweichende Verhältnisse entstehen. Auch dies war zu beobachten.

teil werden. Bei einer Orientierung der Erlöse an den Grenzkosten ist dies nicht mehr möglich; es werden lediglich die variablen Kosten des Krankenhauses vergütet. Fixkosten können entweder über andere Mechanismen (bspw. orientiert an einer Grundfinanzierung eines Standortes) oder mit den ersten budgetierten Fällen vergütet werden.

Street et al. (2011) haben eine Zusammenstellung aller Studien versucht, welche die realen Auswirkungen von DRGs auf die Effizienz der Krankenhaustätigkeit untersuchten. Dabei wurden Studien, in denen verschiedenste Methoden angewendet wurden, in unterschiedlichen Ländern und mit Vergütungsumgebungen einbezogen. Einige Ergebnisse sind trotz dieser Vielfalt auffällig:

- Eine durchgehende Steigerung der betriebswirtschaftlichen Effizienz in Krankenhäusern konnte nach Einführung der DRGs nicht beobachtet werden. Bestenfalls sind Tendenzen erkennbar. Dass die theoretische Wirkung des »yardsticks« sich auch in der Praxis zeigt, kann daher pauschal nicht bestätigt werden.
- In Bezug auf die Aktivitäten des Krankenhauses zeigte sich der bemerkenswerte Effekt, dass alle Länder mit steigenden Aktivitäten konfrontiert waren, ausgedrückt bspw. in einer Steigerung der Fallzahlen. Einzige Ausnahme sind die USA. Dort haben sich nach der DRG-Einführung die Aktivitäten der Krankenhäuser (Fallzahlen) reduziert. Fatalerweise waren die USA auch das erste Land mit DRG-Erfahrung und viele Staaten, in denen DRGs später eingeführt wurden, hatten somit die Hoffnung, dass sich auch bei ihnen dieser Effekt einstellt. Der Vollständigkeit halber muss ergänzt werden, dass einige Länder auch tatsächlich eine Ausweitung der Aktivitäten wünschten, etwa Schweden und andere skandinavische Länder. Es handelt sich

um Gesundheitssysteme mit eher knapp gehaltenen stationären Kapazitäten, die durch die DRG-Nutzung besser ausgelastet werden sollten.

- Ebenso konnte in allen Ländern eine Absenkung der Verweildauer beobachtet werden. Unklar ist in der Analyse allerdings, ob diese nicht auch ohne DRGs, etwa aufgrund des medizinischen Fortschritts, gesunken wäre. Dieser Befund ist daher ursächlich wenig geklärt. Wie oben bereits angedeutet, zeigt die Kurve der durchschnittlichen Verweildauer in Deutschland kaum, in welchem Jahr DRGs eingeführt wurden.
- Interessant ist natürlich die Frage, ob sich die Gesamtkosten für die stationäre Versorgung durch DRGs veränderten. Auch hier ist die Studienlage nur schwach belastbar, doch der Trend geht eher in Richtung einer Ausweitung der Kosten, insbesondere auch verursacht durch die oben dargestellte Ausweitung der Aktivitäten. Nur Australien konnte einen Rückgang der Kosten verzeichnen.

Qualität

Beinahe wichtiger als die Frage nach der Effizienz ist für Patienten, ob sich die Qualität der Versorgung nach DRG-Einführung verbessert, verschlechtert oder nicht verändert hat. In dem Zusammenhang kann festgestellt werden, dass DRGs kaum irgendwo eingeführt wurden, um die klinische Qualität zu verbessern. Im Vordergrund stehen Ziele der Transparenz, Finanzierung und Steuerung. Qualität hat daher eher den Charakter eines Nebenziels, indem Transparenz, Finanzierung oder Steuerung sich verbessern, die Qualität aber zumindest unverändert bleibt. Die meisten Studien zu Qualitätsauswirkungen wurden in den USA durchgeführt, nicht nur, weil dort DRGs als erstes großflächige eingeführt wurden (im Rahmen der Medicare-Krankenversicherung 1983), sondern auch weil es dort eine wissenschaftliche Tradition der Evaluierung gibt. Ausgeprägt ist diese außerdem in Skandinavien, England und den Niederlanden. Nahezu alle anderen Länder, inklusive Deutschland, verzichteten weitgehend auf belastbare Evaluationen (siehe für einen Evaluierungsbericht im deutschen System etwa Fürstenberg et al. 2013). Die bekannteste Studie zur Qualität wurde als Vorher-Nachher-Vergleich in den USA durchgeführt (Rogers 1990). Krankenakten von rund 14.000 Patienten wurden hälftig vor Einführung von DRGs gesichtet und wenige Jahre nach der Einführung; anschließend wurde verglichen, ob sich die Qualität der Versorgung verändert hatte. Wichtigstes Ergebnis damals war, dass sich die Wahrscheinlichkeit einer zu frühen Entlassung durch DRGs erhöht hat. Allerdings wurden daraus keine grundlegend negativen Auswirkungen für Patienten abgeleitet, da sich auch die Qualität der Nachsorge im Rahmen des generellen Fortschritts verbessert hatte. So hatte die Mortalität nach 30 und 180 Tagen nicht zugenommen. Die Studie verdeutlichte auch, dass DRGs nicht der Auslöser für Qualitätsverbesserungen im Krankenhaus waren. Vielmehr hatte das Management bereits fortlaufend Verbesserungen eingeführt und nicht DRGs zum Anlass genommen, um Effizienzgewinne durch Qualität zu kaschieren. Unklar blieben auch in späteren Studien die vielen Details des Qualitätsgedankens, etwa die bewusste Vorenthaltung von Leistungen oder die Folgen von Spezialisierungen und Risikoselektion. Letztendlich werden diese Qualitätsaspekte nicht mehr geklärt werden können, denn der Vergleich mit der Interventionsgruppe »DRG-Einführung« ist nicht mehr möglich. Da in nahezu allen Ländern DRGs sofort für alle Krankenhäuser eingeführt wurden (und bspw. nicht zufällig auf Landkreise oder Regio-

nen verteilt), kann nicht mehr ursächlich geprüft werden, wie DRGs sich auf die Qualität auswirkten. Ebenso ist unklar, ob Krankenhäuser ihre Effizienz im Zeitablauf zu Lasten der Qualität steigern, sofern sie in finanzielle Engpässe geraten. Der Druck der »yardstick-competition« wird schließlich auch in wirtschaftlich schlechten Zeiten aufrechterhalten, und Qualität kann in solchen Situationen die Variable sein, die von Krankenhäusern manipuliert wird. Auch die indirekten Auswirkungen von DRGs auf die Qualität werden kaum untersucht und teilweise nicht einmal thematisiert. So führt die durch DRGs erzielte Transparenz im Krankenhaus unweigerlich zu einer Verlagerung der Macht weg von den ärztlichen hin zu den kaufmännischen Berufen. Welche Folgen dies für die Leistungserstellung und die Ergebnisse hat, bleibt unklar. Auch die Ablösung der Fachabteilung als wesentliche Organisationseinheit stellt für das Krankenhausmanagement eine Herausforderung dar. Bei DRG-Abrechnungen ist es unerheblich, ob ein Schlaganfall in der Inneren Medizin, der Geriatrie oder einer Stroke-Unit behandelt wurde – das Entgelt ist identisch. Diese Auflösung der ärztlichen Verortung kann durchaus Auswirkungen auf die Qualität der Versorgung haben.

Letztendlich war die DRG-Einführung eine Einbahnstraße. Da Wenden sowieso nicht möglich war, wollte auch niemand wissen, was man zurückgelassen hatte. Eine Rückkehr zu einer Vor-DRG Zeit ist nicht möglich.

Die Post-DRG-Zeit

DRGs scheinen nach Lage der empirischen Studien der letzten 30 Jahre oftmals andere Auswirkungen gehabt zu haben als erwartet, und dies auch obendrein abweichend zwischen den Gesundheitssystemen. Fraglich ist nun, ob Deutschland sich mit der Einführung einen Gefallen getan hat. Auch wenn das Krankenhausmanagement regelhaft über die schlechten Zeiten stöhnt, spricht viel dafür, dass das es in Deutschland mit DRGs das richtige Geschenk zum richtigen Zeitpunkt bekommen hat. Das bis 2003 geltende Pflegesatzsystem war im deutschen Krankenhausumfeld aufgrund von Überkapazitäten und international langen Verweildauern ausgereizt. In dieses System DRGs einzuführen, oder wie Street et al. es ausdrücken, einen Activity-based-Anreiz zu setzen, ist ein interessantes Projekt (Street et al. 2011). Die Auswirkungen, enorme Fallzahlsteigerungen, sind wenig verwunderlich. Wird nach Fällen vergütet, werden Fälle produziert. So gesehen waren DRGs ein Erfolg. Ob diese Fälle allerdings notwendig waren, bleibt offen. Andere Länder sind bei der Einführung zumindest differenzierter vorgegangen. Schweden etwa brauchte mehr Aktivität in den Krankenhäusern, da Wartelisten bestanden und stationäre Kapazitäten nicht ausgebaut werden sollten. Schweden verfügt weiterhin über sehr wenige stationäre Betten pro Einwohner, diese werden nun durch DRGs optimal genutzt. Ähnlich verhielt es sich in England, wo gleichfalls Wartelisten existierten und reine Kontrollansätze der Regierung nicht zur Fallzahlsteigerung führten. In solchen Umgebungen sind DRGs mit ihrem Anreiz zur Aktivitätensteigerung berechtigte Instrumente. Jedoch DRGs in einem System einzuführen, das über erhebliche Kapazitätsüberhänge verfügt, dazu international viel zu lange Verweildauern aufweist (also Potenzial für weitere Fallgenerierungen), keinerlei Restriktionen bei der Einweisung durch ambulante Arztpraxen kennt und zudem das Korrektiv der Krankenhausplanung von der Krankenhausfinanzierung trennt, birgt Gefahren.

Auch einer der Autoren (ML) liefert damals Argumente für die Einführung von DRG (Lauterbach und Lüngen 2000).

Schaffung von Transparenz stand damals im Mittelpunkt der Diskussion, eine Absenkung der Kosten für stationäre Behandlung wurde zwar diskutiert, aber bald nicht mehr ernsthaft erwartet. Dass die klinischen Aktivitäten in einem überversorgten Bereich durch die Einführung von DRGs nochmals befördert werden, wurde damals so nicht berücksichtigt. Mit anderen Worten wurden internationale Erfahrungen nicht genügend studiert, teilweise lagen die Fachartikel auch noch nicht vor. Heute steht fest, dass der Schritt zur DRG-Nutzung nicht mehr rückgängig zu machen ist. Eine rückwärtsgewandte Diskussion ist müßig. Daher rücken die Stellschrauben in DRG-Systemen, die sich ebenfalls aus den internationalen Erfahrungen ableiten lassen, für die zukünftige Justierung in den Fokus. Nahezu alle wurden auch in Deutschland bereits eingesetzt:

- *Ausweitung der Kontrolle bezüglich Fehlbelegung*: Hierzu gehört die Kontrolle von Kodierung und die Prüfung der Notwendigkeit von Leistungen. Ziel ist der Abbau der Asymmetrie der Information. Letztendlich liegt jedoch die ärztliche Behandlungsfreiheit und auch -verantwortung weiterhin beim Arzt.
- *Stringentere Fassung der Budgetbeschränkung pro Krankenhaus*: Das Ziel ist ebenfalls die Fallzahlbegrenzung. Kritisch zu sehen ist hierbei, dass nicht unbedingt höhere Qualität erreicht wird, da die vermiedenen Fälle sich an erzielbaren Deckungsbeiträgen orientieren können und nicht am Bedarf des Patienten.
- *Ausweitung der Qualitätssicherung*: Ziel wäre hier die Optimierung der Allokation von Mitteln. Ein international erprobter Ansatz ist die abweichende Kodierung von Komorbiditäten und Komplikationen und die daran gekoppelte Nichtvergütung von Komplikationen.

Die bisherigen Erfahrungen in Deutschland lassen vermuten, dass diese Stellschrauben das System zwar immer komplexer werden lassen, letztendlich aber nur ein Wettrüsten zwischen Krankenhausmanagement und Krankenkassen stattfindet. Das ursprünglich mit einer gewissen Eleganz entwickelte und verständliche System der Patientenklassifikation wird komplexer und schwieriger zu steuern. Daher sollte der Blick auf die Alternativen und Weiterentwicklungen der Steuerung über DRGs gerichtet werden. Auch hier kann die Gesundheitsökonomie Beiträge leisten, und auch bei neuen Vorschlägen werden sich beabsichtigte mit unbeabsichtigten Wirkungen vermischen. Und sicher werden für das Krankenhausmanagement neue Herausforderungen entstehen.

Um die Post-DRG-Welt zu skizzieren, bedarf es einiger Annahmen. So kann angenommen werden, dass Krankenkassen in Deutschland weiterhin kaum in der Lage sein werden, in einzelne Behandlungserfordernisse hinein zu regeln. Vielmehr liegt die Behandlungshoheit und Verantwortung letztendlich immer beim Arzt. Weiter kann angenommen werden, dass die Verfügbarkeit von Daten, und damit der mögliche Detailgrad der Steuerung, sowohl bei Krankenkassen als auch bei Krankenhäusern zunehmen wird. Die Professionalisierung des Managements hat ebenfalls auf beiden Seiten zugenommen. Eine weitere Annahme besteht darin, dass es eine Grauzone an Behandlungen und Diagnostik gibt, die dem Fortschritt, der Einschätzung des Arztes und auch dem Willen des Patienten unterliegt. Mithin wird ein Steuerungsinstrument gesucht, das die Finanzverantwortung der Kassen, die Qualitätsverantwortung der Gesellschaft und die Behandlungsverantwortung der Krankenhäuser zusammenbringt. Ein Vorschlag aus der Gesundheitsökonomie zur Verknüpfung dieser Annahmen ist die stärkere Überantwortung von Steuerung auf die Leistungserbringer. Eine verbesserte Datenbasis macht es möglich, Arztgruppen ein an der Morbidität und den erwartbaren Ausgaben orientiertes Jahresbudget für ein Versichertenkollektiv zu überantworten. In der Regel werden solche Budgets für stationäre und ambulante Behandlungen gemeinsam vergeben. Die Professionalisierung der Berufsgruppen und des Krankenhausmanagements führt dazu, dass Steuerung, Effizienz und Qualität der Behandlung nicht überfordert sind. Krankenhäuser selbst haben bereits vor Jahren über ihre Verbandsmitteilungen versucht, sich als regionale Dienstleister zu positionieren (»Gesundheitszentrum«). Solche Budgets haben zudem den Vorteil, dass die ärztliche Tätigkeit noch weniger gegängelt wird als bei Fallpauschalen.

Der Vorschlag regionaler, jährlicher Budget mit Morbiditätskomponente wird unter dem Stichwort »Capitation« in Managed-Care-Umgebungen bereits erprobt. Es spricht viel dafür, dass Krankenkassen zukünftig auf diese Form der Vergütung drängen werden und regionale Versuche starten. Die Folgen für das Krankenhausmanagement sind gravierend. Wenn niedergelassene Ärzte einen finanziellen Vorteil erlangen können, sofern sie Einweisungen vermeiden, wird die Zusammenarbeit zwischen Krankenhaus und Arztpraxis erheblich intensiviert werden müssen. Die Positionierung des Krankenhauses im ambulanten Markt wird somit an Bedeutung gewinnen. Auch die negativen Auswirkungen von Capitation-Modellen werden in der Literatur diskutiert (Glied, 2000). Die mögliche Vorenthaltung von Leistungen ist aus der Fallpauschalendiskussion bekannt, sodass das Qualitätsmanagement auch bei Capitation-Modellen ausgebaut werden müsste.

Fazit

Die Beziehung zwischen der Profession des Krankenhausmanagements und der Gesundheitsökonomie war in den vergangenen Jahren geprägt von der Einführung und Nutzung von DRGs. Es wurde versucht zu zeigen, dass diese für das Management erhebliche neue Möglichkeiten eröffneten. Aus politischer und gesellschaftlicher Sicht hingegen wurden viele der Ziele nicht erreicht. Dies lag auch daran, dass die Folgen von DRGs nicht konsistent abgeleitet wurden und wohl auch nicht abgeleitet werden konnten. Heute wird deutlicher, dass DRGs als System zur Steigerung der Krankenhausaktivität in der deutschen Krankenhauslandschaft eher zu einer Überhitzung führen können. Als Perspektive wurden Kopfpauschalen (Capitation-Modelle) diskutiert, die den stationären in den ambulanten Sektor einbinden. Die Herausforderungen für das Krankenhausmanagement wären grundlegend andere als heute. Insbesondere die Kooperation mit dem ambulanten Sektor würde an Bedeutung gewinnen.

Die rein gesundheitsökonomische Sichtweise muss vor dem Hintergrund eines generellen Wertewandels auch im Krankenhausmanagement betrachtet werden. Historisch war eher eine korporatistisch verankerte Pflicht zu erkennen, dass Krankenhäuser dem Staat bei der gesundheitlichen Versorgung der Bevölkerung helfen. Zunehmend gerät jedoch die Überlegung in den Vordergrund, dass der Staat das Recht der Krankenhausträger sichern muss, jedem Bürger eine medizinisch begründbare Versorgung zu ermöglichen und zu finanzieren. Nicht zuletzt gesundheitsökonomische Argumente waren auch hier Wegbereiter. Notwendiger noch als die Bereitstellung neuer Modelle für das Krankenhausmanagement ist für die Gesundheitsökonomie daher auch die Einbindung ethischer und klinischer Überlegungen.

Literatur

Cots F, Chiarello P, Salvador X, Castells X, Quentin W (2011): DRG-based hospital payment: Intended and unintended consequences. In: Busse R, Geissler A, Quentin W, Wiley M (Hrsg.) Diagnosis-Related Groups in Europe. New York: Open University Press. S. 75–92.

Ellis, RP. (1998): Creaming, skimping and dumping: provider competition on the intensive and extensive margins. Journal of Health Economics 17: 537–555.

Fetter RB, Shin Y, Freeman JL, Averill RF, Thompson JD (1980): Case Mix Definition by Diagnosis-Related Groups. Medical Care 18(2) Supplement.

Fürstenberg T, Laschat M, Zich K, Klein S, Gierling P, Nolting HD, Schmidt T (2013): G-DRG-Begleitforschung gemäß § 17b Abs. 8 KHG. Endbericht des dritten Forschungszyklus. Berlin.

Geissler A, Quentin W, Scheller-Kreinsen D, Busse R (2011): Introduction to DRGs in Europe: Common objectives across different hospital systems. In: Busse R, Geissler A, Quentin W, Wiley M (Hrsg.): Diagnosis-Related Groups in Europe. New York: Open University Press. 9–22.

Glied S (2000): Managed Care. In: Culyer, AJ., Newhouse, JP. (Hrsg.): Handbook of Health Economics. Elsevier North Holland: 707–753.

Lauterbach K, Lüngen M (2000): DRG-Fallpauschalen: Eine Einführung. Anforderungen an die Adaption von Diagnosis-Related Groups in Deutschland. Stuttgart: Schattauer.

Lüngen M, Lauterbach K (2003): DRG in deutschen Krankenhäusern. Umsetzung und Auswirkungen. Stuttgart: Schattauer.

Lüngen M, Rath T (2009): Auswirkungen der deutschen DRG-Einführung: Internationale Erfahrungen im Überblick. In: Rau, F., Roeder, N., Hensen, P. (Hrsg.): Auswirkungen der DRG-Einführung in Deutschland. Standortbestimmung und Perspektiven. Stuttgart: Kohlhammer. 131–144.

Or Z., Häkkinen U (2011): DRGs and quality: For better or worse? In: Busse R, Geissler A, Quentin W, Wiley M (Hrsg.): Diagnosis-Related Groups in Europe. New York: Open University Press. 115–129.

Street A, O'Reilly J, Ward P, Mason A (2011): DRG-based hospital payment and efficiency: Theory, evidence, and challenges. In: Busse R, Geissler A, Quentin W, Wiley M (Hrsg.): Diagnosis-Related Groups in Europe. New York: Open University Press. 93–114.

1.3   Versorgungsforschung in Deutschland

Herbert Rebscher

Einleitung

Medizinische Grundlagenforschung, klinische und Versorgungsforschung haben das gemeinsame Ziel, die medizinische Versorgung zu verbessern. Dies tun diese Disziplinen mit jeweils unterschiedlicher Relevanz für die Gestaltung konkreter Versorgungsangebote und deren Prozesse. Während die Grundlagen- und die klinische Forschung meist einen experimentellen Ansatz verfolgen, untersucht die Versorgungsforschung die Routineversorgung im medizinischen Alltag. Nachdem der Sachverständigenrat zur Begutachtung der Entwicklungen im Gesundheitswesen in seinen Gutachten immer wieder die Intensivierung der Versorgungsforschung in Deutschland angemahnt hat, ist diese noch recht junge Forschungsrichtung in den letzten Jahren kontinuierlich ausgebaut worden. Im jüngsten Koalitionsvertrag für die gesundheitspolitische Agenda der 18. Legislaturperiode ist sie auch finanziell ausgestaltet worden, es wurden explizit 75 Millionen Euro für die Versorgungsforschung festgeschrieben. Insgesamt folgen die politische und wissenschaftliche Debatte dem Grundsatz, dass wir zur Gestaltung des Leistungsrahmens und seiner Versorgungsprozesse stärker als bisher wissen wollen und müssen, was wir im Versorgungsalltag und in seinen Strukturen für die Patienten und deren langfristige Versorgungsqualität eigentlich bewirken. Forschung soll helfen, Leistungen zu bewerten, Prozesse zu steuern, Allokationsentscheidungen zu treffen und zukünftige Bedarfslagen patientenrelevanter Versorgungsstrukturen zu entwickeln.

7 Schritte zur besseren Versorgung

Erkenntnis: Grundlagenforschung in der Medizin

Jedem Innovationsprozess liegt eine wissenschaftliche Erkenntnis zugrunde. Das ›Heureka‹ ist oft noch ohne jeden Bezug zu einer konkreten Anwendung und gleichsam doch dessen erkenntnistheoretische Grundlage. Der Prozess von der Erkenntnis zur Anwendung soll in folgendem Bild illustriert, jedoch soll auch auf die Finanzierungs-(Investitions-)verpflichtung der Gesellschaft, einzelner Unternehmen oder der gesetzlichen Krankenversicherung hingewiesen werden.

Die Grundlagenforschung dient der Erkenntnis noch ohne konkreten Bezug zur patientenrelevanten Versorgung. Themen klinischer Grundlagenforschung sind z. B. die »Genomveränderung in Tumorzellen«, »Methoden zur Messung von Genom-Interaktionen in lebenden Zellen«, »Mechanismen des rezeptorvermittelten Zelltodes« oder wie ganz aktuell durch die Vergabe des Nobelpreises von 2013 besonders herausgehoben die »Steuerung von Transportprozessen in Zellen«. Ziel der experimentellen Grundlagenforschung ist die Erkenntnis, die dann in weiterführenden Forschungen und Innovationsprozessen zur Entwicklung entsprechender Produkte fortgeführt wird.

Wirksamkeit: Zulassung von Leistungen nach evidence-based Medicine (EbM) – klinische Studien und ihre Grenzen

Führt dieser Erkenntnisprozess zu einer Erfindung (Invention), wird ein hochkomple-

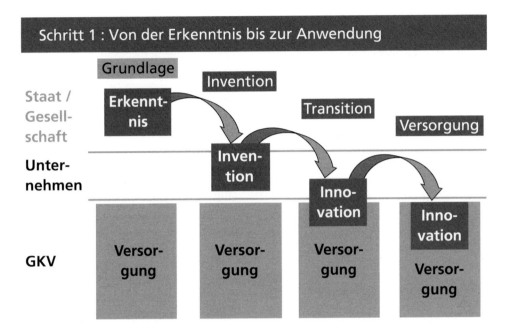

Abb. 1.3.1: Von der Erkenntnis bis zur Anwendung
Quelle: DAK-Gesundheit

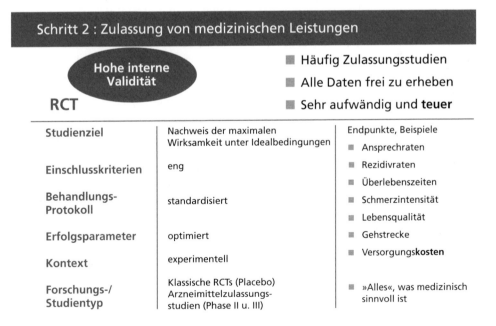

Abb. 1.3.2: Zulassung von medizinischen Leistungen
Quelle: DAK-Gesundheit

xes, ausdifferenziertes und methodisch anspruchsvolles Verfahren zur klinischen und klinisch epidemiologischen Analyse mit dem Ziel der Schaffung von Entscheidungsgrundlagen für eine evidenzbasierte Medizin ausgelöst. Dieser Schritt wird später durch Metaanalysen und systematische Reviews zu einer Verdichtung und Bewertung der besten verfügbaren Evidenz geführt.

Der Goldstandard ist die randomisierte, kontrollierte, doppelt verblindete klinische Studie, deren Ergebnis eine extrem hohe interne Validität besitzt. Evidenz als die bewiesene Wirksamkeit kann nur unter dem strengen Studiendesign einer RCT (randomized controlled trial) belegt werden. Die RCT bleibt der zentrale Studientypus bei der Bestimmung des Leistungsrahmens der GKV.

Gerade die methodische Güte und das Ausklammern jener Störgrößen (Confounder), die die Kausalität der Ergebnisse gefährden würden, bewirkt jedoch eine künstliche Studienwelt und damit eine nur mangelhaft populationsorientierte Reproduzierbarkeit der Ergebnisse. Die Zielsetzung auf Wirksamkeit und Sicherheit (Efficacy), die Abbildung des Nutzens in der Erreichung klinischer Parameter, die Einschluss-/Ausschlusskriterien zur Studienteilnahme (wie Komorbiditäten, Komedikation, Compliance), die freiwillig rekrutierte Population und ihre Motivation sowie die zeitliche Befristung der Studie sind die in der Literatur beschriebenen Grenzen klinischer Studien. Deshalb seien hier nur zwei Effekte beispielhaft und selbsterklärend genannt:

- der Effekt der Erfüllung der Einschlusskriterien der versorgten Patienten versus der Studienpopulation und
- der Effekt der Altersstruktur der versorgten Patienten gegenüber der Studienpopulation.

Bei der Frage nach der Wirksamkeit medizinischer Interventionen ist und bleibt die randomisierte klinische Studie (RCT) der Goldstandard. Nur sie klärt hinreichend sicher die Frage der Kausalität, d. h. die Frage, welche Ursache zu welchen reproduzierbaren Ergebnissen führt. Dies geschieht durch ein ausdifferenziertes Studiendesign, zu dem entsprechende Guidelines guter klinischer Praxis vorliegen. Die medizinisch und/oder soziodemografisch definierten Ein- und Ausschlusskriterien bei der Rekrutierung der Studienpopulationen sorgen dafür, dass verzerrende Effekte durch Komorbiditäten und entsprechende Komedikationen und deren Interaktionen weitestgehend ausgeschlossen werden. Die Randomisierung, also das zufällige Zuteilen von potenziell motivierten, d. h. mit vergleichbarer Compliance ausgestatteten und nicht ausgeschlossenen Patienten in die jeweiligen Studienarme und die doppelte Verblindung, sowohl bei Patienten als auch den teilnehmenden Therapeuten, sorgt für ein verzerrungsfreies Abbild. So wird sichergestellt, dass der Effekt der Intervention auf einen definierten studientypischen Endpunkt kausal belegt werden kann. Diese theoretische und praktische Stärke randomisierter klinischer Studien ist für die Frage der Zulassung von Produkten, therapeutischen Interventionen und diagnostischen Verfahren für ein Gesundheitssystem unaufgebbar. Die fachliche und politische Akzeptanz des Grundsatzes der evidenzbasierten Medizin hat hier ihren wissenschaftlichen Kern.

Nutzen: Entscheidend sind patientenrelevante Endpunkte

Der für den Nachweis der Wirksamkeit notwendige Vergleich klinischer Endpunkte führt zu der Frage der Relevanz klinischer Endpunkte hinsichtlich des konkreten Patientennutzens. Die lange Diskussion zur Frage der relevanten Outcomes hat im Jahre 2007 dazu geführt, dass der Gesetzgeber bei der frühen Nutzenbewertung von

Arzneimitteln selbst »patientenrelevante Endpunkte« definiert hat. Nach § 35 b SGB V handelt es sich dabei um die Endpunkte:

- Verbesserung des Gesundheitszustandes,
- Verkürzung der Krankheitsdauer,
- Verlängerung der Lebensdauer,
- Verringerung der Nebenwirkungen,
- Verbesserung der Lebensqualität.

Diese Fragestellung ist besonders deshalb relevant, weil klinische Endpunkte zwar die Wirksamkeit und Überlegenheit bestimmter Produkte belegen (z. B. bei der Bewertung von Koronarstents die Durchflussraten einige Wochen nach Implantation), diese jedoch aus der Patientenperspektive lediglich einen Surrogatparameter darstellen. Der patientenrelevante Endpunkt wäre hier die Überlebenszeit oder das Ausbleiben einer weiteren Verschlechterung des Gesundheitszustandes, z. B. durch Messung einer Re-Infarktrate oder einer Verringerung der Notwendigkeit stationärer Behandlungseskalationen.

Versorgung: Versorgungsforschung als notwendige Ergänzung

Die Diskussion über die Nutzenbewertung im Arzneimittelmarktneuordnungsgesetz (AMNOG) sowie die krankenhausspezifische Diskussion über den Charakter der Zulassung von Leistungen und der frühzeitigen Kalkulation im DRG-System sowie die allgemeine Diskussion über die Notwendigkeit von Versorgungsforschung im Kontext eines auf populationsorientierte Wirkung angelegten Gesundheitssystems zeigt, dass wir uns ergänzend zum Ansatz der evidenzbasierten Medizin, fußend auf guten klinischen Studien (RCT), um Versorgungsforschungsansätze bemühen müssen. Diese müssen eine realistische Bewertung konkreter Versorgungslösungen unter Alltagsbedingungen erlauben und im Versorgungs-

prozess selbst, also nicht nur unter Studienbedingungen, entsprechende Ergebnisse zeigen. Wir befinden uns also auf dem Feld der Versorgungsforschung, die nach Pfaff ein anwendungsorientiertes, fachübergreifendes Forschungsgebiet ist, das »die Kranken- und Gesundheitsversorgung in ihren Rahmenbedingungen beschreibt, kausal erklärt, darauf aufbauend Versorgungskonzepte entwickelt, deren Umsetzung begleitend erforscht und/oder unter Alltagsbedingungen evaluiert« (Pfaff 2003, S.13–23). Zum methodischen Ansatz der Versorgungsforschung liegen derzeit drei Memoranden des Deutschen Netzwerkes Versorgungsforschung vor (Pfaff et al. 2009; Neugebauer et al. 2010), die als Guideline zur Methodik und Durchführung guter Versorgungsforschung zu verstehen sind. Das Grundanliegen von Versorgungsforschung ist es, die Zufälligkeiten der Alltagsbedingungen, unter denen Versorgung stattfindet, anzuerkennen und gleichwohl belastbare Aussagen zum Nutzen therapeutischer und/oder diagnostischer Alternativen und Rahmenbedingungen des Versorgungsprozesses zu generieren (Glaeske et al. 2010). Für Krankenversicherer im Wettbewerb sind diese Fragen von besonderer Relevanz. Zum einen müssen Krankenversicherer wissen, ob und wie ihr selektives Vertragshandeln tatsächlich Versorgungsziele erreicht und wie sich diese Zielerreichung von der »Normalversorgung« unterscheidet. Zum anderen interessiert selbstverständlich die Kosten- und Nutzenbewertung alternativer Versorgungskonzepte bei der Entwicklung, Steuerung und Anpassung von Versorgungslösungen. Allokationsentscheidungen von Krankenkassen erhalten so ihre inhaltlichen Maßstäbe. Im Kern wird durch eine gut angelegte und methodisch geleitete Versorgungsforschung all das wieder eingeblendet, was die Versorgung im medizinischen Alltag von der Versorgung in einem Studiendesign unterscheidet. Versorgungsforschung misst damit den Effekt medizinischer Leistungen in der realen Versorgungssituation und kann damit eine sehr hohe externe Validität, also die Übertragbarkeit auf populationsorientierte Versorgung reklamieren.

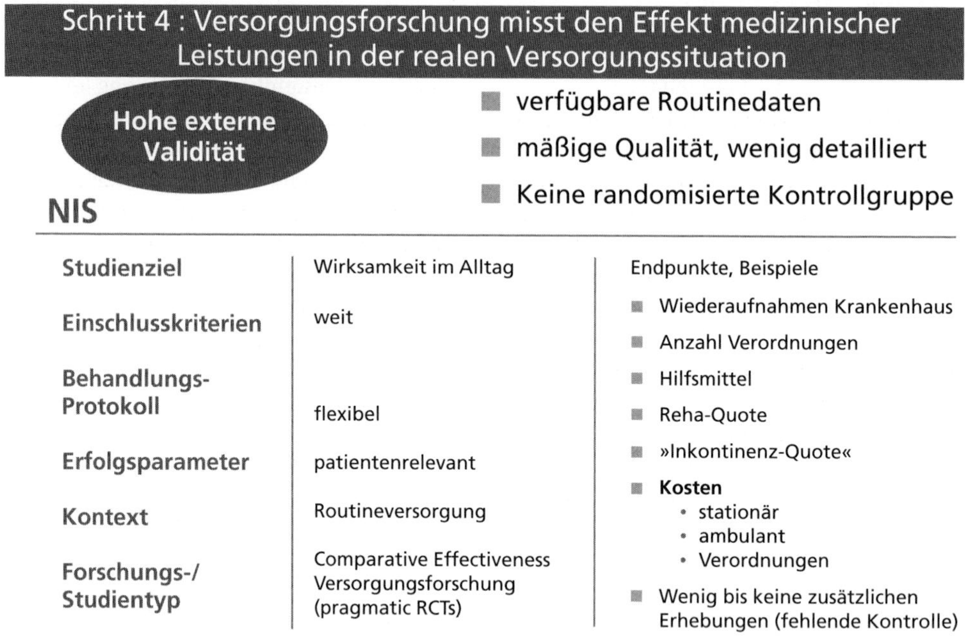

Schritt 4 : Versorgungsforschung misst den Effekt medizinischer Leistungen in der realen Versorgungssituation

Hohe externe Validität

NIS

- verfügbare Routinedaten
- mäßige Qualität, wenig detailliert
- Keine randomisierte Kontrollgruppe

		Endpunkte, Beispiele
Studienziel	Wirksamkeit im Alltag	
Einschlusskriterien	weit	- Wiederaufnahmen Krankenhaus
		- Anzahl Verordnungen
Behandlungs-Protokoll		- Hilfsmittel
	flexibel	- Reha-Quote
Erfolgsparameter	patientenrelevant	- »Inkontinenz-Quote«
		- **Kosten**
Kontext	Routineversorgung	• stationär
		• ambulant
Forschungs-/Studientyp	Comparative Effectiveness Versorgungsforschung (pragmatic RCTs)	• Verordnungen
		- Wenig bis keine zusätzlichen Erhebungen (fehlende Kontrolle)

Abb. 1.3.3: Versorgungsforschung misst den Effekt medizinischer Leistungen in der realen Versorgungssituation (NIS = Nicht interventionelle Studien)
Quelle: DAK-Gesundheit

Die Notwendigkeit von Versorgungsforschung ist heutzutage unbestritten. Sie zu fördern ist ein politisches Ziel, aber auch die Verantwortung der mitwirkenden Akteure auf Seiten der Leistungserbringung wie auf Seiten der Versicherer. Die im Krebs-Früherkennungs- und Registergesetz (KFRG) festgeschriebene Initiative zum Aufbau von Krebsregistern findet im aktuellen Koalitionsvertrag ihre Weiterentwicklung durch die dort festgeschriebene Strategie zum Aufbau von Implantat- und Transplantationsregistern, ein Prozess, der die Bemühungen der Selbstverwaltungspartner (Prothesenregister u. a.) komplettieren hilft. Registerforschung bleibt eine wesentliche Quelle für Versorgungsforschung und macht die leitlinien-gerechte Versorgung im Alltag besser beschreibbar.

Gestaltung: Allokationsentscheidungen durch selektive Versorgungsmodelle

Die Anwendung der Erkenntnisse aus klinischer und Versorgungsforschung dient der Optimierung der medizinischen Angebote im Versorgungsalltag. Ergänzend sollen auch selektive Vertragsmodelle den Status quo der Kollektivversorgung überwinden helfen. Beispiele für ambitionierte Selektivverträge sind:

- *Protonen- und Schwerionentherapie* – Behandlung von Krebserkrankungen mit Protonen und Schwerionen in Heidelberg und Essen

- ›*Mein Herz*‹ – Telemedizinische Überwachung von Patienten mit Herzinsuffizienz
- ›*Stattkrankenhaus*‹ –flexible kombinierte stationäre und ambulante Behandlung psychiatrischer Krankheitsbilder

Ziel selektiver Allokationsentscheidungen durch Krankenkassen und beteiligte Partner bleibt die Überwindung des grundsätzlich strukturkonservativen Kollektivvertrags durch Suchprozesse im Hinblick auf Qualität und Effizienz. Die dazu notwendige Methodik ist Gegenstand gesundheitsökonomischer Forschung und baut systematisch auf den Ergebnissen der Versorgungsforschung auf. Selektive Vertragsgestaltung ist notwendig und legitim, soweit sie auf Ergebnisse der Versorgungsforschung aufbauend Suchprozesse für die bessere Versorgungsqualität bei wenigen initiiert, um sie dauerhaft für alle verfügbar zu machen.

Optimierung: Koordination, Kooperation, Kommunikation durch Versorgungsmanagement

Die Fokussierung der gesundheitspolitischen Debatte auf die Finanzierungsfragen des Systems sowie die methodischen Fragen zur abstrakten Gestaltung des Leistungsrahmens (Stichwort Nutzenbewertung medizinischer Interventionen) verstellt den Blick auf die notwendige und nachhaltige Veränderung des Versorgungsprozesses selbst – insbesondere den wachsenden Bedarf an Koordination und Organisationsunterstützung bei komplexen langwierigen Interventionen. Drei Gründe sind für diesen Bedarf ursächlich: die demografische Entwicklung, die Spezialisierung und Arbeitsteilung der Medizin sowie die Patientenerwartung. Das Faktum ist vielfältig beschrieben, die Drohszenarien sind gezeichnet und die Finanzkonsequenzen – extrem unterschiedlich – prognostiziert. Für unsere Fragestellung ist die

mit einer »Gesellschaft langen Lebens« verbundene Änderung des Krankheitspanoramas interessant. Diese wird zuvorderst von einer Zunahme chronischer Krankheitsverläufe und von alterskorrelierter Multimorbidität gekennzeichnet sein. Damit wird ein Ausbau der niederschwelligen, betreuenden, rehabilitativen und pflegenden Versorgungsangebote notwendig. Gleichzeitig wird die Bevölkerungszahl schrumpfen, was in spezifischen Leistungssegmenten und speziell bei den akut-kurativen Interventionen Entlastungspotenzial bieten wird. Als Arbeitshypothese für die nachgehende Argumentation gilt: Eine »Gesellschaft langen Lebens« wird den Bedarf an koordinierten und kooperativen Versorgungszusammenhängen erhöhen. Die Geschichte der Medizin ist die Geschichte einer beeindruckenden Spezialisierung und Segmentierung. Statt Chirurgen gibt es Gefäß-, Hand- oder Neurochirurgen sowie andere spezialisierten Formen der Chirurgie. Ähnliches gilt für alle Fächer der Medizin. Gleichzeitig führen die Honorierungsmodelle zu einer gewollten Spezialisierung und Arbeitsteilung, wie sie sich gegenwärtig etwa im DRG-Kontext entwickelt. Die spezialisierte, funktionale Betrachtung ermöglicht kürzere Interventionszeiten (Verweildauern), wodurch eine hohe technische Produktivität und Qualität erreicht werden kann. Die zunehmende Spezialisierung und Arbeitsteilung führt mit Blick auf die Herausforderung der Behandlung chronisch Kranker und multimorbid Erkrankter jedoch zu einem Dilemma hinsichtlich der Versorgungssituation der Patienten: Es fehlt die Gesamtsicht auf die komplexe Versorgungssituation und deren zweckmäßige Koordination. Ob und wieweit eine gute hausärztliche Betreuung diese Dilemma ausgleichen kann, bleibt weiterhin offen, zumal die Informations- und Zusammenarbeitsregularien dafür nicht hinreichend definiert sind. Der chronisch Kranke, tendenziell ältere Patient, Patienten in komplexen Versorgungszusammenhängen, erleben das Gesundheitssystem durchaus als leistungsfähig und im konkreten funktionalen Zusammenhang als hochqualitativ. Sie empfinden jedoch – wie Umfragen belegen – bei der Suche nach geeigneten Akteure, abgestimmten Terminvereinbarungen, der Zusammenarbeit bezüglich der Abfolge von vor- und nachgelagerten Interventionen bis hin zur schnellen und präzisen Übermittlung von Diagnose und Befundinformationen das System als wenig koordiniert (IGES Kompass Gesundheit 2010). Zusammenfassend: Der demografische Wandel wird zu einer Zunahme chronischer und multimorbider Krankheitsverläufe führen, die einen erheblichen Informations-, Koordinations- und Kooperationsbedarf bei allen Beteiligten auslöst. Die Spezialisierung in der Medizin wird die Qualität der isolierten Interventionen und die Produktivität der Akteure enorm steigern, jedoch die Kompetenz für die Koordination und Kooperation in komplexen Versorgungszusammenhängen schwächen. Die zeitlich nur noch episodenhaften Patientenkontakte werden dies für einzelne Akteure auch zunehmend unmöglich machen. Der objektive Bedarf, Patienten in diesen Versorgungszusammenhängen zu unterstützen und die Koordination und Kooperation der Akteure zu fördern, stellt daher die wesentliche Herausforderung hinsichtlich Effizienz und Qualität in der Versorgung der Zukunft dar.

Messung: Evaluation komplexer Interventionen

Im Zusammenhang der konkreten Versorgung – gerade des definierten, zukünftigen Patientenbedarfs – wird es nur selten um einen eindimensionalen Produktionszusammenhang gehen, sondern in der Regel um additive, parallele und sich verschränkende Produktionszusammenhänge unterschiedlicher Akteure, bei denen die Outcomes an

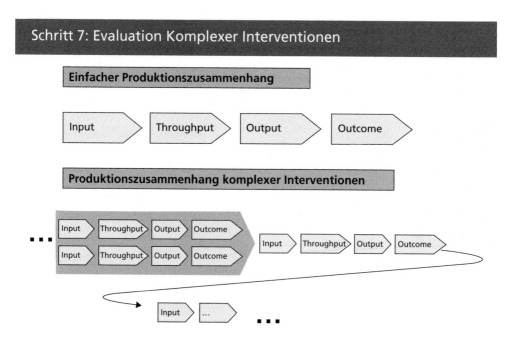

Abb. 1.3.4: Evaluation komplexer Interventionen
Quelle: DAK-Gesundheit

vorgelagerten Versorgungsstufen den Input und den Produktionsprozess der nachfolgenden Versorgungsstufe massiv verändern. Bei der Beurteilung der Effizienz der Interaktion in und zwischen den Versorgungsstufen liegt ein entscheidender Parameter für die Gesamteffizienz des Versorgungsproblems. Veranschaulicht heißt das, auch der brillant durchgeführte operative Eingriff kann z. B. durch ein partielles Versagen oder Vorenthalten von Leistungen nachgelagerter Versorgungsstufen sein patientenbezogenen Outcome nicht belegen. Umgekehrt wirken qualitative Mängel, z. B. bei einem operativen Eingriff ,auf alle weiteren nachgelagerten Versorgungsstufen ein und beeinträchtigen die dort erzielbaren Ergebnisse.

Versorgungsforschung versucht dieses Dilemma durch geeignete methodische Zugänge mit populationsorientierten Endpunkten im realen Versorgungsalltag zu untersuchen und daraus relevante Informationen abzuleiten, die für das Vertragshandeln und für die Gestaltung konkreter Versorgungsstrukturen wirksam sind. Die Anlage des Versorgungsmanagements zielt mitten hinein in die Komplexität und reale populationsorientierte Versorgung. Eine Chance zur Randomisierung von Patienten, um das Vorher und Nachher für die konkrete Versorgungsalternative zu unterscheiden, besteht in der Regel nicht. Deshalb hat sich für die Analyse komplexer Interventionen ein Methodenmix herauskristallisiert, der die Methoden der empirischen Sozialforschung für die Versorgungsforschung nutzbar macht (Porzsolt et al. 2013). Ein methodisches Instrument zur statistischen »Randomisierung« ist das sogenannte Propensity-Score-Matching als Evaluationsmodell für die Bewertung komplexer Interventionen (Rebscher 2012). Dies wird in der DAK-Gesundheit regelhaft allen Vertragsmodellen und auch zur Bewertung des beschriebenen Versorgungsmanagementansatzes zugrunde gelegt. Matching-Verfahren bilden durch geeignete mathematische Simu-

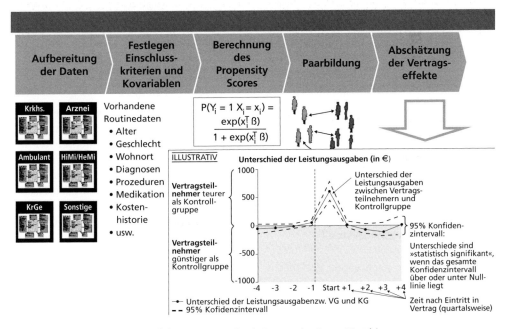

Abb. 1.3.5: Risikoadjustierte Erfolgsmessung mittels Propensity-Score-Matching
Quelle: DAK-Gesundheit

lation eine Kontrollgruppe, die die ansonsten notwendige Randomisierung (die zufällige Verteilung) von Vertrags- und Kontrollgruppen in konkreten Versorgungszusammenhängen ersetzt und eine durchaus zuverlässige Form des objektiven Vergleichs ohne die Probleme von Selbstselektion und unterschiedlichen Schweregraden, Komorbiditäten etc. darstellt. Das Matching-Verfahren ahmt eine Randomisierung in Bezug auf beobachtbare Eigenschaften der Teilnehmer nach und ermöglicht es, eine Kontrollgruppe aus den administrativen Daten der Krankenkassen zu ziehen. Für die populationsorientierte Evaluation von Versorgungsmodellen wird dies durchaus als »derzeitiger Goldstandard« der Versorgungsforschung definiert (Stock/Redáelli 2012, S. 32).

Eine beispielhafte Darstellung einer solchen risikoadjustierten Erfolgsmessung mittels Propensity-Score-Matching wird aus Abbildung 1.3.5 deutlich. Ausgehend von einer retrospektiven Betrachtung vor dem Programmstart, um die Homogenität und damit die Güte des Matchings nachzuweisen (idealerweise Verlauf entlang der O-Linie, enges Konfidenzintervall), wird die Konsequenz nach Intervention (hier das aktive Versorgungsmanagement) über die Quartale analysiert. Ein solcher Ansatz erlaubt eine populationsorientierte Analyse der Wirkungskette der Intervention und der Effekte in konkreten Leistungsbereichen. Sie bildet damit eine wesentliche Grundlage für die Gestaltung eines patientenadäquaten, bedarfsorientierten Leistungsportfolios.

Fazit – was muss ein Ordnungsrahmen im Gesundheitswesen leisten?

Die zentrale Frage nach einem geeigneten Ordnungsrahmen dreht sich um die Begriffe Innovation, Qualität und Effizienz. Diese oft mit einer fahrlässigen Leichtigkeit verwendeten Begriffe sind mit ihrem ganzen methodischen und inhaltlichen Anspruch

die Schlüsselbegriffe für eine gute Versorgung. Jeder Ordnungsrahmen muss deshalb mindestens fünf »Fähigkeiten« eines Systems entwickeln und aktiv fördern:

- Die Innovationsfähigkeit des Systems. Diese ist abhängig von der Investitionsfähigkeit seiner Akteure. Dazu gehört zentral ein Finanzierungs- und Honorierungssystem, in dem die Innovationsperspektiven in ihrer zeitlichen Dimension mit den Investionsperspektiven harmonieren. Eine kurzfristige Preisreagibilität (etwa durch Zusatzprämien) zerstört diesen Zusammenhang und ist deshalb innovationsfeindlich.
- Die Fähigkeit, Innovationen rechtzeitig zu bewerten und für das Versorgungssystem verfügbar zu machen. Eine Kultur des Nachweises durch gute klinische Studien (Fokus Evidenz) und eine integrierte Versorgungsforschung (Fokus patientenorientierte Outcomes/Nützlichkeit) sind zwingende Bedingungen einer Innovationsstrategie.
- Ein verlässliches internes und externes Qualitätsmanagement, das mit Qualitätsindikatoren und Verfahren zur Risikoadjustierung zu einem vertrauenstiftenden und fairen Unterscheidungsmodell entwickelt wird.
- Eine experimentelle Kultur, die den jeweils aktuellen Versorgungszusammenhang kritisch hinterfragt und alternative Problemlösungsszenarien ermöglicht. Dies verbunden mit einer Evaluationskultur, die den neu gefundenen Versorgungszusammenhang beurteilbar und damit das System durch Benchmarking lernfähig macht.
- Ein unterstützendes liberales Vertragsrecht als »Ergänzung« zur kollektivvertraglichen Grundstruktur des Systems, um die Suchprozesse Einzelner zum Zweck der Optimierung für alle nutzbar zu machen.

Diese und andere Eckpunkte wären Bausteine der Entwicklung eines stimmigen Ordnungsrahmens für das Gesundheitssystem der Zukunft. Das heutige Lavieren bei wichtigen Grundentscheidungen und die Widersprüchlichkeit der gefundenen Lösungen stellen weder die politisch Verantwortlichen noch für die systemgestaltend verantwortlichen Akteure eine vernünftige und zukunftsweisende Arbeitsgrundlage dar.

Literatur

Glaeske G, Rebscher H, Willich SN (2010): Versorgungsforschung – Auf gesetzlicher Grundlage systematisch ausbauen. Deutsches Ärzteblatt 26: 1295 ff.

IGES (2010): Ergebnisreport 2010, Berlin: IGES Institut.

Neugebauer EAM, Icks A, Schrappe M (2010): Memorandum III: Methoden für die Versorgungsforschung (Teil 2). Gesundheitswesen 72: 739–748.

Pfaff H (2003): Versorgungsforschung. Begriffsbestimmung, Gegenstand und Aufgaben. In: Pfaff H, Schrappe M, Lauterbach KW, Engelmann U, Halber M (Hrsg.) Gesundheitsversorgung und Disease Management. Grundlagen und Anwendungen der Versorgungsforschung. Bern: Huber. S. 13–23.

Pfaff H, Glaeske G, Neugebauer EAM, Schrappe M (2009): Memorandum III: Methoden für die Versorgungsforschung (Teil 1). Gesundheitswesen 71: 505–510.

Porzsolt F, Bausch J, Geipel G, Huppertz E, Mühlbacher A, Otto T, Radic D, Schmidt P, Ravens-Sieberer U, Zimmermann TM, Clouth J (2013): Die angemessene Evidenz für Therapieentscheidungen: eine Diskussion des Methodenpluralismus in klinischen Studien. In: Gesundheitsökonomie & Qualitätsmanagement 18: 31–39.

Rebscher H (2012): Matching-Verfahren zur Evaluation komplexer Versorgungszusammenhänge – das Propensity-Score Matching Modell. In: Rebscher H, Kaufmann S (Hrsg.) Effizienzmanagement in Gesundheitssystemen. Heidelberg: medhochzwei Verlag GmbH. S. 293 ff.

Stock S/Redáelli M (2012): Disease Management Programme. Statusbericht 2012. In: Roski R, Stegmaier P, Kleinfeld A (Hrsg.) Schriftenreihe Monitor Versorgungsforschung.

1.4 Versorgungskonzepte der Zukunft: Regionale Gesundheitsversorgungsunternehmen international in der Entwicklung

Helmut Hildebrandt

Die historisch gewachsene Organisationsstruktur der Gesundheitsversorgung in Deutschland bestand in der grundsätzlichen Trennung von ambulanter und stationärer Versorgung. Erstere gliederte sich weiter in die haus- und fachärztliche Versorgung, letztere in Grund- und Regelversorgung, Schwerpunkt- und Maximalversorgung. In den letzten Jahren hat sich dieses Bild unter dem Einfluss der konkreten Versorgungsnotwendigkeiten erheblich verändert. In der ambulanten Versorgung spielen die medizinnahen Berufsgruppen eine größere Rolle. Mit den größeren Gemeinschaftspraxen, den Medizinischen Versorgungszentren und den Ärztenetzen bzw. Managementgesellschaften der Integrierten Versorgung haben sich interdisziplinäre und intermediäre Organisationen etabliert, die den klassischen Aufteilungen nur noch bedingt entsprechen. Das Gleiche gilt für die Palliativversorgungsnetze sowie die ambulante spezialfachärztliche Versorgung. Zusätzlich haben sich in den letzten Jahren Disease-Management-Anbieter und internetbasierte Beratungsdienstleister, z. T. auch ärztlich besetzt, entwickelt. Einige Krankenkassen haben eigene Callcenter und Beratungsdienste aufgebaut und die Self-Tracking-Möglichkeiten der Smartphone-Welt (Mobile Health) sowie die Sensorik aus dem Ambient Assisted Living schaffen neue Möglichkeiten der (Selbst- wie Fremd-)Versorgung.

Aber nicht nur die institutionelle Vielfalt hat zugenommen, auch die konkrete Versorgungswirklichkeit hat sich den Bedarfen der zunehmenden Chronizität und Komplexität von Krankheitsprozessen angepasst. Versorgungsarbeit, sofern sie nicht nur banale Akuterkrankungen behandelt, findet zunehmend in Care Teams oder Medical Homes statt. Sie folgt dem »chronic care model« oder dem »stepped care model«, bezieht zumeist Stratifizierungselemente und Eskalationsstufen mit ein und erfordert zahlreiche Abstimmungsprozesse, die ohne gute IT-Lösungen nicht mehr bewältigt werden können.

Erstes Zwischenfazit: Der Gesundheitsversorgung mangelt es nicht an Komplexität. Anders gesagt: Die Unübersichtlichkeit und der Bedarf an organisationaler Abstimmung hat erheblich zugenommen.

Diese Komplexitätszunahme ist nicht nur in Deutschland, sondern in allen entwickelten Industriestaaten zu verzeichnen. Als Folge sind überall große Anstrengungen zu erkennen, diesen neuen Unübersichtlichkeiten durch angemessene Koordinationsstrukturen Herr zu werden. In England wird dies mit den sog. Clinical Commissioning Groups auf regionaler Ebene (Zusammenschluss der Hausärzte mit einer regionalen Budgetverantwortung) versucht, in den Niederlanden mit den Zorggroepen (Versorgungsnetzwerke mit Spezialverträgen), in der Schweiz mit den Ärztenetzen und HMO-Netzen, in den USA mit den sog. Integrated Delivery Systems bzw. den neuen Accountable Care Organisations (Zu-

sammenschlüsse von Ärztegruppen z. T. mit Kliniken und auf der Basis einer Teil-Budgetverantwortung). Deutschland bildet keine Ausnahme. Mit der Einführung der §§ 140a ff. (Integrierte Versorgung) in das SGB V im Jahr 2000 wurden erste Strukturen etabliert, die über professionell moderierte Vernetzungslösungen die Schnittstellenprobleme im komplexen Gesundheitswesen reduzieren, dem Patienten Hilfestellung im Dschungel der Versorgungsangebote geben und ein zielgerichtetes Management der Versorgung zum Teil mit Budgetmitverantwortung einrichten wollen. Inwiefern auch der § 73b SGB V (Hausarztzentrierte Versorgung) mit dem Konzept der Verantwortungsübernahme und dem Gatekeeping durch die einzelne Hausarztpraxis für die oben geschilderten Probleme eine Lösung darstellt, oder ob damit die Einzelpraxis überfrachtet wird, muss sich erst noch erweisen. Internationale Metastudien liefern bisher keine klaren Erkenntnisse.

Der Begriff Budgetmitverantwortung deutet auch auf die zweite Ursache für die Entwicklung dieser Organisationsformen hin: Alle entwickelten Gesundheitssysteme sehen sich aufgrund der Expansion der Leistungsmöglichkeiten wie auch der Bedarfe mit massiven Kostenentwicklungen konfrontiert. Soweit sie dabei noch überwiegend mit Vergütungsmodellen arbeiten, die dem Modell »Fee-for-service« (Einzelleistungsvergütung) bzw. dem pauschalierenden Vergütungsmodell folgen, sind die Kostensteigerungen auch kaum aufzuhalten. Solange Leistungsanbieter über die Menge ihre Umsatzsituation beeinflussen können, ist es unrealistisch, von diesen eine Begrenzung der angebotenen Leistungsmenge zu erwarten – erst recht, wenn sie gleichzeitig davon ausgehen können, dass die Patienten ihrerseits ebenfalls daran ein Interesse haben. Wie wir sehen konnten, gilt dies mit einer gewissen Verzögerung auch für pauschalierende Vergütungen, da auf Dauer gegenüber der Öffentlichkeit und der Politik eine solche Begrenzung nicht durchgehalten werden kann. Sowohl die Kostenträger wie auch die Politik und weitblickende Anbieter haben darauf reagiert und die oben erwähnten neuen, quer zu den bisherigen Versorgungssektoren und Organisationsmustern stehenden Zusammenschlüsse unterstützt bzw. aufgebaut.

Zweites Zwischenfazit: *International ist die Entwicklung vieler neuer Organisationsformen feststellbar, die sich sowohl auf der Ebene der Einzelpraxis wie auch über die bisher eher vereinzelten und monosektoralen Leistungserbringer hinaus auf einer regionalen Ebene koordinieren und interdisziplinär/transsektoral neue Business-Modelle erproben.*

Die Business-Modelle derartiger Zusammenschlüsse können sich deutlich voneinander unterscheiden. Viele Zusammenschlüsse, z. B. in den 1990er-Jahren in den USA, aber vielfach auch in anderen Ländern, sind als Versuch entstanden, der größer gewordenen Macht der Kostenträger ein regionales Gegengewicht entgegenzustellen. Die Zielrichtung: Eine vollständige Wertschöpfungskette, in der alle Versorgungsbedarfe gedeckt werden können. Was für den neuen Zusammenschluss ökonomisch rational ist, muss noch lange nicht für die Kostenträger gelten. Diese können durchaus wirtschaftliche Probleme bekommen, insbesondere wenn das einzelwirtschaftliche Kalkül des neuen Zusammenschlusses bei Fortsetzung eines Fee-for-service-Modells mehrleistungsinduzierende Wirkungen zeitigt. Verständlich, dass dies bereits vielerorts zu kartellrechtlichen Fragestellungen führte.

Ein umgekehrtes Business-Modell ist aber ebenso möglich. Hierbei entsteht der wirtschaftliche Nutzen für den Zusammenschluss nicht aus der (prinzipiell nahezu unendlich steigerbaren) Anzahl der medizinischen Leistungen, sondern aus der von einem auf das andere Jahr erfolgenden Vermeidung von Leistungen, z. B. gemessen an einem nationalen Standard oder prognostizierten Kosten. In einem solchen Business-Modell, oft als »Capitation« « (Kopfpauschalenansatz) beschrieben, besteht die unternehmerische Kunst darin, den Qualitätsanforderungen der Kostenträger mit geringstmöglichem Zeit- und Leistungsaufwand gerecht zu werden. Die Überversorgungsgefährdung der Patienten im ersten Modell, zu viele Eingriffe und medizinische Interventionen zu erfahren, wird in diesem Vermeidungsmodell abgelöst durch die Gefährdung durch Mangelversorgung.

Ein drittes Business-Modell steht für eine Balancierung von Über- und Unterversorgungsanreizen über den mehrjährigen Verdienst am erzeugten Gesundheitsgewinn zugunsten des vertragsschließenden Kostenträgers. In der deutschsprachigen Literatur wurde dies häufig analog zum Modell des Energieeinsparcontractings als Einsparcontracting im Gesundheitswesen bezeichnet (vgl. Hermann et al, 2007). Hinter diesem Modell steht das Kalkül, dass über einen Zeitraum von zehn Jahren das gezielte Investment in die optimierte Gesundheitsversorgung und Prävention einer regionalen Population refinanziert werden könne und damit zu einer Win-win-win-Lösung für Anbieter, Patienten und Kostenträger führen werde. Das bekannteste Beispiel für eine solche Lösung ist das Gesundheitsversorgungsunternehmen Gesundes Kinzigtal in der gleichnamigen Region im Schwarzwald in Südbaden. Da die Patienten in diesem Modell weiterhin die volle Wahlfreiheit bzgl. Arzt und Krankenhaus genießen, die ökonomische Vergleichsrechnung eine Morbiditätsadjustierung über den Morbi-RSA inkludiert und sich auf alle Versicherten der Krankenkassen berechnet (und nicht nur auf eine Teilpopulation, sodass Risikoselektionseffekte auftreten könnten), sowie eine zehnjährige Vertragsdauer eine langfristige Gewinnorientierung begünstigt, scheint dieses Modell tatsächlich eine gut balancierte Lösung darzustellen. Umso erfreulicher, dass dieses Modell seinen Hypothesen auch gerecht wird und sich seit dem dritten Jahr ab Start aus den Erträgen für alle Beteiligten rechnet. Für das Gesundheitsversorgungsunternehmen wie für die beteiligten Krankenkassen, die Leistungspartner genannten Ärzte, Therapeuten und anderen Berufsgruppen sowie für die Patienten zeigt sich dies u. a. in reduzierten Frakturzahlen, leitliniengemäßer Arzneimittelversorgung sowie in einer geringeren Inzidenz an Krankheiten des psychiatrischen Formenkreises etc. (Gesundes Kinzigtal GmbH 2013). Folgerichtig stellten im Juni 2014 die Partner dieses Projekts auch fest, dass sie gemeinsam die unbegrenzte Fortsetzung dieses Modells ins Auge fassen und die Multiplikation des Modells auf weitere drei Regionen in Baden-Württemberg prüfen wollen.

Dieses letztere Modell entspricht insoweit auch der Anforderung des »triple aim« (Berwick et al. 2008), dem Modell hinter dem Reformkonzept der Obama-Administration mit ihren Accountable Care Organisations. Die Zieltrias meint dabei die gleichzeitige Generierung von mehr Gesundheit in Form eines verbesserten Gesundheitsstatus der Population, einer besseren Versorgung und Versorgungserfahrung durch die Versicherten und geringeren Gesamtversorgungskosten für die Allgemeinheit im Vergleich zu einer risikoadjustierten Vergleichspopulation.

Drittes Zwischenfazit: *Die bessere Koordination der Versorgung ist für den Patienten und die Kostenträger nicht zwingend positiv, sie kann auch zu kartellähnlichen Formen sowie zu Über- bzw. Mangelversorgung führen. Um einen gesamtgesellschaftlichen wie auch einzelwirtschaftlichen Mehrwert zu erreichen, bedarf es einer intelligenten und auf den Gesundheitsgewinn ausgerichteten Vertragsgestaltung zwischen Kostenträgern und Koordinations- bzw.*

Gesundheitsversorgungsunternehmen. Modelle hierfür existieren bereits.

Für die Realisation in einem größeren Stil stellt sich die Frage, ob Gesundheitsversorgungsunternehmen wie in Kinzigtal (a) von den Kostenträgern, (b) den Leistungserbringern und (c) den Patienten bzw. Versicherten gewollt werden und (d) welche weiteren Hindernisse einer Skalierung entgegen stehen könnten.

Einsparcontracting-Modelle oder selektivvertraglichen Lösungen, die nicht dem klassischen Vergütungsmodell folgen, sondern erfolgsabhängige Komponenten oder Elemente von Budgetmitverantwortung enthalten, sind zunächst immer komplexe und daher erklärungsbedürftige Lösungen, die Kostenträger dazu veranlassen, nicht voreilig abzuschließen. Der Vertragsschluss mit dritten Organisationen wirft darüber hinaus grundsätzlich die Frage auf, ob diese wirklich nötig sind oder ob nicht auch ohne diese zwischen dem Kostenträger und den einzelnen Leistungsanbietern direkt eine analoge Leistung vereinbart und sogar zu einem wirtschaftlicheren Ergebnis für den Kostenträger erbracht werden kann. Als drittes Hemmnis tritt hinzu, dass unter den gegenwärtigen Bedingungen das Marketing-Interesse einer Krankenkasse mindestens gleichgewichtig, wenn nicht höherrangig ist als das Interesse an einem optimalen Versorgungsmanagement. Ein Gesundheitsversorgungsunternehmen auf der anderen Seite wird sich zumeist nicht auf eine Krankenkasse als Vertragspartner für das Geschäftsmodell einlassen können, d. h. es kann der Krankenkasse keine wirkliche Unique Selling Proposition bieten. Hinzu kommt ein viertes Hemmnis: Bis auf wenige Ausnahmen befinden sich alle selektivvertraglichen und integrierten Versorgungslösungen noch in den Startphasen. Ihre Evaluation ist nicht abgeschlossen oder zumindest nicht so zweifelsfrei, sodass ihr Erfolg nicht hinterfragt werden könnte.

Das Ergebnis zu (a) ist insofern zumindest zwiespältig, d. h. Krankenkassen zeigen zwar Interesse, zögern aber gleichzeitig mit der konkreten Unterschrift unter Vertragslösungen, und dies umso mehr, je deutlicher sich die Lösungen von den gewohnten, herkömmlichen Vergütungslogiken entfernen.

Deutlich positiver ist die Reaktion der Leistungserbringer (b) – jedenfalls wenn als pars pro toto das Einsparcontracting nach dem Kinzigtaler Modell betrachtet wird. Auch hier bestehen gewisse Hemmnisse, so z. B. die Frage nach der (Un-)Abhängigkeit des Einzelnen bzw. nach dem Maß an Fremdbestimmung. Zumeist überwiegt aber doch zum einen das Interesse an der besseren Patientenversorgung und der Wunsch nach überzeugenden Präventionsangeboten, zum anderen das nüchterne, ökonomische Kalkül aus dem Wissen um die Optimierungsmöglichkeiten gegenüber der herkömmlichen, durch Fehlanreize falsch gesteuerten Versorgung.

Noch positiver fällt die Antwort der Patienten bzw. Versicherten aus (c). Auch für sie ist das Modell zwar erklärungsbedürftig, aber über die vorhandene Vertrauensbeziehung zu ihrem Arzt gelingt es nach dem Kinzigtaler Modell, mit seiner Fortführung der freien Arztwahl und dem offenen und niedrigschwelligen Angebot der Teilnahme ohne Verpflichtung, relativ leicht, die Versicherten zu gewinnen. Hierin unterscheidet sich das Modell jedoch von anders gearteten Selektivverträgen, bei denen einzelne Ärzte z. T. mit dem Druck, die Patienten ansonsten nicht mehr zu versorgen, Gefahr laufen, das ganze Modell über die Medien negativ einzufärben (Report Mainz 2013).

Eines der wichtigsten weiteren Hindernisse, die einer Skalierung entgegen stehen können (d), war in den vergangenen Monaten die Umsetzung der gesetzgeberischen Normierungen durch das Bundesversicherungsamt mit dem vorab geforderten Wirtschaftlichkeitsnachweis und dem Nachweis

der Budgetbereinigung. Ohne hier in die Details zu gehen – die Koalitionsvereinbarung sieht vor, diese abzuschwächen bzw. zu erleichtern –, stellten diese Anforderungen eine erhebliche Hürde dar. Ein generelles Problem für Modelle mit einer teilweisen Budgetmitverantwortung bzw. einer Erfolgsmessung anhand der GKV-Routinedaten ist der Zeitverzug zwischen dem Investment, den Kosten der Infrastruktur und der Leistungserbringung sowie der Möglichkeit, anhand von Datenauswertungen die Ergebnisrechnung zu erstellen. Bei Einbeziehung der Morbiditätsadjustierung können bis zu zwei Jahre Zeitverzug entstehen – zwei Jahre, die aber investiv überbrückt werden müssen. Dies führt zur nächsten Herausforderung des Business-Modells: Der Investmentbedarf ist nicht gering, wenn in die Integration, die Optimierung der Versorgungsabläufe, die IT der Praxen und ihre Verknüpfung, die Aktivierung der Patienten und der professionellen Gesundheitsakteure sowie in die salutogenen Ressourcen der Community investiert werden soll, um zügig zu einem Ergebnis von 8–10 % Reduktion der adjustierten heutigen Gesamtkosten zu kommen. Nach unseren Erfahrungen und Kalkulationen liegt dieser bei rund 2–4 Millionen Euro pro Region, wobei mit Region Einheiten mit einer Bevölkerung von etwa 100.000 Einwohnern gemeint sind.

Auch hierfür sieht die Koalitionsvereinbarung eine Lösung vor: Zur Förderung innovativer Versorgungsformen sollen die Krankenkassen jährlich 300 Mio. Euro zur Verfügung stellen – jeden zweiten Euro erhalten sie aus dem Gesundheitsfonds zurück. Mit 225 Mio. Euro sollen Versorgungsleistungen und mit 75 Mio. Euro die Versorgungsforschung gefördert werden. Mit der Einführung eines Innovationsfonds greifen die Koalitionäre in leicht veränderter Form eine Idee auf, die im Jahr 2008 vom Autor entwickelt und, ergänzt um die Rückmeldungen und Diskussion, publiziert

43

worden ist (Hildebrandt 2008). Wünschenswert wäre darüber hinaus die Entwicklung eines Indikators für die qualitative Versorgungsleistung der Krankenkassen im Sinne der Verbesserung des Gesundheitsstatus der eigenen Population (Heinrich-Böll-Stiftung 2013), um die Krankenkassen gegenüber der Öffentlichkeit und den Versicherten in ein Benchmarking zu stellen und in der Folge die Krankenkassen mit der relativ höheren Verbesserung mit Mitgliederzuwachs zu belohnen.

Viertes Zwischenfazit: Der Bedarf für derartige Versorgungsangebote besteht zwar, insbesondere die Kostenträger zeigen aber noch einige Zurückhaltung, während die professionellen Gesundheitsakteure und die Patienten/Versicherten eher leichter dafür zu gewinnen sind. Die aktuelle Politik versucht, die neuen Versorgungsmodelle zu unterstützen. Es bleibt allerdings abzuwarten, ob die Neigung zu einer zu stark in die Details gehenden Regulierung die marktwirtschaftliche Innovationskraft eher abschwächt als tatsächlich zur Entfaltung kommen lässt.

Es stellt sich die Frage, ob auch jenseits der Politik, aus der Wirtschaft heraus, innovative Versorgungsunternehmen gebildet und finanziert werden. Die Analyse anderer Branchen zeigt eindrücklich, dass sich übersteuerte und fragmentierte Lösungen, wie sie im Gesundheitsgeschehen immer noch anzutreffen sind, langfristig nicht halten können, sondern durch »disruptive Innovationen« (Christensen et al. 2009 – man könnte auch sagen: bahnbrechende oder umwälzende Innovationen, Christensen 2011) abgelöst werden. Ein Beispiel dafür ist die Entwicklung der Smartphones mit ihren Apps und ihrer Integration verschiedenster Welten und Communities. Derartige Analysen zeigen gleichzeitig, dass die traditionell dominanten Organisationen selten derartige Innovationen vorantreiben.

Es wird spannend sein, zu verfolgen, ob dies auch für das Gesundheitswesen gelten wird. Werden sich die Versorgungsträger und die Krankenkassen dazu weiterhin eher zögerlich verhalten und wird sie die Kostenentwicklung dazu zwingen, sich doch stärker an Systeminnovationen zu beteiligen bzw. diese unter Vertrag zu nehmen? Dass sich neue, preisgünstigere und mehr Nutzen stiftende Geschäftsmodelle im Gesundheitswesen durchsetzen werden, ist zu erwarten – das ist die Hoffnung machende Botschaft aus der Analyse von Innovationsentwicklungen anderer Branchen. Die Zeit regionaler Systemanbieter wird kommen – und das eher schneller als gedacht.

Gesamtfazit: Jenseits der institutionellen Beschränkungen der aktuellen Versorgungssektoren gibt es eine Vielzahl von möglichen Ausprägungen unterschiedlicher Versorgungskonzepte im internationalen Maßstab. Nicht alle Konzepte erfüllen dabei die Anforderungen des »triple aim«, also der gleichzeitigen Generierung von mehr Gesundheit, besserer Versorgung und geringeren Kosten für die Allgemeinheit. Es bleibt zu hoffen, dass innovative Unternehmen zusammen mit weitblickenden und mutigen Kostenträgern und einer Politik, die sich auf eine kluge Rahmengesetzgebung beschränkt, im Wettbewerb um Versicherte und gute Ergebnisse die besten Lösungen entwickeln. Gute Ansätze, von denen gelernt werden kann, existieren bereits. Die nächsten Jahre werden zeigen, welche Ausrichtungen sich durchsetzen werden. Der ökonomische Druck auf die Kostenträger wird in der zweiten Hälfte der aktuellen Legislaturperiode in Verbindung mit der demografischen Weiterentwicklung, dem Argumentationsmuster des »Fachkräftemangels« und den daraus entstehenden Vergütungsansprüchen wieder größer werden und eine ausreichende und stabile Basis für das Wachstum von neuen »disruptiven« Versorgungskonzepten bieten.

Literatur

Berwick D, Nolan T, Whittington J (2008): The Triple Aim: Care, cost, and quality. Health Affairs 27(3): 759–769.

Christensen CM (2011): The Innovator's Dilemma. Warum etablierte Organisationen den Wettbewerb um bahnbrechende Innovationen verlieren. München: Verlag Franz Vahlen.

Christensen CM, Grossman JH, Hwang J (2009): The Innovator's Prescription: A Disruptive Solution to the Healthcare Crisis. New York; London: McGraw-Hill Professional.

Gesundes Kinzigtal GmbH (2013): Gemeinsam aktiv für Ihre Gesundheit. Jahresbericht 2012. (http://www.gesundes-kinzigtal.de/media/documents/20130814-Jahresbericht-GK_2012_final.pdf, Zugriff am 09.09.2013).

Heinrich-Böll-Stiftung (2013): »Wie geht es uns morgen?« Wege zu mehr Effizienz, Qualität und Humanität in einem solidarischen Gesundheitswesen. Bericht der Gesundheitspolitischen Kommission »Mehr Gesundheitseffizienz: Von der Kranken- zur Gesundheitsversicherung – neue Anreiz- und Steuerungsstrukturen im Gesundheitswesen« der Heinrich-Böll-Stiftung. (http://www.boell.de/sites/default/files/Bericht_Gesundheitskommissionen.pdf, Zugriff am 09.09.2013).

Hermann C, Hildebrandt H, Richter-Reichhelm M, Schwartz F, Witzenrath W (2006): Das Modell »Gesundes Kinzigtal«: Managementgesellschaft organisiert Integrierte Versorgung einer definierten Population auf Basis eines Einsparcontractings; in: Gesundheits- und Sozialpolitik, 60. Jg., Mai/Juni 2006, S. 11–29

Hildebrandt H (2008): Wie schaffen wir Anreize für Forschung und Entwicklung (F&E) für Versorgungs- und Systeminnovationen in einem nach wie vor körperschaftlich geregelten Gesundheitswesen? Gesundheits- und Sozialpolitik 3/2008: 26–34.

Report Mainz (2013): Die Große Koalition setzt weiter auf das umstrittene und teure Hausarztmodell. (http://www.ardmediathek.de/das-erste/report-mainz/die-grosse-koalition-setzt-weiter-auf-das-umstrittene-und?documentId=18575652, Zugriff am 16.12.2013)

2 Krankenhausmanagement – Organisatorischer Wandel und Leadership

2.1 Die Konzeption eines normativ orientierten Krankenhausmanagements als Ausgangspunkt

Anneke Riehl

Einleitung

>»In an area such as healthcare, change does not come easily, but when it does – when the existing structures and beliefs are undermined or severely challenged – profound change can occur quite rapidly«

(Scott et al. 2000, S. 1)

Um zu zeigen, dass die spezifischen Bedingungen des Gesundheitswesens ein normativ-geprägtes Krankenhausmanagement erfordern, werden im Folgenden die Rahmenbedingungen des Krankenhausmanagements dargestellt.

Rahmenbedingungen und Entwicklungen

Die finanzielle Restriktion im Gesundheitswesen führt zu einem *Schwerpunkt des ökonomischen Denkens* im Krankenhaus. Das Management hat sich auf die Erfolgsfaktoren Leistung, Qualität, Kosten, Zeit und Preis zu konzentrieren. Die Herausforderung besteht darin, die Koordination zwischen den medizinisch-pflegerischen Bereichen und dem administrativen Bereich, deren Beziehung derzeit gekennzeichnet ist durch eine unzureichende interne Kundenorientierung und Informationskultur der Akteure, sicherzustellen (Engelke 2008).

Die *Arbeitsorganisation* im Krankenhaus ist geprägt von hoher Arbeitsteilung, zahlreichen Hierarchieebenen und einer berufsständischen Gliederung. Medizinisches, pflegerisches und Verwaltungspersonal sind unterschiedlich qualifiziert und Repräsentanten dreier unterschiedlicher Organisationskulturen (Badura 1994).

Zugleich vollzieht sich in der Gesellschaft ein Wandel. Die Menschen bewegen sich derzeit in einem Spannungsfeld von Pluralisierung – Individualisierung – Heterogenität. Enttraditionalisierung und weltweite Mediennetzwerke führen zu immer größeren *Individualisierungstendenzen*, die Biografie des Einzelnen wird zunehmend aus ihrem unmittelbaren Lebenskreis herausgelöst und über Länder- und Expertengrenzen hinweg für eine Fernmoral geöffnet, die den Einzelnen in den Zustand der potenziellen Dauerstellungnahme versetzt (Beck 1980). Auch die zentralen, dirigistischen Organisationsformen öffentlicher Aufgabenerfüllung werden zunehmend flexibler und individualisierter. Dieser Trend der »Individualisierung der Erwartungen und Pluralisierung der Bedürfnisse« (Berger und Stock 2008, S. 15) führt dazu, dass zunehmend höhere qualitative Anforderungen an Krankenhäuser und die psychosoziale Wohlbefindlichkeit gestellt werden (Berger und Stock, ebd.).

Krankenhäuser müssen also unterschiedliche *betriebswirtschaftliche Theorien* beherrschen, um eine auf Massenkundschaft ausgerichtete, effiziente Qualität zu liefern – transparent für alle Stakeholder und zu geringen Kosten, während sie gleichzeitig für die Belegschaft eine stabile Organisa-tion aufrechterhalten müssen (Newbold 2005).

Dabei hat die Administration des Krankenhauses *soziale Praktiken* entwickelt, um dem ökonomischen Aspekt Rechnung zu tragen. Für Ärzteschaft und Pflege stehen jedoch weiterhin therapeutische und diagnostische Konzepte und Vorgehensweisen im Vordergrund (Begenau et al. 2005) – der ökonomische Aspekt ist weniger handlungsleitend, auch, weil die Möglichkeiten des Gesamtsystems Medizin zunächst unbegrenzt sind, seine Eigenlogik besteht im Wachstum: Immer neue Krankheiten und dazugehörige Therapien werden entdeckt. Dem steht im Krankenhaus die Eigenlogik des administrativen Systems gegenüber – es setzt Grenzen von außen –, vor allem durch Ressourcenentzug (Begenau 2005). Dabei

wird seitens Politik und Krankenhausmanagement erwartet, dass Ärzteschaft und Pflege

- Patientenorientierung durch eine Individualisierung des Falls (Begenau 2005) gewährleisten,
- Patientennutzen maximieren,
- unter Beachtung der ökonomischen Vorgaben der administrativen Rationalität folgen (Schmidt-Rettig 2008a) und also
- ökonomisches Wissen, ökonomische Analysefähigkeit und Verhaltensweisen beherrschen (Güntert 2003).

Die Herausforderung des Systems Krankenhaus besteht daher in der *Harmonisierung von ökonomischen Konsequenzen* des medizinischen und pflegerischen Handelns (Schmidt-Rettig, 2008b). Die nachfolgende Abbildung zeigt schematisch, welche Rahmenbedingungen auf das System Krankenhaus einwirken und dadurch ein integratives Krankenhausmanagement notwendig machen:

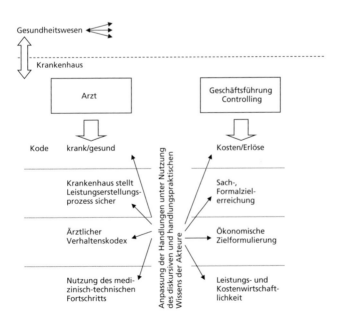

Abb. 2.1.1:
Systemintegration und -reproduktion im Krankenhaus
Quelle: Eigene Darstellung.

Diese zentralen Rahmenbedingungen müssen also zunächst erkannt und anschließend durch das Krankenhausmanagement in den Klinikalltag etabliert werden – auf allen Ebenen. Das integrative Management stellt einen wirkungsvollen Managementansatz dar, der v. a. den normativen Aspekt betont und dem es gelingt, diesen aktuellen Herausforderungen zu begegnen.

Integriertes Krankenhausmanagement

Mit dem Konzept des »Integrierten Managements« hat Bleicher einen ganzheitlich-systemischen Ansatz entwickelt, der den Umgang mit steigender Komplexität und wachsender Dynamik in den Fokus nimmt (s. a. Eichhorn 2008, S. 118 ff). Bleicher versteht unter Management die Gestaltung, Lenkung und Entwicklung von Systemen. *Gestalten* bedeutet, eine Institution als handlungsfähige Einheit zu konzipieren. Daraus abgeleitet werden bei der *Lenkung* bestimmte Verhaltensweisen ausgewählt und verwirklicht. Die *Entwicklung* stellt darauf ab, dass sich Institutionen im Zeitablauf entwickeln müssen (Bleicher 1994).

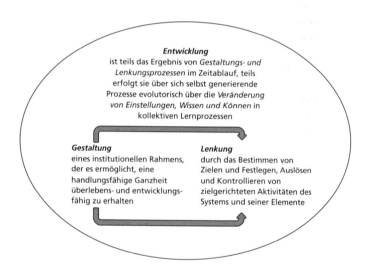

Abb. 2.1.2:
Funktionen des Managements
Quelle: In Anlehnung an
Bleicher (1994), S. 32.

Bleicher unterscheidet drei Ebenen des Managements: eine *normative*, eine *strategische* und eine *operative* Ebene. Dem vorangestellt ist eine Managementphilosophie, die dem Verständnis des Managements und der Gesamtunternehmung als System zugrunde liegt. Die Ebenen sind nicht unabhängig voneinander zu sehen, sondern stehen durch »*Vor- und Rückkopplungsprozesse*« (Bleicher 1999, S. 74) miteinander in Verbindung und beeinflussen sich gegenseitig. Konzeptionelle Vorgaben der normativen und strategischen Ebene beeinflussen das operative Handeln. Genauso können Veränderungen in der Umwelt der operativen Ebene dazu führen, dass die normativen oder strategischen Vorgaben verändert werden müssen (Bleicher 1999).

Dem normativen und strategischen Management kommt dabei *Gestaltungsfunktion* zu, durch die die Entwicklungsfähigkeit des Unternehmens gewährleistet wird. Es hat die Aufgabe, *steuernd* in die Unternehmensentwicklung einzugreifen (Bleicher

1999). Bei der Betrachtung der Ebenen normatives, strategisches und operatives Management handelt es sich um eine *horizontale Sichtweise* auf das System Unternehmen.

Integriertes Management umfasst weiterhin Aspekte, die in *vertikaler Richtung* das Unternehmen durchdringen: *Aktivitäten*, *Strukturen* und *Verhalten*, welche die Unternehmensentwicklung beeinflussen. Integration bedeutet die gegenseitige Abstimmung von unternehmenspolitischem

»Wollen«, strategischen Programmen und operativen Aufträgen (Bleicher 1999, S. 81). Integration erfolgt dann durch die ganzheitliche Betrachtung und gegenseitige Abstimmung von Problemlösungen im gesamten Beziehungsnetzwerk der normativen, strategischen und operativen Ebene. Dabei unterliegt die Integration der paradigmatischen Leitidee der Managementphilosophie. Abbildung 2.1.3 verdeutlicht die horizontale und vertikale Integration.

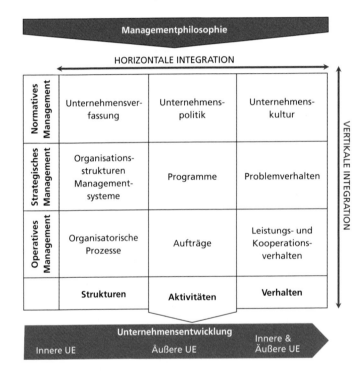

Abb. 2.1.3:
Integriertes Management: normativ, strategisch, operativ.
UE = Unternehmensentwicklung.
Quelle: In Anlehnung an Bleicher (1992), S. 77 und S. 82.

Das Konzept schafft einen Bezugsrahmen, in dem eine *horizontale und vertikale Integration* zwischen den Ebenen normatives, strategisches und operatives Management sowie den Dimensionen Aktivitäten, Strukturen und dem Verhalten ermöglicht werden. Das Managementmodell gestaltet den Führungsprozess als eine umfassen-

de Sichtweise von Gestaltungs-, Lenkungs- und Entwicklungsprozessen in einem Unternehmen. Durch die in Verbindung stehenden Ebenen garantiert das Konzept, dass es weder zu einer übermäßigen Strategiefokussierung kommt, noch ein zu großes Gewicht auf das operative Geschäft gelegt wird.

Fazit

Krankenhäuser stellen äußerst komplexe, offene, soziale oder soziotechnische Systeme dar (Zapp und Oswald 2009), die durch spezifische Beziehungen mit der Umwelt verbunden sind. »Die immer komplexer werdende Problemlandschaft kann nicht mehr wie bisher durch analytisches Denken allein gelöst werden. Es muss vielmehr ergänzt werden durch eine ganzheitliche integrierende Betrachtung. Notwendig wird ein umfassendes systematisches Denken, das ein gedankliches Wechselspiel zwischen Teil und Ganzheit, das Einordnen von Teilerkenntnissen in Gesamtkonzepte sowie ein wechselseitiges Denken auf unterschiedlichen Abstraktionsebenen erlaubt« (Eichhorn 2008, S. 115). Komplexität im Krankenhaus ergibt sich durch Markt- und Wettbewerbsbedingungen bei ständig neuen medizinischen, wissenschaftlichen und technologischen Entwicklungen und ggf. verminderten Wachstumserwartungen. Auch wird sie durch die Entwicklung zur Informationsgesellschaft und einen Wertewandel, der Patienten und Mitarbeiter betrifft, sowie durch eine beschleunigte Dynamik der Veränderungen im Zeitablauf beeinflusst (Eichhorn 2008).

Indem das integrierte Managementkonzept darauf angelegt ist, Systeme und Subsysteme im Gesamtsystem Krankenhaus zu analysieren und die einzelnen Systeme mit ihren Umweltbeziehungen betrachtet werden, kann ein *einheitliches Gesamtbild* des Krankenhauses entstehen. Dies liegt insbesondere daran, dass Management auf drei Ebenen erfolgt, die von den Dimensionen Verhalten, Strukturen und Aktivitäten durchzogen werden. Der Vorteil des Konzepts besteht darin, dass auf die Bedeutung der einzelnen Bereiche aufmerksam gemacht wird und es den Führenden erlaubt, durch eine Beeinflussung der Strukturen, Aktivitäten und des Verhaltens das Krankenhaus in die gewünschte Richtung zu lenken. Das Konzept von Bleicher bietet den Leitenden den geeigneten Rahmen, um das Krankenhaus vor dem Hintergrund der Herausforderungen zu führen.

Literatur

Badura B (1994): Patientenorientierte Systemgestaltung im Gesundheitswesen. In: Badura B, Feuerstein G (Hrsg.): Systemgestaltung im Gesundheitswesen: zur Versorgungskrise der hochtechnisierten Medizin und den Möglichkeiten ihrer Bewältigung. Weinheim, München: Juventa-Verlag. S. 255–311.

Beck U, Brater M, Daheim HJ (1980): Soziologie der Arbeit und der Berufe. Grundlagen, Problemfelder, Forschungsergebnisse. Reinbek bei Hamburg: Rowohlt.

Begenau J, Schubert C, Vogd W (2005): Medizinsoziologie der ärztlichen Praxis. Szenarien – Fälle – Theorien. Bern: Huber.

Berger H, Stock C (2008): Grundlagen der Gesundheitsökonomie und Gesundheitspolitik. In: Schmidt-Rettig B, Eichhorn S (Hrsg.): Krankenhaus-Managementlehre. Theorie und Praxis eines integrierten Konzepts. Stuttgart: Kohlhammer. S. 3–36.

Bleicher K (1992): Das Konzept integriertes Management. 2. revidierte und erweiterte Auflage. Frankfurt a.M., New York: Campus.

Bleicher K (1994): Normatives Management: Politik, Verfassung und Philosophie des Unternehmens. Frankfurt a.M., New York: Campus.

Bleicher K (1999): Das Konzept integriertes Management: Visionen – Missionen – Programme. 5. revidierte und erweiterte Auflage. Frankfurt .a. M., New York: Campus.

Engelke DR (2008): Leistungen der administrativen Bereiche und Versorgungsbereiche. In: Schmidt-Rettig B, Eichhorn S (Hrsg.): Krankenhaus-Managementlehre. Theorie und Praxis eines integrierten Konzepts. Stuttgart: Kohlhammer. S. 196–216.

Eichhorn S (2008): Von der Krankenhausbetriebslehre zur Krankenhaus-Managementlehre. In: Schmidt-Rettig B, Eichhorn S (Hrsg.): Krankenhaus-Managementlehre. Theorie und Praxis eines integrierten Konzepts. Stuttgart: Kohlhammer. S. 105–124.

Gomez P, Probst GJB (1997): Die Praxis des ganzheitlichen Problemlösens. Vernetzt denken – unternehmerisch handeln – persönlich überzeugen. 3. Auflage. Bern: Haupt.

Güntert B (2003): Ökonomie und Gesundheit. In: Michel-Alder E, Berchtold P (Hrsg.): Die Umarmung des Hippokrates. Systemintegration im Gesundheitswesen. Basel: Schwabe. S. 121–159.

Newbold D (2005): Foundation Trusts: economics in the »postmodern hospital«. In: Journal of Nursing management. 13/2005: 439–447.

Schmidt-Rettig B (2008a): Leitungsstrukturen. In: Schmidt-Rettig B, Eichhorn S (Hrsg.): Krankenhaus-Managementlehre. Theorie und

Praxis eines integrierten Konzepts. Stuttgart: Kohlhammer. S. 217–250.

Schmidt-Rettig B, Eichhorn S (2008) (Hrsg.): Krankenhaus-Managementlehre. Theorie und Praxis eines integrierten Konzepts. Stuttgart: Kohlhammer.

Scott WR, Ruef M, Mendel PJ, Caronna CA (2000): Institutional Change and Healthcare Organizations. From Professional Dominance to Managed Care. Chicago: Chicago Press.

Zapp W, Oswald J (2009): Controlling-Instrumente für Krankenhäuser. Stuttgart: Kohlhammer.

2.2 Die Spannweite der Begriffe Organisatorischer Wandel und Leadership

Dieter Wagner und Enrico Sass

Begriffliche Interdependenzen

Organisation und Leadership hängen begrifflich und konzeptionell sehr stark zusammen. Letztlich handelt es sich um die Fokussierung auf unterschiedliche Aggregationsebenen. »Organisation« beleuchtet »top-down« soziotechnische und sozioökonomische Strukturzusammenhänge, geht also vom »Gesamtsystem« aus bis hinunter zu Bereichs- und Stellenzusammenhängen, während »Führung« »bottom-up« auf die Einzel- und Gruppen-ebene fokussiert, aber auch auf der System-Ebene anzutreffen ist. Führungsmodell und Organisationssystem entsprechen dann einander.

Organisation und Führung können sich aber auch wechselseitig substituieren. Von »substitute for structure« wird gesprochen, wenn z. B. intensive Führungsanstrengungen notwendig sind, um unzureichende Organisationsstrukturen zu kompensieren. Führung fungiert dann als »Reparaturbetrieb«, z. B. für unklare Kompetenzverteilungen und unzureichende organisatorische Regelungen, während umgekehrt klare Strukturen und vor allem Kulturen mit starker Service-, Bürger- oder Kundenorientierung durch engagierte und motivierte Mitarbeiter die Personalführung deutlich erleichtern. In diesem Fall spricht man von »substitute for leadership«.

Inhaltliche Komponenten des organisatorischen Wandels

Der organisatorische Wandel umfasst vielfältige inhaltliche Komponenten in unterschiedlich aggregierter Form. Auf der obersten Ebene ist der generelle Wandel der Organisationsstrukturen und der -kulturen zu nennen. Dabei handelt es sich z. B. um Fragen der Holding-Organisation, der Zentralisation und der Dezentralisation in unterschiedlich ausgerichteten Kliniken mit verschiedenen Trägern, aber auch um Fragen der Prozessorganisation oder eines Leitbildes mit damit verbundenen Visionen und strategischen Plänen.

Organisatorischer Wandel bezieht sich somit entweder auf das Ganze oder auf einzelne Komponenten. Dabei kann es sich um unterschiedliche Ebenen und Bereiche der Organisationsstruktur in vertikaler oder in horizontaler Sicht handeln. Entsprechendes gilt auch für die Organisationskultur, die in Subkulturen zerfällt oder unterschiedliche Berufsgruppen bzw. Kliniken umfasst.

Veränderungen können gewollt sein, aber auch urplötzlich, quasi »zufällig« entstehen und auf externe oder interne Ursachen zurückzuführen sein. Zur erstgenannten Gruppe zählen insbesondere folgende Rahmenbedingungen: politisch-gesetzliche Einflüsse, aber auch technologische, ökonomische, soziokulturelle und ökologische Veränderungen. Externe und interne Veränderungen stehen meistens in einem wechselseitigen Verhältnis. Dies betrifft z. B. den demografischen Wandel, der sich auf die interne Beschäftigtenstruktur auswirkt, oder umgekehrt Veränderungen in der Entgeltstruktur, die eine Korrektur durch die Tarif- und die Sozialpartner erfordern.

Entsteht ein umfassendes Bild, können Veränderungen unterschiedlichen Inhalts und Ausmaßes erfolgen. Viele Dinge laufen evolutionär ab und werden z. B. durch permanente Anpassungsmaßnahmen im Bereich der Personalführung und der Personalentwicklung (PE) kompensiert. Veränderungen können aber auch umfassend und radikal sein, z. B. bei Aufkäufen und Fusionen sowie grundlegenden Veränderungen der Organisationsstruktur.

Notwendigkeit, Wille und Fähigkeit

Die Notwendigkeit zu einem Wandel geht jedoch nicht immer mit der Fähigkeit und mit dem Willen einher, die Veränderung auch »anzupacken«. Im Idealfall müssten die drei »Kreise« vollkommen deckungsgleich sein, was der Fall ist, wenn der Änderungsbedarf umfassend erkannt wird (»Es muss etwas geschehen«) und zugleich Fähigkeit und Wille zum organisatorischen Wandel im selben Umfang gegeben sind.

Häufig besteht jedoch nur eine geringe Schnittmenge zwischen diesen Bereichen, sodass z. B. folgende Koordinationsprobleme vorliegen:

- Reformwiderstände
- Kapazitätsdefizite
- Mangelnder Reformwille
- Fehlgeleitete Aktivitäten
- Ungenutzte Kapazitätspotentiale
- Wissensbarrieren

Hieraus wird deutlich, dass der organisatorische Wandel nicht einfach »verordnet« werden kann und dass technokratische Planungsansätze nicht wirksam sein können, weil bestimmte Problemfelder all zu leicht übersehen werden (Krüger 2002).

Images of Change

Auf Palmer et al. (2008) geht die Unterscheidung zwischen verschiedenen »Images« des organisatorischen Wandels zurück. Im Zentrum steht die Frage, inwieweit ein Wandel umfänglich oder partiell geplant werden kann, oder ob es sich um eine unbeabsichtigte Veränderung handelt. Mintzberg (2013) spricht hier nicht umsonst von Emergenzen, die z. B. auch im Rahmen des strategischen Managements eintreten können.

Von diesen Vorstellungen hängt es wiederum ab, wie das Management des Wandels erfolgen soll. Controlling läuft z. B. anders ab, wenn unterstellt wird, dass Veränderungen in vollem Umfang beherrscht werden können oder sich im umgekehrten Fall nur nachträglich reparieren lassen. Hier setzt sich zunehmend die Einsicht durch, dass das Controlling eher mit einem »Navigieren« oder »Steuern« gleichzusetzen ist (»manager controls change process, but some outcomes are emergent«) und »Shaping« interpretatorischer Fähigkeiten bedarf (»manager creates meaning, sensemaking of events and actions«) (Palmer et al. 2008).

Mit diesen Überlegungen geht die Einsicht einher, dass technokratische Phasen-Modelle dem organisatorischen Wandel in der Regel nicht mehr gerecht werden und stattdessen Institutionstheorien und situative Lebenszykluskonzepte zu bevorzugen sind. Aber auch traditionelle Konzepte der Organisationsentwicklung stoßen an ihre Grenzen. Organisationsentwicklung ist eben mehr als die »Betroffenen« zu »Beteiligten« zu machen. Die Beteiligten müssen sich umgekehrt auch betroffen fühlen. Letztlich müssen die Macht- und die Fachpromotoren wirkungs- und sinnvoll mit den Prozesspromotoren zusammenarbeiten (Hauschildt und Gemünden 1998). Es ist also die richtige Führung gefragt.

Leadership

Führung ist gleichbedeutend mit der Beeinflussung von Personen im Hinblick auf bestimmte Ziele. Insofern prägen die Ziele und Aufgaben ebenso die Führungssituation wie die Merkmale und Eigenschaften der Vorgesetzten und ihrer Mitarbeiter. Anhand zahlreicher Führungstheorien wurde versucht, Ordnung und Transparenz in diese komplizierten Zusammenhänge zu bringen, um letztlich Aufschluss über Effektivität und Effizienz des jeweiligen Führungshandelns zu erhalten. Moderne Ansätze fokussieren insbesondere auf die Interaktionstheorie der Führung, bei der Situationsmerkmale ebenso berücksichtigt werden wie die personellen Variablen. Dabei können die Führungssituationen sehr unterschiedlich sein. »Führung« wird dabei nicht nur durch den formalen Vorgesetzten ausgeübt; auch die »Führung von unten« ist zeitweilig denkbar oder die »laterale Führung« durch funktionale Autoritäten oder »Moderatoren« für bestimmte Koordinationsaufgaben. Führung lässt sich auch nicht von der Organisationskultur und die sie kennzeichnenden Rituale, Verhaltens-

muster und Gewohnheiten trennen (Wunderer 2014).

Transaktionale Führung

Transaktionale Führung bezieht sich auf das Austauschverhältnis zwischen dem »Führer« und dem »Geführten«. Moderne Führungsansätze arbeiten mit den Grundsätzen der »Führung durch Ziele« und der »Führung im Ausnahmefall«. Letzteres läuft auf die Delegation von Handlungsverantwortung hinaus und im Normalfall auf eine Ergebniskontrolle zu bestimmten Zeitpunkten. Insgesamt sind »Delegation« und zeitweilige »Partizipation« als Kennzeichen moderner Führung zu sehen.

Um die Aufgaben ausführen zu können, ist ein Vertrauensverhältnis wichtig. Hierzu gehören Transparenz und Klarheit über die auszufüllenden Rollen. Der »Führer« hat dabei auch die Wünsche und Bedürfnisse der Mitarbeiter zu erkennen, um diese bei der Zielsetzung bzw. der Zielvereinbarung mit den Mitarbeitern zu berücksichtigen.

Transformationale Führung

Transformationale Führung geht über Transaktionsaufgaben hinaus. Im Fokus stehen Visionen, wie bestehende Situationen verändert werden können (»Mein Krankenhaus 2020«). Charismatische Führung kann hier hilfreich sein, um bestehende Überzeugungen, Bedürfnisse und Werte ggf. verändern zu können. Letztlich sind Inspirationen und intellektuelle Stimulationen erforderlich, die auch durch kreative Gruppenarbeit erzeugt werden können. Insgesamt ist nicht erwiesen, wie viel Charisma eine Organisation benötigt bzw. »ertragen« kann. Unter Umständen können auch eher evolutionäre Führungspersönlichkeiten Anstöße in geordnete Bahnen überführen, die in einer Phase vorher erzeugt worden sind. Wichtig dürfte vor allem sein, dass der Wandel erfolgt und in eine sinnvolle Richtung verläuft.

Folgende Anforderungen sollte transformationale Führung erfüllen:

- Proaktivität
- Betonung höherer Leistung bei gleichzeitiger Arbeitszufriedenheit
- Motivation der Mitarbeiter, »mehr« zu wagen
- Stimulation neuer Wege des Denkens und Handelns zur Problemlösung.

Fazit für »Leadership« und »Organisatorischen Wandel«

Transaktionale Führung ist wichtig, aber nicht ausreichend. Der technologische Wandel ebenso wie z. B. demografische Veränderungen erfordern eine flexible, entwicklungsorientierte Führung. Umgekehrt baut transformationale Führung auf transaktionalen Zusammenhängen auf; sie kann sie nicht ersetzen. Beide Führungsformen können von derselben Person umgesetzt werden, u. U. auch auf unterschiedlichen Ebenen. Erforderlich ist also ein Spektrum von Führungsverhalten, das den unterschiedlichen Situationen und Problemen angemessen ist. Dies steht im Kontext einer lernenden Organisation und soll im Folgenden an verschiedenen Gestaltungsfeldern eines modernen Personalmanagements im »Krankenhaus der Zukunft« verdeutlicht werden.

Personalentwicklung im Krankenhaus der Zukunft

Der Wandel zum »Krankenhaus der Zukunft«

Laut einer Umfrage des Deutschen Krankenhausinstituts/Krankenhaus Barometer (2011) stellen Fachkräftemangel und Stellenbesetzungen in der stationären Kranken-

hausversorgung eine zentrale Herausforderung dar. Laut der Krankenhaus-Barometer-Umfrage 2011 (Blum et al. 2011) haben 37,2 % der Krankenhäuser Probleme, ihre offenen Pflegepersonalstellen zu besetzen. Im Jahr 2009 lag der Anteil betroffener Krankenhäuser bei 16,2 %. Größere Häuser sind überproportional vom Fachkräftemangel in der Pflege betroffen. Laut Metz et al. (2009) ist der demografische Wandel im Pflegedienst kaum noch aufzuhalten. In Deutschland führt der demografische Wandel zu den drei arbeitsmarktspezifischen Veränderungen: 1. Verringerung des Erwerbspersonenpotenzials, 2. Abnahme der Fachkräfte, 3. Erhöhung des Durchschnittsalters der Bevölkerung.

Vor diesem Hintergrund wird deutlich, dass sich das Krankenhaus der Zukunft durch eine Neugestaltung der Organisationsstrukturen und des Personalmanagements auszeichnet. Neben einer professionellen Fachkräftegewinnung wird die Personalentwicklung (PE) eine Schlüsselrolle einnehmen. Im Sinne eines inkrementellen Wandels geht es darum, vorhandenes organisationales und individuelles Wissen aufzugreifen und dieses durch Anpassung von PE-Maßnahmen für das Krankenhaus der Zukunft nutzbar zu machen. Die folgenden Abschnitte geben neben einer definitorischen Einordnung einen spezifischen Einblick in die Problemfelder derzeitiger PE-Maßnahmen im Pflegedienstbereich. Ebenso werden Lösungsansätze für die Anpassung von PE-Maßnahmen im Sinne einer lernenden Organisation aufgezeigt.

Grundverständnis »Personalentwicklung«

Scholz definiert Personalentwicklung folgendermaßen: »Personalentwicklung umfasst Ausbildung, Fortbildung und Weiterbildung sowie generell Mitarbeiterförderung. Personalentwicklung wird immer dann erforderlich, wenn Diskrepanzen zwischen Fähigkeiten und Anforderungen nicht über Personalbeschaffung beziehungsweise -freisetzung ausgeglichen werden können und sollen« (Scholz 2000, S. 505).

Scholz verdeutlicht zwei grundlegende Anforderungen: Zum einen ist es wichtig, dass Personalentwicklung nur mit einer vorausschauenden Personalplanung erfolgreich etabliert werden kann. Zum anderen wird deutlich, dass Führungskräfte in der Lage sein sollten, Diskrepanzen zwischen Fähigkeiten und (zukünftigen) Stellenanforderungen ihrer Mitarbeiter zu bewerten. Für die PE existieren zahlreiche Maßnahmen, z. B. externe Weiterbildung, Coaching, job enrichment, job enlargement, job rotation und die Arbeit in Projektgruppen.

Externe Weiterbildung ermöglicht durch die Inanspruchnahme von Seminaren und Schulungen einen fokussierten Wissenszuwachs. Diese Maßnahme fördert die Mitarbeitermotivation und kann zu einer Verbesserung von stationären Arbeitsabläufen führen. Ein Coaching ermöglicht eine individuelle oder teamspezifische Begleitung durch einen erfahrenen Coach, der anhand verschiedener Methoden über einen längeren Zeitraum gemeinsam mit dem Mitarbeiter eine Problemstellung bearbeitet. Im Pflegedienst ist Coaching eine exzellente motivationsfördernde Maßnahme, die insbesondere bei Stressbewältigung und Kommunikationsproblemen hilfreich sein kann. Job enlargement beinhaltet eine horizontale Aufgabenerweiterung. Der Mitarbeiter verantwortet zusätzliche gleiche oder ähnliche Aufgaben. Job enrichment beinhaltet eine Erweiterung des Tätigkeitsfeldes durch die Übernahme von Führungsaufgaben, wie zum Beispiel Planungs-, Entscheidungs- und Kontrollaufgaben, was zur Entlastung der Vorgesetzten führt. Zudem fördert diese Maßnahme ein langsames Hineinwachsen in (zukünftige) Führungsaufgaben. Unter job rotation wird ein systematischer Arbeitsplatztausch durch Rotation in verschiedenen Abteilungen verstanden. Diese Maßnahme fördert die Mitarbeiterflexibilität und erweitert den Blickwinkel für neue und bestehende Arbeitsprozesse. Projektgruppen sind zeitlich befristete Arbeitsgruppen und werden zur Bewältigung neuer und/oder komplexer Aufgaben gebildet. Sie eignen sich gut als PE-Maßnahme, da eine bereichsübergreifende Zusammenarbeit stattfindet.

Reflexion einzelner PE-Maßnahmen

Im Folgenden werden Problemfelder einzelner PE-Maßnahmen und Lösungsansätze für ein Krankenhaus der Zukunft dargestellt und mit der Spannweite des organisatorischen Wandels kontrastiert.

Externe Weiterbildung

Durch das Freistellen von Mitarbeitern für externe Weiterbildungsmaßnahmen entstehen stationäre Pflegepersonalengpässe. Aufgrund von Schichtarbeit können Mitarbeiter bestimmte Weiterbildungsangebote nicht in Anspruch nehmen, ebenso zeigen manche Mitarbeiter kein Interesse an dem Wissen, das sich Kollegen angeeignet haben, während für sie Überstunden angefallen sind. Weiterbildungsmaßnahmen werden zudem oftmals ohne eine stationsspezifische Entwicklungsbedarfsplanung durchgeführt. Eine mangelhafte Gesamtpersonalplanung kann sich auch darin zeigen, dass sich Tätigkeitsfelder für Pflegedienstmitarbeiter nach der Beendigung der Maßnahme nicht ändern.

Um externe Weiterbildung erfolgreich etablieren zu können, sollte das Krankenhaus der Zukunft eine ganzheitliche, bedarfsgerechte PE-Planung, die Freistellungen für externe Weiterbildungen und Schichtarbeit berücksichtigt, aufweisen. Zudem kann die Bildung von stationsübergreifenden Mitarbeiterpools einen personellen Kapazitätsausgleich fördern. In diesem Sinne können im Krankenhaus der Zukunft Arbeitszeit- und Weiterbildungskonten eingerichtet werden. Ebenso sollte eine stationsspezifische, während der Arbeitszeit stattfindende Weiterbildung etabliert werden, die insbesondere für in den Arbeitsablauf integrierbare Themen (bspw. Schulung »Desinfektionsmethoden«) beinhaltet. Weiterbildung ist also eng mit dem geplanten organisatorischen Wandel zu verzahnen.

Coaching

Individuelles und teamorientiertes Coaching kann sehr zeit- und damit kostenintensiv sein. Zudem ist wichtig, dass das Pflegepersonal die Bereitschaft für ein Coaching mitbringt und sich auf den Coach einlässt. Ein Coach kann im Stationsalltag vom Pflegepersonal als störend empfunden werden, wenn er bei Arbeitsvorgängen »über die Schulter schaut«, was zu Verunsicherungen und psychologischen Blockaden führen kann. Kritisch zu sehen ist auch ein eingeschränkter Einblick in Abteilungsabläufe, insbesondere dann, wenn eine bereichsübergreifende Sensibilisierung ausbleibt.

Verschiedene personelle und strukturelle Maßnahmen berücksichtigen diese Aspekte. So kann der Aufbau eines internen Coaching-Pools, dem erfahrene hausinterne Fach- und Führungskräfte angehören, eine kostengünstige Alternative darstellen. In diesem Sinne könnte das Krankenhaus der Zukunft eine Coaching-Karrierelaufbahn für erfahrene Pflegedienstmitarbeiter etablieren. Zudem sollten zum Coaching-Pool Mitarbeiter zählen, die stationsübergreifende Erfahrungen mitbringen. Die Akzeptanz kann gesteigert werden, wenn zum einen Coaches eingesetzt werden, die den konkreten Stationsablauf aufgrund früherer Tätigkeiten kennen, und zum anderen das Pflegedienstpersonal Mitspracherech-

te bei der Coach-Auswahl bekommt. Coaching unterstützt somit primär die transaktionale Führung.

Job enrichment und job enlargement

Job enrichment sollte geeignetem und vertrauenswürdigem Pflegepersonal vorbehalten sein. Die Stationsleitung muss sich auf den Mitarbeiter verlassen können, da sonst ein erhöhter Kontrollaufwand entsteht. Job enrichment sollte zudem nur von Mitarbeitern in Anspruch genommen werden, die zum einen Führungspotenzial besitzen, zum anderen eine angemessene Motivation für diese Maßnahme mitbringen. Zu beobachten ist oftmals, dass ein finanzieller Anreiz für Pflegepersonal, das im Rahmen dieser Maßnahme mehr Verantwortung übernimmt, ausbleibt. Die Durchführung dieser Maßnahme verlangt eine professionelle Beurteilungskompetenz der Führungskräfte. Ein transparent kommuniziertes materielles Anreizsystem sollte zudem fester Bestandteil für Mitarbeiter sein, die im Rahmen dieser Maßnahme zusätzliche Verantwortung übernehmen.

Bezogen auf job enlargement können sich ebenso verschiedene Problemfelder ergeben. Die Patientenversorgung kann infolge von Zeitmangel aufgrund weiterer Tätigkeiten negativ beeinflusst werden. Job enlargement kann viel Zeit in Anspruch nehmen. Eine erhöhte Arbeitsbelastung ist dann auch gegeben, wenn keine abteilungsspezifische Aufteilung zusätzlicher Aufgaben erfolgt, die sich im Rahmen eines job enlargement ergeben. Das Hinzuziehen von Pflegehilfskräften und Stationshilfen kann das examinierte Pflegepersonal entlasten und einer eingeschränkten Patientenversorgung und einer nicht zumutbaren Mehrarbeit entgegenwirken. Hilfskräfte können das hauptamtliche Personal bei wiederkehrenden Verwaltungsvorgängen unterstützen. Insgesamt gesehen können job enrichment und job enlargement ohne ein sinnvolles Konzept des »organisatorischen Wandels« nicht funktionieren.

Job rotation

Job rotation kann die Entwicklung von Arbeitsroutinen behindern. Während der Rotation, die oftmals von kurzer Dauer ist, kann es dem rotierenden Mitarbeiter schwerfallen, sich in abteilungsfremde Arbeitsabläufe einzuarbeiten. Eine Einarbeitung in Spezialbereiche, wie Dialyse, Intensivstation, dauert zudem länger. Auf der Station können Einschränkungen der Arbeitsabläufe durch den Ausfall rotierender Mitarbeiter entstehen. Oftmals ist zu beobachten, dass sich rotierende Mitarbeiter auf fremden Stationen unwohl fühlen, was zu erhöhten Mitarbeiterausfällen führen kann. Job rotation kann auch die Teamkulturentwicklung stören, insbesondere durch die Integration von Mitarbeitern, die nur eine kurze Zeit verweilen.

Eine Mindestverweildauer für rotierende Mitarbeiter sollte vor allem auf spezialisierten Stationen festgelegt werden. Das fördert eine Einarbeitung in komplexere Spezialbereiche sowie eine beständige Arbeits- bzw. Teamkultur. Zudem können Stationsmentoren rotierenden Mitarbeiter Sicherheit und Orientierung bieten. Durch die Rotation entstehende Mitarbeiterausfälle können durch einen hausinternen Pflegedienstmitarbeiter-Pool kompensiert werden. Das verlangt wiederum eine ganzheitliche, abteilungsübergreifende Personaleinsatzplanung und ein damit verbundenes Konzept des organisatorischen Wandels.

Projektgruppen

Die Projektgruppe als PE-Maßnahme birgt die Gefahr eines erschwerten Interessenausgleichs innerhalb des Projektteams. Durch eine fachbereichs- und hierarchieübergreifende Besetzung von Projektgruppen, z. B.

Pflege, Verwaltung, Stationsleitung, wird ein Interessenausgleich im Projektteam erschwert. Die einzelnen Projektakteure verkörpern unterschiedliche Individualziele und Abteilungskulturen. In einigen Fällen ist eine geringe Akzeptanz von Projektgruppen zu beobachten z. B. wenn den Abteilungen der Zweck dieser PE-Maßnahme unklar ist. Eine zu homogene Besetzung von Projektgruppen schränkt zudem das Projektergebnis ein. Dabei besteht die Gefahr, dass die Projektergebnisse nicht kritisch hinterfragt werden.

Ein erschwerter Interessensaugleich in Projektgruppen kann durch professionelle Projektführungskompetenz ausgeglichen werden. So sollte eine Sitzungskultur in der regulären Arbeitszeit etabliert werden, begleitet von einem moderierten, hierarchieunabhängigen Informationsaustausch. Ein hausinternes Projektmarketing, das zur Aufklärung der Pflegemitarbeiter über Sinn und Ziele von Projektgruppen beiträgt, kann eine Akzeptanzsteigerung bewirken. Ebenso können abteilungsübergreifende Zwischenergebnispräsentationen und die Möglichkeit, Projektziele mitzubestimmen, die Akzeptanz dieser PE-Maßnahme fördern. Um eine zu homogene Besetzung von Projektgruppen zu vermeiden, erscheint es sinnvoll, diese mit Mitarbeitern aus verschiedenen Bereichen zu besetzten.

Fazit: Inspirationen für das Personalmanagement der Zukunft

Eine lernende Organisation, die Voraussetzungen für die Nutzung und Implementierung der zuvor aufgezeigten PE-Maßnahmen schaffen will, sollte im Rahmen eines Change-Prozesses folgenden Anforderungen erfüllen:

- Ganzheitliches Personalmanagement: Personalentwicklung und die Neugestaltung von PE-Maßnahmen erfordern eine abteilungsübergreifende vorausschauende Personalplanung, die die Basis für PE-Maßnahmen und personelle Kapazitätsausgleiche darstellt.

- Dezentralität und kreativer Freiraum: Einzelne Abteilungen müssen die Möglichkeit haben, eigene PE-Strukturen zu entwickeln, entsprechend der gelebten Subkultur. Das setzt im Sinne einer transaktionalen Führung die Delegation von Handlungsverantwortung voraus.

- Qualifizierte Führungskräfte Führungskräfte müssen nicht nur Professionalität in der Personalbeurteilung und -auswahl vorweisen, sondern auch situatives Führungsverhalten praktizieren. Gerade das spielt bei der Neugestaltung und Modifizierung etablierter PE-Maßnahmen im Kontext einer transaktionalen und transformationalen Führung eine Schlüsselrolle. Das visionäre Gestalten und die Begeisterung anderer Organisationsmitglieder sind dabei grundlegend für erfolgreiche Change-Prozesse.

- Interdisziplinäre Vernetzung Für die Etablierung abteilungsübergreifender Mitarbeiter- und Coachingpools ist eine interdisziplinäre Vernetzung innerhalb der Organisation wichtig.

Literatur

Becker M, Labucay I: Organisationsentwicklung. Stuttgart: Schäffer-Poeschel.

Blum K, Löffert L, Offermans M, Steffen P (2011): Krankenhaus Barometer Umfrage. Deutsches Krankenhausinstitut e.V.

Hauschildt J, Gemünden HG (1998): Promotoren: Champions der Innovation. Wiesbaden: Gabler.

Krüger W (2002): Excellence in Change. Wege ur strategischen Erneuerung, 2. überarb. Auflage. Wiesbaden: Gabler.

Metz AM, Kunze D, Hamann L, Gehltomholt E, Urbach T (2009): Demografischer Wandel in der Pflege. Konzepte und Modelle für den Erhalt und die Förderung der Arbeits- und Beschäftigungsfähigkeit von Pflegekräften. Machbarkeitsstudie im Rahmen des Modellprogramms zur Bekämpfung arbeitsbedingter Erkrankungen. Bundesanstalt für Arbeitsschutz und Arbeitsmedizin (BAuA).

Mintzberg H (2013): Mintzberg über Management. Wiesbaden: Gabler.

Palmer I, Dunford R, Akin G (2008): Managing Organizational Change, 2nd ed., New York.

Scholz C (2000): Personalmanagement, 5. Auflage. München: Verlag Vahlen.

2.3 Anforderungen an Leadership und organisatorischen Wandel aus der Perspektive der Organisationspsychologie

Alex Hoppe

Perspektive der Organisationspsychologie

Die Organisationspsychologie befasst sich mit dem Leben und Erleben von Menschen in Organisationen. Im Fokus stehen damit das Zusammenspiel von Person und (beruflicher) Situation sowie die Beziehung zwischen Individuum und Organisation. Letztere steht stets in einem gewissen Spannungsverhältnis, da Organisationen zweckrational strukturiert sind und die Bedürfnisse, Motive und Ziele des Mitarbeiters nicht notwendigerweise im Einklang mit den Zielen des Unternehmens und seiner dafür geschaffenen organisationalen Struktur stehen (von Rosenstiel 2003). Für das elementare Bedürfnis des Menschen nach Stimmigkeit (sense of coherence) lassen sich im Zusammenwirken von Individuum und Organisation drei Faktoren nennen (Dermann 2004): Die *Verstehbarkeit* als Fähigkeit der Mitarbeiter, bis zu einem gewissen Grad durchdringen und voraussehen zu können, was mit ihnen und in ihrem direkten beruflichen Umfeld geschieht. Die *Handhabbarkeit* als Überzeugung, die Anforderungen mit den verfügbaren Ressourcen und dem vorhandenen Know-how erfüllen zu können. Die *Sinnhaftigkeit* als Empfinden, in der Berufsausübung einen Sinn und eine Bedeutung zu sehen, die zumindest teilweise mit dem persönlichen Lebenssinn in Einklang sind.

Die Führung sozialer Systeme erfordert ein Verständnis von Systemtheorie und Konstruktivismus. Die Systemtheorie zeigt, dass auch die Teilsysteme von Unternehmen in vielfältigen Wechselwirkungen zueinander stehen und dass sich diese Teile in hohem Maße selbst organisieren. Im Konstruktivismus gibt es nicht *die* Wirklichkeit, sie entsteht vielfach und durch autonome, subjektive Konstruktion aller Beteiligten (Watzlawick 1978/2005). Täglich können wir miterleben: Das Organigramm wird von jedem Beteiligten anders interpretiert, jeder verhält sich nach *seinem* Verständnis der Organisation. Genauso bildet auch ein Controlling-Report ein komplexes betriebliches Geschehen ab, das wiederum von jedem Empfänger unterschiedlich gedeutet wird. Systemtheoretisch ist die Wirkung von *Führungsinterventionen* nur bedingt vorhersehbar. Führungskräfte können dem System und seinen Beteiligten Impulse geben, bewegen kann es sich nur aus sich selbst – im Rahmen seiner natürlichen Möglichkeiten und Grenzen. Für Führung bedeutet dies grundsätzlich drei Optionen

im Umgang mit sozialen Systemen und den darin handelnden Personen:

- Annahme und Akzeptanz: Das System oder den Menschen mit seinen charakteristischen Merkmalen, aber auch mit seinen natürlichen Grenzen annehmen
- Veränderung: Wandel im Rahmen der innewohnenden Möglichkeiten und Potenziale
- Trennung: Trennung von nachhaltig nicht integrations- und entwicklungsfähigen Teilsystemen oder Mitgliedern.

Charakteristika der Organisation Krankenhaus

Krankenhäuser weisen eine erhebliche *Personalintensität* auf. Im Vergleich z. B. zur Branche Maschinenbau wird ein vergleichbarer Umsatz mit dem vierfachen Personaleinsatz erzielt. Der *Faktor Mensch* ist also erheblich relevanter als z. B. im produzierenden Gewerbe. Rationale Theorien der Organisation und der Unternehmensführung sowie ihre Management-Instrumente stoßen schneller an ihre Grenzen, als es in der Management-Literatur für produzierende Unternehmen bereits konstatiert wird. Betrachtet man den heilberuflichen Kernleistungs-Komplex von Krankenhäusern, handelt es sich im Sinne der *Typologie der Dienstleistungen* um eine persönlich-interaktionsorientierte Leistung, die von einer intensiven emotionalen, intellektuellen und physischen Beteiligung des Kunden am Leistungsprozess geprägt ist. Dienstleistungen, die maßgeblich auf einer Interaktion zwischen Kunde und Dienstleister i. S. des Uno-actu-Prinzips beruhen, »sind dem industriellen Management weitgehend unzugänglich und erfordern ein Verständnis der Dienstleistung als Ergebnis eines zwischenmenschlichen sozialen Interaktionsprozesses« (Lehmann 2005, S. 32 ff).

Krankenhäuser sind *Expertenorganisationen*. Ihre Leistungserbringung und der

Erfolg hängen maßgeblich von ihren Experten ab. Bezogen auf Krankenhäuser ist das Verhältnis zwischen Profession und Organisation formal davon geprägt, dass der Experte zwar über das einschlägige Wissen sowie entsprechende Fähigkeiten und Fertigkeiten verfügt, nicht aber über die notwendige Lizenz (i. S. des Versorgungsauftrags) und das Kapital, um in Selbständigkeit zu praktizieren. Damit steht der Organisationstypus *Krankenhaus* auch vor der Herausforderung, einerseits Experten mit starker Bindung an Normen und Werte ihrer Profession einzubinden, andererseits jedoch die vorrangige Verwirklichung der Mission bzw. des formalen Gesellschaftszwecks der Organisation dauerhaft sicherzustellen.

Strategy – das strategische Zielsystem

»Wirksame Organisationen ... sind Ein-Zweck-Systeme ..., Single-Purpose Tools ...«

(Malik 2001, S. 113)

Das Zielsystem von – insbesondere freigemeinnützigen – Krankenhäusern ist komplex und nicht widerspruchsfrei. Mindestens die Meta-Ziele der Effektivität i. S. von medizinisch-pflegerischem Behandlungserfolg, der Effizienz i. S. von (mindestens) ökonomischer Nachhaltigkeit sowie der Spiritualität i. S. des Gründungsauftrags der Organisation sind in Einklang zu bringen. Viel Aufmerksamkeit und Energie wird daher traditionell für die Strategiefindung und -formulierung aufgewendet. Bedeutsamer als die Perfektion der Strategie dürfte für den Erfolg einer Organisation jedoch die Fähigkeit sein, überhaupt *irgendeine* Strategie geschlossen umzusetzen (Kaplan und Norton 2001).

Structure – Die Matrixorganisation

Krankenhäuser sind klassische Matrixorganisationen: Mit den Fachabteilungen liegen divisional verfasste Anteile vor, wohingegen die Pflege und vielfach die Funktionen (neben den sekundären und tertiären Bereichen) funktional organisiert sind. Für Fragen des Leaderships und des Wandels bedeutsam erscheint das Spannungsverhältnis zwischen der Ausdifferenzierung zugunsten einer Spezialisierung auf der einen Seite und der Reintegration der Partikularinteressen zugunsten des gesamtunternehmerischen Interesses auf der anderen Seite (Schreyögg 2003): Divisional verfasste Einheiten streben nach Autonomie und sind in vielen Belangen autonom lebensfähig. Vielfach entwickelt sich eine Subkultur des Unternehmens-im-Unternehmen, die bestenfalls die Unternehmenskultur positiv ergänzt, sich aber nicht selten durch Abgrenzung zu anderen Divisionen definiert. Zudem entwickeln divisionale Einheiten naturgemäß Partikularinteressen, die nicht unbegrenzt mit den Interessen der Gesamtorganisation vereinbar sind. Sie konkurrieren um knappe zentrale Ressourcen, im Krankenhaus also z. B. um investive Mittel. Divisionen stärken somit die zentrifugalen Kräfte der Organisation. Funktional verfasste Einheiten hingegen sind stets für das Gesamtunternehmen und damit grundsätzlich auch für alle Divisionen tätig. Sie stärken daher die zentripetalen Kräfte der Organisation, also die Kohäsion der Gesamtorganisation. Eine Schlüsselfrage bei organisationalen Veränderungsmaßnahmen ist daher, welche der beiden Dimensionen die konkrete Problemstellung besser zu lösen vermag *und* inwieweit die Gesamtorganisation mehr zentripetale oder aber zentrifugale Kräfte benötigt bzw. verkraften kann.

Systems

Die zuvor unter *Structure* dargestellte Wirkungsrichtung einer divisionalen Organisation wird deutlicher, wenn man ihr im *Con-*

trolling- und Führungssystem unmittelbare Wirkung verleiht. Verbindet man den wirtschaftlichen Erfolg der Divisionen mit dem Sozialstatus des Chefarztes im Unternehmen oder mit extrinsischen Anreizen (Bonus, investive Mittel), sind sehr große Mühen zur Optimierung des Profitcenter-Ergebnisses zu erwarten, und ein wettbewerbliches Klima sowie rivalisierendes Verhalten zwischen den Fachabteilungen werden forciert. Nur wer mit dem professionellen System vertraut ist, wird die mitunter erheblichen Kollateralschäden vorausahnen. Die Ermittlung von Teilbetriebsergebnissen ist auch im Krankenhaus zweifellos notwendig, um die Entstehung des Gesamtergebnisses zu verfolgen. Ihr Einsatz als Führungsinstrument sollte jedoch nur unter Einbeziehung der systemtheoretisch zu erwartenden Einschränkungen und Begleiteffekte erfolgen. Beinahe alle medizinischen Leistungsstrategien der letzten Jahre fußen auf dem Prinzip der Interdisziplinarität. Diese Strategien brauchen stimmige Anreize und Systeme mit integrierender Wirkung.

Style – Unternehmenskultur

Die Unternehmenskulturen der Krankenhäuser differieren mittlerweile erheblich; z. B. existieren je nach Trägerschaft charakteristische kulturelle Facetten. Kulturen bestehen aus Regeln, Werten und Absprachen, sie verringern die individuelle Verhaltensvielfalt und reduzieren somit die Komplexität (Kruse 2004). Traditionelle Charakteristika der Unternehmenskultur von Krankenhäusern sind u. a. Aufgabenorientierung, Autonomiestreben, Personen- sowie die Berufsgruppenorientierung (Heimerl-Wagner 1996). Als Ausdruck einer starken *Aufgabenorientierung* wird im professionellen System auf die Kernaufgabe der Diagnostik und Therapie einzelner Patienten fokussiert. Erfolg und Misserfolg, und damit auch die soziale Rangordnung der

Beteiligten im professionellen System, werden von der Expertise in der Kernaufgabe abgeleitet. Persönliche und soziale Kompetenzen stehen dahinter zurück, was mitunter zu Diskrepanzen zwischen beruflichem Erfolg im professionellen System und persönlicher Eignung für Führungsaufgaben nach anerkannten Maßstäben führt. Aufgaben jenseits der Kernaufgabe gelten im klassischen berufsständischen Verständnis zunächst als zusätzlich, nachrangig und der Profession wesensfremd.

Experten beanspruchen eine hohe *Handlungsautonomie*. Sie sind auch außerhalb von Krankenhäusern häufig Angehörige freier Berufe. Die berufsständische Ausbildung und Sozialisation kultivieren den Anspruch auf Autonomie und Weisungsfreiheit. Die Integration in organisationale Kontexte und die daraus resultierenden Anpassungsleistungen werden als dem eigenen Berufsbild widernatürlich verstanden. Das Idealbild der Berufsausübung ist die Selbständigkeit. Krankenhäuser bleiben eher eine klinische Wirkungsstätte, ohne dass sich der Experte persönlich als integralen Teil dieser großen Organisationen versteht (Kohn, Corrigan und Donaldson 2006). Das organisationale Commitment fällt im Vergleich zu Mitarbeitern in Wirtschaftsunternehmen schwach aus, wohingegen ein auf die Profession bezogenes Job Involvement deutlich dominiert. Zusammen mit der vorgenannten Aufgabenorientierung entsteht so häufig ein Partizipations-Paradoxon: Gegen restrukturierende Interventionen in das professionelle System gibt es Vorbehalte – gegen eine aktive Einbringung in organisationale Veränderungsprozesse jedoch auch.

Das heilberufliche Teilsystem ist zudem durch eine starke *Personenkultur* geprägt, die auch für das Gesamtsystem kulturprägend wird. Die Organisation tritt in den Hintergrund. Die Leistung und der Erfolg werden nicht vornehmlich der Institution oder Teams zugeschrieben, sondern aufgrund ihres essenziellen und höchst persönlichen Beitrags einzelner Experten. Ursächlich ist auch die Entwicklung der Medizin zur Wissenschaft. Mangels wissenschaftlicher Studien diente traditionell das Renommee eines Experten bzw. die Zugehörigkeit zu dessen medizinischer Schule als ersatzweise Legitimation. Gestützt wurde die Personen-Fokussierung in der Ärzteschaft auch lange durch die Abhängigkeit, in welcher sich jeder Arzt in Ausbildung von seinem Chefarzt befand. Peer-Group ist die *Berufsgruppe*. Die Ausbildung ist berufsgruppenbezogen organisiert und sorgt für eine fortlaufende berufsgruppenorientierte berufliche Sozialisation noch vor Eintritt in die Organisation.

Ebenso divergent sind die Organisationsbilder, die explizit oder implizit über Krankenhäuser bestehen. Mit ihnen verbunden sind stets typische Rollenverteilungen und somit auch Rollenerwartungen und -zuschreibungen an die handelnden Personen. Beschreibt ein Oberarzt sein Organisationsbild eines Krankenhauses mit den Worten *»Krankenhäuser sind wie Flugzeugträger: 800 Mann arbeiten, damit 80 fliegen«*, wird eine erfahrene Pflegekraft kaum in die implizite Rollenzuschreibung einwilligen können. Die Vielfalt der Organisationsbilder reicht auch in der Gesellschafterstruktur von der Konzerntochter der Aktiengesellschaft über den Kommunalbetrieb in Form einer Versorgungsanstalt, den Ort des Dienstes am Nächsten/der Verkündung bis hin zum inhabergeführten Familienunternehmen. Nicht selten wird je nach Situation und Kontext zwischen den Bildern gewechselt, wodurch sie scheinbar koexistieren. Im Ergebnis treffen in Krankenhäusern tagtäglich recht unterschiedliche und mitunter wechselnde Organisationsbilder, Rollen- und Selbstverständnisse aufeinander, die nur bedingt miteinander vereinbar sind und um ihre Gültigkeit und ihren Anspruch auf Prägung des Systems ringen.

Veränderungsprozesse betreffen gerade in Krankenhäusern viele kulturprägende Symbole und Rituale mit enormer Stabilität. Damit stehen sie Veränderungsprozessen schnell entgegen (Weidmann 2001). Psychologisch betrachtet sind Rituale Instrumente zur Vermittlung von Sicherheit und somit letztlich auch zur Angstreduktion. Handlungen werden nicht zuletzt durch ihre stete und standardisierte Wiederholung zu Ritualen. Rituale sind symbolisches Handeln, mit dem man sich in sozialen Systemen der Übereinstimmung und des Fortbestands gegenseitiger Erwartungshaltungen und Einstellungen vergewissert (Weidmann ebda. 2001). Sie dienen zur Pflege des gemeinsamen Rollenverständnisses und bestätigen die Rollenverteilung. Veränderungsprozesse sind Eingriffe in kulturprägende Rituale. Ein typisches Ritual im professionellen System ist die Visite. Sehr rational motivierte Veränderungen der Visiten geraten daher in Krankenhäusern schnell zu Kulturkämpfen.

Skills – Leadership-Skills

Führung vs. Leadership

>»Most U.S. corporations today are over-managed and underled«

(Kotter 1990)

In seinem berühmten Essay *What leaders really do* grenzt Kotter Leadership und Management deutlich voneinander ab. Management hat mittels deduktiver Planungs- und Kontrollinstrumente die Komplexität des betrieblichen Geschehens zu beherrschen, sichert Qualität und Rentabilität und steht für die Verlässlichkeit und Beständigkeit der Betriebsführung ein. Leadership hingegen ist verantwortlich für die perspektivische Weiterentwicklung bzw. die Unternehmenstransformation. Es gibt in eher induktiver Weise Richtungen für eine zukünftige Entwicklung vor und orientiert sich dabei an einer mehrjährigen Vision und den

63

antizipierten Veränderungen des Marktes. Kotter betont, dass nicht zwischen Management und Leadership zu wählen ist, sondern dass es sich um sich ergänzende, unterschiedliche Handlungsmuster handelt.

Motivationspsychologische Aspekte

> »... you must tap into the passion that brings your people to work each day«
>
> (Stubblefield 2005, S. 39)

Arbeitsmotivation entsteht aus dem Zusammenspiel von persönlichen Motiven und Motivierungspotenzialen der Arbeit. Ausgehend von der Überlegung, dass jeder Mensch von einem teilweise recht stabilen Setting prägender Lebensmotive geleitet ist, gilt es diese bei der *Personalauswahl* und später bei der Wahl von *Führungs-Interventionen* zu beachten. Inwieweit Mitarbeiter später überhaupt external motiviert werden können, ist sehr umstritten. Unter motivationalen Gesichtspunkten besteht die Hauptaufgabe im Leadership darin, die Tätigkeit und das Arbeitsumfeld so weit wie möglich im Einklang mit den prägenden Lebensmotiven der Mitarbeiter zu halten und diesen das eigene berufliche Erleben als erfolgreich im Sinne dieser Lebensmotive zu ermöglichen. Ärzte, Heil- und Sozialberufler haben ihren Beruf häufig auch aus einem idealistischen Motiv mit dem Bedürfnis nach Sinnstiftung gewählt. Akzeptiert man dieses Bedürfnis als eine Urquelle der Arbeitsmotivation, gilt es, diese Sinnstiftung möglichst zu erhalten und zu pflegen.

Führung im Kontext von Veränderungen

In der gängigen Führungsrhetorik wird fast ausschließlich von Veränderungszielen gesprochen. Die Empfänger sind jedoch regelhaft mit dem bisherigen Vorgehen vertraut, beziehen aus der jetzigen Struktur ihre berufliche Identität und erschaffen oder gestalten Strukturen wie auch Prozesse mitunter selbst. Wer zu unbedacht und engagiert die Schwächen aktueller Strukturen und Prozesse aufzeigt, hat die Beteiligten schon gekränkt, bevor es losgeht, was zu einer fatalistisch-depressiven Haltung durch Selbstabwertung oder aber zu einer engagierten Verteidigung des angegriffenen Selbstwerts führen kann. Eine Diskussion der Bewahrungsziele lohnt daher oft. Den Betroffenen fällt es jedoch häufig leichter zu erklären, was eben *nicht* das Ergebnis des Veränderungsprozesses sein soll bzw. darf. Gerade in Krankenhäusern, in denen Ethik und Moral bei Veränderungsprozessen häufig betroffen sind und schnellstens bemüht werden, muss man sich oft zuerst der Vermeidungsziele bzw. der Redlichkeit des Ansinnens vergewissern, bevor man sich der Zukunft widmen kann.

Bei jeder Veränderungsmaßnahme stellt sich die Frage, von wo aus die Durchdringung begonnen wird. Neben der Kommunikation an die gesamte Belegschaft bedient sich ein Unternehmen hierfür üblicherweise der formalen Struktur, die es für ebendiesen Zweck errichtet und legitimiert hat, der Wirkungsrichtung nach *top-down*. Jedoch kann im Krankenhaus aufgrund seiner vorgenannten Charakteristika eine iterative und inkrementelle Vorgehensweise, z. B. über Netzwerke, erfolgreicher sein, als eine methodisch zu puristische Veränderungsstrategie.

Veränderungsprozesse betreffen die elementaren Bedürfnisse der Mitarbeiter je nach Art der Veränderung unterschiedlich stark. Im Change-Management wird jedoch vielfach implizit davon ausgegangen, dass es quasi allgemeingültige *dos and don'ts* für Veränderungen gibt. Berner (2010) verweist in seiner Typologie der Veränderungsprozesse auf bedeutsame Unterschiede: Es gibt Veränderungsprozesse, die vorrangig Verunsicherung oder Angst auslösen, jedoch keine Einstellungs- oder Verhaltensänderung erfordern, z. B. Restrukturierungen, Merger, Outsourcing, Cost-Cutting. Die Mitarbeiter erleben einen Verlust an *Verstehbarkeit*, Vorhersehbarkeit sowie Handlungskontrolle über ihr berufliches Schicksal. Sie spüren eine hohe Unausweichlichkeit der Situation. Dieser psychologisch sehr aversive Zustand setzt erhebliche Kräfte frei, durch die die Mitarbeiter die Orientierung zurückzugewinnen versuchen. Vordringlichste Aufgabe für das Change-Management ist daher die Arbeit an den bestehenden Hemmkräften durch offensive Information und Kommunikation. Andere Veränderungsprozesse zeichnen sich dadurch aus, dass sie wenig furchteinflößend sind, jedoch Einstellungs- oder Verhaltensänderungen befürchten lassen. Im Krankenhaus gut bekannte Beispiele sind Leitbildprozesse, QM-Zirkel, Prozess-, Risiko- und Fehlermanagement usw. Das Gefühl der Unausweichlichkeit fehlt. Hauptaufgabe des Change-Managements ist hier, an den Antriebskräften zu arbeiten, d. h. Überzeugungsarbeit zu leisten und notwendigenfalls Entschlossenheit zu demonstrieren.

Fazit

Krankenhäuser zeichnen sich nicht nur durch das typische Spannungsverhältnis zwischen Individuum und Organisation aus, sondern zusätzlich durch ein traditionsreiches Spannungsverhältnis zwischen den verschiedenen Berufsgruppen sowie zwischen der Profession und der Organisation. Wirkungstendenzen der divisionalen Formalstruktur werden kulturell und vielfach durch materielle Anreize verstärkt. Krankenhäuser bestehen jenseits der Formalstruktur i. S. eines Organigramms aus mehreren Kulturen und Teilsystemen. Während das administrative System im Sinne von Max Weber der typischen Maschinenbürokratie entspricht und aufgrund gesetzlicher Vorgaben zur Aufsicht und Kontrolle auch weitgehend rational und linearkausal funktionieren muss, entzieht sich das professio-

nelle Teilsystem viel stärker dieser Logik (Kieser 2006).

Dies hat Auswirkungen auf die Problemlösungskompetenz von Krankenhäusern: Sie profitieren seit Einführung des DRG-Systems von einer vollkommen neuen Transparenz im Leistungsgeschehen sowie der Wirtschaftlichkeit. Es muss jedoch kritisch hinterfragt werden, ob der damit einhergehende Erkenntnisgewinn auch zu angemessenen Fortschritten hinsichtlich der – teils altbekannten – Probleme geführt hat. Trotz zahlreicher erfolgreicher Veränderungsprojekte haben etliche Probleme, insbesondere in den Leistungsprozessen, ihre Enttarnung mittels neuer Datentransparenz unbeschadet überstanden. Wenn aber alte Probleme auch dann noch persistieren, wenn sie bestens messbar geworden sind und unermüdlich berichtet werden, hat sich das Controlling unbeschadet seiner Bedeutung mit seinen Methoden als Lösungsbeitrag erschöpft. Vielfach heißt es jedoch unbeirrt: mehr desselben.

Erfolgreiche Veränderung erfordert im Krankenhaus eine interdisziplinäre Projektarbeit. Dies erfordert jedoch ein Arbeiten jenseits der formalen, hierarchischen Linienorganisation (Hansel und Lomnitz 2000). Eine verbindliche Projektkultur bedingt daher eine *Aufgaben- und Rollenkultur*, die durch Verbindlichkeit und Rollenklarheit gefördert werden muss. Nur wer persönliche Identität von beruflicher zu trennen weiß und wer berufliche Aufgabe und Rolle reflektiert, kann mit diesen bewusst umgehen und sie ggf. im Projekt temporär zurückstellen.

Um Leadership i. S. eines *Krankenhaus-Managements* für das Gesamtsystem Krankenhaus zu leben, muss in Anlehnung an P. Kotter eine erkennbare Unterscheidung von der Verwaltung bestehen. Ansonsten gleicht es dem traditionellen Versuch, das professionelle System einer Expertenorganisation durch die Administration führen zu wollen. Hier sind Rollenklarheit, strategische Expertise im Kerngeschäft, eine hohe Vertrautheit mit dem professionellen Teilsystem sowie die Fähigkeit zu multiprofessioneller Zusammenarbeit unabdingbar. Wenn es darüber hinaus eine zentrale Eigenschaft gibt, die das Leadership für diesen Organisationstypus benötigt, ist es eine hohe Ambiguitätstoleranz als Fähigkeit, »Mehrdeutigkeiten zu ertragen und trotz Ambivalenzen entscheidungs- und handlungsfähig zu sein [...]. Wer Eindeutigkeit braucht, kann sich diese nur um den Preis von Verkürzungen oder Verabsolutierungen von Perspektiven zurechtbiegen« (Doppler et al. 2002, S. 126).

Literatur

Berner W (2010): Change! 15 Fallstudien zu Sanierung, Turnaround, Prozessoptimierung, Reorganisation und Kulturveränderung. Stuttgart: Schäffer/Poeschel.

Dermann J (2004): In Anlehnung an das Konzept der Salutogenese von A. Antonovsky. OrganisationsEntwicklung 4/04, 23. Jahrgang. Zürich.

Doppler K, Fuhrmann H, Lebbe-Waschke B, Voigt B (2002): Unternehmenswandel gegen Widerstände. Change Management mit den Menschen. Frankfurt: Campus.

Hansel J, Lomnitz G (2000): Projektleiter-Praxis. Erfolgreiche Projektabwicklung durch verbesserte Kommunikation und Kooperation. 3. Auflage. Berlin.

Heimerl-Wagner P (1996): Organisation in Gesundheitsorganisationen. In: Heimerl-Wagner P, Köck Ch : Management in Gesundheitsorganisationen. »Strategien – Qualität – Wandel«. Wien: Ueberreuter.

Lehmann A (2005): Dienstleistungsmanagement: Strategien und Ansatzpunkte zur Schaffung von Servicequalität. Stuttgart: Schäffer-Poeschel.

Kaplan RS, Norton DS (2001): Die Strategie-fokussierte Organisation. Führen mit der Balanced Scorecard. Stuttgart: Schäffer/Poeschel.

Kieser A (2006): Entstehungsgeschichte. In: Kieser A, Ebers M (Hrsg.): Organisationstheorien. Stuttgart: Kohlhammer. S. 64 f.

Kohn LT, Corrigan JM, Donaldson ML (Hrsg.) (2006): To err is human. Building a safer health system. Washington DC.

Kotter JP (1990): What leaders really do, Harvard Business Review Nr. 3, 1990 / dt. Übersetzung in: Harvard Business Manager.

Kruse P (2004): next practice – Erfolgreiches Managen von Instabilität. Veränderung durch Vernetzung. Offenbach: Gabal.

Malik F (2001): Führen, Leisten, Leben. München: Heyne.

Schreyögg G (2003): Organisation. Grundlagen moderner Organisationsgestaltung. Wiesbaden: Gabler.

Stubblefield A (2005): The Baptist health care. Journey to excellence. Hoboken/New Jersey: John Wiley & Sons.

von Rosenstiel L (2003): Grundlagen der Organisationspsychologie. 5. überarbeitete Auflage. Stuttgart: Schäffer-Poeschel.

Watzlawick P (1978/2005): Wie wirklich ist die Wirklichkeit? München: Piper.

Weidmann R (2001): Rituale im Krankenhaus. Organisationen verstehen und verändern. 3. Auflage. München/Jena: Urban Fischer.

2.4 Anforderungen an Leadership und organisatorischen Wandel aus der Perspektive der Soziologie

Wolfgang Klitzsch

Der Krankenhausbereich in Deutschland wurde in der Nachkriegszeit von zwei gesetzlichen Weichenstellungen geprägt: Dem KHG von 1972 und der Einführung der DRGs ab 2003.

Das Krankenhausfinanzierungsgesetz von 1972 hat nach dem Krieg und einer schweren Finanzierungskrise Ende der 1960er-Jahre 40 Jahre lang dazu beigetragen, die stationäre Versorgung auf sehr hohem Niveau zu stabilisieren. Auf der Basis einer Grundgesetzänderung von 1969 ist – neben der Zuständigkeit der Bundesländer für die Krankenhausplanung – der Bund verantwortlich für die wirtschaftliche Sicherung der Krankenhäuser und dieser Verantwortungsmix ist – insbesondere im internationalen Vergleich – sehr erfolgreich gewesen. Allerdings wird man 40 Jahre später nicht umhin können, Krankenhausrecht und Krankenhausfinanzierung auf die Tagesordnung der 18. Legislatur des Deutschen Bundestages zu setzen. Das Krankenhaus hat sich spätestens seit den 1970er-Jahren von einer im Wesentlichen Pflegeleistungen anbietenden Institution zu einem medizinischen Hochleistungszentrum »hochsozialisiert« (Rohde 1962, S. 5) und ist zudem Ort der Aus- und Weiterbildung sowie der Diffusion von Innovationen geworden. Es wird seitdem geprägt durch die Dominanz der ärztlichen Profession.

Im deutschen Gesundheitswesen ist aufgrund der unterschiedlichen Rechtsentwicklung (KHG 1972/Kassenarztrecht 1955) das Leistungsgeschehen stark nach Sektoren differenziert; beide Bereiche haben insofern eine eigenständige Entwicklung genommen.

In der Vergangenheit stand die Eigenständigkeit des Unternehmens Krankenhaus im Vordergrund und nicht primär die integrierte Vernetzung in der Region. Erst in der jüngsten Zeit wird vor allem durch Anbindung von medizinischen Versorgungszentren an das stationäre Leistungsgeschehen dieser Trend relativiert. Die diversen die Sektoren überwindenden Ansätze, die der Gesetzgeber vorgesehen hat, sind insgesamt eher als gescheitert zu interpretieren.

Das Krankenhaus als zentrale Institution des deutschen Gesundheitswesens hat seine interne Unternehmensstruktur und auch seine Unternehmenskultur vor allem im letzten Jahrzehnt erheblich verändert. Insbesondere durch die Umstellung

des Finanzierungssystems ist es einem umsatz- und renditeorientierten Wirtschaftsunternehmen gleichzusetzen, was auch dazu geführt hat, dass die ursprünglich dominierenden weltanschaulichen Differenzen zwischen den verschiedenen Trägern eher in den Hintergrund treten und alle Eigenschaften einer formalen Organisation, die im Wettbewerb bestehen muss, in den Vordergrund rücken. Dazu gehören starke interne Effizienzanstrengungen, Veränderungen der verschiedenen Rollen, Einführung rationaler Planung und Kontrolle etc., auch verstärkte Anstrengungen, die im weitesten Sinne als PR-, Marketing- und Öffentlichkeitsarbeit zu interpretieren sind und früher bei Einrichtungen, die der allgemeinen Daseinsfürsorge zugerechnet wurden, nicht im Zentrum des unternehmerischen Handelns standen. Aufgrund der Veränderung der Finanzierung stationärer Leistungen hat sich nach der Phase der Dominanz der Pflege und anschließend der Ärzteschaft nun im Kaufmann/Betriebswirt die Leitprofession herausgebildet hat.

Bestimmte bis in die 1990er-Jahre die ärztliche Leitung des Krankenhauses die Unternehmens- und Leistungsentwicklung, das Profil, die Schwerpunkte und die Innovationsrichtung, folgt heute fast alles einem ökonomischen Plan, der – im Idealfall – unter Beachtung der Stärken und Schwächen der Konkurrenten auf das für die Region notwendige Leistungsportfolio zielt – unter Beachtung der in den DRGs zugrunde liegenden Kalkulationsannahmen (z. B. Mengenkomponente). Die in den Wettbewerb gestellten Krankenhäuser stehen jedoch vor dem zentralen Problem, dass dieser Wettbewerb äußerst unvollständig ist. Neben den administrierten Preisen und einer unvollkommenen Transparenz der jeweiligen Leistungsqualität bleibt als wesentlicher Wettbewerbsparameter die Menge. Mengenbegrenzende bzw. an Qualität orientierte Kapazitätsplanung der Bundesländer steckt erst in den Anfängen, sodass eine wirkungsvolle Marktregulierung einer möglicherweise unerwünschten Mengenentwicklung momentan nicht zu beobachten ist. Zukünftige Herausforderungen treffen auf diese aktuelle Lage.

In Zukunft werden folgende Fragen relevant sein:

- Werden die Besonderheiten der jeweiligen Krankenhausträger wieder stärker in den Vordergrund treten?
- Wie werden die Krankenhäuser um die besten Kräfte im Pflege- und im Arztberuf konkurrieren?
- Welchen Weg werden sie angesichts einer an der Qualität orientierten Kapazitätsplanung zu gehen haben?
- Welche Auswirkungen hat eine gegebenenfalls über neutrale Agenturen hergestellte Transparenz des Leistungsgeschehens auf die Patientenflüsse?

In diesem Zusammenhang wird sich in den nächsten Jahren entscheiden, ob in dem ordnungspolitischen Mischungsverhältnis zwischen staatlicher Rahmenverantwortung, Markt und Wettbewerb sowie – historisch gefährdeten – Elementen der Selbstverwaltung der politische Akteur stärker auf die Karte eines gestärkten Wettbewerbs setzt, selektive Entscheidungen der Krankenkasse zulässt oder die stationäre Planung der Bundesländer an Qualitätskriterien ausrichten wird. Unabhängig vom Ausgang dieser ordnungspolitischen Entscheidung, wird jedes Krankenhausmanagement davon ausgehen müssen, dass »Qualität« der zentrale Parameter der Zukunft sein wird. Hinzutreten neue Gefährdungen, die auch krankenhauspolitisch zu beantworten sind.

Eine besondere Herausforderung besteht darin, die Rolle der Krankenhäuser in schwer zu versorgenden Gebieten zu bestimmen, wobei wahrscheinlich auch die Frage zu beantworten sein wird, ob in einer sinnvollen horizontalen Arbeitstei-

lung (Portalklinik) die Ziele – Präsenz vor Ort und Vorhaltung eines differenziertes Leistungsangebots – gleichzeitig erreicht werden können. In der Weiterentwicklung des Krankenhausmarktes spielen zusätzlich die Fragen eine Rolle, ob sich der Krankenhausmarkt stärker aufgrund der Trägerstruktur umgruppiert (wachsender Anteil privater Krankenhausträger), ob die Krankenhaus-Kettenbildung vermehrt im Vordergrund steht oder der Aspekt regional abgestimmter Leistungsstrukturen bei unterschiedlicher Krankenhausträger.

Systemtheoretischer Blick

Krankenhäuser sind in soziologischer Hinsicht soziale Systeme, die mit ihrer Umwelt rational interagieren. Der CEO hat die Aufgabe, diese Grenzkommunikation zu organisieren, das Leistungsgeschehen an die Umwelterfordernisse anzupassen, Umweltverschiebungen rechtzeitig zu erkennen, mit Partnern, Konkurrenten, Kunden und Lieferanten rational zu interagieren sowie die eigenen organisatorischen Stärken und Schwächen, die Risiken und Herausforderungen zu erkennen und durch eine angemessene Unternehmenspolitik zu beantworten.

Rationale Unternehmensentwicklung besteht darin, auf der Basis realistischer Einschätzung der eigenen Potenziale langfristige und nachhaltige Perspektiven sowie Sicherheitsstrategien für unvorhersehbare Entwicklungen zu entwickeln (das unsicherste Umweltsegment scheint der politische Akteur selbst zu sein) und die Variablen zu gestalten, die beeinflussbar sind.

Anforderung an die Führung

Aus dieser sehr allgemeinen soziologischen und systemtheoretischen Sicht ergeben sich unter Beachtung der Veränderungen im

Krankenhaussektor für die Führung folgende Felder, in denen langfristige unternehmenspolitische Entscheidungen getroffen werden müssen:

- Die entscheidende Ressource des Krankenhauses ist und bleibt die Qualität und die Leistungsbereitschaft der Mitarbeiter, die sich aus Personalauswahl, der Pflege des vorhandenen Personals, dem Unternehmensklima und der Qualität der internen Entscheidungsprozesse ergibt.
- Die Qualität des Unternehmensklimas, die Vereinbarkeit von Familie und Beruf und Antworten auf die neuen Arbeitsvorstellungen der »Generation Y« etc. sind relevante Entscheidungsfelder, in denen mittelbar die Frage des Überlebens und des Erfolgs eines Krankenhausbetriebs entschieden wird.
- Die historisch gewachsene Solitärstellung der Krankenhäuser ist nicht zukunftsfähig. Trotz jahrzehntelanger Diskussion um die Aufhebung der Sektorengrenze bleibt die Aufgabe der Hebung einer möglichen Kooperationsrendite bestehen.
- Insbesondere in schwer zu versorgenden Gebieten werden alte Muster der sektoralen Zuordnung von Leistungsbestandteilen keine Rolle mehr spielen, neue Formen der Kooperation zwischen niedergelassenen Ärzten und Krankenhäusern sich geradezu aufdrängen, alle sinnvollen Formen der Telemedizin und der -beratung eingesetzt und Zentren zur Bündelung von Hochtechnologie, die der gesamten Region zur Verfügung steht, strategisch bewertet werden müssen.
- Das Krankenhausmanagement hat gemeinsam mit dem Träger verstärkt die Frage zu klären, inwieweit das Besondere des Trägers in einem von ökonomischen Anreizen dominierten Umfeld profiliert werden kann.

- Neben der anspruchsvollen Frage der Transparenz von Qualitätsdifferenzen wird für die Entscheidung von Patienten künftig auch die Frage wichtig sein, ob die Philosophie des Trägers den Betriebsalltag bzw. das Behandlungsklima beeinflusst. Hier spielen auch Fragen der Berücksichtigung von Patientenbedürfnissen und -wünschen, die mit finanziellen Anreizen konkurrieren können, eine erhebliche Rolle.
- Erste Ansätze der Profilierung der unterschiedlichen Trägergruppen in diesem Feld stecken eher in den Kinderschuhen.
- Die Krankenhausführung hat eine unternehmensspezifische Strategie zu entwickeln, um diese Qualitätsparameter zu kommunizieren, Qualitätsdifferenzen offensiv zu erläutern, Verfahren der Qualitätssicherung und des systematischen internen Lernens auf der Basis einer Kultur des Fehlermanagements einzuführen und nach außen darzulegen.
- Die Einführung einer Kultur des Fehlermanagements und des Lernens am beinahe Scheitern (CIRS) ist nicht trivial und setzt hohe Kompetenz voraus.
- Eine Führungsaufgabe der besonderen Art wird darin bestehen, die latente Konkurrenz zwischen den Vertretern der ökonomischen Rationalität und den zentralen Professionen (Ärzte und Pflege) neu zu justieren.
- Unterstellt, dass die kommende Generation von Ärzten und Pflegekräften in ökonomischen Kategorien zu denken gelernt hat und das betriebswirtschaftliche Vokabular beherrscht, kann das Ideal darin bestehen, dass die Geschäftsführung/Verwaltung sich insgesamt eher wieder als unterstützende Dienstleistung versteht und nicht den aufgeklärten Heilberufler in den Schraubstock eindimensionaler betriebswirtschaftlicher Rationalität spannt.

Qualifikationsprofile

Diese kurz angerissenen zukünftigen Herausforderungen an Leadership in der Krankenhauswirtschaft setzen einen Krankenhausmanager voraus, der jenseits des betriebswirtschaftlichen Basiswissens in der Lage ist, das kommunikative und soziale Gespür zu entwickeln, die klimasensible Institution Krankenhaus, dessen Produktivität und Erfolg davon abhängt, so zu stabilisieren, dass die gemeinsame Verantwortung der unterschiedlichen Spitzen der Leistungssegmente im Krankenhaus (Geschäftsführer, ärztlicher Direktor, Pflegedirektor) faktisch gelebt wird und zugleich der Gemeinwohlbezug der Institution Krankenhaus nicht verloren geht.

Das Gesundheitswesen ist nicht dazu da, den wirtschaftlichen Erfolg der in ihr agierenden Institutionen zu garantieren, sondern die Anreize, aber auch die Sozialisation der Führungskräfte so auszurichten, dass die besondere Verantwortung und Kompetenz der Gesundheitsberufe erhalten bleibt, die berechtigten Wünsche und Interessen der Patienten Beachtung finden und deswegen und nicht trotzdem auch der wirtschaftliche Erfolg des Unternehmens garantiert werden kann.

Wenn diese beiden Zielstellungen – wirtschaftlicher Erfolg und qualifizierte Therapie erkrankter Menschen – sich systematisch widersprechen, ist dieses Paradox gesundheitspolitisch zu kommunizieren und den Verbänden anzutragen: Eine auf Dauer an den Bedürfnissen der Patienten vorbeigehende Krankenhausfinanzierung zum Beispiel beinhaltet ein hohes Potenzial für kritische Politisierung und kann sehr leicht nach einer Phase des Desinteresses des politischen Systems an der Krankenhausversorgung zu einer kritischen Größe des sozialen Friedens in Deutschland werden.

Literatur

Rohde JJ (1962): Soziologie des Krankenhauses. Zur Einführung in die Soziologie der Medizin. Stuttgart: Enke.

3 Leadership und organisatorischer Wandel aus der Perspektive unterschiedlicher Interessengruppen

3.1 Gesetzliche Krankenkassen

Wulf-Dietrich Leber

»Man versteht immer weniger« könnte die Überschrift lauten, wenn man die Entwicklung der Krankenhauskomplexität in den letzten 30 Jahren betrachtet – der wesentlichen Schaffensperiode der Festschriftjubilarin. Es lohnt ein Blick zurück in die Anfangszeit und auf die Veränderungen, die sich im deutschen Gesundheitswesen im Allgemeinen und im Krankenhauswesen im Besonderen vollzogen haben.

Einige langfristige Trends in der deutschen Krankenhausversorgung

Verkürzung der Verweildauer

Analysiert man die Trends, die drei Jahrzehnte lang das bundesdeutsche Krankenhauswesen beherrscht haben, dann springt als erstes die Verweildauerverkürzung ins Auge. Von einst 14 Tagen verkürzte sich die durchschnittliche Verweildauer auf heute 7,6 Tage. Man ist schnell versucht, diesen Trend auf die Änderung der ökonomischen Anreizstruktur zurückzuführen. Aber ein Blick auf die internationale Entwicklung zeigt, dass Verweildauerrückgang überall zu beobachten ist – gleich ob die Länder DRGs eingeführt haben oder nicht (▶ Abb. 3.1.1). Es scheint sich eher um eine Veränderung der »Produktionsweise« zu handeln.

Die Verkürzung der Verweildauer hat das Krankenhaus und damit die Herausforderungen an das Management nachhaltig verändert. Die Einführung der DRGs und vor allem der Pflegeversicherung haben diesen Prozess möglicherweise beschleunigt, aber vollzogen hätte er sich auch ohne sie.

Interessant ist die Frage, ob sich Verweildauerverkürzung und Fallzahlsteigerung kompensieren. Lange Zeit war die vorherrschende Meinung, dass die zunehmende Alterung der Bevölkerung ein Mehr an Krankenhausaufenthalten mit sich bringen würde. Inzwischen wissen wir, dass die demografische Entwicklung nur ein Drittel der Mengenentwicklung im Krankenhaus erklärt. Die Entwicklung der Belegungstage ist überraschend: Die Bevölkerung wird älter, liegt aber weniger im Krankenhaus.

Diese zunächst paradoxe Entwicklung zeigt nicht, dass alte Menschen weniger im Krankenhaus liegen, sie zeigt vielmehr, dass »medizintechnologische« Trends offenbar stärker wirken als die Demografie.

Erosion der Investitionsförderung durch die Bundesländer

Der zweite ungebrochene Trend im Krankenhauswesen ist der Rückzug der Bundesländer aus der Krankenhausfinanzierung.

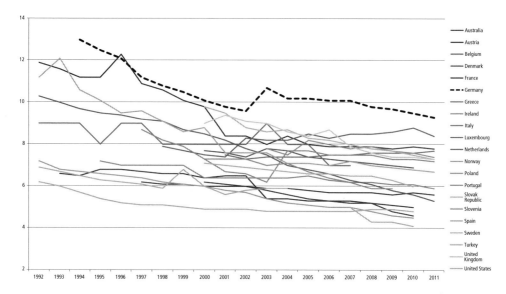

Abb. 3.1.1: Verkürzung der Krankenhausverweildauer in ausgewählten OECD-Staaten (1992–2011). Quelle: OECD Health Statistics 2013; Average length of stay, All causes, Days

Das Grundprinzip der dualen Finanzierung im Krankenfinanzierungsgesetz (KHG) von 1974 war die Investitionsfinanzierung (und Krankenhausplanung) durch die Länder und die Finanzierung der Betriebskosten durch die Krankenkassen. Der Anteil der Länderfinanzierung an den gesamten Krankenhauskosten lag ursprünglich über 20 Prozent, heute bewegt er sich in einer Größenordnung von vier Prozent (▸ **Abb. 3.1.2**). Es lohnt inzwischen nicht mehr, die ordnungspolitische Debatte über die Sinnhaftigkeit von dualer oder monistischer Finanzierung zu führen, da es Ende dieses Jahrzehnts keine nennenswerte Investitionsfinanzierung durch die Bundesländer mehr geben wird. Nimmt man eine Investitionsquote für Krankenhäuser in Höhe von zehn Prozent an, dann wird schon heute die Mehrheit der Investitionen durch (überhöhte) DRG-Vergütung durch die Krankenkassen gezahlt.

Der Ausstieg der Länder aus der Finanzierung schafft erhebliche Legitimationsprobleme bei der Krankenhauspla-

nung. Da bei den Ländern die Folgen ihrer Planungsentscheidung systematisch unberücksichtigt bleiben, sollte ihnen die Planungshoheit eigentlich nicht mehr überlassen werden. Sie war auch in den vergangenen Jahren kaum mehr als eine gestaltungsarme Fortschreibung des Status quo. Mittelfristig wird es notwendig sein, die Planungsentscheidungen durch wettbewerbliche Steuerungsmechanismen zu ersetzen.

Vom Selbstkostendeckungsprinzip zur leistungsorientierten Finanzierung

Das überkommene System der Selbstkostendeckung – ein System ohne Anreiz zur Kosteneinsparung – stand bereits lange in der Kritik. Der Übergang zu einer leistungsorientierten Vergütung ist die wohl wichtigste Veränderung in der Krankenhauslandschaft in den hier betrachteten drei Jahrzehnten. Die ersten Fallpauschalen wurden 1996 eingeführt – vorwiegend im Bereich chirurgisch-orthopädischer Leis-

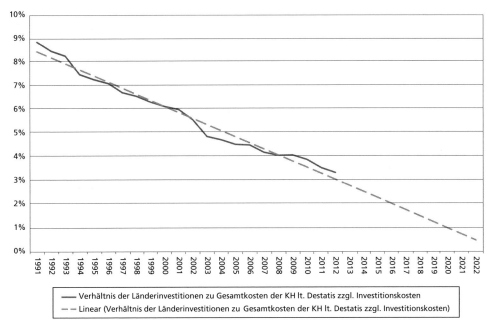

Abb. 3.1.2: Anteil der Investitionsfinanzierung der Bundesländer an der Krankenhausfinanzierung (1991–2022)
Quelle: GKV-Spitzenverband, eigene Darstellung

tungen. Eine echte Abkehr vom Selbstkostendeckungsprinzip war dies jedoch noch nicht, weil Über- oder Unterdeckungen im Fallpauschalenbereich via Abteilungspflegesatz ausgeglichen wurden.

Die DRG-Einführung im Jahr 2003 hat schließlich das deutsche Krankenhauswesen revolutioniert (Den Lesern dieses Beitrages brauchen Funktion und Einführungshistorie nicht noch einmal dargestellt werden). Unser Wissen über die Behandlungsvorgänge hat sich verhundertfacht. Es ist eine gemeinsame Sprache für Krankenhausökonomen und Mediziner entstanden, die zu erheblicher Effizienzsteigerung geführt hat.

Inzwischen – und das ist typisch für Verteilungskämpfe – wird das DRG-System verstärkt kritisiert. Im Kern aber haben die DRGs das gebracht, was sie sollten: Sie haben die kostenorientierte Krankenhausfinanzierung zugunsten einer gerechteren leistungsorientierten Vergütung abgelöst. Zusätzlich ist eine Leistungstransparenz entstanden, die gar nicht hoch genug eingeschätzt werden kann.

Reconquista: Ambulante Krankenhausleistungen

Die vergleichsweise geringfügige Tätigkeit von deutschen Krankenhäusern im ambulanten Bereich ist international ein Sonderweg. Es gibt allerhand Anzeichen dafür, dass es kein besonders kluger Weg war. Beginnend mit den Brüningschen Notverordnungen 1930, mit denen die niedergelassene Ärzteschaft ein Monopol auf die ambulante Behandlung gesetzlich zugesichert bekam. Im Rahmen der sogenannten Aufbaugesetzgebung der Nazis und dem Kassenarztrecht der Adenauerzeit wurde dieses Kassenarztmonopol verfestigt: Kassen war es fortan nicht mehr möglich, mit Krankenhäusern

Verträge über ambulante Versorgung abzuschließen.

Die Rückeroberung der ambulanten Versorgung durch die Krankenhäuser begann erst 1989, ist seither jedoch ein stabiler Trend in fast allen Gesetzgebungen: prä- und poststationäre Behandlung, teilstationäre Leistungen, psychiatrische Institutsambulanzen, ... – inzwischen gibt es fast zwei Dutzend Rechtsformen für ambulante Krankenhausleistungen. Eine Vereinheitlichung (Stichwort »115x«) ist angezeigt.

Der künftige gesetzgeberische Weg ist schwer prognostizierbar. Mit der ambulanten spezialfachärztlichen Versorgung (ASV) ist erstmals ein Bereich geschaffen worden, in dem Zulassung und Vergütung gleichermaßen für Vertragsärzte und Krankenhäuser gelten. Die Einführung dieses neuen Sektors erweist sich derzeit als ausgesprochen schwierig, zumal die Krankenhauszulassung zur ambulanten Versorgung in den Hintergrund geraten ist: zentral sind die Ausdeckelungsbemühungen der Vertragsärzte. Eines aber scheint gewiss: Die ambulante Behandlung durch Krankenhäuser wird weiterhin an Bedeutung gewinnen und entsprechende Herausforderungen an das Krankenhausmanagement stellen.

Leistungs- und Qualitätstransparenz

Vor etwa zehn Jahren setzte ein neuer Trend im deutschen Krankenhauswesen ein: der Trend zur Leistungs- und Qualitätstransparenz. Beginnend mit dem Datenjahr 2002 wurden die Krankenhäuser verpflichtet, ihre Leistungen und deren Qualität alle zwei Jahre in einem Qualitätsbericht zu veröffentlichen, was die umfassende Kodierung für das DRG-System ohne allzu großen Zusatzaufwand möglich machte. Der erste Report war noch ein reiner Mengenreport ohne Qualitätsindikatoren. Aber auch das veränderte die Republik, weil den Versicherten nun für die notwendigen Leistungen eine Umkreissuche via Internetportal (AOK-Krankenhausnavigator, Klinik-Lotse, später die Weiße Liste) ermöglicht wurde. Die Veröffentlichung von Qualitätsindikatoren wurde zunächst verhindert, indem man unter der Bezeichnung QUALIFY Experten fragte, ob sie Interesse an Qualitätstransparenz hätten, was sie natürlich nicht hatten. Private Klinikketten begriffen Qualität als Marketinginstrument und gingen mit Qualitätstransparenz an den Markt. Schließlich zog der Gemeinsame Bundesausschuss (G-BA) nach – in der Regel gegen die Stimmen der DKG. Heute werden über 300 Qualitätsindikatoren jährlich veröffentlicht.

Aufstieg der intermediären Institutionen

Das traditionelle Steuerungsmodell in Zeiten der Selbstkostendeckung war ein Gespräch unter Männern: Der AOK-Chef vor Ort und der Krankenhausdirektor entschieden über die Höhe des Pflegesatzes – das war's! Keine Auseinandersetzung über Qualität, bisweilen eine Diskussion über die Krankenhausstrukturen, aber alles irgendwie unter Männern.

Drei Jahrzehnte später ist diese Vor-Ort-Verhandlung durch eine komplexe Mehrebenensteuerung abgelöst worden. Die entscheidende Preissteuerung erfolgt als Landesbasisfallwertverhandlung auf Landesebene, die Relativgewichte werden durch das DRG-Institut (InEK) kalkuliert, Qualitätsindikatoren werden auf Bundesebene durch ein Qualitätsinstitut vorbereitet und durch den G-BA beschlossen, Methodenfragen werden durch das Institut für Qualität und Wirtschaftlichkeit (IQWiG) bearbeitet. Wir erleben eine extreme Professionalisierung mit erheblichem personellem Einsatz. Das traditionelle Selbstverwaltungssystem, bei dem Leistungserbringer und Krankenkassen das Geschehen im Gesundheitswesen gemeinsam steuern, hat sich zu einem

System gewandelt, bei dem »intermediäre« halbstaatliche Institutionen die wesentliche Steuerung übernehmen – irgendwie noch Selbstverwaltung, aber doch zunehmend öffentlich-rechtlich. Beeindruckend sind die Hundertschaften von hochspezialisierten Experten in diesen Institutionen, die es allesamt vor zwei Jahrzehnten noch nicht gab (▶ Tab. 3.1.1).

Tab. 3.1.1: Ausgewählte intermediäre Institutionen im deutschen Gesundheitswesen

Name	Gründungsjahr	Zahl der Mitarbeiter (gerundet) 2012
IQWiG Institut für Qualität und Wirtschaftlichkeit im Gesundheitswesen	2004	140
InEK Institut für das Entgeltsystem im Krankenhaus	2001	40
InBA Institut des Bewertungsausschusses	2006	40
AQUA Institut für angewandte Qualitätsförderung und Forschung im Gesundheitswesen	1995	< 80
DSO Deutsche Stiftung Organtransplantation	1984	210
Geschäftsstelle des G-BA	2004	110

Quelle: Eigene Darstellung

Unklare Entwicklungslinien

Kassenwettbewerb

Das Verhältnis der Politik zum Kassenwettbewerb ist ambivalent und folgt keiner klaren Richtung. Das mag daran liegen, dass die freie Kassenwahl (und damit der Wettbewerb) eher zufällig in die gesetzliche Krankenversicherung gelangt ist. Angestellte hatten seit jeher freie Kassenwahl und man nahm ihnen diese Wahlrechte auch nicht, als man sie in die GKV integrierte. Aus der kleinen Randunschärfe entstand durch den Wandel in der Erwerbsbevölkerung ein neues GKV-Prinzip. Als 1996 die Unterschiede zwischen den Arbeiter- (AOK, BKK, IKK) und den Angestelltenkassen eliminiert wurden, kam die freie Kassenwahl für alle. Wo aber blieben die Handlungsparameter für diesen Wettbewerb?

Während es anfangs in der ambulanten Vergütung zumindest noch Unterschiede in den Punktwerten gab, war der Krankenhaussektor traditionell kollektivvertraglich geregelt. Der Versicherte kann zwar die Kasse frei wählen, aber die stationäre Versorgung, die er damit einkauft, ist bei allen Kassen gleich.

Modelle mit »wirklichem« Wettbewerb, bei dem die Kassen die Versorgung unterschiedlich (effizient) steuern, sind bislang nicht zum Zuge gekommen. – In der Zeit der integrierten Versorgung existierte der Wettbewerb zumindest als politische Arabeske.

Integrierte Versorgung

»Integrierte Versorgung« war Anfang des neuen Jahrhunderts der politische Heilsbegriff schlechthin. Quasi als Gegenbewegung zur sektoralen Gliederung und als Antwort auf die zunehmende Spezialisierung verhieß der Begriff »Integration« Heilung. Die integrierte Versorgung war als Wettbewerbsmodell konzipiert, d. h. Kassen sollten konkurrierend Modellversuche starten, was auch in dem Moment geschah, als ein Prozent der stationären und der ambulanten Vergütungssumme für Modellprojekte abzugsfähig wurde.

Das Ergebnis ist ernüchternd. Es entstanden mit erheblichem Verhandlungsaufwand rund 5.000 Projekte. Alle sollten – so die gesetzliche Vorgabe – evaluiert werden. Nach Auslauf der Ein-Prozent-Förderregelung verschwanden quasi alle Projekte und ein Blick in die Literatur zeigt: Es wurde nichts evaluiert, der Zuwachs an versorgungspolitischem Wissen ist gleich Null. Die Integration von Versorgung muss noch einmal neu gedacht werden.

Einige Probleme der nächsten Jahre

Qualitätsorientierte Vergütung

War Integration der Heilsbegriff Mitte des letzten Jahrzehnts, scheint nunmehr der Begriff »Qualität« führend zu werden. Qualitätstransparenz ist bereits seit einiger Zeit ein stabiler Trend. Derzeit deutet sich jedoch an, dass zwei bislang streng getrennte Welten zusammengeführt werden: die Welt der medizinischen Qualität und die Welt der Vergütung medizinischer Leistungen. Gesundheitspolitisch ist das konsequent, denn mit einem leistungsorientierten Vergütungssystem will man ja nicht schlechte, sondern vornehmlich gute Leistungen befördern. In der Umsetzung ist dies alles andere als trivial und führt zu der Frage nach brauchbaren Qualitätsindikatoren. Wenn heute ein junger Mensch hierzu seine Thesen in einer Bachelor- oder Masterarbeit formuliert, dann könnte es sein, dass er 30 Jahre später zu dem ernüchternden Ergebnis kommt,

dass qualitätsorientierte Vergütung noch immer nicht das Geschehen bestimmt.

Strukturbereinigung des Krankenhausmarktes

Hinsichtlich der Krankenhausstruktur hat sich in den vergangenen 30 Jahren nicht viel verändert. Da, wo heute ein Krankenhaus steht, da stand vor 30 Jahren auch schon ein Krankenhaus. Die überwiegende Mehrzahl der Krankenhäuser von damals steht auch heute noch. Im internationalen Vergleich ist die Krankenhausdichte ausgesprochen hoch, wie schon die Gegenüberstellung von NRW und Holland zeigt: Bei vergleichbarer Fläche und Bevölkerung gibt es in den Niederlanden 130 Krankenhäuser, in Nordrhein-Westfalen hingegen 400.

Offenbar ist das bestehende Krankenhausplanungssystem nicht zur strukturellen Bereinigung fähig. So stellt sich die Frage, wer diese Marktbereinigung auf den Weg bringt. Die Länder werden es nicht sein, auch die Kassen nicht. Nur die Krankenhausträger haben die Kraft, Krankenhäuser zu schließen – vorausgesetzt, der ökonomische Druck ist vorhanden und Marktaustrittshilfen flankieren den Prozess der Umstrukturierung.

Innovationsmanagement

Die Verwendung neuer medizinischer Methoden ist im deutschen Gesundheitswesen seltsam geregelt: Im ambulanten Bereich sind nur Leistungen abrechenbar, deren Nutzen nachgewiesen ist, im stationären Bereich sind alle Methoden erlaubt, es sei denn, sie sind explizit ausgeschlossen. Die quasi völlige Freigabe aller Methoden im Krankenhaus führt dazu, dass neue Leistungen ohne Nutzennachweis »in der Fläche« angewendet werden dürfen. Das ist weder gut für die Patienten, noch gut für die Kassenfinanzen. Deutschland braucht ein Innovationsmanagement, bei dem neue

Leistungen mit unklarem Nutzen zunächst nur in Studienzentren angewendet werden. Entsprechende Konzepte liegen vor.

Leistungsorientierte Vergütung in der Psychiatrie

Bei der DRG-Einführung blieben die psychiatrischen Krankenhäuser und Abteilungen außen vor. Mit zehnjähriger Verspätung wird nun versucht, auch die psychiatrischen Leistungen im Rahmen eines leistungsorientierten Entgeltsystems zu vergüten – allerdings nicht auf Ebene von Fallpauschalen, sondern auf der Ebene von Tagespauschalen. Gesetzliche Grundlagen und die Einbettung in die Regularien der gemeinsamen Selbstverwaltung sind weitestgehend den DRG-Prozessen nachgebildet. Trotz langer Übergangszeiten ist der Widerstand in der psychiatrischen Szene groß. Zweifelsohne sind psychiatrische Leistungen bisweilen schwieriger abzubilden als »handwerkliche« Arztleistungen, es scheint jedoch auch eine grundsätzliche Skepsis gegenüber Transparenz und Qualitätssicherung zu bestehen. Zumindest bleibt die leistungsgerechte Abbildung psychiatrischer Leistungen auch in den kommenden Jahren eine der entscheidenden Herausforderungen.

Regelbasierte Krankenhausfinanzierung

Ein Dauerstreit im Krankenhausbereich ist jener über die angemessene Vergütung stationärer Leistungen. Die Verteilung auf die Häuser wird inzwischen halbwegs friktionsfrei durch das DRG-System geregelt. Es bleibt die »Makro-Frage«, also die Frage nach der richtigen Höhe und der richtigen Steigerung der Krankenhausausgaben insgesamt. Offizielle Lebenslüge der GKV war zwei Jahrzehnte lang die Grundlohnorientierung, also die Orientierung der Budgets an der Einkommensentwicklung der Versicherten. De facto stiegen die Krankenhausausgaben immer stärker als die Grundlöhne. Ein kostenbasierter »Orientierungswert« sollte den Krankenhäusern auskömmliche Steigerungsraten garantieren. Bis dato ist er nicht recht zum Einsatz gekommen. Das Geschehen wird vielmehr bestimmt durch hochfrequente Eingriffe des Gesetzgebers, wobei Wahlen typische Taktgeber sind. Will man Finanzierungs- und Finanzierbarkeitssicherheit, dann braucht man bei Fallpauschalsystemen eine Steigerungsrate, die sich an den Kosten je Fall orientiert (genauer: je Casemix). Eine solche Regelung steht bislang aus.

Zunehmende Komplexität und Professionalisierung

Wenn es einen Trend gibt, der in den hier betrachteten 30 Jahren ungebrochen ist, dann ist es der, dass man vom Gesundheitswesen immer weniger versteht. Die Komplexität ist derart gestiegen, dass selbst jene, die den Anspruch des Universalgelehrten in sich verspüren, vor der Vielfalt der spezialisierten Prozesse kapitulieren müssen. Niemand versteht mehr alles: die Feinheiten der DRG-Fortentwicklung, den Grouperprozess im Risikostrukturausgleich, die Methodik bei der Arzneimittelnutzenbewertung und den anschließenden AMNOG-Preisverhandlungen, die HTA-Methodik bei der Methodenbewertung, … – ganz zu schweigen von der Medizin selbst, die keiner mehr in ihrer Gänze überblickt.

Jene, die Steuerungsverantwortung haben, wie die an der Gesetzgebung Beteiligten oder die Entscheider im G-BA, sind auf verlässlichen Expertenzugriff angewiesen. Jene, die als Krankenhausmanager im Wirkungsfeld all dieser Prozesse Entscheidungen fällen müssen, sind nicht zu beneiden. Umso mehr sind diejenigen zu bewundern, die es sich, wie Barbara Schmidt-Rettig, zur Aufgabe gemacht haben, die künftige Generation von Entscheidungsträgern auf diese Komplexität vorzubereiten.

3.2 Krankenhaus

Georg Baum

Die Krankenhauslandschaft in Deutschland hat sich in den letzten Jahren erheblich verändert. Spätestens mit der Einführung des DRG-Systems im Jahr 2003 und dem Wegfall des Selbstkostendeckungsprinzips haben sich die ökonomischen Anforderungen an das Krankenhausmanagement massiv erhöht. Die Krankenhäuser haben seitdem hohe Anstrengungen im Bereich Wirtschaftlichkeit und Effizienz unternommen, waren aber auch wie kein anderer Bereich von Sparmaßnahmen und Kostendämpfung durch die Gesundheitspolitik betroffen.

Dies belegen auch die nüchternen Zahlen (Statistisches Bundesamt 2013a): Die Zahl der Krankenhäuser hat sich im Zeitraum 2002 bis 2012 von 2.197 auf 2.017 verringert, die Zahl der Krankenhausbetten von 547.284 auf 501.475. Die durchschnittliche Verweildauer sank im selben Zeitraum von 9,2 auf 7,6 Tage. Auf der anderen Seite sind die Fallzahlen von 17,432 Mio. auf 18,620 Mio. gestiegen. Dieser Anstieg ist mit weitgehend unveränderter Personalstärke geleistet worden, die Anzahl der Vollzeitkräfte nahm im Zeitraum 2002 bis 2012 nur leicht von 833.541 auf 837.754 zu. Während der Personalbestand im ärztlichen Dienst von 112.763 auf 142.874 zunahm, sank die Zahl der Vollzeitkräfte im Pflegedienst von 327.384 auf 313.478. Die Erhöhung der Beschäftigtenzahl im ärztlichen Dienst ist weitgehend auf die Einführung der neuen Arbeitszeitgesetzgebung zurückzuführen, d.h. die Arbeit wurde auf mehr Schultern verteilt (Kopetsch 2010).

Insgesamt ist festzuhalten, dass die Arbeitsbelastung für die Mitarbeiter aufgrund dieser Entwicklung erheblich zugenommen hat. Allerdings ist an dieser Stelle mit dem Vorurteil aufzuräumen, die Einführung des DRG-Systems habe diese Entwicklung verursacht. Vielmehr haben z.B. der kontinuierliche Abbau der Krankenhausbetten und die Verringerung der Verweildauer bereits seit Anfang der 1990er-Jahre begonnen. Der Abbau von Stellen im Pflegedienst hat hingegen Mitte der 1990er-Jahre begonnen, nachdem es die Zahl der Beschäftigten bis dahin erheblich gestiegen war. Seit 2008 steigen die Beschäftigtenzahlen im Pflegedienst wieder an, nicht zuletzt aufgrund des Pflegestellenförderprogramms. Hauptverantwortlich für Rationalisierung und Arbeitsverdichtung in den Krankenhäusern ist die Sparpolitik der Gesetzgeber.

Auch hinsichtlich der Organisationsstruktur und Trägerschaft hat es in den letzten zehn Jahren Veränderungen gegeben. Der Anteil Krankenhäuser in privater Trägerschaft ist von 23,7 auf 34,6 Prozent gestiegen. Nimmt man als Bezugsgröße die Anzahl der Betten, stieg der Anteil von 8,9 auf 18 Prozent. Auch bei den öffentlichen Häusern gab es hinsichtlich der Organisationsform weitreichende Veränderungen: Die Zahl der öffentlichen Einrichtungen in öffentlich-rechtlicher Form sank von 586 auf 246, während die Zahl der öffentlichen Einrichtungen in privatrechtlicher Form von 231 auf 354 stieg (Statistisches Bundesamt 2013a).

Herausforderungen in der Krankenhausfinanzierung

Krankenhäuser müssen sich seit Jahren einschneidenden Veränderungen stellen, die sich aus den restriktiven Finanzierungsbedingungen bei den Betriebskosten und Investitionen ergeben. Sie stehen in einem zunehmend intensiven Wettbewerb und müssen mit der rasanten Entwicklung der

Medizin Schritt halten. Sie erfüllen Transparenz- und Qualitätsanforderungen, die weit über die übrigen Bereiche des Gesundheitswesens hinausgehen.

Das Hauptproblem für die Krankenhäuser sind die Kostendämpfungsmaßnahmen der Gesundheitspolitik. An dieser Stelle sind z. B. der mit dem GKV-Wettbewerbsstärkungsgesetz eingeführte Sanierungsbeitrag in Höhe von 0,5 Prozent für die Jahre 2007 und 2008 oder die Abschläge auf die Veränderungswerte 2011 und 2012 durch das GKV-Finanzierungsgesetz zu erwähnen. Die damit einhergehende chronische Unterfinanzierung der Krankenhäuser lässt sich auch an anderen Zahlen ablesen. Laut DKI-Krankenhausbarometer 2013 schreibt mittlerweile jedes zweite Krankenhaus rote Zahlen (Blum et al. 2013). Betrachtet man die Entwicklung der Grundlohnrate als mögliche Preissteigerungen im Vergleich zu den Personalkostensteigerungen, wird die Problematik der Kosten-Erlös-Schere umso deutlicher. Während die Grundlohnrate inklusive der Tarifausgleichsraten im Zeitraum 2002 bis 2012 gerade einmal knapp 15 Prozent betragen haben, stiegen die Personalkosten je Vollkraft in den Krankenhäusern im selben Zeitraum um über 30 Prozent (Statistisches Bundesamt 2013b).

Aber auch die Problematik der Investitionskostenfinanzierung ist ungelöst, da die Länder ihren Verpflichtungen nicht in ausreichendem Maße nachkommen. Das derzeitige Fördervolumen in Höhe von 2,7 Mrd. Euro wird dem mindestens notwendigen Fördervolumen in Höhe von 6 Mrd. Euro pro Jahr keineswegs gerecht.

Personalsicherung als zentrale Managementaufgabe

Personalbindung ist vor dem Hintergrund des zunehmenden Fachkräftemangels die zentrale Herausforderung der Zukunft für Krankenhäuser. Bereits heute können viele tausend Stellen im ärztlichen und pflegerischen Bereich nicht besetzt werden. Für eine qualitativ hochwertige medizinische Patientenversorgung sind Krankenhäuser jedoch auf gut ausgebildetes und motiviertes Personal angewiesen.

Ein Anstieg der Fallzahlen und die Zunahme der Fallschwere – beides bedingt durch die demografische Entwicklung – führen zu einer kontinuierlich steigenden Nachfrage nach Krankenhausärzten sowie (Fach-)Pflegekräften. Der Ärztemangel bezieht sich allerdings nicht nur auf den stationären, sondern auch auf den ambulanten Versorgungsbereich. Unter niedergelassenen Ärzten, für die im Übrigen die Aus- und Weiterbildung fast ausschließlich im Krankenhaus geleistet wird, hat sich die Altersstruktur dahingehend verschoben, dass viele Ärzte in den Ruhestand gehen und Praxisnachfolger suchen. Diese Entwicklung wird sich in den nächsten Jahren noch deutlich verstärken. Auch in der Pflege ist in den letzten Jahren ein verstärkter Fachkräftemangel festzustellen, insbesondere bei den fachweitergebildeten Pflegekräften (Blum et al. 2013). Zudem muss der Blick über den Krankenhaussektor hinaus auf die Personalsituation in der stationären Altenpflege und den ambulanten Dienste gerichtet werden. Auch in diesen Versorgungsbereichen ist die Situation bereits angespannt und wird sich in den nächsten 20 Jahren deutlich verschärfen. Allein für den stationären Bereich ist bis zum Jahr 2030 mit einem Fachkräftemangel in der Pflege von mindestens 43.000 Vollkräften zu rechnen (Wirtschaftsforschung, PriceWaterhouse Coopers 2010).

Die demografische Entwicklung trifft die Krankenhäuser zudem an einem zweiten Punkt: das Nachwuchskräftepotenzial wird geringer und die Beschäftigten werden somit insgesamt weniger und vor allem älter. Die Gewinnung und Bindung von qualifiziertem Personal wird daher zur zentralen

Herausforderung der Zukunft. Die Erhöhung der Attraktivität der Gesundheitsberufe und ihrer Perspektiven im Krankenhaus werden dabei von zentraler Bedeutung sein, um im Wettbewerb innerhalb des Gesundheitswesens sowie mit anderen Wirtschaftszweigen zu bestehen. Dabei werden aus Sicht der DKG insbesondere folgende Handlungsfelder identifiziert:

Vereinbarkeit von Beruf und Familie und lebensphasengerechtes Arbeiten

Im Krankenhaus stellt gerade vor dem Hintergrund der sog. »Feminisierung« der Medizin – der Anteil von weiblichen Absolventen liegt mittlerweile bei über 60 Prozent – die Schaffung von familienfreundlichen Arbeitsbedingungen einen wesentlichen Standort- und Wettbewerbsfaktor dar. Eine bedarfsgerechte betriebliche Kinderbetreuung ist die wichtigste Voraussetzung für die Vereinbarkeit von Beruf und Familie; weitere wichtige Maßnahmen sind flexible Arbeitszeiten, die Möglichkeit zur Weiterbildung in Teilzeit oder Kontakthalte- und Wiedereinstiegsprogramme während der Elternzeit. Krankenhäuser haben in den letzten Jahren viel in die Verbesserung der familienfreundlichen Arbeitsbedingungen investiert. Insbesondere die Bereitstellung einer familienfreundlichen Infrastruktur, wie der Ausbau von Kinderbetreuungseinrichtungen, ist jedoch vorrangig eine gesamtgesellschaftliche und damit staatliche Aufgabe. Gerade im Bereich der Kleinkinderbetreuung und der Ganztagesbetreuung in Schulen bestehen noch erhebliche Defizite, die behoben werden müssen.

Neben der Förderung der Vereinbarkeit von Beruf und Familie muss der Fokus zukünftig auch verstärkt auf die Beschäftigungssicherung älterer Mitarbeiter gerichtet werden. Viele Tätigkeiten im Krankenhaus sind durch eine hohe physische bzw. psychische Belastung geprägt. Vor dem Hintergrund der demografischen Entwicklung ist das Renteneintrittsalter auf 67 Jahre erhöht worden, während Möglichkeiten zum vorzeitigen Ausscheiden aus dem Erwerbsleben (z. B. Frühverrentung, Altersteilzeit) sukzessive eingeschränkt wurden. Krankenhäuser sind daher aufgrund des Fachkräftemangels darauf angewiesen, für ihre hochqualifizierten Fachkräfte eine Perspektive für einen berufslebenslangen Verbleib zu entwickeln. Demografieorientierte Personalentwicklungskonzepte befassen sich mit beruflichen Lebensphasen der Mitarbeiter aller Altersstufen und zeigen mitarbeiterorientierte Lösungsansätze auf.

Stärkung der Aus- und Weiterbildung

Ärztlicher Dienst

In der ärztlichen Ausbildung werden neben der Frage der dringend notwendigen Erhöhung der Studienplatzkapazitäten zukünftig auch die Auswahlkriterien im Mittelpunkt stehen. Dabei muss sichergestellt werden, dass tatsächlich denjenigen ein Medizinstudium ermöglicht wird, die später auch ärztlich tätig sein wollen. Entsprechende Vorschläge vor dem Hintergrund der defizitären hausärztlichen Versorgung auf dem Lande liegen bereits vor, beispielsweise über Stipendienmodelle. Diese Problematik muss jedoch globaler gelöst werden, hier ist insbesondere die Politik gefragt.

In Bezug auf die fachärztliche Weiterbildung, die für die Krankenhäuser ein zentrales Instrument der Nachwuchssicherung ist, besteht ebenfalls Handlungsbedarf (Deutsche Krankenhausgesellschaft 2013). Die erfolgreiche Organisation und Durchführung der fachärztlichen Weiterbildung stellt heute eine wichtige Managementaufgabe sowohl der ärztlichen Leitung als auch der Geschäftsführung dar. Krankenhäuser engagieren sich verstärkt in der Einrichtung von strukturierten Weiterbildungsprogrammen, was auch den Ausbau von Mentoren- und Tutorenprogrammen sowie die

Etablierung von Weiterbildungsverbünden beinhaltet. Dies muss in den nächsten Jahren kontinuierlich vorangebracht werden, um jungen Ärzten eine qualitativ gute Weiterbildung im vorgegebenen zeitlichen Rahmen zu ermöglichen. Die amtliche Statistik belegt, dass Krankenhäuser so viele Ärzte in Weiterbildung wie noch nie beschäftigen. Im Jahr 2012 befanden sich im Krankenhausbereich 73.121 Assistenzärzte in einer ersten Weiterbildung, 23.000 mehr als noch im Jahr 2003 (Statistisches Bundesamt 2013a). Diese Entwicklung ist zudem trägerübergreifend festzustellen, sowohl bei öffentlichen, freigemeinnützigen und privaten Krankenhäusern sowie den Universitätskliniken ist der deutliche Anstieg der Zahl von Ärzten in Weiterbildung zu beobachten.

Für die Kliniken stehen dabei insbesondere vier Ziele im Vordergrund:

- Sicherstellung einer qualitativ hochwertigen fachärztlichen Weiterbildung
- Gewährleistung der Einhaltung der Regelweiterbildungszeiten
- Erhaltung und Fortentwicklung der für die Weiterbildung notwendigen Infrastruktur
- Förderung der Attraktivität der Weiterbildung und der ärztlichen Tätigkeit im Krankenhaus

Hierzu bedarf es jedoch einiger grundlegender Weichenstellungen. Zum einen findet die Weiterbildung zurzeit nur auf Basis persönlicher Weiterbildungsbefugnisse – in der Regel des Chefarztes – statt. Damit untersteht der Weiterbildungsbefugte berufsrechtlich alleine der Ärztekammer und nicht dem Krankenhaus als letztlich Verantwortlichem für die Durchführung der Weiterbildung. Das jetzige weitgehend auf die Chefarztposition zugeschnittene System der Weiterbildungsbefugnisse erschwert eine qualitätsgesicherte und standardisierte Weiterbildung und wird der enormen Bedeutung der Weiterbildung für die Kran-

kenhäuser nicht mehr gerecht. Die Weiterbildungsbefugnis sollte zukünftig im Krankenhaus institutionalisiert werden. Aufgabe der Ärztekammern wäre es, entsprechende Kriterien für eine Akkreditierung der Weiterbildungsprogramme festzulegen sowie die Weiterbildung zu evaluieren und qualitätszusichern.

Zum anderen sind die finanziellen Rahmenbedingungen der ärztlichen Weiterbildung zu verbessern. Die Durchführung der fachärztlichen Weiterbildung bindet in den Krankenhäusern erhebliche Personalressourcen der in die Weiterbildung involvierten (Fach-)Ärzte, die für die Patientenversorgung nur eingeschränkt zur Verfügung stehen. Darüber hinaus führen die oben beschriebenen organisatorischen Herausforderungen zur Sicherstellung einer qualitativ hochwertigen Weiterbildung zu einem erhöhten Koordinierungsaufwand für die Kliniken. Durch die jahrelange Unterfinanzierung der Krankenhäuser bei gleichzeitig erheblichen Personalkostensteigerungen ist die Kosten-Erlös-Schere immer weiter auseinandergegangen. Unter diesen finanziellen Rahmenbedingungen ist die Sicherstellung der fachärztlichen Weiterbildung akut gefährdet. Es bedarf daher dringend zusätzlicher finanzieller Anreize für die fachärztliche Weiterbildung in Form einer zusätzlichen Vergütung für die Krankenhäuser, die Weiterbildungen durchführen.

Pflege

Derzeit sind in den Krankenhäusern gut 313.000 Vollkräfte im Pflegedienst beschäftigt. Die Pflege stellt damit die größte Berufsgruppe im Krankenhaus dar. Bei der nun angestoßenen Entwicklung hin zu einer generalistischen Pflegeausbildung – d. h. Zusammenlegung von Kranken- und Altenpflegeausbildung – muss die Sicherstellung der Ausbildungsfinanzierung gewährleistet werden. Der starke Praxisbezug mit Pflichteinsätzen in den Krankenhäusern im

Rahmen der dualen Ausbildung muss erhalten bleiben. Aufgrund der multimorbiden Patientenklientel immer höheren Alters ist eine entsprechende Qualifikation des pflegerischen Personals zwingend erforderlich und muss sichergestellt werden.

Vor dem Hintergrund der gestiegenen Anforderungen an die Pflege – insbesondere im Rahmen der Neuordnung von Aufgaben im Krankenhaus – werden zukünftig auch akademisch ausgebildete Pflegekräfte benötigt. Insbesondere für z. B. Führungspositionen, Aufgaben mit hoher Komplexität und Koordinierungsfunktionen, z. B. Entlassmanagement und Qualitätsmanagement kann eine akademische Ausbildung zielführend sein. Erfolgsversprechend dürften dabei insbesondere die Studienkonzepte sein, die ausbildungsintegrierend (d. h. mit der Berufsbezeichnung z. B. als Gesundheits- und Krankenpfleger oder Hebamme abschließen) ausgerichtet sind oder sich im Sinne eines Aufbaustudiums an Personen mit Berufsabschluss und Berufserfahrung wenden. Viele Krankenhäuser kooperieren bereits mit Hochschulen, um den entsprechenden Praxisbezug sicherzustellen.

Ein weiteres Handlungsfeld für die Krankenhäuser ist die Sicherstellung der pflegerischen Fachweiterbildung, da in diesem Bereich schon heute ein überproportionaler Fachkräftemangel zu konstatieren ist (Blum et al. 2013). Durch neue Personalvorgaben durch den Gemeinsamen Bundesausschuss im Zuge der Qualitätssicherung– beispielhaft sei an dieser Stelle der vorgeschriebene Anteil von fachweitergebildetem pädiatrischem Intensivpflegepersonal in der Früh- und Neugeborenenversorgung genannt – wird sich diese Entwicklung weiter verschärfen.

Neuordnung von Aufgaben im Krankenhaus

In Zukunft wird es unumgänglich sein, Krankenhausärzte durch eine Neuordnung der Aufgaben umfassend zu entlasten. Ärzt-

liche Tätigkeiten können auf andere etablierte Gesundheitsberufe (Pflegekräfte stehen hierbei eindeutig im Fokus) oder an neue Berufsgruppen übertragen werden, insbesondere auf jene, deren Tätigkeitsprofil maßgeblich durch die Übernahme bislang ärztlicher Tätigkeiten definiert ist. Dies trifft gleichermaßen auf die Übertragung von pflegerischen Tätigkeiten auf andere Berufsgruppen zu. Hier wird der Kaskadeneffekt deutlich, der einerseits durch die Übernahme von Tätigkeiten mit einem höheren Qualifikationsanspruch (Tätigkeiten aus dem ärztlichen Bereich) und andererseits durch die Abgabe von delegierbaren Tätigkeiten an Service- und Pflegeassistenten zu einer Steigerung der Attraktivität des jeweiligen Berufsbildes führt (Offermanns 2008). Darüber hinaus zeigt sich, dass für das Tätigkeitsfeld von Assistenz- und Servicekräften mit kinder- und familienfreundlichen Arbeitszeiten insbesondere Mitarbeiter gewonnen werden können, für die der Weg zurück ins Arbeitsleben ansonsten schwierig wäre.

Krankenhäuser können durch innovative Qualifizierungskonzepte (im Sinne von »Leuchtturmprojekten«) die Basis für einheitliche Qualitätsmaßstäbe schaffen. Dies wird am Beispiel der Ausbildung von Operationstechnischen Assistenten (OTA) und Anästhesietechnischen Assistenten (ATA), die sich aufgrund der DKG-Ausbildungs- und Prüfungsempfehlung bundesweit etabliert haben, belegt, so dass eine bundeseinheitliche staatliche Regelung für die OTA-/ATA-Ausbildung längst überfällig ist. Zudem können etwa Standardisierung und Delegation von Dokumentationstätigkeiten sowie innovative technische Lösungen zur Verringerung des Dokumentationsaufwands im Ärztlichen Dienst beitragen.

Fachkräftebindung durch moderne Personalpolitik

Künftig wird es darauf ankommen, die vorhandenen Fachkräfte eines Krankenhauses zu binden, um Vakanzen und Einarbeitungsphasen zu minimieren. Dies gilt nicht nur für Ärzte, sondern für alle Mangelberufe. Eine moderne Personalpolitik mit einer von Wertschätzung getragenen Personalführung, die die heute weithin üblichen Instrumente wie strukturierter Personalgespräche, Zielvereinbarungen, regelmäßiger fachlicher und übergreifender Fortbildungen u. a. nutzt, erscheint unerlässlich. Insofern gilt es insbesondere, die Führungskräfte im Krankenhaus über die fachliche Kompetenz hinaus auch für diese Führungsaufgaben zu qualifizieren. Des Weiteren können Angebote geschaffen werden, mit denen zeitweise ausfallende Mitarbeiter, z. B. wegen Elternzeit oder Betreuung von Angehörigen, beim Wiedereinstieg unterstützt werden. Hier können flexible Arbeitszeiten, aber auch sehr konkrete Unterstützungsangebote (Babysitter-Notdienst, Zusammenarbeit mit Pflegediensten für kurzfristiges »Einspringen«) hilfreich sein, um die Identifikation der Mitarbeiter mit »ihrem« Krankenhaus zu fördern.

Abbau der Versorgungsgrenzen

Krankenhäuser sind bereits an der Schnittstelle zwischen ambulantem und stationärem Sektor tätig, z. B. bei ambulanten Operationen nach § 115b SGB V oder der Einrichtung von Medizinischen Versorgungszentren (MVZ). Trotzdem bestehen für Krankenhäuser immer noch erhebliche Hindernisse bei der ambulanten Leistungserbringung. Die bestehenden Versorgungsgrenzen zwischen dem ambulanten und stationären Sektor sind daher abzubauen, um eine effektive Nutzung der knappen Personalressourcen in der fachärztlichen Versorgung zu ermöglichen. Dies bedeutet zum einen die weitgehende und regelhafte Öffnung der Krankenhäuser für die ambulante Versorgung, beispielsweise im Rahmen von Krankenhaus- oder Institutsambulanzen. Zum anderen sollten freiberufliche Fachärzte stärker als bislang an der Patientenversor-

gung im Krankenhaus mitwirken können, etwa als Konsiliarärzte, über Teilzeitanstellungen, im Rahmen von Praxen oder MVZ auf dem Krankenhausgelände oder über den Ausbau und die Optimierung der belegärztlichen Versorgung. Die doppelte Vorhaltung hochspezialisierter Fachärzte im ambulanten und stationären Sektor muss abgebaut und intelligent verflochten werden, um auch hier Personalressourcen effizienter nutzen zu können. Die Umsetzungshindernisse bei ambulanter Erbringung hochspezialisierter Leistungen, der Behandlung seltener Erkrankungen und bei besonderen Krankheitsverläufen nach § 116b Abs. 2 SGB V müssen konsequent abgebaut werden. Darüber hinaus sind eine Ausweitung der Möglichkeit zur nachstationären Behandlung sowie eine Verbesserung der Bedingungen zur Mitwirkung der Krankenhäuser an der Notfallversorgung notwendig.

Ausblick

Erlössicherung einerseits und Personalsicherung anderseits werden zukünftig die zentralen Handlungsfelder und Herausforderungen für die Krankenhäuser darstellen. Dabei bedingt das eine das andere. Nur eine faire und auskömmliche Krankenhausfinanzierung, die eine adäquate Refinanzierung der Personalkosten zulässt, wird es den Krankenhäusern ermöglichen, attraktive, wettbewerbsfähige Arbeitsplätze zu schaffen. Auf der anderen Seite ist die Personalsicherung die notwendige Voraussetzung, um auf dem Krankenhausmarkt bestehen und eine qualitativ hochwertige Patientenversorgung anbieten zu können.

Literatur

Blum K. et al (2013): Krankenhaus Barometer. Umfrage 2013. Düsseldorf: Deutsches Krankenhausinstitut.

Deutsche Krankenhausgesellschaft (2013): DKG-Positionen zur ärztlichen Weiterbildung – Eckpunktepapier. In: das Krankenhaushaus 12/2013. Stuttgart: W. Kohlhammer.

Erfolgsfaktor Familie (2013): Vereinbarkeit von Beruf und Familie im Krankenhaus. Aus der Praxis für die Praxis. Berlin.

Kopetsch T (2010): Dem Deutschen Gesundheitswesen gehen die Ärzte aus! Studie zur Altersstruktur- und Arztzahlentwicklung. Berlin.

Offermanns M (2008): Neuordnung von Aufgaben des Ärztlichen Dienstes. Düsseldorf: Deutsches Krankenhausinstitut.

Offermanns M (2010): Neuordnung von Aufgaben des Pflegedienstes unter Beachtung weiterer Berufsgruppen. Düsseldorf: Deutsches Krankenhausinstitut.

Statistisches Bundesamt (2013a): Grunddaten der Krankenhäuser 2012, Fachserie 12, Reihe 6.1.1. Wiesbaden.

Statistisches Bundesamt (2013b): Kostennachweis der Krankenhäuser 2012, Fachserie 12, Reihe 6.3. Wiesbaden.

Wirtschaftsforschung, PriceWaterhouseCoopers (2010): Fachkräftemangel. Stationärer und ambulanter Bereich bis zum Jahr 2030. Frankfurt am Main.

3.3 Verbandspolitik

Heinz Kölking und Gabriele Kirchner

Übersicht

Verbandspolitik, Lobbyismus und Korporatismus unterliegen in der heutigen Zeit vielfältigen Veränderungen und werden hinsichtlich der Bedeutung für die gesellschaftliche Entwicklung unterschiedlich bewertet. Nachfolgend werden diese Entwicklungen und deren Ursachen betrachtet und insbesondere die Bedeutung der Verbandspolitik für das komplexe Umfeld des Gesundheitswesens herausgestellt.

Lobbyismus und gesellschaftliche Verantwortung

Verbände haben in Deutschland eine wichtige Funktion bei der gesellschaftlichen Willensbildung. Sie tragen dazu bei, die unterschiedlichen Interessen zu bündeln und in die politische Debatte einzubringen, und begleiten und unterstützen den politischen Entscheidungsprozess mit fachlicher Expertise. Nicht zuletzt sorgen Verbände durch deren Einbeziehung für die notwendige Akzeptanz bei der Umsetzung bei den Mitgliedern und Betroffenen. Im Zusammenhang mit der Funktion und Verantwortung von Verbänden wird auch von der »fünften Gewalt« gesprochen (von Winter 2013). Gleichwohl ist der Begriff des Lobbyismus in der öffentlichen und insbesondere der veröffentlichten Meinung eher negativ besetzt, wird dieser nach wie vor als sog. Hinterzimmer-Lobbyismus verstanden oder gar mit Korruption in Verbindung gebracht (Bellstedt 2013).

Dennoch sind das systematische und strukturierte Einbringen von Interessen und Vorschlägen sowie die Debatte über einen adäquaten Weg zur Umsetzung für die Gestaltung von Politik und Gesellschaft sinnvoll und zweckmäßig und damit eine notwendige Form der gesellschaftlichen Mitverantwortung. Voraussetzung ist jedoch, dass die Strukturen und Prozesse transparent und mit den Grundsätzen und Regeln von »Cooperate Governance« und »Compliance« vereinbar sind.

Der Lobbyismus hat sich in den letzten Jahren erheblich gewandelt. Die Anforderungen haben sich deutlich verändert und die Ansprüche an die Verbandsarbeit sind gestiegen. Ursächlich dafür sind der gesellschaftliche Wandel und insbesondere die Veränderungen in der Informations- und Kommunikationstechnologie mit all ihren Folgen. Umfassende Informationen werden schnell und zeitnah über das Internet bereitgestellt. Damit verbunden sind die Globalisierung und insbesondere die zunehmende Bedeutung Europas mit neuen Anforderungen, Zuständigkeiten und Institutionen (Sievers 2012). Hinzu kommt die zunehmende Konzentration durch die Bildung von großen Verbünden und Konzernen. Die Folge ist eine zunehmend inhomogene Mitgliederstruktur in den Verbänden mit ganz unterschiedlichen Bedürfnissen und Anforderungen.

Verbände in der Gesundheitsversorgung

Die Gesundheitsversorgung in Deutschland ist geprägt durch zahlreiche unterschiedliche Interessen und Interessengruppen, die sich in vielfältigen Zusammenschlüssen präsentieren. Diese Vielfalt ergibt sich nicht alleine aus der großen Anzahl der Beteiligten, sondern ist auch Ausdruck der Komplexität von Strukturen und Prozessen im Gesundheitssystem.

Zu den Interessengruppen zählen insbesondere:

- Leistungsempfänger (Patienten),
- Leistungserbringer (Ärzte, Pfleger, Krankenhäuser, Apotheken usw.),
- Leistungsfinanzierer,
- Leistungszahler (Krankenkassen),
- der Staat in seiner föderalen Struktur mit der Legislative und Exekutive,
- Patientenverbände und Selbsthilfegruppen,
- Kammern und Berufsverbände,
- Gewerkschaften und
- Industrieverbände.

Im Gesundheitsbereich ist des Weiteren das ausgeprägte System der Korporatismus durch den hohen Grad an Selbstverwaltung durch die beteiligten Institutionen und Verbände bestimmend. Zu nennen sind hier insbesondere die Deutsche Krankenhausgesellschaft, die Krankenkassenverbände und die Kassenärztliche Vereinigung, die unter Beteiligung von Vertretern der Patientenvereinigungen den Gemeinsamen Bundesausschuss als Beschlussgremium der gemeinsamen Selbstverwaltung bilden. Darüber hinaus haben sich die Landesärztekammern auf Bundesebene in der Bundesärztekammer zusammengeschlossen, ebenso wie die Apothekerkammern. Auf die Diskussion über eine Gründung von Kammern der Berufsverbände in der Pflege sei hingewiesen. Die auf einer Pflichtmitgliedschaft beruhenden Kammern sind als Körperschaften des öffentlichen Rechts verfasst. Sie verfügen über ein Selbstverwaltungsrecht und unterliegen nur einer Rechtsaufsicht.

Der Verband der Krankenhausdirektoren Deutschlands

Der Verband der Krankenhausdirektoren nimmt unter den Verbänden in der Gesundheitsversorgung eine besondere Stellung ein, die sich aus der Entstehungsgeschichte des Verbandes ergibt und sich sowohl in der Satzung als auch in der öffentlichen Wahrnehmung widerspiegelt. Darüber hinaus ermöglicht die persönliche Mitgliedschaft von Krankenhausdirektoren eine hinsichtlich des Krankenhausmanagements sehr praxisbezogene Perspektive.

Der 1903 gegründete Verband der Krankenhausdirektoren Deutschlands (VKD) hat gemeinsame Wurzeln mit der Deutschen Krankenhausgesellschaft. Der Vereinigung gehörten nach dessen Gründung nicht allein Verwaltungsleiter, sondern auch Städte und Kreise und damit Körperschaften des öffentlichen Rechts an.

85

Die Verbandsarbeit des VKD ist satzungsgemäß auf die Unterstützung der Krankenhäuser *und* der Mitglieder ausgerichtet, insbesondere in folgenden Bereichen:

- Arbeit zur Erreichung gesundheitspolitischer Ziele
- Unterstützung der Fort- und Weiterbildung für die Mitglieder und für Mitarbeiter in den Krankenhäusern
- Organisation und Förderung von Erfahrungsaustausch
- Erarbeitung und Umsetzung wissenschaftlicher Erkenntnisse
- Mitarbeit in der Europäischen Vereinigung der Krankenhausdirektoren und weiteren internationalen Institutionen.

Die Historie des VKD, die persönliche Mitgliedschaft verbunden mit einer starken Ausrichtung auf die Institution Krankenhaus und Pflegeeinrichtung bringen eine besondere Verantwortung des Verbandes für die Gesundheitsversorgung und speziell für die Krankenhäuser, Einrichtungen zur Rehabilitation und Pflege mit sich. Aus Sicht des VKD gilt es, Voraussetzungen für eine erfolgreiche Arbeit der Krankenhäuser zu schaffen und zu sichern. Erfolg ist hierbei nicht als Selbstzweck, sondern als Erfolg zum Nutzen der Patienten und zur Sicherung einer qualitativ hervorragenden und wirtschaftlichen Gesundheitsversorgung zu verstehen. Insbesondere ist in diesem Zusammenhang das Spannungsfeld zwischen Ethik und Ökonomie zu gestalten. Diese beiden Pole werden ausdrücklich nicht als Gegensatz verstanden, vielmehr ist Ökonomie die Voraussetzung dafür, Verschwendung zu vermeiden.

Auch die Verbände im Gesundheitswesen müssen sich seit Jahren zunehmend mit vielen Veränderungen auseinandersetzen und die damit verbundenen Herausforderungen bestehen, dies gilt besonders für den VKD. Ursächlich sind der vieldimensionale Strukturwandel im Gesundheitswesen sowie die rasante Entwicklung in der Informations- und Kommunikationstechnologie. Dazu zählen insbesondere (Kopp 2013):

- Eine deutlich veränderte Zusammensetzung der Mitgliederschaft aufgrund des Strukturwandels, der Konzentrationsprozesse hin zu Verbünden und Konzernen und den zunehmend vielseitigen Professionen in den Leitungsfunktionen
- Deutlich veränderte Erwartungen der Mitglieder in Bezug auf eine Nutzenbewertung ihrer Mitgliedschaft
- Effiziente Bewältigung der Informationsströme in rasanter Geschwindigkeit
- Pflege und Weiterentwicklung von Netzwerken in Politik, Verbänden und Medien auf der Grundlage von Glaubwürdigkeit, Nachprüfbarkeit und Verlässlichkeit
- Konstruktive Beiträge zu den jeweils anstehenden Fragen und Problemen
- Fachkompetenz in Theorie und Praxis in den bedeutenden Feldern der Gesundheitsversorgung und des Managements.

Bestimmende Themen für die Verbandspolitik des VKD

Bringt man die Aufgaben, die sich aus der Satzung des Verbandes ergeben, mit der aktuellen Situation des politischen und gesellschaftlichen Umfeldes und dem Wandel in Verbindung, so ergeben sich daraus zahlreiche Themen und Handlungsfelder. Die wesentlichen Felder werden nachfolgend kurz beschrieben.

Gesundheitspolitik und Rahmenbedingungen

Der Blick auf die zurückliegenden Jahre zeigt, dass einige grundsätzliche Weichenstellungen in der Gesundheitspolitik die Rahmenbedingungen für die Arbeit der Krankenhäuser erheblich verändert haben.

Dies hat Auswirkungen auf die Strukturen und die Prozesse in der Gesundheitsversorgung und insbesondere auf die Organisation und das Management in den Krankenhäusern. Von besonderer Bedeutung war und ist die Umstellung auf ein leistungsorientiertes pauschaliertes Vergütungssystem durch die Einführung der DRG 2003.

Interessant sind in diesem Zusammenhang die Ergebnisse aus der auf der Grundlage des § 17b Abs. 8 KHG gesetzlich verankerten Begleitforschung (G-DRG-Begleitforschung gem. § 17 b Abs. 8 KHG; Endbericht des dritten Forschungszyklus (2008–2010, IGES Institut, Berlin). Sie beschreiben objektiviert die Auswirkungen des Systems, gemessen an den vor der Einführung des Systems beschriebenen Zielsetzungen und Risiken. Folgende Zielsetzungen waren mit der Einführung der G-DRG verbunden:

»Das neue Entgeltsystem soll das Leistungsgeschehen im Krankenhausbereich

- transparenter machen,
- die Wirtschaftlichkeit fördern und
- die im System tagesgleicher Pflegesätze angelegten Fehlanreize insbesondere zur Verlängerung der Verweildauer beseitigen.«

Die direkte Verknüpfung der erbrachten Leistungen mit der Vergütung soll dazu beitragen, dass die Ressourcen krankenhausintern wie auch krankenhausübergreifend bedarfsgerechter und effizienter eingesetzt werden. Mithin soll das neue Vergütungssystem auch dazu beitragen, die in der Budgetsystematik angelegten Hemmnisse für einen leistungsorientierten Fluss der Finanzmittel abzubauen; das Geld soll der Leistung folgen können. Mit der Umstellung des Entgeltsystems war auch die Erwartung verbunden, dass die leistungsorientierte Vergütung der Krankenhäuser zu mehr Wettbewerb und zu einer stärker am Bedarf orientierten Entwicklung der Leistungs-

strukturen und -kapazitäten führt. Des Weiteren wurde erwartet, dass die für die Qualitätssicherung vorgesehenen Instrumente zusammen mit der Transparenz der Leistungen zu einer Verbesserung der Qualität in der stationären Versorgung führen (G-DRG-Begleitforschung 2008–2010).

Die Analyse bezieht sich auf folgende Wirkungsfelder:

- Auswirkungen auf Strukturen und Leistungen des Krankenhaussektors,
- Auswirkungen auf die Wirtschaftlichkeit Leistungsverlagerung,
- Auswirkungen auf die Qualität.

Insgesamt wird deutlich, dass die Ziele weitgehend erreicht und die vielfach befürchteten Risiken nicht bzw. nicht in dem angenommenen Umfang eingetreten sind.

Gleichwohl hat mit dieser Weichenstellung ein grundlegender Wandel eingesetzt, der noch nicht abgeschlossen ist. Es sind daher weitere Justierungen erforderlich, da sich immer wieder Veränderungen und neue Erkenntnisse ergeben.

Die Einführung und die Weiterentwicklung des Vergütungssystems waren und sind grundlegend, aber es gibt weitere Themen, die parallel und zum Teil durch die DRG induziert die Strukturen und Prozesse verändert haben bzw. künftig den Wandel weiter betreiben werden. Dazu bedarf es weiterer politischer Weichenstellungen. Auf die Ergebnisse der Koalitionsverhandlungen für die Legislaturperiode 2013–2017 sei verwiesen (CDU, CSU und SPD 2013) und einige Themen seien genannt:

- Bewältigung der Auswirkungen des demografischen Wandels: Strukturentwicklung in der Versorgung, Fachkräftesicherung usw.
- Sicherung und Verantwortlichkeit in der Investitionsfinanzierung und der Krankenhausplanung
- Nachhaltige Sicherung der Qualität in

87

den Strukturen, Prozessen, in der Begegnung und in den Ergebnissen
- Integration der unterschiedlichen Versorgungsbereiche.

Die Komplexität der Zusammenhänge und die Bedeutung der Auswirkungen von Veränderungen sind dabei zu berücksichtigen, wodurch eine intensive Abstimmung mit und zwischen den Akteuren erforderlich ist.

Dimension Europa

Auch wenn sich die Gesundheitsversorgung noch weitgehend in der nationalen Verantwortung der Mitgliedsstaaten befindet, ergeben sich zunehmend Handlungsfelder auf der europäischen Ebene (Directive of the European Parliament and of the Council on the application of patients' rights in cross-border healthcare). Diese Richtlinie wird sich schneller als erwartet auf die Angebote und die Nachfrage von Gesundheitsdienstleistungen auswirken, z. B. hat seit Oktober 2014 jeder Bürger der Europäischen Union grundsätzlich das Recht, sich unter gegebenen Voraussetzungen in jedem Land der Europäischen Union medizinisch behandeln zu lassen.

Europa bringt uns neue Strukturen, Institutionen und Prozesse, auf die auch die Verbandsstruktur und die Arbeit der Verbände ausgerichtet werden müssen. Dies gilt sowohl für die politische Arbeit als auch für die Information und Kommunikation nach innen wie nach außen. So wurde bereits vor 40 Jahren in Straßburg ein Dachverband der Europäischen Vereinigung der Krankenhausdirektoren aus den nationalen Vereinigungen heraus gegründet, den heute 24 Nationalverbände, die ca. 16.000 Mitglieder vertreten, aus 23 Ländern angehören.

Die europäische Entwicklung sowie der Wandel der Informations-, Kommunikations- und Verkehrstechnologie werden auch im Gesundheitswesen die Internationalisierung vorantreiben. Dazu zählen der grenzüberschreitende Patiententourismus, der Austausch von Fachkräften, die Bildung von Expertennetzwerken bis hin zu international agierenden Unternehmen und Konzernen als Betreiber von Gesundheitseinrichtungen und Investoren.

Management

Besondere Bedeutung für alle Veränderungsprozesse kommt dem Management zu. Zusammengefasst geht es darum, im vorgegebenen Rahmen der gesetzlichen Regelungen ein *Regelwerk für das jeweilige Unternehmen zu schaffen* (Vision, Leitbild, Ziele, Grundsätze, Instrumente, Werkzeuge) und in diesem Regelwerk die Prozesse so zu *steuern und zu überprüfen*, damit die Ziele erreicht werden. Dies geschieht auf unterschiedlichen Ebenen sowie in den verschiedenen Strukturen und Einrichtungen und natürlich auch auf der Verbandsebene.

Zur nachhaltigen Sicherung der komplexen Steuerung sind entsprechende Managementsysteme notwendig. In der Regel beinhalten die angebotenen Systeme eine Definition der Aufgaben des Managements, entsprechende Werkzeuge und Grundsätze (Malik 2007).

Aus Sicht des VDK gehört das Rüstzeug des Managements selbstverständlich zur inhaltlichen Basis der Arbeit der Mitglieder. Entsprechend muss diese Thematik neben den spezifischen Themen der Gesundheitsversorgung auch als »roter Faden« in der Verbandsarbeit erkennbar sein. Dies bezieht sich auf die Bereiche der Qualifizierung, der Rekrutierung von Nachwuchskräften und natürlich in der theoretischen Fundierung in der Zusammenarbeit mit den Hochschulen und Fachhochschulen.

Qualifizierung

Aus der satzungsgemäßen Aufgabenstellung des VKD ergibt sich der Schwerpunkt

Fort- und Weiterbildung, der Angebote für Mitglieder des Verbandes auf Bundes- wie auf Landesebene und darüber hinaus für Mitarbeiter in den Einrichtungen umfasst. Die Qualifizierungsthemen beziehen sich zum einen auf die Inhalte in der Gesundheitsversorgung, also auf die Ziele, Strukturen, Prozesse und Resultate der Leistungserbringung in der Medizin, Pflege und den weiteren Feldern, zum anderen auf kaufmännische Grundlagen und Administration. Ein weiterer Schwerpunkt ergibt sich naturgemäß im Bereich der Befähigung für Managementaufgaben.

Qualitätsmerkmal für die Qualifizierung ist die Verknüpfung von Praxiserfahrung mit theoretischen Grundlagen. Durch den Einsatz von Führungskräften aus der Praxis in Verbindung mit Dozenten von Hochschulen entstehen hervorragende Möglichkeiten, sowohl auf durch den Verband organisierten Tagungen und Seminaren als auch durch den Einsatz Kollegen aus dem Krankenhausmanagement als Dozenten in den Hochschulen.

Nachwuchs

Qualifizierten Nachwuchs auszubilden ist Aufgabe jedes Unternehmens, die jedoch auf der Verbandsebene unterstützt werden kann und muss. Hier zeichnet sich ein zunehmender Handlungsbedarf ab. Der Wettbewerb um gute und engagierte Nachwuchskräfte ist groß und wird weiter zunehmen; dies gilt auch zunehmend für den Wettbewerb mit anderen Branchen.

Umso wichtiger wird es sein, dass die bestehenden Kooperationen zwischen dem Verband und den Bildungseinrichtungen nicht nur gesichert, sondern weiter ausgebaut werden. Die Möglichkeiten scheinen vielfältig zu sein, gute Beispiele existieren bereits. Insbesondere dualen Studiengänge mit Praxiseinsätzen bewähren sich in der Industrie wie auch im Dienstleitungsbereich zunehmend.

Zusammenfassung und Ausblick

Verbände sind elementarer Bestandteil unseres gesellschaftlichen Lebens und leisten Beiträge zur Gestaltung künftiger Strukturen und Prozesse. Damit dies in verantwortlicher Weise geschehen kann, sind Verbandsarbeit, Lobbyismus und Korporatismus uneingeschränkt transparent, regelkonform und vertrauenswürdig zu gestalten.

Als weitere Voraussetzungen für erfolgreiches Wirken muss sich zeitgemäße Verbandsarbeit auf die veränderten Ziele, Erwartungen und Ansprüche der Mitglieder sowie die veränderten Bedingungen der Informationsbereitstellung und Kommunikation technologisch und organisatorisch einstellen.

Dies gilt auch in besonderer Weise für den Gesundheitsbereich, wo in der nahen Zukunft der vielfältige Strukturwandel zu bestehen und vor dem Hintergrund der immensen demografischen Veränderungen die Gesundheitsversorgung auf hohem Niveau sicherzustellen ist. Dabei tragen die Verbände eine besondere Verantwortung im Zusammenspiel mit Politik, öffentlichen Institutionen, Kostenträgern, Wirtschaft und Gesellschaft. Die Aufgaben sind vielfältig und beziehen sich auf Netzwerkbildung und -pflege, Beratung, Erfahrungsaustausch, Fortbildung, Information, Kommunikation und vieles mehr. Dabei geht es um mehr als um Interessenvertretung, es geht um die verantwortliche Gestaltung einer besseren Zukunft.

Literatur

Baumann D, Einsmann M: Ihre Aufgabe, Herr Minister, Frankfurter Rundschau Samstag/Sonntag, 18./19. Januar 2014 70. Jahrgang Nr. 15.
Bellstedt H (2013): Zwischen Medien und Politik – Warum Wirtschaftsverbände ihre Kommunikationsstrategien überprüfen müssen. Berlin: Tagung: Lobbyismus in Deutschland. (http: www.uni-leipzig.de/~roose/fjnsb/¬

alt/tagung/abs_berlin03.htm, Zugriff am 18.12.2013).

G-DRG-Begleitforschung gem. § 17 b Abs. 8 KHG; Endbericht des dritten Forschungszyklus (2008–2010), IGES Institut Berlin.

Koalitionsvertrag von CDU, CSU und SPD v. 27.11.2013. Deutschlands Zukunft gestalten.

Kopp R (2013): Kommentar zu Lobbyismus in Deutschland, Berlin, Tagung. http: www.uni¬leipzig.de/~roose/fjnsb/alt/tagung/abs_ber¬lin03.htm, Zugriff am 18.12.2013.

Malik F (2007): Management, Das A und O des Handwerks. Frankfurt/New York: Campus.

Official Journal of the European Union L 88/45, 4.4.2011: DIRECTIVE 2011/24/EU OF THE EUROPEAN PARLIAMENT AND OF THE COUNCIL of 9 March 2011 on the application of patients' rights in cross-border health-care.

Sievers N (2012): Verbandspolitik ist Gesellschaftspolitik: Den Hauptsinn vom Nebennutzen strikt unterscheiden. http: kultur¬stimmen.de/2012/02/verbandspolitik-ist¬gesellschaftspolitik-den-hauptsinn-vom¬nebennutzen-strikt-unterscheiden-von¬norbert-sievers/‹#more-6140, Zugriff am 10.12.2013.

von Winter T (2013): Lobbyismus – Forschungsstand und politische Realität. Berlin: Tagung: Lobbyismus in Deutschland. (http: www.uni¬leipzig.de/~roose/fjnsb/alt/tagung/abs_ber¬lin03.htm, Zugriff am 18.12.2013).

3.4   Banken

Fritz Westhelle

Einleitung

Der Betrieb eines Krankenhauses stellt eine unternehmerische Betätigung dar, die neben der Absicht auf Gewinnerzielung auch das Risiko eines wirtschaftlichen Misserfolgs birgt. § 1 Abs. 2 S.2 KHG verpflichtet die mit der Durchführung des Gesetzes Betrauten, insbesondere die wirtschaftliche Sicherung freigemeinnütziger und privater Krankenhäuser zu gewährleisten. Dies beinhaltet aber keinesfalls eine Verpflichtung zur Übernahme von wirtschaftlichen Defiziten auf dem Wege der Krankenhausfinanzierung, um etwa eine drohende Insolvenz des Krankenhausträgers abzuwenden. Im Hinblick auf die stetig steigenden Kosten im Gesundheitswesen stellt sich die Frage, welche Finanzierungsmöglichkeiten einem Krankenhausbetrieb zur Verfügung stehen, und damit unmittelbar zusammenhängend, welche Kriterien aus Sicht der Banken als maßgeblich für eine Kreditentscheidung angesehen werden. Dabei muss berücksichtigt werden, dass der Klinikmarkt der Zukunft

»…durch zwei Phänomene geprägt wird, die sich auf den ersten Blick widersprechen. Einerseits werden, bedingt durch eine alternde Bevölkerung sowie durch den medizinischen Fortschritt, große Wachstumschancen für das Unternehmen Krankenhaus prognostiziert. Andererseits gibt es jedoch einen immer härter werdenden Wettbewerb, welchem Studien zufolge bis zum Jahre 2020 rund 20–25 % der deutschen Krankenhäuser zum Opfer fallen werden« (Leber und Pfeiffer 2011, S. 337).

Um im Verdrängungswettbewerb auf dem Krankenhausmarkt bestehen zu können, müssen die Krankenhäuser neue Finanzierungsquellen erschließen, um wettbewerbsbedingt notwendige Investitionen tätigen zu können. Der Zugang zu Kapital wird somit zu einem wesentlichen Wettbewerbsfaktor, denn nur die Krankenhäuser, denen es gelingt, sich unabhängig von der öffentlichen Förderung ausreichend Kapital für erforderliche Investitionen zu beschaffen, werden langfristig überleben. Es soll daher aufgezeigt werden, welche Anforderungen die Banken an die Kreditfinanzierung von Krankenhäusern stellen. Dabei werden die verschiedenen Arten der Kreditfinanzierung sowie das Rating und die Kreditentscheidungskriterien beleuchtet, so dass sich ein Bild des Kreditprozesses in der Bank ergibt.

Investitionsfinanzierung von Krankenhäusern

Begriff der Krankenhausfinanzierung

Als Krankenhausfinanzierung wird die Bereitstellung von Geldmitteln für das Einrichten und den Betrieb von Krankenhäusern bezeichnet. Dabei gelten für die Investitionen zusätzlich besondere Regeln nach dem Krankenhausfinanzierungsgesetz und den entsprechenden Landesgesetzen. Das KHG bildet dabei die rechtliche Grundlage für die wirtschaftliche Existenz der Krankenhäuser. Gem. § 4 KHG werden die Krankenhäuser wirtschaftlich gesichert, indem 1. ihre Investitionskosten im Wege öffentlicher Förderung übernommen werden und sie 2. leistungsgerechte Erlöse aus den Pflegesätzen sowie Vergütungen für vor- und nachstationäre Behandlung und auch für ambulantes Operieren erhalten. Die Pflegesätze werden durch die Kostenträger, i.d.R. die Krankenversicherungen, getragen. Die Investitionskosten umfassen die Kosten der Errichtung (Neu- Um-, und Erweiterungsbauten) sowie die Anschaffung der zum Krankenhaus gehörenden Wirtschaftsgüter, ausgenommen Verbrauchsgüter. Mit Erlass des Gesetzes zur Neuordnung der Krankenhausfinanzierung vom 20.12.1984 wurde die Finanzierung ausschließlich auf die Länder übertragen. Zuvor wurde die Förderung der Investitionskosten sowohl durch den Bund als auch das jeweilige Land getragen (Burchert und Hering 2002). Ein Rechtsanspruch auf Förderung nach Maßgabe des KHG ergibt sich, wenn das Krankenhaus in den Krankenhausplan, bei notwendigen Investitionen auch in das Investitionsprogramm aufgenommen wurde (Leber und Pfeiffer 2010). Da viele Krankenhäuser jedoch aufgrund von Investitionsstau, Wettbewerbsverschärfungen und vor allem infolge von »Ebbe« in den öffentlichen Kassen und daraus folgend zu wenig oder verspätet ausgezahlter Landesmittel erhöhten Finanzierungsbedarf haben, stellt sich die Frage, welche Entscheidungskriterien einer solchen Finanzierungsanfrage vonseiten eines Kreditinstituts zugrunde gelegt werden.

Kreditentscheidungskriterien der Bank

Grundvoraussetzung für eine positive Kreditentscheidung ist ein gutes Rating, das allerdings nur einen Teil des Kreditentscheidungsprozesses darstellt. Nicht zu unterschätzen sind ebenso eine wettbewerbsfähige Strategie, zufriedenstellende Bilanzverhältnisse und eine gute Ertragslage. Ein entscheidender Faktor ist überdies die Kapitaldienstfähigkeit des Krankenhauses, d.h. die Möglichkeit, Zins- und Tilgungsleistungen zu erbringen. Hierfür steht das Betriebsergebnis nach Steuern zuzüglich der vorgenommenen Abschreibungen (*cash flow*) zur Verfügung.

Rating und Basel II

Im Rahmen der Finanzierung bieten die am Markt agierenden Finanzierungsinstitute zahlreiche Finanzierungsinstrumenten an, die von der Vergabe langfristiger Kredite über Anleihen, Leasing, Immobilienfonds, Mezzanine-Finanzierungen und Genussscheine bis hin zum Börsengang reichen. Auch Krankenhäuser sind heute mehr denn je den allgemeinen Bedingungen und Vorschriften der Kreditwirtschaft unterworfen, zu denen insbesondere die Mindestanforderungen für das Kreditwesen sowie die Bankenvorschrift Basel II, künftig auch Basel

III, zählen. Danach stehen die Bonität und das Kreditrating des einzelnen Krankenhauses im Vordergrund (Gesundheitsstadt Berlin e. V. 2007). Die Kreditinstitute sind angehalten, zu vergebende Kredite je nach Rating mit einer bestimmten Summe Eigenkapital zu unterlegen. Je schlechter also das Rating, desto höher ist die erforderliche Eigenkapitalunterlegung für die finanzierende Bank. Das Rating wird jedoch nicht nur für die grundsätzliche Kreditentscheidung herangezogen, sondern dient auch dazu, die etwaige Ausfallwahrscheinlichkeit des Kredits festzustellen. Die Höhe des Kreditzinssatzes richtet sich nach der durch das Rating festgelegten Höhe des einzusetzenden Eigenkapitals der Bank sowie nach der durch das Rating errechneten Ausfallwahrscheinlichkeit (Augurzky et al. 2009).

Ein offiziell anerkanntes Rating für die Branche »Krankenhäuser« oder »Gesundheitsmarkt«, auf das die Banken bei ihren Kreditentscheidungen zurückgreifen könnten, existiert aufgrund der Unterschiedlichkeit der verschiedenen Arten und Größen von Krankenhäusern nicht. Jedes angefragte Kreditinstitut muss also eine nachvollziehbare Einzelfallentscheidung gemäß den eigenen Richtlinien treffen. Dabei liegt es auf der Hand, dass vor allem kleinere Häuser mit geringer Eigenkapitalquote, fehlender Aussicht auf Besserung in einem absehbaren Zeitraum und daher ungewisser Kapitaldienstfähigkeit keine Chancen haben, sich die finanziellen Mittel für Investitionen zu verschaffen – ein Todesurteil in einer Zeit, in der sich ein Investitionsstau von ca. 15 Milliarden EUR aufgehäuft hat (Augurzky und Krolop 2013).

Die Insolvenzfähigkeit von Krankenhäusern

Dies wirft zunächst die Frage auf, ob die Eröffnung eines Insolvenzverfahrens über das Vermögen eines Krankenhauses überhaupt zulässig, mit anderen Worten, ob ein Krankenhaus überhaupt insolvenzfähig ist. Im Bereich der Krankenhäuser ist diese Frage besonders relevant, da hier eine große Trägervielfalt herrscht und daher fraglich ist, ob diese Frage überhaupt einheitlich beantwortet werden kann.

Begriff Krankenhaus

Im KHG, im SGB V sowie in der GewO werden drei verschiedene Krankenhausbegriffe verwendet. Gemeinsam ist allen Definitionen, dass Krankenhäuser Einrichtungen sind, die:

- der Krankenhausbehandlung oder Geburtshilfe dienen,
- fachlich-medizinisch unter ständiger ärztlicher Leitung stehen, über ausreichende, ihrem Versorgungsauftrag entsprechende diagnostische und therapeutische Möglichkeiten verfügen und nach wissenschaftlich anerkannten Methoden arbeiten,
- mithilfe von jederzeit verfügbarem ärztlichen, Pflege-, Funktions- und medizinisch-technischem Personal darauf eingerichtet sind, vorwiegend durch ärztliche und pflegerische Hilfeleistung Krankheiten der Patienten zu erkennen, zu heilen, ihre Verschlimmerung zu verhüten, Krankheitsbeschwerden zu lindern oder Geburtshilfe zu leisten, und in denen
- die Patienten untergebracht und verpflegt werden können.

Zu beachten ist, dass Vorsorge- und Rehabilitationseinrichtungen keine Krankenhäuser i. S. d. SGB V sind.

Die Vielfalt der Krankenhausträger

Bei der Durchführung des KHG ist die Vielfalt der Krankenhausträger zu beachten, § 1 Abs. 2 S. 1 KHG. Krankenhausträger ist die juristische Person, die ein Krankenhaus betreibt. In Deutschland besteht traditionell eine grundsätzliche Dreiteilung in öffentliche, privatrechtliche und freigemeinnützige Träger. Als öffentliche Krankenhäuser i. S. d. KHG werden von Gebietskörperschaften sowie von juristischen Personen des öffentlichen Rechts betriebene Krankenhäuser bezeichnet. Hierzu zählen ebenfalls in privatrechtlicher Gesellschaftsform betriebene Krankenhäuser, die sich ganz oder zum überwiegenden Teil im Eigentum einer Gebietskörperschaft befinden (Dietz und Bofinger 2005, S. 14). Private Krankenhäuser i. S. d. KHG können natürliche oder juristische Personen des Privatrechts, Personengesellschaften sowie Personenhandelsgesellschaften sein und werden mit Gewinnerzielungsabsicht betrieben, weshalb sie gemäß § 30 GewO konzessionspflichtig sind (Genzel 2002). Freigemeinnützige Krankenhäuser sind alle übrigen Krankenhäuser, die demzufolge unter keine der beiden anderen Trägergruppen fallen (Dietz und Bofinger 2005, S. 15). Häufig handelt es sich hierbei um Krankenhäuser einer religiösen, humanitären oder sozialen Vereinigung, deren Betrieb nach den Gemeinnützigkeitsregelungen der §§ 51 ff. AO, d. h. ohne Gewinnerzielungsabsicht, erfolgt (Harsdorf und Friedrich 1982, § 1, Tz.). Freigemeinnützige Krankenhäuser sind grundsätzlich privatrechtlich organisiert, Krankenhäuser in kirchlicher Trägerschaft können zwischen einer öffentlichrechtlichen und einer privatrechtlichen Rechtsform wählen. Die stärkste Gruppe bilden derzeit die freigemeinnützigen Träger mit etwas mehr als einem Drittel, gefolgt von den öffentlichen und den privaten Trägern mit jeweils knapp einem Drittel, wobei der Anteil der privaten Träger in den letzten Jahren erheblich zugenommen hat und weiter ansteigen wird.

Die Insolvenzfähigkeit von Krankenhausträgern

Die Frage, welche dieser Krankenhausträger insolvenzfähig sind, ist relativ einfach zu beantworten. Die Regelungen hinsichtlich der Zulässigkeit eines Insolvenzverfahrens finden sich in den §§ 11 und 12 InsO.

Gesetzliche Regelung des § 11 InsO

Gemäß § 11 Abs. 1 S. 1 InsO kann über das Vermögen jeder natürlichen und jeder juristischen Person ein Insolvenzverfahren eröffnet werden. Das Gleiche gilt für Gesellschaften ohne Rechtspersönlichkeit, § 11 Abs. 2 Nr. 1 InsO.

Gesetzliche Regelung des § 12 InsO

In § 12 InsO finden sich Ausnahmen zu der in § 11 InsO normierten Grundregel. § 12 Abs. 1 Nr. 1 InsO regelt, dass ein Insolvenzverfahren über das Vermögen des Bundes oder eines Landes unzulässig ist. In § 12 Abs. 1 Nr. 2 InsO erklärt der Gesetzgeber die Eröffnung eines Insolvenzverfahrens über das Vermögen einer unter Landesaufsicht stehenden juristischen Person des öffentlichen Rechts für zulässig, solange landesrechtlich nichts anderes bestimmt ist. Juristische Personen des öffentlichen Rechts können Körperschaften, Anstalten und Stiftungen des öffentlichen Rechts sein. Zu den unter Landesaufsicht stehenden Körperschaften des öffentlichen Rechts gehören u. a. die Gemeinden (Maurer 2004). Betreibt also eine Gemeinde in eigener Trägerschaft ein Krankenhaus, ohne eine juristische Person des Privat- oder öffentlichen Rechts zwischengeschaltet zu haben, ist dessen Insolvenzfähigkeit zu verneinen, was für die Kreditentscheidung eines Finanzierungsinstituts durchaus wesentlich sein dürfte, denn wo die Insolvenzfähigkeit fehlt, ist die Gefahr, dass ein Kredit völlig ausfällt, wesentlich geringer, direkt vergleichbar mit einem Kommunalkredit. Hier wird jedoch Basel III Einschränkungen für die Kreditvergabe mit sich bringen.

Damit ist der größte Teil der deutschen Krankenhäuser insolvenzfähig. Mit Blick auf die in den vergangenen Jahren vorherrschende Privatisierungswelle im marktwirtschaftlichen Bereich, die sich auch auf dem Krankenhaussektor fortsetzen wird, nimmt der Anteil der Krankenhäuser, die vom Grundtatbestand des § 11 InsO erfasst werden, also kontinuierlich weiter zu.

Sanierungsmöglichkeiten

Früher wurde davon ausgegangen, dass sich das Risiko, als Krankenhausträger in die Insolvenz zu geraten, auf die privaten Krankenhausträger konzentriere, da sie nicht über die Möglichkeit verfügen, zusätzliche Mittel aus konfessionellen oder öffentlichen Trägerhaushalten zu generieren und damit eine Insolvenz abzuwenden. Demgegenüber zeigt die Entwicklung der letzten Jahre jedoch einen deutlichen Trend zu vermehrten Insolvenzanträgen auch im Bereich öffentlicher oder freigemeinnütziger Träger. Gerade die kleinen Häuser sind extrem gefährdet, weil sie nicht über eine starke Einkaufsmacht verfügen wie die größeren Krankenhauszusammenschlüsse, weil sie insbesondere im kommunalen Bereich nur geringe Spezialisierungen aufweisen können und weil sie aufgrund des breiten Spektrums der angebotenen Leistungen hohe Fehlbelegungen verkraften müssen. Wenn infolge der Engstirnigkeit der in den Kommunen Verantwortlichen keine Fusionen, mindestens aber Kooperationen auf den Weg gebracht werden, sind alle Sanierungsbemühungen vor Einleitung eines Insolvenzverfahrens überwiegend vergeblich.

In dem zwischen CDU/CSU und SPD ausgehandelten Koalitionsvertrag hat man die Qualität der Krankenhausbehandlungen als künftige Grundlage für die Höhe der Vergütungen vereinbart – ein sicherlich

völlig richtiger Gedanke, der aber zu einem noch schnelleren Sterben der kleinen Einrichtungen führen wird.

Das Ziel des Insolvenzverfahrens ist gem. § 1 InsO, die Gläubiger eines Schuldners gemeinschaftlich zu befriedigen, indem das Vermögen des Schuldners verwertet und der Erlös verteilt oder in einem Insolvenzplan eine abweichende Regelung insbesondere zum Erhalt des Unternehmens getroffen wird. Die InsO bietet mit dem Instrument der sogenannten *übertragenden Sanierung* die Möglichkeit zur Erhaltung des Betriebs, nicht aber des Unternehmensträgers und kommt daher als Instrument der Krisenbeseitigung gerade für insolvente Krankenhäuser in Betracht (Wernick 2010). Voraussetzung für eine solche übertragende Sanierung ist folglich die Fortführung des Krankenhauses, damit sodann ein Dritter den laufenden Geschäftsbetrieb, der aus dem bisherigen Krankenhausträger herausgelöst und auf einen solventen Interessenten übertragen wird, erwerben kann. Oftmals ist zu beobachten, dass erst in einem eröffneten Insolvenzverfahren die Möglichkeit besteht, Fehler der Vergangenheit zu bereinigen. Zu beachten ist hierbei allerdings, dass eine solche übertragende Sanierung nur dann möglich ist, wenn der Dritte, auf den der Betrieb übertragen werden soll, auch einen neuen Versorgungsauftrag erhält. Davon ist in Zeiten, in denen die Politik, auch der Kostenträger, die Zahl der Krankenhäuser verringern will, nicht immer auszugehen. In diesen Fällen hilft ausschließlich eine Sanierung durch Insolvenzplan, die den Rechtsträger, der ja über einen Versorgungsauftrag verfügt, erhält. Gleichwohl ist es auch in einem Insolvenzplan möglich, Fusionen oder Kooperationen zu organisieren.

Ausblick

Die wirtschaftliche Situation der deutschen Krankenhäuser hat sich 2011 und 2012 spürbar verschlechtert. 2011 befanden sich 13 % im »roten Bereich« mit erhöhter Insolvenzgefahr, 14 % waren leicht gefährdet. 2010 lagen noch unter 10 % im »roten Bereich«. Ein Drittel der Krankenhäuser schrieb 2011 einen Jahresverlust, 2010 waren es hingegen nur 16 %. Für 2013 und 2014 hat die Politik Maßnahmen zur Unterstützung der Krankenhäuser in Höhe von 1,1 Milliarden Euro angekündigt. Diese dürfte die Lage vorübergehend verbessern, ohne Gegenmaßnahmen droht aber bereits ab 2015 wieder eine Verschlechterung. Bis 2020 könnten sich 19 % aller Häuser im insolvenzgefährdeten Bereich befinden (Augurzky und Krolop 2013). Abschließend ist daher festzuhalten, dass die erhöhten Anforderungen, die auf den Klinikmarkt vor dem Hintergrund der demografischen und der Entwicklung der Medizintechnik zukommen, zusammen mit der sich verschlechternden finanziellen Situation der öffentlichen Haushalte und dem verstärkten Wettbewerb der Krankenhäuser eine Entwicklung aufzeigen, die zu einem erhöhten Insolvenzrisiko und damit zu einem Ausleseprozess am Klinikmarkt führen wird. Das Augenmerk der Krankenhäuser muss daher auf strategiekonforme Investitionen und den dafür notwendigen Kapitalbeschaffungen liegen, neben der absoluten Notwendigkeit von Fusionen und Kooperationen. Nur so wird es dem Unternehmen Krankenhaus langfristig gelingen, den Engpassfaktor Kapital zu stabilisieren, um weiterhin am hart umkämpften Markt zu bestehen und Insolvenzen zu vermeiden.

Ist eine Insolvenz aber unvermeidbar, bedarf es eines erfahrenen und mit der Anfertigung von Insolvenzplänen vertrauten Verwalters, um eine Sanierung im eröffneten Insolvenzverfahren erreichen zu können.

Literatur

Augurzky B, Schmidt C, Schwierz C: Die wirtschaftliche Lage der Krankenhäuser 2008 und 2009.

Augurzky B, Krolop S: Krankenhaus Rating Report 2013: Der Trend zu großen Klinikverbünden setzt sich fort. In: Rheinisch-Westfälisches Institut für Wirtschaftsforschung Essen, Pressemitteilung v. 06.06.2013. S. 1.

Dietz O, Bofinger W (2005): Krankenhausfinanzierungsgesetz, Bundespflegesatzverordnung und Folgerecht, Kommentare, Bd. 1,37. Lfg., Wiesbaden: S. 14–15.

Ernst & Young (2005): Konzentriert. Marktorientiert. Saniert. Gesundheitsversorgung 2020.

Genzel H (2002): Das Recht der Krankenhausfinanzierung. In: Laufs A (Begr./Hrsg.), Uhlenbruck W (Begr.) Handbuch des Arztrechts. 3. Auflage. München 2002: S. 675–686.

Gesundheitsstadt Berlin e. V. (Hrsg.): Handbuch Gesundheitswirtschaft 2007. S. 354.

Harsdorf H, Friedrich G (1982): Krankenhausfinanzierungsgesetz: Kommentar. 3. neu bearbeitete Auflage unter Berücksichtigung der aktuellen Rechtsprechung, Verlag Kohlhammer Stuttgart/Berlin/Köln/Mainz.

Leber W, Pfeiffer P (2010): Krankenhausfinanzierung – Zentrale Fragestellungen und ihre Lösungen, 2. Auflage 2011. Köln: Luchterhand.

Maurer H (2004): Allgemeines Verwaltungsrecht, 15. überarbeitete und ergänzte Auflage. München: Verlag C.H. Beck.

Schmerbach U (2013): § 18 InsO Drohende Zahlungsunfähigkeit. In: Wimmer K (Hrsg.) FK-InsO, Frankfurter Kommentar zur Insolvenzordnung mit EuInsVO, InsVV und weiteren Nebengesetzen, 7. Auflage. Köln: Luchterhand S. 323–331.

Schmerbach U (2013): § 19 InsO Überschuldung. In: Wimmer K (Hrsg.) FK-InsO, Frankfurter Kommentar zur Insolvenzordnung mit EuInsVO, InsVV und weiteren Nebengesetzen, 7. Auflage. Köln: Luchterhand S. 331–342.

Wernick J (2010): Krankenhäuser in privater Trägerschaft. In: Huster S, Kaltenborn M: Krankenhausrecht, Praxishandbuch zum Recht des Krankenhauswesens. München: C.H. Beck.

3.5 Hochschulen

Hendrike Berger und Markus Lüngen

Leadership kann erlernt werden. Neben wichtigen persönlichen Eigenschaften und vor allem Leadership-Erfahrungen, die einen »Leader« im Idealfall auszeichnen, belegen Studien zunehmend den nachhaltigen Erfolg einschlägiger Leadership-Programme (Kotter 1996; Faulkner 1997; Zimmerman-Oster und Burkhardt 1999a und b; Cress et al. 2001; W.K. Kellog Foundation 2002; Management Sciences for Health 2005). Hochschulen werden als ein wichtiger Ort gesehen, um entsprechende Fähigkeiten zu erlernen bzw. zu vertiefen.

Welche Auswirkungen hat also der zunehmende Bedarf an Krankenhausmitarbeitern mit »Leadership-Fähigkeiten« für die Hochschulen? Wie können und sollten Hochschulen dieser Nachfrage begegnen? Wie kann man »Leadership« erfolgreich lehren und zu »Leadership« motivieren und befähigen? Und welche Forschungsfragen müssen die Hochschulen bearbeiten, um Leadership noch effektiver und zielgerichteter vermitteln zu können?

Der Bedarf: Wer braucht im Krankenhaus Leadership-Training?

Einseitiges Spezialistenwissen reicht nicht mehr aus, um heutzutage im Krankenhaus als Führungskraft erfolgreich handeln zu können. Immer zentraler werden neben den Fachkenntnissen ausgeprägte praktische und theoretische Kenntnisse aus den verschiedenen Bereichen der Führung, des Personal- und Konfliktmanagements, des Innovations- und des Change Managements (▶ ausführlich die **Kap. 3.2, 5 und 6**).

Im Krankenhausmanagement wird Leadership-Weiterbildung aus Zeit- und Kostengründen bisher noch maßgeblich von den Leitungsebenen von (größeren) Krankenhäusern nachgefragt (Prognos AG 2011). Als immer wichtiger wird jedoch eine entsprechende Weiterbildung gerade auch im Bereich des mittleren Managements gesehen (Krugman und Smith 2003; Management Sciences for Health 2005; Davidson et al. 2006). In diesem Bereich kommt die besondere Herausforderung hinzu, dass Ärzte und Pflegekräfte während ihrer medizinisch-pflegerischen Primärausbildung kaum in Krankenhausmanagement und Führungsfragen ausgebildet werden, diese Kompetenzen jedoch aufgrund der steigenden Anforderungen, des Kosten- und Zeitdrucks in der täglichen interdisziplinären Zusammenarbeit sowie des zunehmenden Fachkräftemangels dringend benötigen (Ingwersen 1999). Ferner befindet sich das mittlere Management im Krankenhaus in der schwierigen Position, die ökonomischen Zielvorgaben der Krankenhausspitze an die Mitarbeiter weitergeben zu müssen und hat damit eine besondere Puffer- und Vermittlungsfunktion (Schmitz und Berchtold 2008). Gleichzeitig ist sich gerade diese Ebene ihrer wichtigen Managementfunktion oft wenig bewusst, betrachtet Managementaufgaben eher als administrativen Aufwand statt als Führungsaufgabe und schätzt sie eher gering (Prognos AG 2011). Ein Bewusstseinswandel sowie entsprechende Weiterbildungsmaßnahmen sind hier dringend erforderlich.

Vor dem Hintergrund dieses Bedarfs können für ein Krankenhaus-Leadership Programm exemplarisch die folgenden Lernziele abgeleitet werden, die je nach Ausrichtung des Programms zielgruppenspezifisch anzupassen wären:

Absolventen des Krankenhaus-Leadership-Programms:

- sind auf dem aktuellen Wissensstand im Bereich Leadership und Change Managements sowie Krankenhausmanagement. Sie können ihre Rolle als Führungskraft in die komplexen organisationalen Zusammenhänge eines Krankenhauses einordnen und sich wichtige Konzepte und Methoden zunutze machen,
- sind in der Lage, Krankenhäuser als komplexe und dynamische Systeme zu verstehen und krankenhausbetriebliche Zusammenhänge integrativ zu betrachten,
- sind in der Lage, Projekt- und Teamleitungsaufgaben ganzheitlich und strategiegeleitet zu gestalten,
- setzen Führungsinstrumente und -techniken gezielt ein, um ihre Führungsaufgaben effizient und effektiv zu lösen,
- verfügen über ausgeprägte soziale und kommunikative Kompetenzen, die es ihnen ermöglichen, ihre Beziehungen zu Mitarbeitern und anderen Anspruchsgruppen in und außerhalb ihres Krankenhauses kompetent zu gestalten,
- sind in der Lage, sich selbst zu führen.

Die Hochschulen erreicht jedoch die Nachfrage nach Leadership-Aus- und -Weiterbildung nicht nur aus dem klassischen Management. Bei allen unbekannten Herausforderungen, die auf die kommenden Generationen zukämen, sei eines sicher, so die Kellog Foundation: »The nation's ability to respond and prosper will depend on the quality of leadership demonstrated at all levels of society« (Zimmerman-Oster und Burkhardt 1999a, S. 1). In großem Umfang fordert und fördert sie daher Leadership-Programme nicht nur in BWL-Studiengängen, sondern in sämtlichen Hochschulbereichen, insbesondere auch für den sozialen und ehrenamtlichen Sektor. Auch internationale Hilfsorganisationen wie USAid investieren in sog. Leadership Development

Programme, wenn es um die Umsetzung gesundheitspolitischer Maßnahmen in Entwicklungsländern geht, um nur zwei Beispiele zu nennen (Management Sciences for Health 2005 und 2008).

Das Angebot der Hochschulen: Wie kann Leadership gelehrt werden?

Seit gut zwei Jahrzehnten tragen die Lehrprogramme der Hochschulen diesem Bedarf Rechnung. Insbesondere betriebswirtschaftliche Fakultäten bieten gezielte Leadership-Abschlüsse oder -Zusatzzertifikate oder zumindest einzelne Veranstaltungen an, z. B. im Rahmen von Krankenhaus- oder Pflegemanagementstudiengängen. Leadership-Module können dabei an vielen Hochschulen bereits während des Bachelorstudiums absolviert werden. Hier lernen die Studierenden z. B. erstmals die Theorien der unterschiedlichen Leadershipmodelle kennen und erweitern ihre Kenntnisse über die grundlegenden Ansätze und Herausforderungen im Bereich Teamentwicklung und Kommunikation. Nicht selten schließen sich daran Übungen oder kleine Fallstudien an, die zur Anwendbarkeit der theoretischen Inhalte befähigen sollen.

Ausschließlich dem Thema »Leadership (im Krankenhaus)« gewidmete Studienprogramme oder -schwerpunkte finden sich – auch im internationalen Vergleich – insbesondere im Rahmen von weiterqualifizierenden (MBA)-Programmen, in denen davon ausgegangen wird, dass die Teilnehmer bereits über Berufserfahrung verfügen. Sie haben unterschiedliche Führungsstile und deren Stärken und Schwächen als Mitarbeiter erlebt und stehen nicht selten an einem Punkt ihrer Karriere, an dem sie selbst verstärkt Führungsaufgaben übernehmen wollen. Anhand der Programme sollen die Teilnehmer befähigt werden, die unterschiedlichen Leadership-Ansätze kontextabhängig optimal einzusetzen (Goleman 2002). Nicht selten liegt der Fokus derartiger Masterprogramme neben Leadership auf dem Thema Change Management. Auf Veränderungen angemessen reagieren zu können, wird hier als eine der zentralen Leadership-Aufgaben gesehen (vgl. hierzu ausführlich Kapitel 2). Hinzu kommen je nach Ausgestaltung des Studiengangs typischerweise betriebswirtschaftliche Kenntnisse, z. B. spezielles Krankenhausmanagementwissen.

Die Module sind dabei nicht nur durch entsprechende theoretische Inhalte gekennzeichnet, sondern auch durch einen Wandel in den *Lehrformen*. Die klassische Vorlesung, die primär der Sachwissenvermittlung diente, wird bei der Vermittlung von Leadership-Inhalten heute zum Großteil abgelöst von stark interaktiven Lehrformen, die neben einer aktiveren und damit oft auch nachhaltigeren Wissenserarbeitung durch die Studierenden Lehr- und Lernformen beinhal-

tet, die persönliche Kommunikations-, Führungs-, Sozial-, Selbst- und Methodenkompetenz systematisch zu erweitern versucht.

Was kann nach gut zwei Jahrzehnten Leadership-Veranstaltungen an Hochschulen über Kernbestandteile (Best practices) und Konsequenzen (Lessons learned) festgehalten werden? Die W.K. Kellog Foundation hat hierzu eine umfangreiche Evaluation von 31 geförderten Leadership-Programmen vorgelegt (Zimmerman-Oster und Burkhardt 1999; W.K. Kellog Foundation 2002). Mehr als 75 % der Programme setzten als Lehrmethode Seminare bzw. Workshops ein, installierten Mentoren für die Studierenden, luden Gastredner als Referenten für aktuelle Praxisbeispiele ein, beinhalteten Praktika der Studierenden und versetzten die Teilnehmer in Führungssituationen, die anschließend ausgewertet und reflektiert wurden (▶ **Abb. 3.5.1**).

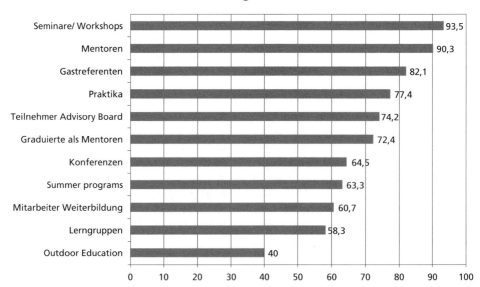

% der Programme

Abb. 3.5.1: Leadership Program Activities
Quelle: In Anlehnung an Zimmerman-Oster und Burkhardt, 1999b.

Der Praxisbezug und das Ziel, die Studierenden zur Lösung komplexer, sich wandelnder Probleme zu befähigen, spiegeln sich schließlich auch in den *Prüfungsformen* wider. Klassische schriftliche Prüfungen werden in entsprechenden Spezialisierungen oder Master-Programmen immer stärker durch Transferberichte, Fallstudienbearbeitungen, Planspiele oder auch Teamreferate zu einschlägigen Fragestellungen ersetzt.

Auch die erforderlichen Kompetenzen der Lehrenden verändern sich dadurch stetig. Neben der einschlägigen Praxiserfahrung und Fachkenntnis benötigen sie spezifische Methoden- und Lehrkompetenzen. So setzt die Vermittlung von Leadership-Fähigkeiten z. B. in spezifischen Lehrformen wie z. B. 360-Grad-Assessments, Einzelcoaching, aber auch in der Erstellung und Moderation von Planspielen besondere hochschuldidaktische Fähigkeiten voraus. Hochschulen, die auf diesem Gebiet Programme anbieten, werden daher letztlich auch in die einschlägige *hochschuldidaktische Aus- und Weiterbildung* ihrer Dozenten investieren müssen, um Leadership-Inhalte zeitgemäß und nachhaltig vermitteln zu können.

Unabdingbar ist schließlich die Evaluation zur Qualitätssicherung – nicht nur durch Studierende, sondern auch durch externe Experten, z. B. im Rahmen von Akkreditierungen der Studienprogramme.

Kennzeichen erfolgreicher Leadership-Programme

Im Rahmen ihrer retrospektiven Untersuchungen zum Erfolg von Leadership-Programmen kam die Kellog Foundation zu folgenden Bestimmungsfaktoren, die erfolgreiche Leadership-Programme auszeichnen:

Kontext
Erfolgreiche Leadership-Programme sind eingebettet in einen spezifischen Kontext und werden im Idealfall fakultätsübergreifend unterstützt und getragen. Akademische Veranstaltungen werden ergänzt durch außerlehrplanmäßige Veranstaltungen (s. unten »Methodik«).

Philosophie
Erfolgreiche Leadership-Programme teilen typischerweise einen gemeinsamen intellektuellen Rahmen. Programmleiter mit spezialisiertem Ausbildungshintergrund entwickeln gemeinsam mit den Stakeholdern und Studenten eine Definition von Leadership, die sich beispielsweise häufig z. B. durch (1) ein Bekenntnis zu ethischem und sozialverantwortlichem Verhalten auszeichnet, (2) Leadership als Beziehungsprozess anerkennt und (3) das Potenzial aller Menschen zu Führung betont. Es gibt eine umfassende, koordinierte Ausbildungsstrategie, die experimentelle Lernmöglichkeiten (z. B. Outdoor-Challenge-Kurse, Fallstudien) genauso umfasst wie die theoretisch-intellektuelle Entwicklung ihrer Teilnehmer.

Nachhaltigkeit
Erfolgreiche Leadership-Programme sichern die Nachhaltigkeit ihrer Bemühungen durch Maßnahmen wie klare und messbare Definitionen ihrer Lernziele, systematische Evaluationen und daraus abgeleitete kontinuierliche Programmüberarbeitungen.

Methodik – Best Practices
Die meisten erfolgreichen Leadership-Programme weisen zumindest in Teilen die folgenden Elemente auf:

- Self-Assessment und Reflektion (Selbsterfahrung und entsprechende Reflektion)
- Skill Building (Erlernen von persönlichen und sozialen Fähigkeiten wie Kommunikations- und Konfliktlösungsstrategien, Kreatives Denken, Entscheidungsfindung, Zeitmanagement usw.)
- Training von Problemlösungsstrategien (insbesondere im experimentellen Lernumfeld durch Simulationen, praxisnahe Fallstudien und Diskussionen)

- Interkulturelle Aspekte (interkulturelles Bewusstsein und Akzeptanz werden genauso angesprochen wie die Herausforderungen, die z. B. multikulturelle Teams an die Zusammenarbeit im Klinikalltag stellen)
- Praktika (»Service Learning«; Verpflichtung zu entsprechenden praktischen Lernerfahrungen, die anschließend z. B. im Rahmen von Studienberichten reflektiert werden; für Undergraduate-Studierende z. B. über Pflichtpraktika im ehrenamtlichen Bereich oder als student leaders im Rahmen von Studierendenorganisationen)
- Outdoor-Aktivitäten (in Evaluationen oft als besonders einprägsame Erfahrung von Leadership- und Team-Entwicklung bewertet; DiPaolo 2008a), z. B. im Rahmen von Klausurtagungen mit sportlichen Elementen und anschließender Reflektion
- Mentoring (Begleitung von Studierenden durch erfahrene Leader, z. B. im Rahmen von regelmäßigen Sitzungen, Begleitung des Supervisors in seiner Berufswelt oder supervisierte Praktika).

Obwohl viele Studien zum *Erfolg (»impact«) von Leadership-Programmen* in der Studienmethodik systematische Schwächen aufweisen (DiPaolo 2008a und 2008b; Rosch und Schwartz 2009), zeigen diverse empirische Untersuchungen, dass Studierende, die an Leadership-Programmen teilgenommen haben, Wissen und Fähigkeiten entwickelt haben, die konsistent mit den Zielen der Programme waren (Endress 2000; Woltring 2003; Williams et al. 2005) und dies auch in einem höheren Maße als Studierende, an deren Institution keine Leadership-Programme angeboten wurden (Zimmerman-Oster und Burkhardt 1999a). Nur sehr wenige Studien weisen allerdings ein hinreichend langfristiges sowie kontrolliertes (oder gar randomisiertes) Studiendesign auf, das es erlauben würde, den Anteil

des Zuwachses an Leadership-Fähigkeiten, der tatsächlich auf das Weiterbildungsprogramm zurückzuführen wäre, zu quantifizieren.

Forschung: Welche Leadership-Themen müssen erforscht werden?

Krankenhausmanagement ist eine relativ junge Disziplin. Bis in die 1980er-Jahre hat sich die betriebswirtschaftliche Forschung kaum mit den Managementkompetenzen von leitenden Ärzten und Pflegekräften beschäftigt (Eichhorn und Schmidt-Rettig 1995). Entsprechend groß ist das Spektrum an Forschungsfragen, die sich aus den sich stetig ändernden und verschärfenden Rahmenbedingungen für Leadership im Krankenhaus ergeben. Exemplarische Forschungsfragen, die in diesem Kontext zu untersuchen wären, sind:

- Was ist der spezifische Bedarf an Management- und Leadership-Kompetenzen in Krankenhäusern?
- Wie sehen gut funktionierende Managementstrukturen in Krankenhäusern aus?
- Welche neuen Herausforderungen bringen demografischer Wandel, Fachkräftemangel und Änderungen im Finanzierungssystem für die Krankenhäuser mit sich und was bedeutet das für die Aufgabenbereiche der Krankenhausleitungsorgane, aber auch des mittleren Managements?

Aufgrund des medizinischen Fortschritts bleibt auf allen Ebenen des Krankenhauses die fachliche Weiterbildung eine zentrale Herausforderung. Gleichzeitig nimmt die Bedeutung von Leadership-Kompetenzen zu, zu deren Ausbildung neben internen Weiterbildungsmaßnahmen (berufsbegleitend) Hochschulen besucht werden. Die Konkurrenz um die knappen zeitlichen und finanziellen Ressourcen der Weiterbildung erfordert ein professionelles und zielgerichtetes Weiterbildungskonzept.

Vor diesem Hintergrund ist es dringend erforderlich, den tatsächlichen Effekt entsprechender Leadership-Programme zu evaluieren: Einmalige Tagesseminare zum Thema mögen zwar das Bewusstsein für Leadership-Fragen erweitern oder auch mit Leadership-Theorien und -stilen bekannt machen. Diverse Studien belegen jedoch, dass tatsächliche Auswirkungen solcher Kurzseminare auf Verhalten und Leadership-Fähigkeiten der Teilnehmer ausblieben (Cummins 1995, Montgomery 2002, Townsend 2002) – im Gegensatz zu längerfristig angelegten Programmen (Endress 2000; Cress et al. 2001; William et al. 2005). Die Hochschulen sind daher aufgerufen, insbesondere langfristige Konzepte und berufsbegleitende Schulungen und Programme zu entwickeln, die nicht nur kurz-, sondern auch langfristig mithilfe passender Studiendesigns auf den nachhaltigen Erfolg und damit die Berechtigung von Leadership-Programmen untersucht werden.

Auch die Frage nach der angemessenen Studienmethodik, um Auswirkungen von Leadership-Programmen zu erfassen, gilt in der Forschung keineswegs als beantwortet (Hannum et al. 2007; DiPaolo 2008a; Rosch und Schwartz 2009; Management Sciences for Health 2008). Sie beinhaltet Schwierigkeiten, Leadership eindeutig zu definieren, sowie die Frage, wer zu welchem Zeitpunkt befragt werden sollte, um die erlernten Leadership-Fähigkeiten sinnvollerweise zu messen. Gerade in Langzeitstudien ist z. B. zu beachten, dass eine Leadership-Persönlichkeit durch vielfältige Einflüsse und Lernerfahrungen geprägt wird. Diese sind sehr differenziert zu erfassen und zu bewerten, um den Effekt des eigentlichen Leadership-Trainings davon abgrenzen zu können (Grove et al. 2005).

Der Erfolg von Leadership-Programmen dürfte des Weiteren davon abhängen, wie spezifisch auf die individuellen Eigenschaften der Teilnehmer, ihre Lebenserfahrungen, Stärken und Schwächen und die von ihnen im Krankenhausalltag konkret benötigten Leadership-Kompetenzen eingegangen wird (Crofts 2006; Schmidt-Rettig 2007; DiPaolo 2008b). Auch hier ist weitere Forschung notwendig, um effektive und effiziente Programme für unterschiedliche Zielgruppen zu den spezifischen Fragen des Krankenhausmanagements und -leaderships zu entwickeln (Davidson 2006; O'Neil 2008; Henrickson Parker et al. 2011).

Fazit

Leadership-Programme sind zu Recht ein wichtiger Ausbildungsbaustein auf allen Ebenen des Krankenhausmanagements. In Anbetracht der für sie benötigten finanziellen und zeitlichen Ressourcen werden sie ihren Wert und ihre Effektivität jedoch unter Beweis stellen müssen. Die Hochschulen sind gefordert, Leadership-Programme so zielgruppenspezifisch wie möglich zu gestalten, im Rahmen ihrer begleitenden Forschung weiterzuentwickeln und systematisch zu evaluieren, sowohl in Bezug auf die Inhalte als auch hinsichtlich der Lehrmethodik.

Literatur

Cress C M, Astin HS, Zimmerman-Oster K, Burkhardt JC (2001): Developmental outcomes of college students' involvement in leadership activities. Journal of College Student Development, 42(1): 15–27.

Crofts L (2006): A leadership programme for critical care. Intensive Crit Care Nurs. 22(4): 220–7.

Cummins RA (1995): An assessment of attitudes toward leadership by participants of selected leadership labs at Texas A&M University. Texas A & M, College Station.

Davidson PM, Elliott D, Daly J (2006): Clinical leadership in contemporary clinical practice: implications for nursing in Australia. J Nurs Manag. 14(3): 180–7.

DiPaolo D (2008a): Echoes of Leadership Education: Reflections on Failure, Forgetting, and Our Future, Journal of Leadership Education 7 (1): 77–91.

DiPaolo D (2008b): Leadership Education at American Universities. Edwin Mellen Press Ltd, New York.

Eichhorn S, Schmidt-Rettig B (1995): Krankenhausmanagement im Werte- und Strukturwandel – Handlungsempfehlungen für die Praxis. Stuttgart u. a., Kohlhammer Verlag.

Endress WL (2000): An exploratory study of college student self-efficacy for relational leadership: The influence of leadership education, curricular involvement, and on-campus employment. College Park: University of Maryland.

Faulkner WO (1997): The effects of various leadership development interventions on student organizations. The University of Georgia, Athens.

Goleman D (2000): Leadership That Gets Results. Harvard Business Review March–April, S. 78–90.

Grove JT, Kibel BM, Haas T (2005). EVALU-LEAD. A guide for Shaping and evaluating leadership development programs. Oakland, CA: Sustainable Leadership Initiative. Public Health Institute.

Hannum KM, Martineau JW, Reinelt C (Hrsg.) (2007): The Handbook of Leadership Development Evaluation. San Francisco, CA: Jossey-Bass.

Henrickson Parker S, Yule S, Flin R, McKinley A (2011): Towards a model of surgeons' leadership in the operating room. BMJ Qual Saf. 20(7): 570–9.

Ingwersen R (1999): Vom »Mädchen für alles« zur Führungskraft im mittleren Management: für eine andere Mitarbeiterführung im Pflegedienst der Krankenhäuser. Hamburg, Verlag Dr. Kovac.

Kotter JP (1996): Leading Change. Boston, MA: Harvard Business School Press.

Krugman M, Smith V (2003): Charge nurse leadership development and evaluation. J Nurs Adm. 33(5): 284–92.

Management Sciences for Health (2005): Managers Who Lead: A Handbook for Improving Health Services. Cambridge, MA: Management Sciences for Health.

Management Sciences for Health (2008): Leadership Can Be Learned, But How Is It Measured? MSH Occasional Paper No. 8.

Montgomery BC (2002): The relationship between training and leadership self-perception of selected hispanic university students. Texas A & M, College Station.

O'Neil ML (2008): Human resource leadership: the key to improved results in health; Human Resources for Health 6: 10.

Prognos AG (2011): Das mittlere Management im Krankenhaus. Verortung, Problemfelder und Lösungsansätze. (http://www.juergen-meyer-stiftung.de/stiftung-ethik-pdf/Das%20mittlere%20Management%20im%20Krankenhaus.pdf, Zugriff am 7.10.2013).

Rosch D, Schwartz L (2009): Potential Issues and Pitfalls in Outcomes Assessment in Leadership Education. Journal of Leadership Education 8 (1): 177–194.

Schmidt-Rettig B (2007): Leitungsstrukturen. In: Schmidt-Rettig B, Eichhorn S (Hrsg.) Krankenhausmanagementlehre, Stuttgart: Kohlhammer. S. 217–250.

Schmitz C, Berchtold P (2008): Managing Professionals – Führung im Krankenhaus. In: Amelung et al. (Hrsg.)Vernetzung im Gesundheitswesen. Wettbewerb und Kooperation. Stuttgart: Kohlhammer. S. 167–179.

Townsend CD (2002): Leadership education: Fantasy or reality? Journal of Leadership Education, 1(1): 1–5.

Williams J, Townsend C, Linder J (2005): Teaching leadership: Do students remember and utilize the concepts we teach? Journal of Leadership Education, 4(1): 62–74.

W.K. Kellogg Foundation (2002): Evaluating Outcomes and Impacts: A Scan of 55 Leadership Development Programs. (http://www.wkkf.org/knowledge-center/resources/2006/08/evaluating-outcomes-and-impacts-a-scan-of-55-leadership-development-programs.aspx, Zugriff am 8.10.2013).

Woltring C, Constantine W, Schwarte L (2003): Does Leadership Training Make a Difference? The CDC/UCPublic Health Leadership Institute: 1991–1999. J Public Health Manag Pract. 2003 Mar-Apr;9(2):103–22.

Zimmerman-Oster K, Burkhardt J (1999a), Leadership in the Making: A Comprehensive Examination of the Impact of Leadership Development Programs on Students. Journal of Leadership & Organizational Studies Summer/Fall 1999 6: 50–66.

Zimmerman-Oster K, Burkhardt JC (1999b). Leadership in the making: Impacts and insights from leadership development programs in U.S. colleges and universities. Battle Creek, MI: W. K. Kellogg Foundation. (http://www.leadershape.org/shared/pdfs/kellogg_full_report.pdf, Zugriff am 8.10.2013).

3.6 Gesundheitswirtschaft

Heinz Lohmann

Verunsicherung im Wandel

Die Gesundheitswirtschaft ist die Wachstumslokomotive und der Jobmotor in unserer Gesellschaft geworden. Der Grund für diese Entwicklung ist die steigende Nachfrage nach Gesundheitsleistungen. Dass es sich bei der Gesundheitswirtschaft um eine außerordentlich innovative Branche handelt, fördert diese Nachfrage ebenso wie die demografischen Veränderungen. Auf diesen Veränderungen beruht aber auch eine seit vielen Jahren ambivalent geführte Diskussion um die Gesundheitswirtschaft: Auf der einen Seite die Freude über das überproportionale Wachstum, auf der anderen Seite die Sorge um die Finanzierbarkeit des Systems. Der steigenden Nachfrage nach Gesundheitsleistungen stehen begrenzte Mittel aus dem Sozialtransfer gegenüber. Das hat zwei Gründe. Zum einen steuern die traditionellen sozialpolitisch ausgerichteten Staaten in Mitteleuropa wegen der Stärkung ihrer Position auf dem Weltmarkt öffentliche Mittel in Forschung und Entwicklung um. Zum anderen nimmt der Anteil der Beschäftigten im Verhältnis zu den älteren Menschen ab. Die Entwicklung wird sich drastisch fortsetzen, sodass immer weniger Beschäftigte immer mehr ältere Menschen in der Altersversorgung, aber auch im Pflege- und Krankheitsfall finanzieren müssen. Daraus entsteht eine erhebliche gesellschaftliche Problematik und führt dazu, dass seit Jahren ein gewaltiger Kostendruck in der Gesundheitswirtschaft entstanden ist.

Das Thema Gesundheit beschäftigt die Menschen wie kein anderes. Ärzte, Krankenschwestern und viele Akteure mehr genießen bei ihren Mitbürgern großes Ansehen, was Umfragen und Rankings zweifelsfrei verdeutlichen. Gleichzeitig macht sich bei den Beschäftigten in den Gesundheitsunternehmen eine tief greifende Verunsicherung breit, seit auch der Gesundheitssektor in den allgemeinen Wandel unseres Gesellschaftssystems mehr und mehr einbezogen wird.

Dem hohen Ansehen steht ein schwindendes Selbstwertgefühl gegenüber. Und das, obwohl die Werte, die seit jeher mit Heilen und Pflegen verbunden sind, weiterhin Gültigkeit haben. Menschen in existentiell bedrohlichen Situationen zu helfen, insbesondere bei Krankheit, ist unumstritten wertvoll. Auch geht es gerade jetzt darum, moderne Medizin bezahlbar zu halten, um sie allen Menschen künftig zugänglich zu machen.

Nur wer es schafft, Ziele glaubwürdig zu vermitteln, wird erfolgreich sein. Vertrauen ist der zentrale Faktor in einer Branche, in der auch künftig Abhängigkeit trotz aller Anstrengungen nicht in jedem Fall durch Autonomie ersetzt werden kann. Nachhaltige Wertschätzung in der Gesundheitswirtschaft gelingt deshalb nur auf der Basis von Werten und Wertschätzung der Akteure. Im Wandel ist daher mehr denn je Führung gefragt. Sich der Verantwortung zu stellen, ist in solchen Zeiten besonders wichtig. Die Gesundheitswirtschaft ist bisher allerdings in weiten Teilen ein Expertensystem, dem es daran gerade mangelt. Auch das macht viele notwendige Veränderungen in unserer Branche extrem schwer.

Von der Verwaltung zur Gestaltung

Der tiefgreifende Umbruch der postindustriellen Gesellschaft ist auch in der Gesundheitsbranche angekommen (Eichhorn 2008). Diese Veränderung erreicht einen

Bereich unserer Volkswirtschaft, der sehr unerfahren auf Wandel und Neuorientierung reagiert. Verunsicherung erzeugt vielerorts Widerstände. Andererseits werden Erwartungen vorgetragen, die sich in anderen gesellschaftlichen Bereichen längst als unrealistisch erwiesen haben. Insbesondere die Gesundheitsanbieter zeigten lange Zeit fest gefügte Strukturen, insbesondere in der stationären Versorgung.

Insgesamt war der Gesundheitsmarkt zwischen den verschiedenen Akteuren fest verteilt und damit weitgehend statisch. Diese Situation hat sich in den vergangenen Jahren nachhaltig verändert, dennoch stehen wir erst am Anfang einer Entwicklung, die die Grundfesten der Gesundheitswirtschaft radikal umkrempeln wird. Erste Konturen sind erkennbar; sie gilt es mutig anzusteuern. In den Chefetagen der Gesundheitsanbieter muss abwartendes Verwalten tatkräftigem Gestalten weichen.

Seit rund 30 Jahren vollziehen sich in unserer Gesellschaft tiefgreifenden Veränderungen. Zunehmende Mobilität erlaubt den Austausch von Waren und Dienstleistungen über weite Strecken. Menschen sprengen die kulturellen Grenzen, indem sie zwischen verschiedenen Orten pendeln, und die weltweite Kommunikation verändert die Bedingungen unserer Existenz nachhaltig. Das Weltwirtschaftssystem reagiert seit einigen Jahrzehnten auf die neuen Herausforderungen. Die früher konkurrierenden Volkswirtschaften kooperieren und verschmelzen zunehmend. Die Nationalstaaten und ihre Institutionen verlieren an Bedeutung. Das trifft in besonderer Weise die Sozialsysteme, da sie in Abhängigkeit von der wirtschaftlichen Situation stark unter Druck geraten.

Die auseinandergehende Schere zwischen steigender Nachfrage nach Gesundheitsleistungen und begrenzten Mitteln aus dem Sozialtransfer in allen postindustriellen Gesellschaften beschreibt die Ausgangslage. Hintergründe sind die Innovationskraft der Medizin und künftig verstärkt die Demografie. Massiver Finanzierungsdruck in den sozialen Sicherungssystemen ist allenthalben die Folge. Da der globale Wettbewerb gleichzeitig die Staatshaushalte bedrängt, sind die bisherigen Grundlagen gesellschaftlichen Handelns infrage gestellt.

Angesichts der gesellschaftlichen Verhältnisse wird der Kostendruck auf die Gesundheitsanbieter anhalten. Diese bereits seit rund 15 Jahren bestehende Situation ist auch der Grund, warum das Thema Ökonomie im Medizinbetrieb an Bedeutung gewonnen hat. Kaufmännische Manager sind gefragt, weil ihre Profession nutzbringend eingesetzt werden kann. Die Klagen von therapeutisch Tätigen, insbesondere Ärzten, über eine ihrer Meinung nach zu weit gehende Ökonomisierung der Medizin gehen deshalb auch ins Leere.

Neben die Diskussion um die Kosten im Gesundheitssystem tritt in jüngster Zeit vermehrt die Forderung nach mehr Qualität. Hintergrund dieser Entwicklung ist die zunehmende Patientensouveränität. Bisher waren Patienten angesichts weit reichender Intransparenz eher Objekte im Geschehen; der Gesundheitsbereich war mithin ein Experten-dominierter Anbietermarkt (Meyer-Abich 2010). Durch mehr Transparenz, insbesondere aufgrund der Informationsmöglichkeiten im Internet, aber auch durch Klinikführer und Ärzterankings, werden die Patienten zunehmend mündige Subjekte des Gesundheitssystems. Auf Märkten, auf denen Konsumenten eine stärkere Rolle spielen, treten Leistung und Qualität in den Vordergrund des Wettbewerbs. Patienten sind zunehmend bereit, auch private Finanzmittel für eine bessere Versorgung einzusetzen (Kartte und Neumann 2007). Deshalb muss das Unternehmensziel von Krankenhausbetrieben zukünftig auf diese Ausrichtung fokussiert werden, ohne die Preiswürdigkeit aus den Augen zu verlieren.

Mit »Strukturierter Medizin« »anders arbeiten«

Die Medizin selbst rückt auf der Leistungs- wie auf der Preisseite stärker in den Mittelpunkt des Interesses, weshalb Qualität und Wirtschaftlichkeit gleichermaßen optimiert werden müssen. Bei der Hebung der Produktivitätsreserven geht es nicht mehr, wie häufig in der Vergangenheit, um ein »Schnellerarbeiten«, sondern um ein grundlegendes »Andersarbeiten«. Strukturen und Prozesse müssen auf den Prüfstand gestellt werden; Konzentration und Vernetzung sind die Schlüsselbegriffe des Modernisierungsprogramms. Therapeutisch Tätige, Ärzte, Krankenpflegekräfte und andere müssen eng mit dem kaufmännischen und technischen Management zusammenarbeiten. Insbesondere auf Seiten der ökonomisch ausgebildeten Manager ist dazu ein Kurswandel erforderlich (Laimböck 2009). Bisher standen fast ausschließlich nichtmedizinische Themen im Blickpunkt ihrer Interessen, damit kann jedoch der auch in den Gesundheitsmärkten entstehende Wettbewerb nicht mehr gewonnen werden. Institutionsübergreifende Behandlungslösungen zu konzipieren und zu realisieren ist ein hochkomplexer Prozess (Amelung et al. 2009), der die Aufmerksamkeit aller Verantwortlichen auf Seiten der Medizinanbieter, insbesondere auch in den Krankenhäusern, erfordert. Die weiteren zur Erstellung der Gesundheitsangebote erforderlichen Produkte und Dienstleistungen müssen durch voll integrierte Systempartner erbracht werden. Die Entwicklung von neuen Geschäftsmodellen zur erfolgreichen Zusammenarbeit kann nur dann gelingen, wenn eine Interessenidentität der Beteiligten erreicht wird.

Strukturierte Medizin wird nachhaltig nur funktionieren, wenn sie als ein untrennbarer Teil einer Systempartnerschaft gestaltet werden kann und deshalb alle Beteiligte diese Art der Leistungserbringung als persönlich entlastend, als Optimierung des eigenen Tuns erleben. Markenmedizin ist zwar zunächst auf die Nachfrage ausgerichtet, hat aber zugleich eine wichtige, nach innen auf die Leistungserbringer selbst gerichtete Funktion beim Umbau des Systems. Sie ermöglicht den Konsens der Beteiligten, da die Optimierung der Behandlung der Patienten eine gemeinsame Verständigungsebene bildet.

Der globale Wettbewerb hat viele weitere Wirtschaftsbereiche zu tiefgreifenden Veränderungen gezwungen. Die Automobilbranche etwa musste schon vor rund zwei Jahrzehnten erkennen, dass nur der, der herausragende Autos produziert, sie auch verkaufen kann. Die Werkhallen penibel zu putzen reicht nicht. Genauso wenig ist die Organisation bester Reinigungstechnik ein Grund, die Leistungen eines Gesundheitsanbieters in Anspruch zu nehmen – der Wettbewerb wird letztlich über die Qualität der Medizin entschieden. Alles andere sind zwingende Voraussetzungen, die erfüllt sein müssen, um künftig überhaupt eine Chance im Überlebenskampf zu haben.

Zunehmend strukturierte Medizin sichert eine gleich bleibende Qualität und ermöglicht damit ein nachhaltiges Leistungsversprechen. Nicht mehr die Institution, die Praxis bzw. das Krankenhaus oder die Arztpersönlichkeit sind die Auswahlkriterien der Patienten oder ihrer Krankenkassen. Die Medizin rückt vielmehr ins Zentrum des Gesundheitsmarktes (Knieps 2008) und kann sich damit mittelfristig zur Marke weiterentwickeln (Lohmann 2006). Markenmedizin setzt strukturierte Prozesse bei der Organisation von Behandlungslösungen voraus, daher sind moderne methodische und technologische Ansätze unabdingbar. Dabei wiederum ist angesichts der Komplexität der Strukturen und Prozesse in der Gesundheitswirtschaft das jeweilige informationstechnologische Konzept ein zentraler Faktor. IT ist die technische Basis von Markenmedizin. Die digitale

Industrialisierung der Medizin wird deshalb kommen (Lohmann 2011).

Kommunikation schafft Vertrauen

Der Umbruch im Gesundheitssystem ist mit der Notwendigkeit verbunden, große kulturelle Barrieren zu überwinden. Komplexe Systeme, zu denen auch der Gesundheitssektor zählt, erfordern in Zeiten des Wandels eine nüchterne Analyse. Da es daran immer wieder mangelt, entstehen Ängste vor dem Unbekannten, die die Menschen veranlassen, am Bestehenden festzuhalten. Wer sich aber im Sturm am Mast festhält, das weiß jeder Segler nur zu gut, bringt das Boot zum Kentern. Der Platz an der Pinne ist der richtige und sinnvollste, wenn das Ziel klar ist.

Gerade in Gesundheitsbetrieben schauen viele Verantwortliche, wenn sie wissen wollen, was künftig gilt, immer noch zuerst in die Gesetze. Gesetze sind aber die Konsense der Vergangenheit. Wer wirklich erfahren will, was die Zukunft bringt, muss sich, wie in allen anderen Branchen auch, an den künftigen Bedürfnissen der Kunden orientieren. Kunden der Medizinanbieter sind die Patienten und – ganz wichtig – ihre Krankenkassen. So gesehen ist die Analyse ganz einfach: Die Nachfrage steigt, weil der Anteil der älteren Bevölkerung immer mehr zunimmt. Etwas komplizierter ist da die Sache mit dem Geld. Während die private Nachfrage in den kommenden Jahren von vielen Menschen ohne größere Probleme finanziert werden kann, stellt sich die Situation im Sozialtransfer, wo die Ressourcen immer knapper werden, ganz anders dar. Die Schere zwischen steigender Nachfrage und begrenzten Mitteln kann künftig nur geschlossen werden, wenn entweder die solidarisch finanzierten Leistungen erheblich beschränkt werden oder die Produktivität des Gesundheitssystems deutlich erhöht wird.

Die drastische Reduzierung von Leistungen stellt den allgemeinen Konsens in Mitteleuropa grundlegend in Frage, nach dem sich auch derjenige auf gesellschaftliche Unterstützung verlassen kann, der individuell überfordert ist. Hier sind also die Wurzeln des Solidarsystems betroffen. Allein deshalb setzt sich die Erkenntnis durch, dass auch im Gesundheitssektor Wettbewerb ein richtiger Ansatz ist. Allerdings darf der Kulturschock nicht unterschätzt werden. Die Beschäftigten der Gesundheitswirtschaft sind Wandel nicht gewohnt. Vieles, was anderswo selbstverständlich ist, wird in Gesundheitsunternehmen nach wie vor für undurchführbar gehalten, weshalb eine die Umstrukturierungsprogramme begleitende intensive Kommunikation wichtig ist. Gemeinsame Werte der Akteure herauszuarbeiten und zu formulieren ist dabei zwingend. Wenn die vom Umbruch Betroffenen ihren persönlichen Beitrag zur Wahrnehmung dieser Grundlagen jedoch nicht selbst als wertvoll erkennen, kann die Neuorientierung nicht gelingen. Permanenter Dialog ist deshalb zu Recht der Kern jeder Kommunikationsstrategie. Die Basis von unternehmerischem Erfolg in der Gesundheitswirtschaft ist das Vertrauen der Patienten. Gleichzeitig entsteht daraus gesellschaftliche Stabilität, die unsere Volkswirtschaft gerade im Umbruch dringend benötigt.

Neue Manager gefragt

Medizin ist heute interdisziplinär, interprofessionell, technikbasiert und kapitalabhängig. Die Organisation der Medizin beruht aber immer noch auf den Prinzipien des ausgehenden 19. Jahrhunderts: Der naturwissenschaftlich ausgebildete Therapeut und sein Patient bilden das überkommene Leitmotiv. Deshalb existieren in unserem Gesundheitssystem nach wie vor Einzelpraxen, Einzelkrankenhäuser mit Fachabteilungen, Rehabilitationseinrichtungen und Pflegebetriebe. Krankenhäuser sind noch immer fast überall in Abteilungen strukturiert, obwohl diese überkommene Sektorisierung für die aktuelle innovative Medizin außerordentlich hemmend ist. Sie erfordert neue, zukunftsweisende Arbeitsformen, weshalb die Struktur der Medizinangebote durch Konzentration und die Prozesse durch Patienten- und nicht wie bisher durch Institutionsorientierung gestaltet werden müssen. Der Wandel von der Institutions- zur Prozessorientierung erfordert ein »Zusammenrücken« der Angebotsstrukturen auf dem Gesundheitsmarkt. Die Vielfältigkeit der Leistungsanbieter führt bisher zu einer Zersplitterung der Angebote. Allerdings entwickeln sich Krankenhäuser in letzter Zeit zunehmend zu Orten umfassender Gesundheitsangebote. Je nach geografischer Lage entstehen mit einem unterschiedlichen Angebotsportfolio ausgestattete Gesundheitscenter, die künftig systematisch projektiert, geplant, gebaut und betrieben werden. Es ist nicht Erfolg versprechend, wenn Krankenhäuser weiterhin Immobilien- und Vermietungsgeschäfte, Planungs- und Bauaufgaben sowie vielfältige Managementfunktionen neben ihrem Kerngeschäft wahrnehmen. Sinnvoll ist es, zu einer Professionalisierung dieser Aktivitäten zu gelangen und eine entsprechende strategische Partnerschaft für das Gesundheitsmanagement einzugehen. Auch hier vollzieht der Gesundheitssektor Erfolgsmodelle nach, die in anderen Wirtschaftsbereichen inzwischen weit verbreitet sind, es ist jedoch noch Entwicklungsarbeit notwendig. Am Ende stehen Gesundheitscenter, die von Investoren und Entwicklern systematisch geplant werden. Ein Centermanagement der Betriebsgesellschaft sichert anschließend den Betrieb und versorgt die Mieter mit verschiedenen Services durch Systempartner.

Da Patienten jetzt auch Konsumenten werden, müssen sich die Anbieter von Gesundheitsleistungen vorbehaltlos auf ihre Perspektive einstellen. Patienten erwarten vor allem durchgängig strukturierte Behandlungsprozesse. Sie wollen umfassend informiert werden und aktiv kommunizieren können. Für sie steht Qualität im Vordergrund. Der Weg der Veränderung ist klar vorgezeichnet: Patientensouveränität ist der Anfang, Markenmedizin das Ergebnis. Am Beginn steht die Strukturierung der Prozesse. Die Nutzung der Möglichkeiten digitaler Industrialisierung ist zwingende Voraussetzung. Die Manager und Unternehmer der Gesundheitswirtschaft sind gefordert, mutig neue Wege zu gehen. Angesichts der gesellschaftlichen Herausforderungen ist zudem eine große Anstrengung vieler engagierter Kräfte notwendig.

Vor zwanzig Jahren war professionelles Management auch in der Gesundheitswirtschaft gefragt (Schmidt-Rettig 2001). Angesichts der vor uns liegenden Herausforderungen gilt es jetzt, die nächste Stufe der Entwicklung zu nehmen. Nicht nur die Mediziner und Krankenpflegekräfte müssen sich mit Ökonomie und Management vertraut machen, wie es viele von ihnen in den vergangenen Jahren bereits getan haben, sondern die Ökonomen müssen sich jetzt auch mit der Medizin beschäftigen. Viele Generalmanager haben sich bisher im Wesentlichen mit den nichtmedizinischen Bereichen der Gesundheitsunternehmen befasst. Das reicht künftig nicht mehr. Hier entsteht eine neue Aufgabe für die Hochschulen, die künftig den Ökonomen die Grundlagen der Medizin vermitteln müssen. Dazu können sie auf ihre vielfältigen Erfahrungen mit ökonomischen Zusatzstudiengängen für Mediziner, Pflegekräfte und weitere Therapeuten aufbauen. Es geht darum, die Sprachlosigkeit der Verantwortlichen in Gesundheitsunternehmen zu überwinden und das Sektorendenken zu durchbrechen. Wechselseitiges Verständnis stellt sich nicht automatisch ein, sondern kann durch gezielte Bildungsaktivitäten herbeigeführt werden. Die intensive Kommunikation der Ärzte, der Pflege-kräfte und der anderen therapeutisch Täti-gen mit den Ökonomen und Technikern ist der zentrale Erfolgsfaktor für »eine hervor-ragende Medizin zu bezahlbaren Preisen« und damit zum Überleben im zunehmenden Wettbewerb.

Literatur

Amelung VE. et al. (2009): Managed Care in Eu-rope. Berlin: MWV.

Eichhorn S (2008): Von der Krankenhaus-betriebslehre zur Krankenhaus-Manage-ment-Lehre. In: Schmidt-Rettig B, Eichhorn S (Hrsg.) Krankenhaus-Managementlehre. Stuttgart: Kohlhammer. S. 105 ff.

Henke K-D et al. (2010): Erstellung eines Satel-litenkontos für die Gesundheitswirtschaft in Deutschland. Baden-Baden: Nomos.

Kartte J, Neumann K (2007): Der zweite Gesund-heitsmarkt. Die Kunden verstehen, Geschäfts-chancen nutzen. München: Roland Berger Strategy Consultans.

Knieps F (2008): Die Perspektiven für das Ge-sundheitswesen?. Monitor Versorgungsfor-schung 4: 24.

Laimböck M (2009): Die Zukunft des österrei-chischen Gesundheitssystems. Wettbewerbs-orientierte Patientensteuerung im internatio-nalen Vergleich. Wien, New York: Springer.

Lohmann H (2011): Patientensouveränität treibt Wandel: Mit Markenmedizin in den Wett-bewerb. In: Albring M (Hrsg.) IMPLICON Plus. Gesundheitspolitische Analysen. Berlin 5: 6–7.

Lohmann H (2006): Neupositionierung der Ge-sundheitsanbieter – DRG als Basis für Mar-kenmedizin. In: Rebscher H (Hrsg.) Ge-sundheitsökonomie und Gesundheitspoli-tik im Spannungsfeld zwischen Wissenschaft und Politikberatung. Heidelberg, München, Landsberg, Berlin: Economia. S. 759 ff.

Meyer-Abich KM (2010): Was es bedeutet, ge-sund zu sein. Philosophie der Medizin. Mün-chen: Hanser.

Schmidt-Rettig B (2001): Zukunft der Kranken-häuser in veränderten Strukturen. In: Eich-horn S, Schmidt-Rettig B (Hrsg.) Kranken-hausmanagement. Stuttgart: Schattauer. S. 56 ff.

4 Leadership und organisatorischer Wandel aus der Perspektive von Strukturen

4.1 Trägerkonstellationen und Rechtsformen

4.1.1 Private Träger

Michael Philippi und Julia Elena König

Vorbemerkung

Das primäre Ordnungsprinzip der Trägerschaft von Krankenhäusern ist in Deutschland die Dreiteilung in öffentliche, freigemeinnützige und private Träger. So vermeintlich eindeutig die Zuordnung ist, so pauschal ist sie auch. In allen drei Gruppen finden sich Krankenhäuser verschiedener Größe mit sehr unterschiedlichen Strukturen und Versorgungsangeboten. Wenn wir uns in der Folge mit den privaten Krankenhäusern beschäftigen werden, ist dies besonders augenfällig. Bis vor 25 Jahren befanden sich private Krankenhäuser überwiegend in der Trägerschaft von Einzelunternehmern, häufig von Ärzten. Dies erklärt auch die damals sehr geringe durchschnittliche Bettenzahl. Wenn heute von privaten Krankenhäusern die Rede ist, dominiert das Bild des Krankenhauskonzerns, das sich in den vergangenen 20 Jahren entwickelt hat. Die folgenden Ausführungen beschäftigen sich überwiegend mit diesem Typus.

Private Krankenhausträger – unverzichtbares Element der Krankenhausversorgung

… ein Blick in die Historie

Wer die heutige Krankenhausstruktur in Deutschland – auch in ihren politischen Dimensionen – bewerten will, kommt an einem Blick in die Vergangenheit nicht vorbei. Dies gilt insbesondere für die Rolle der privaten Krankenhäuser. Eine so große und insbesondere zunehmende Bedeutung privaten Unternehmertums im Gesundheitswesen ist in Europa einmalig und mit Ausnahme der USA sind auch die übrigen Krankenhaussysteme weltweit eher staatlich denn privat geprägt. Dies ist ferner ein Grund dafür, dass auch im Jahr 2014 – bei einer für die Patientenversorgung in vielen Regionen und Versorgungskonstellationen unverzichtbaren Rolle privater Krankenhäuser – die ideologische Debatte über den vermeintlichen Gegensatz zwischen Patienten- und Gemeinwohl einerseits und Gewinnerzielungsabsicht andererseits mit unverminderter Dogmatik geführt wird. Es fehlen schlicht vergleichbare Erfahrungen aus anderen Ländern.

Das deutsche Krankenhaussystem ist aber nicht nur in dieser Hinsicht einzigartig; auch ein so großer Anteil freigemeinnütziger, insbesondere kirchlicher Leistungsanbieter, findet sich in keinem anderen Land. Dies ist allerdings historisch erklärlich. Im Mittelalter lag die Versorgung bedürftiger und kranker Menschen zumeist in den Händen der Klöster (Oberender et al. 2002). Die Grundlagen des modernen Krankenhauswesens sind eindeutig dem Wirken der Kirchen zuzuordnen.

Dass heute die öffentlichen Krankenhäuser aufgrund ihrer Bettenzahlen den größten Teil der Versorgungssicherung für sich reklamieren, ist angesichts der Zahl der versorgten Patienten nachvollziehbar. Insbesondere das Krankenhausfinanzierungsgesetz von 1972 mit der Einführung der dualistischen Krankenhausfinanzierung und dem Aufbau vor allem des kommunalen Klinikangebotes hat hier einen wesentlichen Beitrag geleistet.

Die Entwicklung der heutigen dreigliedrigen Trägerstruktur ist darüber hinaus nicht unerheblich durch die deutsche Einheit beeinflusst worden. Die Notwendigkeit, nach der Wende zügig ein modernes Krankenhaussystem zu etablieren, und die finanzielle Förderung dieses Ziels, haben viele Krankenhausträger in den damals neuen Bundesländern zur Privatisierung ermutigt. Die heute agierenden privaten Krankenhauskonzerne, die nahezu über alle Versorgungsstufen hinweg Krankenhausleistungen anbieten, sind in der Zeit der »Wende« entstanden. Asklepios, Paracelsus, Rhön und Sana gab es bereits, aber die Zahl der Kliniken und das Versorgungsspektrum hatten nicht annähernd die Dimension, die heute erreicht wird.

Es verwundert insofern nicht, dass auch heute noch der Anteil der privaten Träger in den neuen Bundesländern überproportional höher ist als im Westen Deutschlands (Deutsche Krankenhausgesellschaft 2012).

Trägerpluralität im deutschen Krankenhauswesen

Die Krankenhauslandschaft hat sich in den Jahren verändert. Zum einen ist die Gesamtkrankenhausanzahl in Deutschland von ehemals rund 2.400 Krankenhäusern in 1990 auf heute noch knapp 2.000 Krankenhäuser zurückgegangen. Zum anderen zeigt sich eine Verschiebung in der Trägerschaft. Waren Anfang der neunziger Jahre noch wenige Krankenhäuser in privater Trägerschaft (unter 15 %) am Markt vertreten, so ist ein klarer Wandel zu erkennen. Zu Lasten der kommunalen und freigemeinnützigen Träger hat der Anteil der privatgeführten Kliniken auf fast 35 % zugenommen. Dabei ist der Anteil der kommunalen Krankenhäuser stärker gesunken als der Anteil der freigemeinnützigen Einrichtungen (Statistisches Bundesamt 2012).

Der Trend zur Privatisierung nach der Wende allein kann diese Verschiebung jedoch nicht erklären. Ein weiterer wesentlicher Aspekt ist der tiefgreifende Umbruchprozess, in dem sich das deutsche Krankenhauswesen seit geraumer Zeit befindet. Der Wettbewerb ist zunehmend stärker geworden. Die Einführung des DRG-Systems hat die bis dahin bekannten Gesetzmäßigkeiten des deutschen Systems rigoros umgestoßen. Die mit dem neuen Vergütungssystem verfolgten Ziele der Politik, die sich mit Effizienzsteigerung und Ausgabenreduzierung vereinfacht beschreiben lassen, zeigen Wirkung: rückläufige Bettenzahlen, deutlich gesunkene Verweildauern der Patienten. Gemessen an behandelten Patienten, zeichnet sich eine klare Effizienzsteigerung ab. Es gelingt in der Tat, wesentlich mehr Patienten mit relativ geringeren Ressourcen zu versorgen.

Anteile der Krankenhausträger
Veränderung der Trägerstruktur in den letzten 20 Jahren

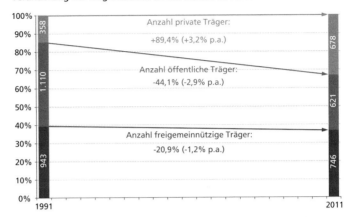

Abb. 4.1.1.1:
Veränderung der Träger-
strukturen
Quelle: Eigene Darstellung.

In diesem Spannungsfeld sind innovative Gestaltungsansätze gefragt, um den Bedürfnissen von Patienten, Mitarbeitern und Wirtschaftlichkeit gerecht zu werden. Das einzelne Krankenhaus ist damit aber zunehmend überfordert. Aus den absoluten Zahlen wird daher nicht deutlich, wie sehr eine andere Entwicklung das Krankenhauswesen hierzulande mittlerweile prägt – der Trend zur Bildung von Krankenhausverbünden. Derzeit gehören bereits knapp 60 % aller Kliniken zu einem Träger, der mindestens zwei Krankenhäuser unterhält – Tendenz steigend. Die großen privaten Krankenhausträger sind für diese Entwicklung ohne Zweifel ein – wenn nicht sogar der entscheidende – Motor. Der Aufschwung der privaten Krankenhausträger hängt damit zusammen, dass jedenfalls die großen Ketten viel früher als andere Träger auf Konzernstrukturen gesetzt haben (und setzen konnten), sich Verbundsynergien erschlossen und damit auch ökonomische Potenziale zur Verbesserung der medizinischen und pflegerischen Wettbewerbsposition gehoben haben.

Folgerichtig ist auch die nächste »Marktphase« – die Konzentration von Leistungsanbietern – im großen Stil den privaten Ket-

ten vorbehalten. Die Veräußerung der beiden Krankenhausgruppen Damp und Mediclin hat eine erste Konzentrationsphase geprägt (Deutsches Ärzteblatt 2011). Mit dem jüngst vollzogenen Zusammenschluss von Rhön und Helios wird bereits eine neue Dimension erreicht. Welche Schlussfolgerungen lassen die bisher erkennbaren Marktentwicklungen zu? Ist es zutreffend, dass es den (großen) privaten Trägern grundsätzlich besser gelingt, innovative Lösungen für die vielfältigen Herausforderungen des Krankenhausalltags zu finden? Ist davon auszugehen, dass der Anteil der privaten Krankenhäuser weiter zunimmt und die Trägerpluralität in Deutschland auf lange Sicht gefährdet ist?

Besonderheiten privater Krankenhausträger

Bekenntnis zur Gewinnerzielung

Selbstverständlich gibt es auch private Krankenhausträger, die gemeinnützig sind, zum Beispiel die SRH Gruppe. Überwiegend erwarten die Anteilseigner aber für das bereitgestellte Kapital eine ange-

111

messene Verzinsung. Nicht die Gewinn-oder Ergebnisorientierung, die auch jedes andere Krankenhaus in seinem Wirken prägen sollte, weil nur auf diesem Weg dauerhaft eine Innovations- und Investitionsfähigkeit realisiert werden kann, ist das entscheidende Element privaten Unternehmertums im Krankenhauswesen. Ausschlaggebend ist die Ausschüttung oder Ausschüttungsfähigkeit erwirtschafteter Überschüsse.

Ein kleiner Exkurs: Dieses Element kennzeichnet den überwiegenden Teil des Gesundheitswesens in Deutschland. Niedergelassene Ärzte, Apotheken und die Industrie sind darauf angewiesen, Überschüsse zu erwirtschaften. Und wer meint, dass die öffentlichen Haushalte sich Geld leihen könnten, z.B. zur Finanzierung ihrer Kliniken, ohne den Anlegern eine Verzinsung zu gewähren, der verkennt die grundlegenden Prinzipien unserer Wirtschaftsordnung. Die dogmatische Auseinandersetzung mit ökonomischen Zielen im Gesundheitswesen, insbesondere wenn diese mit ethischen Ansprüchen verknüpft wird, greift hier zu kurz. Sich nicht permanent und auch konfliktbereit mit der Wirtschaftlichkeit der Gesundheitsversorgung auseinanderzusetzen, ist bei begrenzten Mitteln unethisch. Dass die Mittel angesichts der Herausforderungen der Demografie begrenzt sind, wird niemand ernsthaft bestreiten wollen.

Abgesehen von der Zielstruktur sind private Krankenhäuser ebenso wie die Kliniken in anderer Trägerschaft den Gegebenheiten und politischen Rahmenbedingungen des deutschen Gesundheitswesens unterworfen. Die privaten Krankenhäuser, jedenfalls sofern sie einen entsprechenden Versorgungsauftrag erfüllen, sind in die Krankenhauspläne der Länder eingebunden und mit den einzelnen Fachabteilungen geführt. Die dort festgeschriebenen Strukturen sind einzuhalten. Aus rein ökonomischer Sicht lassen sich somit geplan-

te Strukturveränderungen auch bei privaten Krankenhäusern nicht ohne Weiteres umsetzen. Zudem sind die Krankenhäuser in unserer Begriffsdefinition durch den Anspruch, für jeden Versicherten zugänglich zu sein, an das DRG-System gebunden, da die Behandlungen durch GKV und PKV vergütet werden. Die Aufgaben und Herausforderungen unterscheiden sich somit nicht von Krankenhäusern in anderer Trägerschaft.

Worin liegen also Besonderheiten oder besondere Erfolgsmerkmale?

Synergien durch Konzernstrukturen

Professionalisierung konzernübergreifender Prozesse

In den letzten Jahren wird zunehmend deutlich, dass einzelne Krankenhäuser allein nicht auf dem Markt bestehen können, weshalb vermehrt Zusammenschlüsse, Verbünde, Fusionen und Verkäufe zu verzeichnen sind. Ein lockerer Kooperationsverbund stellt keine Lösung dar, insbesondere nicht bei Verteilungsaufgaben. Auf lange Sicht hat auch ein Verbund nur dann Erfolg, wenn vormals unabhängige Kliniken konsequent die Frage beantworten, welche Funktionen sinnvollerweise nur noch zentral oder regional vorgehalten werden, um sich auf ihre Kernkompetenz in der Patientenversorgung konzentrieren zu können. Die konzernübergreifende Bündelung und Optimierung von Prozessen ist damit einer der entscheidenden Erfolgsfaktoren der privaten Krankenhausträger. Die zentrale Steuerung kann akzentuiert werden. Dies spart Ressourcen, vorhandenes Know-how und Fachwissen können auf einfache Weise mehreren Krankenhäusern zugute kommen, klinikübergreifende Modelle und Systeme eingesetzt werden.

Weiterhin muss gelten: Bei aller Individualität des Patienten kann und muss die Weiterentwicklung von Medizin und Pflege

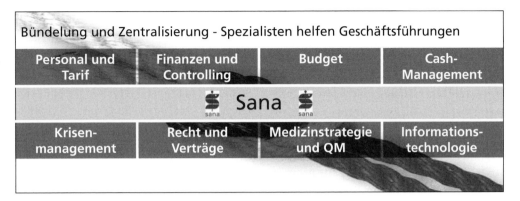

Abb. 4.1.1.2: Konzernübergreifende Prozesse
Quelle: Eigene Darstellung.

über Krankenhausgrenzen hinaus aufeinander abgestimmt werden. Leistungsangebote können nicht mehr »beliebig« an jedem Krankenhausstandort vorgehalten werden, weil insbesondere die Qualitätsansprüche der Patienten auf Dauer nicht befriedigt werden können.

Übergreifende Konzepte sind zwar meist regional beschränkt, denn die Mobilität von Patienten (und Angehörigen) ist mehr eine theoretische Idee als ein tatsächlich feststellbarer Trend, aber innerhalb von überschaubaren Entfernungen lassen sich sehr wohl übergreifende Konzepte umsetzen.

Am Beispiel unserer Kliniken im Bayerischen Wald und auf der Schwäbischen Alb ist ein solcher Weg hin zu einer zukunftsfähigen Versorgung zu erkennen. Bei den Krankenhäusern des Landkreises Cham sowie des Landkreises Biberach handelte es sich um Klinikverbünde mit mehreren Standorten, einem nicht abgestimmten, in Teilen identischem Leistungsangebot und folgerichtig geringer Auslastung, die mit einem erheblichen wirtschaftlichen Defizit zu kämpfen hatten. Unser Schlüssel zum Erfolg ist die klare Entscheidung für eine konsequente Schwerpunktbildung am »Zentralkrankenhaus« – in dem einen Fall Cham, im zweiten Fall Biberach – und einer genauso klaren Restrukturierung der kleineren

Standorte hinsichtlich ambulant-stationärer Strukturen, Erstversorgung und ergänzenden Pflege- oder Gesundheitsangebote. Einher geht dieser Strukturwandel mit der Realisierung einer standortübergreifenden Medizin. Damit sind die Grundlagen geschaffen. Die weiteren Entwicklungsschritte werden der Optimierung der Arbeitsprozesse in dem Verbund und dem Ausbau des Leistungsangebots dienen.

Arbeitgebermarke als besondere Anforderung

Personalmanagement fällt natürlich auch unter die konzernübergreifenden Prozesse, hat aber eine ganz eigene Dimension. Der entscheidende Erfolgsfaktor in einem personalintensiven Bereich wie dem Krankenhaus sind die Beschäftigten. Die Personalkosten belaufen sich in Krankenhäusern auf durchschnittlich 60 % aller Ausgaben und stellen somit den entscheidenden Kostenanteil dar. Zudem hängt die Qualität der Leistungen eines Krankenhauses von den Menschen ab, die diese erbringen. Diese Erkenntnisse sind nicht neu, jedoch steht der Arbeitsmarkt im Gesundheitswesen vor einschneidenden Veränderungen. Einer aktuellen Studie zufolge droht in den kommenden drei Jahren der Fachkräftemangel von ak-

113

tuell 2 auf 15 % zu steigen – auch befördert durch sich rasant verändernde Denkmuster und Lebensvorstellungen der Beschäftigten (»Generation Y und Z«) (Roland Berger Strategy Consultants 2013). Personalbetreuung, -gewinnung und -entwicklung werden dadurch zunehmend wichtiger. Dies gilt auch und gerade für einen privaten Träger im Wettbewerb mit kommunalen und konfessionellen Anbietern. Die Anforderungen an die Führungskräfte nehmen – nicht nur als Folge dieser Entwicklung – ebenfalls zu.

Es geht also um die Frage einer wettbewerbsfähigen und -relevanten »Arbeitgebermarke« – ohne Zweifel ein enorm an-

spruchsvolles Ziel, das nur wenige Großunternehmen erreichen. Die Sinnhaftigkeit der Maßnahmen sowie ein ausgewogenes Kosten-Nutzen-Verhältnis sind dabei nur bei einem ausreichend großen Personalkörper gegeben. So sollte bei der individuellen Personalentwicklung und Weiterbildung auf standortübergreifende Angebote zurückgegriffen werden. Auf der »Karriereleiter« können für alle Berufsgruppen Perspektiven entwickelt werden, die im Erfolgsfall die Attraktivität für Beschäftigte nachhaltig steigert.

Eine Auswahl unserer Aktivitäten soll verdeutlichen, mit welchem Aufwand diesem Teilprozess begegnet wird (▶ Abb. 4.1.1.3).

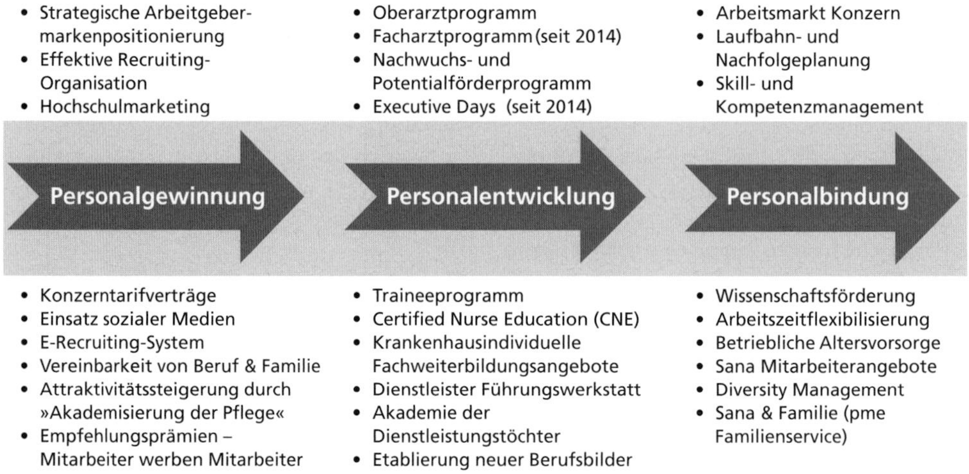

- Strategische Arbeitgebermarkenpositionierung
- Effektive Recruiting-Organisation
- Hochschulmarketing

- Oberarztprogramm
- Facharztprogramm (seit 2014)
- Nachwuchs- und Potentialförderprogramm
- Executive Days (seit 2014)

- Arbeitsmarkt Konzern
- Laufbahn- und Nachfolgeplanung
- Skill- und Kompetenzmanagement

Personalgewinnung → **Personalentwicklung** → **Personalbindung**

- Konzerntarifverträge
- Einsatz sozialer Medien
- E-Recruiting-System
- Vereinbarkeit von Beruf & Familie
- Attraktivitätssteigerung durch »Akademisierung der Pflege«
- Empfehlungsprämien – Mitarbeiter werben Mitarbeiter

- Traineeprogramm
- Certified Nurse Education (CNE)
- Krankenhausindividuelle Fachweiterbildungsangebote
- Dienstleister Führungswerkstatt
- Akademie der Dienstleistungstöchter
- Etablierung neuer Berufsbilder

- Wissenschaftsförderung
- Arbeitszeitflexibilisierung
- Betriebliche Altersvorsorge
- Sana Mitarbeiterangebote
- Diversity Management
- Sana & Familie (pme Familienservice)

Abb. 4.1.1.3: Eckpfeiler des Sana-Personalmanagements
Quelle: Eigene Darstellung.

Kapitalmarktfähigkeit und Investitionen

Ein weiterer Pluspunkt der privaten Krankenhauskonzerne ist der Zugang zum Kapitalmarkt. Private Träger haben auf dem Kapitalmarkt wesentlich mehr Möglichkeiten, Finanzmittel zu beschaffen, sofern sie nicht mit öffentlichen verbürgten Finanzierungsvorhaben konkurrieren. Die Spiel-

räume werden jedoch durch die finanziellen Lasten der öffentlichen Haushalte und die demnächst wirksamen, selbst auferlegten Sparzwänge in Europa nicht größer.

Sicherheiten für größere Investitionsvorhaben können vor diesem Hintergrund entweder durch den Zugriff auf Eigenkapital oder durch die Verbreiterung der Basis geschaffen werden. Die Refinanzierungsmöglichkeit und die Konditionen der Kapitalbeschaffung hängen von der Bonität und den Sicherheiten ab, die gestellt werden können. Krankenhäuser sind längst nicht unbedingt mehr Finanzierungspartner mit strukturell hoher Bonität. Gerade dann vereinfacht eine breitere Basis der Ertragskraft den Zugang zum Kapitalmarkt. Bei ausreichend großen Kapitalmarktbedarfen ergeben sich darüber hinaus Optionen für die Nutzung anderer Kapitalmarktinstrumente. Das Platzieren eines Schuldscheindarlehens, Anleihen oder ähnliche Finanzierungsinstrumente neben der klassischen Darlehensaufnahme setzen bestimmte Volumina voraus, die den Bedarf auch größerer Investitionsmaßnahmen übersteigen. Nur wenn das Volumen bestimmte Grenzen übersteigt, sind die Transaktionskosten für alle Parteien gerechtfertigt.

Dieser Vorteil der Investitionsfähigkeit wird – bei steigendem Wettbewerb und der Notwendigkeit, nicht einfach den baulich-funktionalen Status quo zu erhalten, sondern auch Entwicklungsinvestitionen zu tätigen – immer schwerwiegender. Denn noch nie war das Dilemma der Finanzierung der Investitionen so deutlich wie zurzeit. Die Bundesländer auf der einen Seite versuchen ihrer Verpflichtung zur Investitionsfinanzierung nachzukommen, je nach finanziellen Möglichkeiten und Sicht auf den Krankenhaussektor mehr oder minder ausgeprägt, per Saldo, aber mit einer deutlich abnehmenden Tendenz. Angesichts des naturgemäß steigenden Investitionsbedarfs führt diese Entwicklung langfristig zur Auszehrung der baulich-funktionalen und medizinisch-technischen Ausstattung der Krankenhäuser.

Investitionsmittel nicht nur für den Erhalt der bestehenden Bausubstanzen verwenden zu müssen, sondern vor allem auch für Innovationen und Technologien einsetzen zu können, ist ein elementarer Wettbewerbsvorteil.

Professionalisierung von Dienstleistungen

Im Laufe der Erfahrungskurve haben alle Träger gelernt, ihren Fokus hauptsächlich auf die originäre Leistungserbringung sowie die sekundären, d.h. patientennahen Prozesse zu legen. Die patientenfernen Dienstleistungen, zu denen Küche, Wäscheversorgung, Reinigung und ähnliche Bereiche gehören, werden von spezialisierten Dienstleistern erbracht, was zu Effizienzsteigerungen in den Kostenstrukturen und Prozessoptimierungen führt.

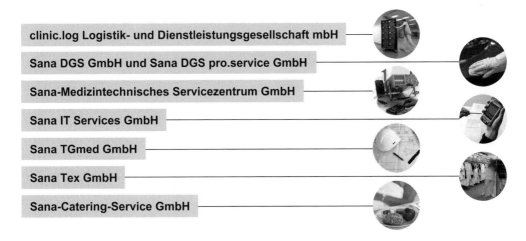

Abb. 4.1.1.4: Dienstleister der Sana Kliniken AG
Quelle: Eigene Darstellung.

Die Abbildung 4.1.1.4 fasst am Beispiel des eigenen Unternehmens zusammen, wie breit das Spektrum solcher Dienstleistungstöchter sein kann. Diese Fertigungstiefe und -breite ist allerdings eine Besonderheit der Sana Kliniken AG, sicher erklärlich durch die Vorreiterrolle auf diesem Gebiet mit fast 40-jähriger Erfahrung. Aber der Grundansatz des Bündels von Management und Durchführung patientenferner Dienstleistungen ist ein weiteres Beispiel für die Vorteile großer Konzernstrukturen. Die Skaleneffekte sind erheblich.

Perspektivisch – die Zukunft des Krankenhausmarktes

Wie wird sich die Situation zukünftig entwickeln? Extrapoliert man die Verschiebungen in der Krankenhausträgerschaft, könnte man zu dem Ergebnis gelangen, dass langfristig öffentliche Krankenhäuser keine Rolle mehr spielen werden. Dies ist natürlich eine theoretische Vorstellung. Genauso theoretisch ist es aber, dass der staatliche Sicherstellungsauftrag – die Verantwortung für die Daseinsfürsorge – gleichzusetzen ist mit dem Betreiben eigener Krankenhäuser. Ein Bundesland, eine Kommune kann sich zur Erreichung dieser Ziele sehr wohl eines privaten Trägers bedienen.

Letztlich wird sich aus den inhaltlichen und ökonomischen Herausforderungen einerseits und der, zumindest mittelfristig auch weiter zu erwartenden, politischen Debatte um die »richtige« Trägerschaft für Krankenhäuser andererseits ein Zukunftsbild des deutschen Krankenhausmarktes mit folgenden Konturen abzeichnen:

Davon auszugehen ist, dass in den kommenden Jahren stetig Krankenhäuser in größere Verbundstrukturen überführt werden müssen, wenn sie den Patientenbedürfnissen gewachsen sein wollen. Häufig wird als Partner nur ein privater Träger infrage kommen, da die Anforderungen in einer Allianz auf gleicher Trägerebene nicht bewältigt werden können.

Der bereits wahrnehmbare Konzentrationsprozess wird dadurch auch in Zukunft weiter voranschreiten.

Jedoch wird dies alleine auch nicht ausreichen, um den gesamten deutschen Gesundheitsmarkt langfristig auf eine solide Basis zu stellen. Alleine das Zusammenwachsen der Versorgungssektoren wird neue finanzielle Spielräume eröffnen, um das heutige Versorgungsniveau zu erhalten. Viele, sich immer deutlicher abzeichnende Einflussfaktoren werden die Vernetzung der verschiedenen Gesundheitssektoren erzwingen, selbst wenn bei weitem nicht alle Akteure dies wünschenswert finden und lieber weiter auf ihrem abgeschotteten »Krankenhausmarkt« agieren würden.

Die dem Gesamtmarkt zur Verfügung stehenden finanziellen Mittel reichen nicht mehr aus, um das bisherige Nebeneinander von Krankenhaus, Facharzt, Hausarzt und den anderen Leistungsanbietern aufrechtzuerhalten, jedenfalls nicht in jeder Region. Die Ansprüche der Patienten, der Öffentlichkeit, der Politik und der Medien an die weitere Verbesserung der Gesundheitsversorgung nehmen zu.

Aufgrund der demografischen Entwicklung werden die Nachfrage und damit einhergehend die Ausgaben kontinuierlich weiter steigen. Die gelebte Fragmentierung der Gesundheitsversorgung stößt dabei zunehmend auf Unverständnis. Unkoordinierte Behandlungsabläufe, Zeitverlust sowie steigende Kosten durch die Doppelvorhaltung von Ressourcen werden gesellschaftlich immer weniger akzeptiert.

Die Krankenhäuser müssen sich darauf einstellen, im Zentrum der vernetzten Versorgung zu agieren. Organisationskompetenz, die bereits bestehenden Angebote, die im Vergleich zum ambulanten Sektor größeren finanziellen Gestaltungsmöglichkeiten und insbesondere die immer eindeutigere Rolle in der Notfallversorgung sprechen für Krankenhäuser als die zentralen Player. Wagen wir also zum Abschluss die Prognose, dass in absehbarer Zeit in Deutschland Krankenhausleistungen von weniger Krankenhäusern erbracht werden, in Trägerstrukturen, in denen die drei Gruppen einen in etwa gleichen Beitrag zur Patientenversorgung leisten. Die universitäre Medizin definieren wir dabei als eine vierte Säule.

Literatur

Deutsches Ärzteblatt (2011): Klinikmarkt: Private kaufen Private. (http://www.aerzteblatt.de/¬archiv/112484/Klinikmarkt-Private-kaufen-¬Private, Zugriff am 09.01.2014).

Deutsche Krankenhausgesellschaft (2012): Bestandsaufnahme zur Krankenhausplanung und Investitionsfinanzierung in den Bundesländern – Stand: Juli 2012 –. (http://www.¬dkgev.de/dkg.php/cat/159/aid/9644/title/Be¬standsaufnahme_zur_Krankenhausplanung_¬und_Investitionsfinanzierung_in_den_Bun¬deslaendern, Zugriff am 09.01.2014).

Oberender P, Hebborn A, Zerth J (2002): Wachstumsmarkt Gesundheit. Stuttgart: UTB Wissenschaft.

Roland Berger Strategy Consultants (2013): Fachkräftemangel im Gesundheitswesen. (http://www.rolandberger.de/media/pdf/Ro¬land_Berger_Fachkraeftemangel_im_Ge¬sundheitswesen_20131028.pdf, Zugriff am 09.01.2014).

Statistisches Bundesamt (2012): Fachserie 12 Reihe 6.1.1. Gesundheit. Grunddaten der Krankenhäuser. (https://www.destatis.de/DE/Pub¬likationen/Thematisch/Gesundheit/Kranken¬haeuser/GrunddatenKrankenhaeuser.html, Zugriff am 11.12.2013).

4.1.2 Kommunale Träger

Matthias Bracht

Trägerstrukturen

Hinsichtlich der Anzahl sind die deutschen Krankenhäuser derzeit gleichmäßig auf die drei Trägergruppen verteilt: Jeweils rund 1/3 befindet sich in öffentlicher, in freige-meinnütziger oder in privater Trägerschaft (DKI 2013). Bezogen auf die erbrachten Leistungen nach Fallzahlen ergibt sich jedoch ein anderes Bild: Nahezu die Hälfte der Behandlungsfälle wird in Kliniken in öffentlicher Trägerschaft versorgt, gefolgt von den freigemeinnützigen und, mit größerem Abstand, den privaten Häusern (DKI 2013). Krankenhäuser in kommunaler Trägerschaft bilden also das wesentliche Standbein der stationären Versorgung in Deutschland. Insbesondere Universitätskliniken und der überwiegende Anteil der größeren Krankenhäuser befinden sich in öffentlicher Trägerschaft. Allein die 20 Mitgliedskrankenhäuser der Arbeitsgemeinschaft kommunaler Großkrankenhäuser (AKG) erbringen knapp 7 % der stationären Versorgung in Deutschland. Kleinere und mittlere Häuser befinden sich dagegen überproportional häufig in freigemeinnütziger oder privater Trägerschaft.

Rechtsformen

Während die kommunalen Krankenhäuser früher meist Teil der kommunalen Verwaltungen waren, sind sie heute überwiegend selbständig. Insbesondere hat der Anteil der Krankenhäuser, die eine formale Privatisierung, also die Überführung in eine GmbH oder AG, vollzogen haben, deutlich zugenommen. Auch die Rechtsformen des kommunalen Bereichs, die eine höhere Eigenständigkeit des Krankenhauses abbilden (z. B. Anstalt öffentlichen Rechts), sind vermehrt anzutreffen. Diese Entwicklung der Verselbstständigung der kommunalen Krankenhäuser ist als Zeichen der zunehmenden Professionalisierung sowie als Antwort auf den zunehmenden Kosten- und Wettbewerbsdruck im Krankenhausbereich zu interpretieren. Der Veränderungsdruck auf die Krankenhäuser hat stetig zugenommen, was ein flexibles Reagieren des Managements erfordert. Eigenständige Rechtsformen ermöglichen eine größere Unabhängigkeit und eine höhere Flexibilität als kommunale Verwaltungsstrukturen. So können Krankenhausleitungen in der Rechtsform einer Aktiengesellschaft Entscheidungen zügiger, unternehmensorientiert und freier von politischen Weisungen treffen (Bihr und Philippsen 2013). Spätestens seit Einführung der pauschalierenden Vergütung nach DRGs müssen Krankenhäuser proaktiv, flexibel und unternehmerisch handeln. Sie sind deshalb aufgefordert, ihr Selbstverständnis und ihre Kultur von einer traditionellen Verwaltungs- zu einer Managementsicht weiterzuentwickeln.

Wirtschaftlichkeit

Die Analyse der Wettbewerbsfähigkeit von Krankenhäusern in unterschiedlicher Trägerschaft ergibt deutliche Unterschiede: Krankenhäuser in privater Trägerschaft erwirtschaften deutlich höhere Umsatzrenditen als freigemeinnützige Krankenhäuser und insbesondere als Krankenhäuser in öffentlicher Trägerschaft (Penter und Arnold 2009). Dieser Wettbewerbsnachteil der analysierten öffentlichen Häuser resultiert aus einem weniger effizienten Einsatz von Produktionsfaktoren. Die Anzahl der Vollkräfte pro Bett liegt bei den öffentlichen Häusern deutlich über der Anzahl in privaten oder freigemeinnützigen Häusern.

Aus der Feststellung, dass in Summe kommunale Krankenhäuser nicht so wettbewerbsfähig aufgestellt sind wie private oder freigemeinnützige, kann jedoch nicht abgeleitet werden, dass kommunale Häuser grundsätzlich nicht erfolgreich geführt werden können (Goldschmidt 2012). Viele Beispiele beweisen das Gegenteil. So konnten viele kommunale Krankenhäuser ihr Management deutlich professionalisieren und ergebnisorientiert ausrichten, sodass sie, bezogen auf den wirtschaftlichen Erfolg, den Vergleich mit kirchlichen aber

auch mit privaten Trägern nicht scheuen müssen. Trotzdem stellt sich die Frage, warum in der Gesamtheit die oben beschriebenen Wettbewerbsnachteile abhängig von der Trägerschaft bestehen. Dazu sollen im Folgenden einige mögliche Erfolgsfaktoren kommunaler Krankenhäuser, bezogen auf organisatorischen Wandel und Leadership, angesprochen werden.

Erfolgsfaktoren kommunaler Krankenhäuser

Definition und Wahrnehmung der Eigentümerrolle

Keine politische Einflussnahme auf operative Entscheidungen

Ein entscheidender Erfolgsfaktor für den wirtschaftlichen Erfolg eines kommunalen Krankenhauses ist die Frage, wie der Träger seine Rolle als Eigentümer definiert und wahrnimmt. Als erfolgskritisch werden starke Eingriffe der kommunalen Politik auf das operative Geschäft des Krankenhauses beschrieben (Högn et al. 2012). Wenn politisch Verantwortliche ihre Eigentümerrolle mit der Rolle eines Vorstandes oder Geschäftsführers verwechseln, besteht die Gefahr, dass das Krankenhaus nicht mehr nach unternehmerischen Kriterien gesteuert wird, sondern geleitet von kurzfristigen politischen Interessen. Der Handlungsdruck in deutschen Krankenhäusern erfordert jedoch häufig Entscheidungen, die im kommunalpolitischen Umfeld unbequem sind und deshalb von politisch Verantwortlichen gemieden werden, insbesondere bei Fragen bezüglich Produktivitätssteigerung, Personalabbau oder Tarifbindung. Die Unternehmensführung muss ergebnisorientiert und rational erfolgen und darf nicht durch politische Einwirkung dahingehend beeinflusst werden, dass notwendige und begründete Entscheidungen ausbleiben. Ein verantwortungsvolles Krankenhausmanagement kann nicht nach der Maxime »Wasch mich, aber mach mich nicht nass« handeln, sondern muss in der Lage sein, auch unpopuläre Entscheidungen zu treffen. Gerade die Sanierung und Modernisierung von in Schieflage geratenen kommunalen Krankenhäusern wird in der Regel nicht ohne harte und politisch belastende Maßnahmen gelingen. Schließlich liegen die Gründe für die Schieflage meist darin, dass notwendige Maßnahmen in der Vergangenheit nicht umgesetzt wurden und im Rahmen einer Sanierung nachgeholt werden müssen. Krankenhäuser in Schieflagen haben meist kein Erkenntnis- sondern ein Umsetzungsproblem und brauchen deshalb Leadership und organisatorischen Wandel.

Der Versuch von politischer Einflussnahme auf das operative Geschäft erfolgt häufig interessengruppengesteuert. Eine am Erfolg ausgerichtete Unternehmensführung kann und darf sich aber nicht an den Interessen einzelner Gruppen oder Personen ausrichten. Insbesondere darf die Nähe einzelner Akteure (z.B. Chefärzte) zu lokalen Politikern nicht zu unternehmensschädlicher Einflussnahme führen. Hier sind die Kommunalpolitiker gefordert, bei versuchter Einflussnahme immer wieder auf die Zuständigkeit und Verantwortung von Vorstand oder Geschäftsführung zu verweisen. Dies empfiehlt sich vor allem deshalb, da jeder Eingriff der Politik in das operative Geschäft die Durchsetzungsfähigkeit der Geschäftsführung oder des Vorstandes im Unternehmen nachhaltig schädigt. Wird ein kollateraler Entscheidungsweg einmal zugelassen, werden weitere Versuche der interessengeleitenden Umgehung von Geschäftsführungsentscheidungen folgen. Für die Politik wird es dann nahezu unmöglich, sachliche Begründungen gegen weitere Ausnahmen zu finden. Im kommunalen Umfeld und im kommunalen Unternehmen muss eindeutig klar sein, dass operative Entschei-

dungen von der Geschäftsführung getroffen und verantwortet werden. Nur so entsteht der notwendige Raum für Leadership. Deshalb sollten grundsätzlich alle Personalentscheidungen des Krankenhauses durch die Unternehmensleitung und nicht durch ein politisches Aufsichtsgremium gefällt werden. Das gilt insbesondere auch für die Auswahl von Chefärzten.

Verantwortliche Wahrnehmung der Eigentümerrolle

Genauso wie eine politische Einflussnahme auf operative Entscheidungen für den Unternehmenserfolg schädlich ist, kann die politische Nichtwahrnehmung der Eigentümerrolle schädlich sein (Büchner et al. 2013). Für alle Trägerformen gilt: Die Eigentümerrolle und die Rolle des Aufsichtsgremiums müssen verantwortungsvoll und aktiv wahrgenommen und gegeneinander abgegrenzt werden (Borchers et al. 2013). Der kommunale Träger darf sich in seiner Rolle als Eigentümer und Vertreter im Aufsichtsgremium nicht aus dem Unternehmen heraushalten. Gerade an politische Aufsichtsräte in kommunalen Krankenhäusern werden hohe Anforderungen gestellt (Smend 2012). In der Praxis zeigen sich, sowohl hinsichtlich Definition und Fokussierung auf die Eigentümerrolle sowie in der verantwortlichen Wahrnehmung dieser Rolle häufig Defizite bei den kommunalen Trägern.

Die Eigentümerrolle des kommunalen Trägers muss sich auf die Definition der strategischen Unternehmensziele und der Rahmenbedingungen der Entwicklung sowie auf die Kontrolle der Unternehmensführung fokussieren. Bei der Definition der Unternehmensziele und der Rahmenbedingungen sollte der kommunale Träger seine spezifischen Ziele in Abgrenzung zu anderen Trägern herausarbeiten. Wenn die Trägervielfalt in der deutschen Krankenhauslandschaft als vorteilhaft angesehen wird, müssen gerade kommunale Träger deutlich machen, dass die unterschiedlichen Trägermodelle auch zu unterschiedlichen Konzepten im Krankenhausbereich führen. Andernfalls gäbe es keinen Grund an der kommunalen Trägerschaft festzuhalten. Das Betreiben eines Krankenhauses in kommunaler Trägerschaft als Selbstzweck stellt eine schlechte Grundlage für eine erfolgreiche Unternehmensentwicklung in einem dynamischen Umfeld dar. Die Differenzierung einer Krankenhaus- und Versorgungsphilosophie in Abhängigkeit von der Trägerschaft gelingt sicher den freigemeinnützigen Häusern am besten (Quaschner 2013); kommunale haben hier deutliche Entwicklungspotenziale. Mögliche trägerabhängige Differenzierungen aus kommunaler Sicht können sein:

- Sicherstellung einer definierten Versorgungsstruktur und -tiefe, hergeleitet aus der kommunalen Aufgabe der Daseinsvorsorge (Sicherstellungsauftrag). Dies beinhaltet auch die Sicherstellung einer flächendeckenden Versorgung im ländlichen Raum und die Ausrichtung des Versorgungsangebots auf den Bedarf und nicht nach reinen Ergebniskriterien. Diese Verpflichtung zur Daseinsvorsorge kann einerseits zu Ergebnisnachteilen führen, andererseits aber auch die »Marke Kommunal« positiv prägen (Estelmann 2011).
- Verzicht auf Gewinnmaximierung und unternehmensfremde Gewinnverwendung. Alle Erfolge der Unternehmensführung kommen der Versorgungsregion zugute. Gewinne verbleiben im Unternehmen.
- Besondere Mitarbeiterorientierung, zum Beispiel: Art und Tiefe der Tarifbindung, Beschäftigungsdauer, Betriebliche Altersversorgung.
- Strategien bezogen auf Ausgründungen in Tochtergesellschaften oder die Übernahme von anderen Krankenhäusern.

Es liegt also in der Verantwortung des kommunalen Trägers herauszuarbeiten, warum er Träger eines Krankenhauses sein will und welchen (auch politischen) Preis er dafür zahlen will. Dazu bedarf es eines politischen Prozesses der Willensbildung. Nur wenn die Motivation für eine kommunale Trägerschaft beschrieben und konsentiert ist, können notwendige Maßnahmen politisch umgesetzt und durchgehalten werden. Für die politisch Agierenden besteht die Herausforderung, ihre politischen Ziele auf das unternehmerische Zielsystem des Krankenhauses herunter zu brechen und dabei nicht die Ebene der strategischen Zielplanung und der Definition der Rahmenbedingungen zu verlassen. Am Ende der politischen Willensbildung dürfen also keine operativen Eingriffe stehen, sondern müssen langfristige Richtungen definiert werden. Damit stehen die Themen Verantwortung und Nachhaltigkeit im Mittelpunkt. Die Ausrichtung auf kurzfristige Erfolge (z. B. im Wahlkampf) wird den Diskussionsprozess und damit die Entwicklung des Krankenhauses negativ beeinflussen. Die entscheidende Frage bleibt jedoch, ob die politisch Agierenden bereit sind, sich mit ihrer Eigentümerrolle im Sinne einer Motivations- und Zielplanung kritisch und verantwortlich auseinanderzusetzen. Dies muss allerdings gefordert werden. Kommunale Träger sollten keinesfalls Krankenhäuser betreiben, weil sie es schon immer getan haben, sondern weil sie bewusst mit der Trägerschaft definierte Ziele erreichen wollen (Burgi 2013). Dabei muss den politisch Verantwortlichen bewusst sein, dass das Ziel, ein erfolgreiches Krankenhaus zu betreiben, im Widerspruch zu anderen kommunal- und sozialpolitischen Zielen stehen kann. Nur die sorgsame Abwägung von Chancen und Risiken kann die Grundlage für eine verantwortliche Wahrnehmung der Eigentümerrolle bilden, die sich durch Verantwortungs- und Opferbereitschaft auszeichnet.

Auf kommunaler Ebene stehen die Politiker häufig in mehreren Verantwortungen. Sie sind häufig als Rats- oder Kreistagsmitglied der Kommune verpflichtet und gleichzeitig im Aufsichtsgremium eines kommunalen Unternehmens verantwortlich. Je nach Satzung oder Gesellschaftsvertrag kann eine verantwortliche Wahrnehmung beider Rollen zu Widersprüchen führen. Nicht jede Entscheidung eines Organs des Unternehmens Krankenhaus muss im Gesamtinteresse des Eigentümers Stadt, Gemeinde oder Kreis liegen. So können beispielsweise Produktivitätssteigerungen mit daraus resultierendem Personalabbau das Krankenhausergebnis verbessern, die Aufwendungen des Sozialtransfers in der Kommune jedoch erhöhen. Eine gewisse Überlagerung von unterschiedlichen Zielsystemen (z. B. nachhaltige Entwicklung einer Gebietskörperschaft versus nachhaltig erfolgreiche Entwicklung eines kommunalen Krankenhauses) wird sich nie ganz vermeiden lassen. Für den Erfolg eines kommunalen Krankenhauses wird es jedoch von entscheidender Bedeutung sein, mögliche Überlagerungen herauszuarbeiten und die unterschiedlichen Antriebe und Zielbildungsprozesse transparent zu machen. Hier liegt es auch in der Verantwortung eines Vorstandes oder einer Geschäftsführung eines kommunalen Krankenhauses, die verantwortliche Rollenwahrnehmung seines Aufsichtsgremiums oder seines Eigentümers immer wieder einzufordern und abzugrenzen. Auch, oder gerade weil diese Transparenz und Abgrenzung der unterschiedlichen Zielebenen von den politisch Handelnden aufgrund ihrer vielschichtigen Verantwortlichkeiten häufig abgelehnt werden. Für diesen Prozess muss von politischer Seite anerkannt werden, dass Vorstand oder Geschäftsführung, wie sie sich in der Regel aus Satzung oder Gesellschaftsvertrag ergeben, allein den Geschicken des Unternehmens Krankenhaus verpflichtet sind. Eine undifferenzierte Übertragung von Zielsystemen anderer politischer Rollen und Verantwortlichkeiten, insbesondere partei- oder persönliche politische Entwicklungsziele, auf das Krankenhaus muss vermieden werden.

Homogene Trägerstruktur

Häufig befinden sich kommunale Krankenhäuser in der Trägerschaft mehrerer Gebietskörperschaften. Eine verbreitete Konstellation ist dabei die gemeinsame Trägerschaft eines Landkreises und einer Stadt. In solchen heterogenen Trägerstrukturen besteht die Gefahr, dass die politischen Interessen zwischen den Vertretern der Körperschaften sehr differieren. Es bestehen dann nicht nur zwischen den Parteien, sondern zusätzlich auch zwischen den Trägern politisch unterschiedliche Zielsetzungen. Besonders prekär kann es werden, wenn mehrere Standorte in gemeinsamer Trägerschaft bestehen: Vertreter der Stadt werden gezielt ihr Stadtkrankenhaus fördern wollen, Vertreter des Landkreises eher das Kreiskrankenhaus. Da aber aus Gesamtsicht des Unternehmens Standortinteressen zurücktreten sollten, empfehlen sich gerade im kommunalpolitischen Bereich homogene Trägerstrukturen (Bracht 2012). So kann die gemeinsame Zielfindung im Grundsatz leichter erfolgen.

Unternehmerisches Denken und Handeln

Kommunale Kliniken haben sich meist aus einer kommunalen Verwaltungsstruktur entwickelt. Heute besteht ein wesentlicher Erfolgsfaktor darin, diese Kultur gezielt weiterzuentwickeln. Moderne Krankenhausorganisationen müssen im Wettbewerb unternehmerisch gestaltend agieren. Dies erfordert Leadership und organisatorischen Wandel. Dazu gehört auch, dass gerade administrative Bereiche den Dienstleistungsgedanken mehr und mehr verinnerlichen. Zu einem unternehmerischen Selbstverständnis gehört auch der Anspruch, im

Wettbewerb erfolgreich sein zu wollen – medizinisch-pflegerisch wie ökonomisch. Im kommunalen Krankenhaus darf nicht die Erwartung herrschen, dass der Träger Defizite ausgleicht.

Kurze Entscheidungswege

Ein wesentlicher Wettbewerbsnachteil von kommunalen Krankenhäusern sind die oftmals langen Entscheidungswege. Auf operativer Ebene liegen mögliche Verzögerungen in der Verantwortung der Geschäftsführung oder des Vorstandes und können durch entsprechende Maßnahmen verhindert werden. Bei durch den Träger oder das Aufsichtsgremium zustimmungspflichtigen Entscheidungen, z. B. über die Neugründung von Tochtergesellschaften, die Übernahme von anderen Krankenhäusern oder über wesentliche Änderungen des Leistungsangebots, sind Verzögerungen aufgrund der politischen Entscheidungsfindung jedoch häufig unvermeidbar. Gerade in diesen Fällen ist aufgrund des wachsenden Wettbewerbsdrucks jedoch eine schnelle und häufig auch nicht öffentliche Entscheidung notwendig. Dem entgegen steht die Erwartung von politischen Gremien an umfängliche Information und Einbindung, häufig auch unabhängig von einer direkten Zuständigkeit. Es liegt also in der Verantwortung der Politik, dafür Sorge zu tragen, dass Entscheidungen schnell, vertraulich und zuständigkeitshalber getroffen werden. Vorstand oder Geschäftsführung müssen dies nachdrücklich unterstützen und einfordern.

Investitionsfähigkeit

Trägerunabhängig können schon heute die Investitionsbedarfe der Krankenhäuser nicht mehr durch die bereitgestellten Fördermittel gedeckt werden. Die Zukunftsfähigkeit eines kommunalen Krankenhauses hängt damit entscheidend davon ab, ob es in der Lage ist, eigenfinanzierte Investitionen zu realisieren. Da in der Regel keine Eigenmittel zur Verfügung stehen, müssen die Mittel über Kredite bereitgestellt werden, wozu jedoch mehrere Bedingungen erfüllt werden müssen: Das Krankenhaus muss in der Lage sein, die Zinsen und Abschreibungen zu erwirtschaften. Der kommunale Träger muss bereit sein, das Risiko einer Verschuldung zu tragen und abzusichern. Und schließlich muss ein Kapitalgeber zur Verfügung stehen. Der schnelle und unkomplizierte Zugang zu Kapital wird häufig als Vorteil von privaten Krankenhausstrukturen und als Nachteil von kommunalen Krankenhäusern beschrieben. Dieser Nachteil muss jedoch nicht zwangsläufig bestehen, allerdings müssen die Anforderungen der Kreditgeber bezüglich Datenbereitstellung und Berichtswesen zum Nachweis der Wirtschaftlichkeit professionell erfüllt werden. Eine aktive Begleitung und Unterstützung durch den Träger ist unerlässlich. Insbesondere im Falle einer Gewährträgerhaftung kann der Zugang zu Kapital sehr erleichtert werden. Aber nicht alle kommunalen Träger können und wollen das Risiko einer (weiteren) Verschuldung tragen. Hier muss auch der kommunale Eigentümer seine Verschuldungsrisiken gegen die Gefährdung der Zukunftsfähigkeit seines Krankenhauses verantwortlich abwägen.

Literatur

Bihr D, Philippsen M (2013): Gute Aktien für Kliniken. f&w 1/2013: 88–90.

Borchers M, Allkemper T, Stahl M, Eiffler N (2013): CURACON-Studie: Führungs- und Aufsichtsstrukturen im Gesundheits- und Sozialwesen. CURACON Wirtschaftsprüfungsgesellschaft.

Bracht M (2012): Mut – Verantwortung – Vertrauen. f&w 6/2012: 612–613.

Büchner V, Schreyögg J, Schultz C (2013): The impact of the board's strategy-setting role on board-management relations and hospital performance. (http://journals.lww.com/¬

hcmrjournal/Abstract/publishahead/The_im¬
pact_of_the_board_s_strategy_setting_role_¬
on.99890.aspx, Zugriff am 13.12.2013).

Burgi M (2013): Kommunale Verantwortung
und Regionalisierung von Strukturelementen
in der Gesundheitsversorgung. Baden-Baden:
Nomos.

DKI (2013): Zahlen / Daten / Fakten. Düsseldorf:
DKI Verlag.

Estelmann A (2011): Daseinsvorsorge und wirtschaftlicher Erfolg – Ein Widerspruch? KU
Gesundheitsmanagement 2/2011: 56–58.

Goldschmidt JW (2012): Wider die Dogmentheo-
rie. f&w 6/2012: 620–621.

Högn M, Mai M, Schommer R (2012): Segensrei-
che Entkopplung. f&w 4/2012: 384–387.

Penter V, Arnold C (2009): Zukunft deutsches
Krankenhaus. Thesen, Analysen, Potenziale.
Kulmbach: Baumann.

Quaschner P-J (2013): Regionale Gesundheits-
versorgungsnetze: Eine erfolgversprechende
Strategie für die Diakonie. Heidelberg: medhochzwei.

Smend A (2012): Echte Hingucker. f&w 6/2012: 619.

4.1.3 Freigemeinnützige Träger

Sr. M. Basina Kloos

Zum Begriff der Freigemeinnützigkeit

Der Begriff »freigemeinnützigen Träger«
umfasst die beiden Aspekte »frei« und »gemeinnützig«, die zwar häufig synonym verwendet werden, jedoch zwei unterschiedliche Aspekte beschreiben.

Als freie Träger werden in den Sozialge-
setzbüchern jene Organisationen bezeichnet, die nicht von öffentlicher (Gemeinde, Landkreis etc.) oder privater Hand getragen werden. Träger sind vielmehr die
freien Wohlfahrtsverbände (z. B. Deutscher
Caritasverband, Diakonie, Deutsches Ro-
tes Kreuz, Arbeiterwohlfahrt etc.) sowie
Rechtsträger (z. B. Vereine, Stiftungen etc.)
von Religionsgemeinschaften des öffentlichen Rechts.

Als gemeinnützige Träger werden gemäß
der Abgabenordnung (AO) jene Organisationen bezeichnet, die das Gemeinwohl in

vielfältiger Weise fördern (z. B. in den Bereichen Gesundheit und Wohlfahrtspflege,
Behindertenhilfe, Kinder- und Jugendhil-
fe, Bildung, Sport u. a.). In § 52 AO heißt es
hierzu: »Eine Körperschaft verfolgt gemeinnützige Zwecke, wenn ihre Tätigkeit darauf
gerichtet ist, die Allgemeinheit auf materiel-
lem, geistigem oder sittlichem Gebiet selbst-
los zu fördern.« Wird die Gemeinnützigkeit
einer Organisation anerkannt, dann erfolgt
eine teilweise oder gänzliche Befreiung von
der Steuerpflicht (vor allem Körperschafts-
und Gewerbesteuer). Gemeinnützige Träger verfolgen vorrangig keine erwerbswirt-
schaftlichen Zwecke und werden seit einigen Jahren auch als »Social Entrepreneurs«
bezeichnet.

Anforderungen und Herausforderungen an freigemeinnützige Träger

Im Krankenhaussektor ist die Anzahl freigemeinnütziger Einrichtungen in den letzten Jahren relativ konstant geblieben, während z. B. die Zahl der Krankenhäuser in öffentlicher Trägerschaft durch Privatisierung
sukzessive abnimmt. Prognosen gehen davon aus, dass sich bis zum Jahr 2015 von etwa 1.700 Allgemeinen Krankenhäusern ca.
400 in privater, ca. 600 in öffentlicher und
ca. 700 in freigemeinnütziger Trägerschaft
befinden werden.

Die Anforderungen und Herausforderungen an freigemeinnützige Träger haben in den letzten beiden Jahrzehnten deutlich zugenommen. Dabei gilt es, Lösungen
für die immer enger werdenden finanziellen Spielräume, vor allem im Kliniksektor,
aber auch im Hinblick auf die demografische Entwicklung der kommenden Jahrzehnte zu finden.

Nicht nur im Klinikbereich treten seit
den 1980er-Jahren zunehmend private,
profitorientierte Anbieter auf, die zwischen-
zeitlich im zunehmenden Wettbewerb mit

freigemeinnützigen Trägern stehen. Niemand wird die Ökonomisierung des Gesundheits- und Sozialwesens mehr abstreiten können. Die Vereinbarkeit einer werteorientierten Führung und Steuerung mit zunehmendem Kostendruck wird zunehmend infrage gestellt, stellt jedoch auch für freigemeinnützige Träger zwei Seiten einer Medaille dar. Verantwortungsvoll und gewissenhaft mit Geld umzugehen, sparsam und klug zu wirtschaften sind für freigemeinnützige, kirchliche Trägerorganisationen keine Gegensätze. Es gilt vielmehr, beide Seiten in einer Balance zu halten, die das System kontinuierlich, je nach inneren und äußeren Rahmenbedingungen, immer wieder ausgleicht. Darüber hinaus soll nicht in Abrede gestellt werden, dass eine gute und sorgsame medizinische wie pflegerische Leistung auch in Einrichtungen nicht freigemeinnütziger Träger erbracht wird. Damit wären jedoch zunächst nur jene Anforderungen und Herausforderungen formuliert, die von außen (Politik, Kostenträger) an uns herangetragen werden. Aber von innen heraus, aus unserer Organisation und den in ihr agierenden Menschen, können mindestens genauso große Anforderungen und Herausforderungen herausgestellt werden. Als Stichworte seien hier nur die zunehmende Individualisierung, die Enttraditionalisierung und letztlich auch die Globalisierung genannt.

Freigemeinnützige Trägern pflegen durchaus einen Mehrwert, den es im Rahmen der Identitätsbildung in Zeiten von Säkularisierung und Ökonomisierung erneut herauszustellen gilt. In unserer Haltung und vor allem in unserem Handeln folgen wir primär nicht nur einer betriebswirtschaftlichen und monetär ausgerichteten Logik, sondern eröffnen auch dem Glauben einen gleichwertigen Raum.

Vor diesem Hintergrund erscheinen mir folgende grundlegende Fragen in Bezug auf freigemeinnützige Träger von großer Bedeutung zu sein:

- Welches sind die Charakteristika oder sogar »Alleinstellungsmerkmale« von freigemeinnützigen, christlichen Trägern?
- Was können freigemeinnützige Träger anders als private, gewinnorientierte Träger gestalten?
- Wie sieht die Zukunft für freigemeinnützige Träger in Deutschland aus?

Die Marienhaus Stiftung als kirchlicher, freigemeinnütziger Träger

Die Marienhaus Stiftung mit ihren verbundenen Unternehmen ist ein freier und gemeinnütziger Träger von Sozial- und Gesundheitseinrichtungen in Deutschland. Sie umfasst 17 Krankenhäuser an 27 Standorten (einschließlich Beteiligungen und Betriebsführungen), 49 Senioreneinrichtungen (einschließlich Betriebsführungen), 9 Hospize (einschließlich Beteiligungen und Kooperationen) sowie verschiedene Bildungseinrichtungen. Die überwiegende Anzahl der Einrichtungen wurde seit dem 19. Jahrhundert durch das caritative Wirken von Ordensgemeinschaften gegründet. Die in Gesellschaften organisierten Einrichtungen sind korporative Mitglieder des Deutschen Caritasverbandes und verstehen sich als Wesensäußerung der katholischen Kirche neben Verkündigung und Liturgie. Die Einrichtungen sind folglich auch Lernorte des Lebens und des Glaubens. Die Wurzeln und Tradition einer über einhundertfünfzigjährigen Geschichte als ein den Menschen und dem Gemeinwohl verpflichtetem Unternehmen sind ein herausragendes »Alleinstellungsmerkmal« unserer, aber auch vieler anderer caritativer Organisationen in Deutschland. Wie lange kann jedoch in Zeiten fortschreitender Säkularisierung und zunehmender Ökonomisierung diese Merkmalausprägung aufrechterhalten werden? Die Marienhaus Stiftung hat für ihre Einrichtungen hierzu verschiedene Wege in ihrer Unternehmensphilosophie und -strategie definiert. Dabei gilt es vor allem, die Tradition als »Flamme der Begeisterung« und nicht als »Asche der Vergangenheit« in die Zukunft zu tragen. Die Orientierung am Evangelium Jesu Christi und damit am christlichen Menschenbild bildet das Fundament aller unternehmerischen Aktivitäten. Dabei gilt es natürlich und gerade, auch die Gesamtverantwortung für den wirtschaftlichen Bestand bzw. die wirtschaftliche Sicherung des Systems immer im Blick zu behalten. Alles andere wäre aus christlicher Sicht als unethisch zu betrachten.

Wenn die im System agierenden Menschen wie Mitarbeiterinnen und Mitarbeiter sowie die ihnen Anvertrauten wertschätzend und konstruktiv aus christlicher Motivation miteinander umgehen und gemeinsam handeln, resultiert daraus auch wirtschaftlicher Erfolg, durchaus auch ausgedrückt in betriebswirtschaftlichen Kennzahlen.

Die Identifikation eines freigemeinnützigen, christlichen Trägers basiert, einfach ausgedrückt, auf dem Gebot der christlichen Nächstenliebe, so wie es Jesus uns Menschen vorgelebt und gezeigt hat. Nächstenliebe bedeutet, immer wieder einen Perspektivenwechsel zu vollziehen, das heißt sich in die Situation meines Nächsten hineinzuversetzen, um ihn besser in seinem jeweiligen körperlichen, geistigen und seelischen Zustand zu verstehen. Die in ihren caritativen Wurzeln und Haltungen begründeten freigemeinnützigen Einrichtungen können für die Mitarbeiter, aber auch für die Hilfe suchenden Menschen somit einen geistigen Mehrwert darstellen. Es gilt der Anspruch einerseits, uns vom Wort Gottes inspirieren zu lassen und andererseits einen freien, um nicht zu sagen schonungslosen Blick auf die Verhältnisse der Lebenswirklichkeit der Menschen zu haben.

Die Versorgung von und Zuwendung zu kranken und bedürftigen Menschen ist eine

Wesensäußerung der Kirche und wurde von ihr im 4. Jahrhundert erstmals in Europa institutionalisiert. Es waren fast ausschließlich kirchliche Organisationen wie beispielsweise Ordensgemeinschaften, die seit dem 19. Jahrhundert in den benachteiligten ländlichen Regionen Deutschlands die moderne Krankenversorgung aufbauten und sicherstellten, bis zum heutigen Tag.

Christliche Grundhaltung als Orientierung und Chance zur Profilierung

Die Marienhaus Stiftung hat ihre christliche Grundhaltung in ihrer Unternehmensphilosophie, die allen Mitarbeitern als Orientierung im beruflichen Alltag dienen soll, verankert. Sie bildet das hervorstechende Alleinstellungsmerkmal der gelebten Kultur in unseren Einrichtungen. Eine nachhaltige Umsetzung dieser Unternehmensphilosophie erfolgt jedoch in erster Linie durch die Mitarbeiter, allen voran durch unsere Führungskräfte. Es kommt also auf die in unseren Einrichtungen agierenden Menschen an, wie wir von innen und von außen wahr- und angenommen werden.

Gesundheit ist und darf keine Ware sein, allen Unkenrufen zum Trotz. Wenn auch Ökonomisierung, Rationalisierung und Kundenorientierung längst in freigemeinnützigen Einrichtungen Einzug gehalten haben, so gilt es hier auch und gerade immer wieder darauf hinzuweisen, dass menschliche Zuwendung aus christlicher Motivation heraus eine »heilende« Haltung ist. Darin sehe ich eine große Chance für freigemeinnützige bzw. christliche Träger, sich auch in Zukunft auf dem Markt behaupten zu können.

Der medizinische und technische Fortschritt mit seinen Errungenschaften in Diagnostik und Therapie hat zweifelsohne einen großen Segen für die Menschen gebracht, aber er kann menschliche Zuwendung im

125

Sinne christlicher Nächstenliebe nicht ersetzen. Dies wird uns in unseren Einrichtungen, vor allem in den Grenzsituationen des Lebens, immer wieder bewusst gemacht.

Für christliche Klinikträger gilt es folglich, eine entsprechende Haltung bei den Mitarbeitern langfristig zu sichern und gegebenenfalls zu entwickeln. Dies ist für uns die größte Herausforderung in Zeiten zunehmender Säkularisierung und Relativismus, in denen nicht mehr automatisch davon ausgegangen werden kann, dass Mitarbeiter christlich und/oder kirchlich sozialisiert worden sind. Wenn dies aber durch gezielte Maßnahmen nachhaltig und langfristig gelingt, werden freigemeinnützige Träger den ganzheitlichen Ansatz in Medizin und Pflege sicherstellen können.

Das können natürlich auch öffentliche und private Träger, wenn Gesundheit nicht als Ware verstanden wird und Ärzte nicht nur als Anbieter bezeichnet werden.

Die Berufszufriedenheit von Angehörigen der Heilberufe sinkt, wenn wirtschaftliche Zwänge zu sehr die Entscheidungen dominieren.

Auch private Träger können dem Gemeinwohl dienen – es kommt auf die Philosophie und die Angebote an.

Die Zukunft freigemeinnütziger Träger

Die Einrichtungen freigemeinnütziger Träger verfügen über eine meist sehr lange Tradition. Sie sind vorwiegend in strukturell benachteiligten, ländlichen Regionen Deutschlands angesiedelt, wo sie die Gesundheits- und Sozialversorgung aufgebaut und jahrzehntelang gesichert haben. Sie sind im Bewusstsein der Menschen fest verankert und genießen großes Vertrauen und Wertschätzung. Sie fördern das Ehrenamt und gewinnen Menschen für ehrenamtliche Dienste, die heute einen wichtigen Beitrag für das gesellschaftliche Engagement darstellen.

Freigemeinnützige Träger müssen wie schon in der Vergangenheit auch in der Zukunft unternehmerisch denken und handeln und ihr spezifisches caritatives Profil unter den Bedingungen des 21. Jahrhunderts mit seinen ethischen, ökonomischen, technischen und kommunikativen Herausforderungen weiter vorantreiben bzw. weiter entwickeln.

Wenn es uns gelingt, diese große Herausforderung zu meistern, brauchen wir uns um die Zukunft unserer Einrichtungen nicht zu sorgen. Dann werden die Patienten auch in Zukunft zu uns kommen, mit dem Bewusstsein, dass sie bei uns sowohl menschlich als auch fachlich gut aufgehoben und versorgt sind.

Das Krankenhausfinanzierungsgesetz fordert den Erhalt der Trägervielfalt in Deutschland und hat über die jeweiligen Landesgesetzgebungen auch die wirtschaftliche Sicherung freigemeinnütziger Träger zu gewährleisten. Hier besteht jedoch großer Nachhol-, ja vielmehr Änderungsbedarf, vor allem was die Investitionsleistungen der einzelnen Bundesländer betrifft. Die demografische Herausforderung der kommenden Jahrzehnte wird sowohl die Politik als auch die Kostenträger vor neue Herausforderungen stellen, wenn eine bedarfsgerechte Kranken- und Sozialversorgung in Deutschland weiterhin gewährleistet werden soll. Struktur- und einkommensschwache Regionen müssen dabei besonders berücksichtigt werden.

Wenn hier und da die Frage aufkommt, ob die Freigemeinnützigkeit noch gerechtfertigt ist, oder ob private Träger effizienter sind, dann stellt sich mir die Frage: Wer hat die Definitionsmacht über Effizienz? Verschiedene Studien bringen keine überzeugende Antwort.

Der Großteil der Studien, die sich mit Krankenhäusern in den verschiedenen Trägerformen beschäftigen, belegt, dass sich in allen Formen erfolgreiche und weniger erfolgreiche Krankenhäuser finden lassen. Letztendlich entscheiden Patienten und Mitarbeiter über den Erfolg eines Krankenhauses.

4.1.4   Universitätskliniken

Andreas Tecklenburg

Einleitung

Von den etwa 2.000 Krankenhäusern in Deutschland sind 32 Universitätskliniken, die einen anderen Versorgungsauftrag als die übrigen Krankenhäuser haben. Zur Krankenversorgung treten Forschung und Lehre hinzu. Mehr als 99 % aller Medizinstudenten werden in den deutschen Universitätskliniken ausgebildet, insofern sind die Universitätskliniken für das deutsche Gesundheitswesen systemrelevant. Im Folgenden wird auf die spezifischen Strukturen von Universitätskliniken sowie die Rechtsformen kurz eingegangen, da diese sich erheblich von Versorgungskrankenhäusern unterscheiden.

Neben der Forschung und Lehre gibt es weitere Unterschiede, z.B. werden besonders schwere und komplexe Erkrankungen in Universitätskliniken versorgt. Patienten mit seltenen Erkrankungen finden in den Zentren für Seltene Erkrankungen Unterstützung und Hilfe. Anders als Versorgungskrankenhäuser verfügen Universitätskliniken über große Ambulanzen. Die meisten Universitätskliniken verzeichnen mehr als 300–500.000 ambulante Patientenkontakte pro Jahr. Universitätskliniken sind darüber hinaus auch der Ort, an dem Innovationen hervorgebracht, erforscht und zuerst eingesetzt werden. Dies alles erfordert deutlich mehr Personal und Räume sowie eine andere Qualifikationsstruktur der Mitarbeiter als in anderen Krankenhäusern. Auf diese Unterschiede soll im Folgenden eingegangen werden.

Rechtsformen und Organisationsstrukturen

Die Universitätskliniken haben eine hoheitliche Aufgabe in der Ausbildung der Medizinstudierenden, wodurch sie mit den jeweiligen medizinischen Fakultäten eng zusammenarbeiten. Dabei wird im Wesentlichen zwischen dem Kooperations- und dem Integrationsmodell unterschieden. Die Mehrzahl der deutschen Universitätskliniken arbeitet im sogenannten Kooperationsmodell mit einer medizinischen Fakultät zusammen. Das bedeutet, dass das Universitätsklinikum eine eigene Rechtspersönlichkeit ist (Anstalt öffentlichen Rechts, Stiftung) und als Träger das jeweilige Bundesland fungiert (Ausnahme Universitätsklinikum Gießen-Marburg mit dem Träger Rhön Kliniken AG). Typisch ist eine Eins-zu-Eins-Beziehung zwischen Universitätsklinikum und klinischer Fakultät. Eine Ausnahme bilden das sogenannte Bochumer Modell und die Universität Witten-Herdecke, bei dem die Universitäten über eine medizinische Fakultät verfügen, die mit mehreren Krankenhäusern zusammenarbeiten, die dann als Universitätsklinikum fungieren. Ein ähnliches Modell ist vor kurzem in Oldenburg gegründet worden.

Eine große Ausnahme stellt die Medizinische Hochschule Hannover dar. Sie ist eine Spartenuniversität und damit unabhängig von der Leibniz Universität Hannover. Sie ist eine eigene Rechtspersönlichkeit als unselbstständiger Landesbetrieb des Landes Niedersachsen und arbeitet somit im Integrationsmodell: Universität und Krankenhaus sind ein Unternehmen.

Aus den oben genannten Strukturen ergeben sich unterschiedliche Führungsmodelle. Im Kooperationsmodell existieren zwei unabhängige Rechtspersönlichkeiten: die Universität auf der einen Seite und das Universitätsklinikum auf der anderen Seite. Die Universität hat ihre eigene Führungsspitze mit einem Präsidenten bzw. Rektor und dem Dekan als Leiter der Medizinischen Fakultät. Dem gegenüber steht der Vorstand des Universitätsklinikums, der in den meisten Fällen aus vier bis fünf Personen besteht (Ärztlicher Direktor und Vorstandsvorsitzender, Kaufmännischer Direktor, Pflegedirektion, Dekan). Der Dekan ist häufig assoziiertes Vorstandsmitglied ohne Stimmrecht. Im Integrationsmodell (Medizinische Hochschule Hannover) ist die Führungsspanne wesentlich geringer. Der Präsident ist zugleich Rektor und Dekan der Medizinischen Fakultät und die Vizepräsidenten sind für die Krankenversorgung bzw. administrative und wirtschaftliche Fragen zuständig. Es ist nachvollziehbar, dass im Kooperationsmodell Prozesse, die sowohl die Universität als auch das Universitätsklinikum betreffen, unter Umständen langwieriger und mit mehr Abstimmungsbedarf ablaufen als im Integrationsmodell, wo nur ein Gremium Entscheidungen treffen muss. Da im Kooperationsmodell die Professoren in den Kliniken sowohl einen Vertrag mit dem Universitätsklinikum als auch eine Berufung durch die Universität haben, sind sie sowohl Mitarbeiter des Universitätsklinikums als auch Mitglied der Medizinischen Fakultät. In Konfliktsituationen können sie sich theoretisch auf eine der beiden Positionen zurückziehen. In der Realität verläuft die Zusammenarbeit zwischen Fakultät und Universitätsklinikum zumeist unproblematisch. Schwierigkeiten kann es bei Berufungen geben, wenn die Universitätskliniken eher die Krankenversorgungskompetenzen berücksichtigen, während die Fakultät größeren Wert auf den Forschungs- und Lehreanteil legt. In aller Regel wird hier ein Kompromiss gefunden. Im Integrationsmodell kann es per Definition diesen Interessenkonflikt nicht geben. Die Findungskommission ist immer aus mit Vertretern aus allen Bereichen der Hochschule besetzt.

Ebenfalls entsprechend den Organisationsstrukturen sind die Geldflüsse. Im Kooperationsmodell erhält die Universität einen Zuschuss für Forschung und Lehre, der anteilig an die Medizinische Fakultät ausgekehrt wird. Die Medizinische Fakultät kauft dann Leistungen im Universitätsklinikum ein, zum Beispiel die Seminarräume, die Forschungseinrichtungen (Labore etc.) sowie Hörsä-

le. Das Universitätsklinikum seinerseits generiert Erlöse aus dem DRG-System sowie aus der ambulanten Versorgung. Durch eine Trennungsrechnung muss sichergestellt werden, dass die Kosten verursachungsgerecht verbucht werden, damit die Fakultät dem Universitätsklinikum die entstandenen Kosten ersetzen kann. Im Integrationsmodell ist der Zuschussbetrag theoretisch nur eine weitere Erlösart neben den Erlösen aus der Krankenversorgung. Allerdings muss auch hier eine Trennungsrechnung erfolgen, was im Integrationsmodell durch die enge Verflechtung eher schwieriger ist.

Hochschulambulanzen

Grundsätzlich haben Universitätskliniken die gleichen Möglichkeiten an der ambulanten Versorgung teilzunehmen wie andere Krankenhäuser auch. Dies sind im Wesentlichen:

- Persönliche Ermächtigung von Krankenhäusern § 116b SGB V
- Medizinische Versorgungszentren § 95 SGB V
- Spezialfachärztliche Versorgung nach § 116b SGB V
- Ambulante Versorgung nach dem Hochschulambulanzvertrag § 117 SGB V.

Die sogenannten Polikliniken sind die Spezialambulanzen des Universitätsklinikums. Anders als bei den anderen Formen der ambulanten Versorgung werden hier die Leistungen nicht nach EBM, sondern pauschal pro Fall und Quartal vergütet. Die Patienten werden durch Fachärzte überwiesen.

In fast allen Universitätskliniken stellen die Ambulanzen ökonomisch gesehen ein großes Problem dar, da nur außergewöhnliche und komplexe Fälle in Hochschulambulanzen überwiesen werden. Die Ärzte benötigen wesentlich mehr Zeit und häufig aufwändige Diagnostik, um den Patienten helfen zu können. Mit den Quartalspauschalen, die sich zwischen 40 € und 100 € je nach Standort bewegen, sind die Kosten keineswegs gedeckt. Da die Ambulanzen für die Rekrutierung von Patienten für Forschungsvorhaben sowie für die Lehre unabdingbar sind, erwirtschaften die Universitätskliniken mit den Ambulanzen sehenden Auges erhebliche Defizite. Von zum Beispiel 50 € pro Quartal lassen sich eine fachärztliche Untersuchung, Laborleistungen sowie gegebenenfalls eine Bildgebung mit CT oder MRT nicht finanzieren. Diese ungenügende Finanzierung besteht seit vielen Jahren und der Verbandes der Universitätskliniken Deutschlands e.V. (VUD) versucht dies zu ändern. Das Management vereinbart mit den einzelnen Abteilungen Fallzahlen sowie Möglichkeiten des effizienten Ressourceneinsatzes, um das Defizit so gering wie möglich zu halten.

Personalausstattung

Die Personalausstattung unterscheidet sich erheblich von der eines Versorgungskrankenhauses. Da neben der Krankenversorgung auch Forschung und Lehre in den einzelnen Abteilungen erfolgen, wird deutlich mehr Personal aller Berufsgruppen benötigt. Durch die Spezialisierung sowie die Breite des Angebots ist die Anzahl der Ober- und Fachärzte im Verhältnis zu den Assistenzärzten deutlich höher. Aber auch Sekretariate, Medizinische Fachangestellte, Study Nurses und nicht zuletzt das Pflegepersonal sind aufgrund der erhöhten Anforderungen besser ausgestattet. Die folgende Tabelle zeigt für eine mittelgroße Abteilung den Unterschied zwischen einem Versorgungskrankenhaus und einer Abteilung in einem Universitätsklinikum.

Tab. 4.1.4.1: Unterschiede Versorgungskrankenhaus und Universitätsklinikum

Personal	Versorger	Uniklinik	Δ
Ärztliches Personal	1–2–5	1–5–9	+7
Sekretariate	1	3	+2
M F A	1	3	+2
Stationspflege	12+1	16+2	+5
			+16*

*Davon ca. 8 VK über F & L

In der oben gezeigten Tabelle bedeuten unter ärztlichem Personal die Ziffern 1-2-5; 1 Chefarzt – 2 Oberärzte – 5 Assistenzärzte und entsprechend im Universitätsklinikum 1 Ordinarius – 5 Oberärzte – 9 Assistenzärzte. MFA steht für Medizinische Fachangestellte und in der Stationspflege bedeutet 12 + 1, dass 12 examinierte Krankenpflegemitarbeiter + 1 Stationshilfe oder 1 Stationssekretärin arbeiten.

Personalqualifikation

In einem typischen Versorgungskrankenhaus sind der Chefarzt sowie die Oberärzte auf unbefristete Zeit angestellt. In einem Universitätsklinikum hat zumeist nur der berufene Professor als Abteilungsdirektor eine unbefristete Stelle inne. Die Situation der Oberärzte, die zumeist ebenfalls habilitiert und entweder Privatdozenten oder außerplanmäßige Professoren (apl. Professoren) sind, stellt sich anders dar. Diese Personengruppe verfolgt entweder eine weitere wissenschaftliche Karriere im universitären Umfeld oder wechselt von einer universitären Oberarztposition auf eine Chefarztposition in einem anderen Krankenhaus. Das bedeutet, dass, anders als in einem Versorgungskrankenhaus, auch auf der Ebene der Oberärzte eine ständige Fluktuation erfolgt, die mit einer potenziellen Instabilität verbunden ist. Nicht selten nehmen hoch qualifizierte Oberärzte bei einem Wechsel auf eine Chefarztposition andere Oberärzte und Assistenten mit, sozusagen als Grundstock einer eigenen Abteilung. Für das Management bedeutet dies immer wieder andere Ansprechpartner bzw. die Ausbildung von immer anderen Schwerpunkten und Spezialisten. Auf der einen Seite ist dies innovativ, auf der anderen Seite kann der Weggang eines Experten in einem bestimmten Gebiet ggf. nicht kompensiert werden. Das Leistungsspektrum unterliegt also einem häufigeren Wechsel als dies in einem normalen Krankenhaus der Fall ist.

Räume

Universitätskliniken haben einen enormen Raumbedarf. Durch den Dreifachauftrag – Forschung, Lehre, Krankenversorgung – muss dem in nahezu jedem Bereich Rechnung getragen werden. Die reinen Forschungsflächen (Labore, Tierhaltung, Büroräume für Forscher etc.) sowie die üblichen Hörsäle und Seminarräume für die Lehre sind selbsterklärend. Da in den modernen Studiengängen der Praxisbezug einen großen Stellenwert hat, muss auch im stationären und ambulanten Alltag bedacht werden, dass neben dem Patienten und dem Arzt eine kleine Gruppe von Studierenden anwesend ist. Das bedeutet, dass Untersuchungs- und Behandlungszimmer sowie Funktionsräumlichkeiten auf anwesende Studierende und für Forschungsvorhaben benötigte Geräte ausgelegt sein müssen. Das Gleiche gilt für Operationssäle; auch hier muss Raum für zusätzliche Messgeräte bzw. zusätzliches Personal, das Studien durchführt, gegeben sein. Ist der Durchschnitts-OP in Deutschland ca. 36 m² groß, so muss er in einem Universitätsklinikum mindestens 48 bis 60 m² groß sein. Besteht die Möglichkeit zur intraoperative Bildge-

bung (Hybrid-OP), werden daraus schnell 100 m². Die Multifunktionalität eines Universitätsklinikums bedingt also eine deutliche Ausweitung der Nutzfläche und des umbauten Raums, was sich auf die Instandhaltung, die Reinigung sowie die Betriebskosten für Energie, Wärme und Kälte auswirkt.

Für die für Forschung und Lehre vorgehaltenen Flächen bekommen die Universitätskliniken einen Zuschuss des jeweiligen Bundeslandes. Der Betrieb der restlichen Räumlichkeiten ist durch die Erlöse aus stationärer und ambulanter Krankenversorgung zu decken. Die Universitätskliniken stellen aber nur eine Minderheit unter den Kalkulationshäusern für das DRG-System dar. Die besonderen räumlichen Anforderungen der Universitätsmedizin finden sich darin nicht wieder und sind somit eigentlich finanziell nicht gedeckt. Da bei vielen Flächen nicht eindeutig zwischen Forschung und Lehre sowie Krankenversorgungunterschieden werden kann, entsteht ein nicht unerheblicher Graubereich. Die Universitätskliniken versuchen durch eine möglichst genaue Trennungsrechnung die Kosten den einzelnen Sparten zuzuordnen. Das ist bei Räumen, die vielleicht vormittags für Patientensprechstunden und nachmittags als Studierenden-Seminarraum genutzt werden, sehr komplex.

Besondere Leistungen

Aufgrund ihrer hervorragenden Ausstattung mit diagnostischen und therapeutischen Geräten, der gelebten Interdisziplinarität sowie dem Zugang zu neuesten Forschungsergebnissen sind die Universitätskliniken prädestiniert, besonders schwere und komplexe Fälle zu behandeln, die durch niedergelassene Ärzte sowie durch kleinere Versorgungskrankenhäuser zugewiesen werden. Gesundheitspolitisch ist es vollkommen richtig, dass die Universitätskliniken genau diese Aufgabe übernehmen. In einem pauschalierenden Entgeltsystem, das auf der Grundidee einer Gauß-Normalverteilung der Kosten und damit der Erlöse aufbaut, muss ein Bias bei der Zuweisung der Patienten jedoch zu einem wirtschaftlichen Problem führen. Das Bias besteht darin, dass diejenigen Patienten, die weniger aufwendig und damit ökonomisch günstiger sind, eher in andere Versorgungseinrichtungen gehen bzw. dort behandelt werden, während die aufwendigen und schwierigen Fälle bevorzugt in die Universitätsmedizin kommen. Als Folge davon ist der Anteil mit einer Unterdeckung der Kosten in den Universitätskliniken besonders hoch. Geradezu eine Existenzbedrohung geht von den sogenannten Extremkostenfällen aus. Das sind sehr teure und ressourcenverbrauchende Fälle, die im DRG-System nicht ausreichend abgebildet werden. Analysen der Medizinischen Hochschule Hannover haben ergeben, dass ca. 300 Fälle/Jahr in diese Kategorie der Extremkostenfälle fallen und sich auf ca. 150 DRGs verteilen. Das bedeutet, dass praktisch in jeder DRG potenziell solche Ausreißerfälle auftreten können. Das Defizit pro Fall macht in der Medizinischen Hochschule Hannover zwischen 26.000 € und 28.000 € pro Extremkostenfall aus und summiert sich auf einen Betrag zwischen 6 Mio. € bis 8 Mio. € per anno. Bei der für alle Krankenhäuser bestehenden Schere zwischen der Kostenentwicklung und der Steigerung der Erlöse sind solche Fehlbeträge nicht mehr auszugleichen. Seit Einführung des DRG-Systems beläuft sich die Kumulation der Defizite aus den Extremkostenfällen nur für die Medizinische Hochschule Hannover auf ca. 60 Mio. €!

Ein weiteres großes Feld, für das die Universitätskliniken prädestiniert sind, ist die Diagnostik und Therapie von seltenen Erkrankungen, von denen nur wenige Fälle/Jahr neu auftreten. Viele dieser Patienten haben eine jahrelange Odyssee mit unendlich viel Diagnostik und Therapie hinter

sich, ohne dass eine suffiziente Diagnosestellung erfolgte. Die Zentren für Seltene Erkrankungen haben sich zum Ziel gesetzt, genau dieses Defizit in unserem Gesundheitssystem auszugleichen. Allerdings sind seltene Erkrankungen durch ein pauschalisierendes Entgeltsystem nicht zu finanzieren, das naturgemäß auf die Besonderheiten kleiner Entitäten nicht eingehen kann. Bei den seltenen Erkrankungen sind Einzelschicksale mit größter Akribie aufzuarbeiten und zu analysieren. Die Patienten bringen teilweise mehrere tausend Seiten medizinische Unterlagen mit in die Spezialsprechstunden; dann beginnt eine Detektivarbeit, die zu einer endgültigen Diagnose führen soll. Das erfordert viel Zeit von hoch qualifizierten Ärzten, die weder im ambulanten noch im stationären Bereich ausreichend finanziert wird.

Zum Schluss noch ein weiterer Punkt, der in der Öffentlichkeit kaum sichtbar ist. Durch die Diversifizierung der Medizin wird das Fachwissen in der Tiefe immer größer. Hoch spezialisierte Weiterbildungen zum Facharzt werden fast ausschließlich an den Universitäten durchgeführt, zum Beispiel in der Humangenetik, speziellen Pathologie oder aber Fächern wie Neuroradiologie. Die Weiterbildung kostet Geld, da für jeden Weiterbildungsarzt ein Weiterbildungsberechtigter zur Verfügung stehen muss, der das Wissen transferiert und die Expertise aufbaut. Gerade in hoch spezialisierten Fächern kann ein Facharzt maximal drei oder vier Assistenten weiterbilden und wird durch diese Weiterbildung nahezu vollständig absorbiert. Sobald diese Ärzte ihren Facharzt haben, bekommen sie Angebote im niedergelassenen Bereich mit einem Jahresgehalt, das doppelt oder dreifach so hoch ist wie das, was die Universitätskliniken bezahlen können. Das heißt, junge Fachärzte werden auf Kosten der Universitätskliniken weitergebildet, wandern anschließend jedoch in den niedergelassenen Bereich ab. Diese Spezialbereiche sind ebenfalls durch die jetzt bestehenden Vergütungssysteme nicht abgebildet und tragen zu den Defiziten in den Universitätskliniken bei.

Zusammenfassung

Die deutsche Universitätsmedizin ist eine der besten der Welt. Jeder Patient, ob privat oder gesetzlich versichert, hat Zugang zu dieser Spitzenmedizin. Die Universitätskliniken können weder Rosinenpickerei betreiben noch werden ihre Leistungen in dem pauschalierenden Entgeltsystem adäquat abgebildet. Die besonders teuren und aufwendigen Fälle werden an die Universitätsmedizin verwiesen, wo sie mit hohem Ressourcenaufwand behandelt werden. Die dreifache Aufgabe von Forschung, Lehre und Krankenversorgung verursacht in allen Bereichen Zusatzkosten. Die Personalausstattung unterscheidet sich sowohl quantitativ als auch qualitativ von der eines Versorgungskrankenhauses. Dabei soll qualitativ nicht in der Dimension »besser« verstanden werden, sondern in Bezug auf die Qualifikation der Einzelnen (siehe Oberärztinnen und Oberärzte). Die Räumlichkeiten müssen in einem Universitätsklinikum größer geplant werden, da zusätzliches Personal, Geräte und in manchen Bereichen auch Studierende am Prozess teilhaben. Innovationen sind ein wesentlicher Bestandteil der Universitätsmedizin. Innovationen bedeuten aber auch, dass so schlichte Dinge wie Logistik und Materialportfolio wesentlich größer und umfangreicher sind als in einem normalen Versorgungskrankenhaus. Das heißt, dass mehr Einkaufsprozesse, kleinere Mengen und eine höhere Variabilität Zusatzkosten verursachen.

Es bleibt zu hoffen, dass sich das deutsche Gesundheitssystem bewusst wird, welche Systemrelevanz die deutschen Universitätskliniken haben und, genau wie in anderen Ländern auch (Österreich, Schweiz, USA (Kalifornien), Belgien, Niederlande und weitere), für die Universitätsmedizin künftig einen Systemzuschlag für den besonderen Aufgabenmix von Forschung, Lehre und Krankenversorgung vorsieht.

4.2 Leitungsstrukturen

Jacob A. Bijkerk

Das Gesundheitswesen – eine noch junge Branche

Wer die Geschichte nicht kennt,...

...hat es schwer, die Gegenwart zu verstehen und wer die Gegenwart nicht versteht, läuft Risiko, ohne klare Ziele in der Zukunft anzukommen.

Historisch gesehen ist das Gesundheitswesen eine noch junge Branche. Bis in die 1960er-Jahre war es Teil der allgemeinen Daseinsfürsorge. Mit der Entwicklung von neuen und komplexeren medizinischen Behandlungen änderte sich die Auffassung über das Gesundheitswesen allmählich und Gesundheitspolitik wurde Bundespolitik. Die Gründung des Gesundheitsministeriums 1963 könnte man als die de facto Anerkennung des Gesundheitswesens als eigenständige »Branche« sehen.

1993 markiert einen weiteren Meilenstein: Das Selbstkostendeckungsprinzip entfiel und damit verbunden wurden Fallpauschalen und Sonderentgelte für den Krankenhaussektor eingeführt. Nun wurde es zum ersten Mal möglich, einen direkten Zusammenhang zwischen den durchgeführten Behandlungen und den dadurch entstandenen Kosten herzustellen.

Auch wenn diese »Transparenz« noch sehr unvollkommen war, so wurde doch eins deutlich: Wenn Preis und Leistung zueinander in ein Verhältnis gesetzt werden, entsteht de facto ein Markt und es treten Elemente von Marktwirkung auf. Die Folge war eine Tendenz zur Privatisierung. Die bevorzugte Rechtsform dafür war die GmbH mit klaren Leitungsstrukturen und immanent großem Maß an Autonomie. Aus dem Kreishaus oder einer Stadtverwaltung fern gesteuerten Krankenhäusern fehlte es an Schlagkraft.

Vom »Regiebetrieb« zum »Unternehmen«

Ein Blick in die Krankenhauslandschaft zeigt, zog dieser Wandel Konsequenzen für die Unternehmensleitung nach sich. Regiebetriebe haben ausgedient und die überwiegende Mehrheit der Kliniken wird heute in Form einer GmbH oder AG betrieben. In der Konsequenz haben sich auch die klinikinternen »Machtverhältnisse« verändert. Im Außenverhältnis ist der Geschäftsführer die verantwortliche Person. Im Innenverhältnis teilt er diese Verantwortung aus formaljuristischen Überlegungen i. d. R. mit dem ärztlichen Direktor oder einem medizinischen Geschäftsführer.

Die Leitungsstrukturen sind inzwischen sehr vielfältig geworden, eines ist jedoch geblieben: Die drei Säulen Ärzte – Pflege – Verwaltung bilden nach wie vor den Kern der Krankenhausstruktur. Diese Form hat sich bewährt hat und sie spiegelt die Krankenhausrealität insofern wider, als dass diese drei Gruppen teilautonom miteinander arbeiten. Auch wenn dies manchmal nicht so wahrgenommen wird, unterscheidet sich ein Krankenhaus in seiner faktischen Leitungsstruktur damit stark von einem Industrieunternehmen. Dort arbeiten interdiszi-

plinäre Teams mit unterschiedlichen beruflichen Qualifikationen unter einer einheitlichen Leitung zusammen. Eine separate Hierarchiesäule von beispielsweise nur Ingenieuren quer durch die Organisation hindurch neben einer weiteren Säule von nur kommerziellen Mitarbeitern würde zu komplizierten Abstimmungsprozessen führen.

In Anbetracht der vielen Varianten scheint der Krankenhaussektor die »optimale« Struktur der Unternehmensleitung derzeit noch zu entwickeln.

Die Spielregeln sind andere geworden

Während die drei Säulen früher nebeneinander koexistierten, so ist heute eine andere Form der Abstimmung und Entscheidungsfindung erforderlich. Sie hat sich, etwas verkürzt gesagt, vom medizinisch Wünschenswerten zum wirtschaftlich Möglichen verlagert. Dass dadurch die Spielregeln andere geworden sind, wird niemand bestreiten. Die Entscheidungshoheit liegt dadurch viel stärker bei der kaufmännischen Führung des Krankenhauses. Dennoch bleibt die Frage, ob wir die neuen Spielregeln bereits kennen und beherrschen.

Insbesondere die Position des Geschäftsführers, die mehr als nur die Funktion des obersten Verwaltungschefs beinhaltet bekommt hierdurch eine besondere Verantwortung. Neben der kaufmännischen Leitung rangiert jedoch die ärztliche Leitung, deren professionelle Autonomie vom Gesetzgeber im § 107 Abs. 1 Nr. 2 und Abs. 2 Nr. 2 SGB V ausdrücklich verankert ist. Obzwar in manchen Kliniken eine Gleichstellung der Mitglieder des Führungsgremiums vorgesehen ist und der Geschäftsführer der primus inter pares sein sollte, ergibt sich aus seiner besonderen Verantwortung eine Sonderstellung. Mehr denn je ist eine erfolgreiche Zusammenarbeit von der Chemie zwischen den Mitgliedern des Gremiums abhängig. Sie sollte nicht dem Zufall überlassen werden, sondern ein zentrales Thema in der Krankenhausleitung und nicht zuletzt auch in den Aufsichtsgremien sein. Die Frage dabei ist, wie der Spagat zwischen primus inter pares und einem effektiven Führungsstil zu meistern, welche Art der Führung in jetzigen und künftigen Leitungsstrukturen notwendig ist.

Krankenhausleitung und Führung

Führen ist grundsätzlich immer eine Interaktion zwischen einzelnen Personen oder einer Person und einer Gruppe. Auch wenn wir im abstrakten Sinne manchmal vom Leiten einer Abteilung oder eines Unternehmens sprechen: Wenn es keine Menschen gibt, die Pläne oder Aufgaben umsetzen, passiert nichts. Nur Menschen können handeln! Und diese Aufgabe, Menschen zum Handeln in Bezug auf ein Ziel zu bringen, verlangt ein Zusammenspiel Theorie, sozialer Kompetenz, Erfahrung und ist manchmal eine Kunst. Ständig sind andere Situationen zu bewältigen und das häufig in einer sehr hohen Taktrate. Mal reicht eine kurze Andeutung oder Frage, mal ist Überzeugungsarbeit gefragt und dann wieder fällt die Diskussion sehr knapp aus, weil gerade Geduld oder Zeit fehlt. Und was mal gut funktioniert hat, erweist sich in einem nächsten Fall als kontraproduktiv.

Es gibt also keinen Führungsstil, der immer passt. Die Suche nach diesem Stil wurde von Verhaltensforschern bereits vor Jahren aufgegeben. Eignen sich Führung und Leadership überhaupt als Objekte einer Wissenschaft? In den 1960er-Jahren stellte Peter Drucker diese objektive und analytische Betrachtung bereits infrage. Er vertritt in seinem grundlegenden Werk »Praxis des Managements: Ein Leitfaden für die Führungs-Aufgaben in der modernen Wirtschaft« die These, dass Management niemals eine exakte Wissenschaft werden könne, da es vornehmlich eine Kunst sei und auf Intuition

beruhe, der die Manager bei der Erfüllung ihrer Aufgaben folgten (Drucker 1965).

Ist Führen eine Wissenschaft?

Im Laufe der letzten 50 Jahre hat die Zahl der Theorien und Modelle zum Thema Führung und Motivation, vorwiegend für Wirtschaftsunternehmen, beachtlich zugenommen. Dennoch tun sich Tag für Tag Führungskräfte schwer im Umgang mit Mitarbeitern. Warum sind die Theorien, fundiert und wissenschaftlich validiert, in der täglichen Praxis so schwer anzuwenden? Grund ist nicht ein Mangel an Wissen, sondern eher ein Mangel an einem Grundmuster, in dem die verschiedenen Theorien ihren Platz haben und quasi holistisch zusammengeführt werden können.

Nehmen wir das Beispiel einer Verkehrssituation in einer Großstadt. Erlebt man diese zum ersten Mal, erscheint sie wie ein einziges Chaos. Kennt man sich mit dem System aus, dann ist es nichts weiter als eine Mustererkennung mit dem dazugehörigen Reaktionsmuster. Ampel rot – Stopp, Verkehr von rechts – Vorfahrt geben usw. Wir sind mit diesem Muster so vertraut, dass es uns kaum noch auffällt, dass wir diese Methode fortwährend benutzen. Für den Autofahrer stellt sich nicht primär die Frage, welche Studien es zu seiner Psyche und zur Interaktion mit den anderen Verkehrsteilnehmern gibt, sondern er muss dafür sorgen, dass er heil ankommt. Da hilft vor allem Erfahrung hinsichtlich Mustererkennung.

Dies ist jedoch keine Absage an die Wissenschaft und ein Plädoyer für die reine Empirie. Wir brauchen beides! Aber es entsteht ein Spagat zwischen Theorie und Praxis, wenn sich die theoretischen Erkenntnisse nicht in den Alltag einordnen lassen. Sie sollten darin so ihren Platz finden, dass sie bei Bedarf abrufbar sind und quasi von selbst im Bewusstsein erscheinen, wenn sie gebraucht werden.

Dazu ist es erforderlich, sich dem Grundmuster von Führung bewusst zu werden, umso mehr, da Führen nur zum Teil eine rationale Angelegenheit ist. Es müssen auch die Emotionen der Geführten und die eigenen berücksichtigt werden. Emotionen lassen sich nun einmal nicht in einer Excel-Tabelle auflisten und logisch miteinander verknüpfen. Es reicht nicht aus, zu sagen was zu tun ist: Der Geführte sollte auch ein Motiv haben zu handeln, denn sonst geschieht nichts.

Die Absage an die Suche nach dem »one best way« erfolgte erst vor gut 50 Jahren. Insbesondere in der ersten Hälfte des 20. Jahrhunderts bestand jedoch die Hoffnung, eine umfassende Theorie oder ein Modell zu finden. Manchmal begegnen wir dieser Sichtweise noch in Ausdrücken wie »Vertrauen ist gut, Kontrolle ist besser«, »Jeder hat seinen Preis« usw. Die Entwicklung der Gesellschaft ist inzwischen weiter fortgeschritten und wir brauchen ergänzende Sichtweisen, um die Aufgaben des 21. Jahrhunderts zu meistern.

Führung und Motivation – Ein Überblick

Blicken wir auf die Entwicklung im Denken über Führung und Motivation zurück, dann ist das wie eine Entdeckungsreise durch die Geschichte. Während des 18. und 19. Jahrhunderts hat die industrielle Revolution die Gesellschaft vollkommen verändert. Die feudale Denkweise über Führende und Geführte hat sich während dieser Zeit zu einem paternalistischen Führungsverständnis in der Industrie gewandelt. Führung erfolgte durch Anweisungen, Motivation durch Belohnung oder Bestrafung, Lohn oder Entlassung. Die Motivation ergab sich aus dem Kampf ums Überleben.

In der Zeit zwischen 1890 und 1920 wurde diese direkte Führung allmählich ersetzt durch das »Scientific Management«, die Auffassung, die Organisation funktioniere wie ein Mechanismus. Nicht mehr der Chef persönlich bestimmte, was wie und wann zu tun war, sondern die Aufgaben wurden systematisiert und in einzelne Handlungskomplexe heruntergebrochen. Der Mitarbeiter war als »Lieferant von Arbeitskraft« ein Rädchen im System und die »Refa«-Methode entstand. Exponenten dieser Schule waren Frederick Taylor in den USA, Henri Fayol in Frankreich und Max Weber in Deutschland.

Abgelöst wurde diese Auffassung in der Zeit von 1930 bis 1945 von der Human-Relations-Bewegung. Anlass war das sog. Hawthorne Experiment. Ziel des Experiments war es, den Einfluss von Hygienefaktoren wie Licht, Luft und Lärm auf die Arbeitssituation und damit die Produktivität zu ermitteln. Hierbei wurde die damals überraschende Entdeckung gemacht, dass die dem Experiment begleitende Befragung der betroffenen Mitarbeiter zu einem Bias in den Untersuchungsergebnissen führte.

In den 1950er- und 1960er-Jahren entstand dann die Erkenntnis, dass der Mensch in seiner Arbeitssituation – über seine ursprüngliche Fachqualifikation hinaus – entwicklungsfähig sein kann. Der Mensch wurde nicht mehr ausschließlich durch seinen sozialen Hintergrund definiert, sondern man wurde sich bewusst, dass bei vielen Mitarbeitern auch der Antrieb, sich zu entwickeln, besteht. Der zweite Bildungsweg entstand und entwickelte sich zu einer allgemein akzeptierten Karrieremöglichkeit.

Studien von Frederick Herzberg, Douglas McGregor und anderen haben diese Aspekte weiter untersucht und damit das Managementwissen um die Dimension der nichtstatischen Beziehung zwischen Führung und Mitarbeiter ergänzt. Der Mensch kann von sich aus initiativ sein und braucht oft gar keine externen Anreize oder Motivationen. Zu explizierte Führung führt dann zu Demotivation.

Betrachtet man die Entwicklungen der vergangenen 30 Jahre, entsteht der Eindruck, dass Mitarbeiter heute der Sinnhaftigkeit ihrer Arbeit eine große Bedeutung beimessen. Arbeit soll Bedeutung haben und gleichzeitig Sinn stiften. Alle aufgeführten Trends, Studien und Theorien zum Thema Führung beziehen sich jedoch fast immer auf die Entwicklungen der Arbeitssituation in den (westlichen) industriellen Wirtschaftsunternehmen. Wie steht es jedoch um Einrichtungen im Gesundheitswesen, die zu den professionellen Organisationen oder Expertenorganisationen zählen?

Die Welt der Experten und Professionals

Dieser Bereich unserer Gesellschaft scheint bislang unbeleuchtet geblieben zu sein. Charakteristisch für Mitglieder professioneller Organisationen, zu denen auch Künstler, Wissenschaftler, Dozenten oder Sportler gehören, ist, dass sie, wie Ärzte und Pfleger, teilautonom und mit einem großen Maß an intrinsischer Motivation arbeiten. Studien und Veröffentlichungen von Henry Mintzberg[3] aus den 1970er-Jahren bieten Denkmodelle, um die Welt der Professionals/Experten zu verstehen. Bei seinen Studien über das Funktionieren von Managern in ihrer täglichen Arbeit stellte er fest, dass die offiziellen Organigramme in der Praxis häufig nicht gelebt werden. Seine Schlussfolgerung lautete, dass die klassische, pyramidenförmige Hierarchie nur eines von verschiedenen Organisationsmodellen ist. Die Pyramide ist die Form, die zu einer hierarchischen Produktions- oder Konzernorganisation oder auch Behörde passt. Die Realität einer Theatergesellschaft, einer Universität oder auch eines Krankenhauses lässt sich hiermit wegen des verhältnismäßig großen und direkten Einflusses der Professionals auf die Unternehmensleitung nicht adäquat erfassen.

Anders als in der hierarchischen Befehlsorganisationsform mit dem Akzent auf Strukturierung, liegt der Akzent in einer professionellen Organisation stark auf dem spezialisierten Fach-Know-how der Professionals. Im Gesundheitswesen sind dies insbesondere, aber keineswegs ausschließlich die Ärzteschaft und der Pflegebereich.

Die Berufsgruppen in einer professionellen Organisation brauchen eine unterstützende und zuarbeitende Infrastruktur, um teilautonom arbeiten zu können. Sie lassen sich aber nur bedingt von dieser Organisation steuern. Im Krankenhaus drohen an diesem Punkt zwei Wertesysteme miteinander in Konflikt zu geraten. Das Management hat die Aufgabe, eine Organisation zu leiten, die effizient, standardisiert und rational arbeitet. Der Professional kann das zwar als Ziel akzeptieren, muss aber im Interesse des Patienten autonom arbeiten und braucht dazu einen Ermessensspielraum. Auch wenn Behandlungen standardisiert werden, hat der Patient den Anspruch als individueller Mensch wahrgenommen zu werden.

Das Führen einer Organisation von Professionals ist noch immer Neuland. In den vergangenen 40 Jahren hat sich jedoch aus dem Gesundheitswesen der Gesundheitsmarkt entwickelt. Dies hat Konsequenzen für das Verhältnis zwischen den Professionals und der Unternehmensführung und bringt Konfliktpotenzial mit sich.

Ist eine Lösung in Sicht?

Soweit die Analyse der aktuellen Lage im Gesundheitswesen. Die Unterschiede in der Sozialisation zwischen Professionals und Management sind jedoch groß und ein

---

3 The Structuring of Organisations (1979), Prentice Hall, Hemel Hempstead/Englewood Cliffs, NJ.
  Die Mintzberg-Struktur – Organisationen effektiver gestalten (1992), Landsberg am Lech.
  Henry Mintzberg (*2. September 1939 in Kanada) ist ein kanadischer Wissenschaftler im Bereich Betriebswirtschaftslehre und Management.

Kräftemessen ist keine Ausnahme. Diese Differenzen lassen sich jedoch lösen, wenn sich zwei Personen, losgelöst von der Rolle, die uns Herkunft, Erziehung usw. vorgegeben haben, als Menschen begegnen. Wenn die Führungsaufgabe sowohl von der Unternehmensleitung als auch von den Professionals als die Verantwortung verstanden wird, objektiv notwendige Ziele zu erreichen, dann gilt es, die dazu objektiv erforderlichen Aufgaben zu erledigen. Das ist nicht immer einfach, aber in den meisten Fällen möglich.

Eine Auswahl von Führungstheorien

Auf der Suche nach einem hierzu passenden Modell stößt man schnell auf die Kontingenztheorien[4]. Sie stellen die wechselnde Beziehung und die Interaktion zwischen Geführten und Führendem zentral dar. Da diese Interaktion von der Situation, in der sich beide Protagonisten befinden, abhängig ist, wird das Modell als Situatives Führen bezeichnet. Es ist leicht verständlich und deckt die überwiegende Zahl der Führungssituationen ab. Es greift u.a. zurück

auf die Studien von Douglas McGregor. Das Modell, das hier nur in groben Zügen dargestellt wird, ist eines der wenigen, das für die Rolle der Führung in der selbstmotivierten Welt der Professionals gedankliche Anhaltspunkte gibt. Das Modell wurde in den 1970er-Jahren von Paul Hersey und Kenneth Blanchard unter dem Begriff »Situational Leadership« ausgearbeitet (Hersey und Blanchard 1982).

Die zwei Grundbedingungen

Das Modell geht von zwei Hauptaspekten aus: der Fähigkeit und der Bereitschaft des Mitarbeiters, eine Aufgabe zu übernehmen. Hieraus ergeben sich vier Grundmuster:

1. Nicht fähig und nicht bereit
2. Nicht fähig aber bereit
3. Fähig aber nicht bereit
4. Fähig und bereit.

Diese vier Grundmuster werden als die Reifegrade 1 bis 4 des Mitarbeiters bezeichnet und lassen sich in Diagrammform darstellen:

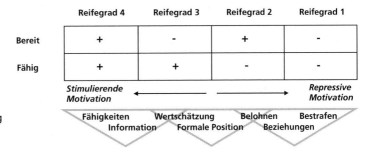

Abb. 4.2.1:
Reifegrad
Quelle: Eigene Darstellung
in Anlehnung an Hersey
und Blanchard (1982).

---

4   Der Ansatz wurde von Fred Edward Fiedler bereits in den sechziger Jahren geprägt und definiert Führungserfolg als Zusammenspiel von Führungsstil und Führungssituation.

Die zwei Dimensionen der Einflussnahme

Für das Führungsverhalten werden in diesem Modell ebenfalls zwei Orientierungen der Einflussnahme angenommen, die sachbezogene und die intermenschliche Orientierung. Hieraus ergeben sich vier Grundstile der Einflussnahme:

1. Starke Sachorientierung, geringe Personenorientierung
2. Starke Sachorientierung, starke Personenorientierung
3. Geringe Sachorientierung, starke Personenorientierung
4. Geringe Sachorientierung, geringe Personenorientierung.

Stellt man diese Orientierungen in Diagrammform dar, ergibt sich eine Matrix von vier Führungsstilen. Ein dirigierender Stil in dem »Sagen oder die Dienstanweisung« dominiert (Telling), ein Stil in dem »Erklären« (Selling) dominiert, ein Stil in dem »Überzeugen und Stimulieren« (Motivating) gefragt ist und als viertes ein Stil, in dem »das Übertragen von Verantwortung« (Delegating) vorherrscht. Diese Stile korrespondieren mit den situationsbezogenen Reifegraden des Mitarbeiters. Je nach Situation gibt das Modell einen Anhalt, welcher Führungsstil am effektivsten sein könnte: mehr sach- oder mehr personenorientiert und mit einer intensiven Interaktion oder delegierend mit weniger Interaktion.

Führungsstile

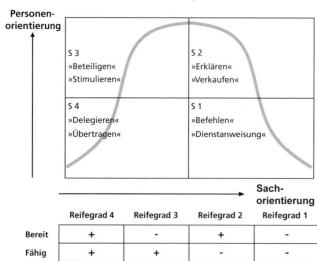

Abb. 4.2.2:
Führungsstile
Quelle: Eigene Darstellung in Anlehnung an Hersey und Blanchard (1982).

Ein drittes Element, das in der deutschsprachigen Literatur leider manchmal außer Acht gelassen wird, ist, dass es einer entsprechenden Machtbasis bedarf, um einen bestimmten Führungsstil effektiv einsetzen

zu können. Diese Machtbasis bewegt sich zwischen den Faktoren von Bestrafen als Machtanspruch und Anerkennung der Fähigkeit durch den Geführten, dass die Führungskraft die Führungsrolle aufgrund von

Eignung und Kompetenz erfüllen kann, dem »Machtzuspruch«.

Hersey und Blanchard unterscheiden sieben Machtfaktoren:

1. *Sanktionen*: Die Möglichkeit, zu bestrafen oder Sanktionen zu verhängen.
2. *Beziehungen*: Die Möglichkeit, »Belohnungen« oder »Sanktionen« durch andere beeinflussen zu können.
3. *Belohnungen*: Die Möglichkeit, auf verschiedene Weisen zu belohnen (aber Vorsicht: finanzielle Belohnungen führen zu Gewöhnung; bleiben diese aus, dann wirkt dies wie Bestrafung).
4. *Formelle Position*: Der formale und dokumentierte Status als Führungskraft.
5. *Wertschätzung*: Die Führungsperson wird als integer und zuverlässig wahrgenommen.
6. *Informationen*: Der Vorgesetzte verfügt über Informationen oder hat Zugang zu Informationsquellen, die für den Nachgeordneten essenziell sind.
7. *Fähigkeiten*: Der Nachgeordnete hat das Vertrauen, dass die Führungskraft ihren Job professionell macht und dass bei Bedarf auf ihn oder sie zurückgegriffen werden kann.

Es dürfte klar sein, dass »Sanktionsmacht« eher als eine repressive Form der Motivation und das Vertrauen in die Führungsperson als eine stimulierende Motivation erfahren wird. Wird die Machtbasis nicht beachtet, führt dies manchmal zu »verbaler Zustimmung, aber innerlicher Ablehnung« oder noch schlimmer, man gibt sich der Lächerlichkeit preis, wenn angedrohte Sanktionen nicht vollzogen werden können.

In der Praxis wird das Modell erst ab der fünften »Machtbasis« im Umgang mit den Professionals wirklich effektiv. Ab diesem Niveau können sich zwei Personen mit unterschiedlichem Hintergrund als zwar nicht gleichberechtigt, aber dennoch gleichwertig gegenüber stehen.

Dieses Konzept löst nicht alle Probleme, aber es kann Führungskräften in vielen Situationen helfen, den richtigen Ansatz zu finden und nicht effektive Vorgehensweisen zu vermeiden. Dass Führungstheoretiker das Modell wegen der nicht eindeutigen wissenschaftlichen Nachweisbarkeit manchmal kritisch sehen, mag auch daran liegen, dass insbesondere der Begriff »Reifegrad« leicht irreführend sein kann. Er verleitet dazu, Mitarbeiter in die Kategorien reif oder weniger reif einzuteilen, um dann einen »uniformen«, für die Mitarbeiter geeigneten Führungsstil zu praktizieren. Dann funktioniert das Konzept tatsächlich nicht. Es gilt, Situationen zu erkennen und Verhalten zu antizipieren. Dabei können unterschiedliche Reifegrade bei ein und demselben Mitarbeiter sehr schnell abwechseln – so schnell wie die Themen wechseln.

Fazit

Der Inhalt und die mit dem Begriff Führen verbundenen Vorstellungen haben sich im Laufe der Zeit stark gewandelt. Darin spiegelt sich eine gesellschaftliche Entwicklung, die der industriellen Entwicklung, wider. Zunehmend wird der Begriff Führung auch auf die Arbeitssituation der Professionals in den kooperativen Leitungsstrukturen des Krankenhauses angewendet. Die Kontingenz-Modelle bieten aufgrund der situationsbezogenen Anwendung von Führungsstilen Ansatzpunkte, die Welt des Managements und die der Professionals näher zu bringen.

Führen ist teils Wissenschaft, teils Kunst. Theoretische Kenntnisse bilden die Grundlage, um in der Praxis arbeiten zu können, auch wenn sie nicht die Übung ersetzen können. Beide Aspekte sind die Basis der Erkenntnis: Führen ist und wird immer eine Interaktion zwischen Menschen sein.

Literatur

Drucker P (1965): Praxis des Managements: Ein Leitfaden für die Führungs-Aufgaben in der modernen Wirtschaft. Düsseldorf: Econ.

Hersey P, Blanchard K (1982): Management of Organizational Behavior. New York: Prentice-Hall.

Levering R, Erb M (2011): Emerging trends in people management. The best workplaces continue to find innovative ways to create personal and meaningful connections with their employees. (http://www.greatplaceto¬work.ae/storage/documents/Publications_Do¬cuments/2010_-_Emerging_Trends_In_Peop¬le_Management.pdf, Zugriff am 09.01.2014)

4.3 Prozessorganisation

Kathrin Heier, Julian Terbeck und Winfried Zapp

Einleitung

Veränderungen durch Umwelteinflüsse, rechtliche Änderungen und Kulturverschiebungen haben Auswirkungen auf die Unternehmungsführung und machen ein Überdenken der Strukturen, in denen die Prozesse ablaufen, notwendig (Zapp 2008). Prozesse lassen sich als organisierte Folge von Verrichtungen definieren, die in definierter, sinnhafter Abfolge stehen mit dem Ziel, den Ausgangswert durch Anwendung von vorhandenen Ressourcen zu verändern, monetär wie nicht monetär (Zapp et al. 2010).

Wandel des Prozessgedankens

Von der Aufbauorientierung zur Prozessorientierung

Die Anfänge der Strukturierung und der Organisation von Nordsieck (1934) und Henning (1975) nehmen eine inhaltliche Trennung von Aufbau- und Ablauforganisation vor. Ihrem Verständnis nach ist Aufbauorganisation Stellenbildung und Ressourcenzuteilung entsprechend der Aufgaben. Ablauforganisation hingegen bezieht sich auf die inhaltliche und zeitliche Abfolge von Arbeitsschritten zur Erreichung des unternehmerischen Gesamtziels (Gaitanides 2007; Nordsieck 1972). Hierauf aufbauend beschreibt Kosiol (1962) die Aufbauorganisation als die Abteilungs- und Stellenbildung, aus der sich die institutionelle Strukturierung des Unternehmens ergibt. Dahingegen entspricht die Ablauforganisation der raumzeitlichen Strukturierung der Arbeits- und Bewegungsvorgänge. Gesichtspunkte des organisatorischen Ablaufs werden erst im Anschluss an die Festlegung der Aufbauorganisation behandelt (Atzert 2011).

In den 1980er-Jahren stellte Gaitanides (1992) die Prozessabläufe in den Vordergrund der Strukturierung. Die Funktionseinheiten entstanden somit aus der Aufgabenzuteilung. Daraus resultiert, dass Abläufe über Funktionen hinausgehen (Gaitanides 1992). Die meisten Arbeiten dieser Zeit fokussierten auf die Prozessoptimierung als effizientere Gestaltung einzelner Prozesse. Die Arbeiten von Hammer und Champy postulierten die Notwendigkeit eines radikalen und revolutionären Turnarounds und eine Neuordnung der Unternehmungsorganisation hin zu prozessorientierten Abläufen. Sie prägten den Begriff Business Reengineering (Hammer und Champy 1994).

Prozesstypen

Mittelpunkt in Gesundheitseinrichtungen sind die Geschäftsprozesse (auch Kern- oder Schlüsselprozesse genannt; Vahs 2009), die sich aus dem Kerngeschäft herausbilden lassen (▶ Abb. 4.3.1). Sie stellen im Leistungserstellungsprozess des Krankenhauses die Statusveränderung des Patienten mit dem Ziel der Gesundheitsverbesserung dar (Schmidt-Rettig 2008). Bei dieser dualen Aufteilung unterstützen die Supportprozesse die Kernprozesse. Sie haben keine unmittelbar strategische Funktion und bringen keinen direkten Kundennutzen (Miebach 2009). Es geht darum, die Ressourcen bereitzustellen und Liquidität sowie Informationsversorgung sicherzustellen. Bei den vertikalen Prozesstypen werden Haupt- und Teilprozesse unterschieden. So kann der medizinische Behandlungsprozess als Hauptprozess neben dem Pflege- oder dem Verwaltungsprozess identifiziert werden. Der Hauptprozess »Behandlungsprozess« kann dann durch Dekomposition wiederum in verschiedene Teilprozesse zerlegt werden, z. B. stationärer, operativer oder therapeutischer Behandlungsprozess. Während die horizontale Zerlegung von Prozessen aus einer bestehenden Organisationsstruktur resultiert, wird bei der horizontalen Darstellung der Prozess unabhängig von den Bereichen bzw. Abteilungen in den Vordergrund gestellt. Dies ermöglicht eine prozessuale, bereichsübergreifende Optimierung (Zapp und Otten 2010). Kern- und Supportprozesse mit ihren Haupt- und Teilprozessen müssen gelenkt und in das Unternehmungsganze integriert werden. Diese Aufgabe wird von den Managementprozessen übernommen, die parallel zu den Kern- und Supportprozessen verlaufen. Ihnen kommt eine besondere Bedeutung zu, da sie den Abstimmungsprozess gestalten und damit eine Integrationsleistung der unterschiedlichen Ebenen erbringen. Neben den strategischen Aktivitäten werden auch die Verhaltensweisen betrachtet. Insgesamt können damit alle vorgenannten Prozesstypen über die Managementprozesse auf ihre unternehmungsspezifische Bedeutung hin untersucht werden. Die folgende Abbildung verdeutlicht die Zusammenhänge der drei Ebenen:

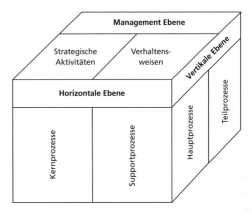

Abb. 4.3.1: Die drei Ebenen von Unternehmungsprozessen
Quelle: Eigene Darstellung.

Prozess-Darstellung

Formen der Prozess-Darstellung

Durch die Visualisierung soll eine systematische Ordnung aller Informationen, mit denen der Prozess inklusive seiner Schnittstellen beschrieben und definiert wird, geschaffen werden (Zapp 2008).

Die zeitliche Darstellung von Prozessschritten erfolgt anhand eines Gantt-Diagramms. Der Prozess selbst wird mittels einer zeitlichen Unterteilung und der Aneinanderreihung von Aktivitäten auf horizontaler Ebene abgebildet (Meis et al. 2010). Die globalste Darstellung von Ressourcen und Aktivitäten auf einer ablauforganisatorischen Metaebene wird bei der Prozesslandkarte vorgenommen (Synonym: Wertschöpfungskettendiagramm) und beinhaltet Schnittstellen zu anderen Bereichen der Unternehmung. Eine detaillierte Modellierung von Prozessen auf vertikaler Ebene folgt hieraus (Koch 2011). Durch die häufig verwendete Notation der Flussdiagrammdarstellung können Zusammenhänge einzelner Aktivitäten übersichtsartig dargestellt werden (Meis et al. 2010), was insbesondere der Identifizierung von Teilprozessen dient (Koch 2011). Die Darstellung eines Prozesses über das Aufeinanderfolgen von Funktionen und Ereignissen wird als ereignisgesteuerte Prozesskette (EPK) bezeichnet. Werden unterschiedliche Sichtweisen (Daten-, Organisations-, Funktions- oder Steuerungssicht) in die Darstellung einbezogen, wird von der eEPK (erweiterte EPK) gesprochen (Koch 2011). Die Verbindung von Funktionen und Ereignissen erfolgt dabei über die aus der Mathematik bekannten logischen Verknüpfungsoperatoren. Eine in den letzten Jahren zunehmend verwendete Darstellungsform ist das Blueprinting. In Anlehnung an die Reihenfolge in einem Flussdiagramm, der chronologischen Darstellung wie in einem Gantt-Diagramm, bildet es zudem die im Dienstleistungsbereich unerlässliche Interaktion mit dem Kunden/Patienten ab.

Der Umfang der zu betrachtenden Varianten, die Darstellungsform, die Perzeptibilität der Betrachter, das hohe Maß an Komplexität sind so weitreichend, dass nicht sämtliche, vollständige und komplexe Hauptprozesse abzubilden sind, sondern man sich an Teilprozessen oder an differenzierten Hauptprozessen orientiert. Diese Möglichkeit zeigt auch das im Weiteren beschriebene Blueprinting auf.

Die Methode des Blueprinting zur Darstellung von Dienstleistungsprozessen

Besonderheit bilateraler Dienstleistungen ist das notwendige Zusammenwirken der empfangenden und erstellenden Personen (Terbeck et al. 2012). Mit dem Blueprinting besteht eine Visualisierungsmethode, deren theoretischer Hintergrund in der Interaktivität verankert ist. Durch eine Ablaufdar-

stellung werden einzelne Aktivitäten entsprechend des Interaktionsgrades mit dem Dienstleistungsempfänger unterschiedlichen Ebenen zugeordnet.

Die erste Entwicklungsstufe des Blueprinting von Shostack (1984) differenziert zwei Ebenen, auf denen Aktivitäten vollzogen werden, die durch die Sichtbarkeitslinie (engl. Line of visibility) getrennt sind. Sie trennt die Aktivitäten, an denen der Dienstleistungsempfänger beteiligt ist, von denen, die im Hintergrund ablaufen. In der Weiterentwicklung durch Kingman-Brundage (1989) wurden weitere Differenzierungen bei den Aktivitäten auf Seiten des Leistungserstellers vorgenommen. Die interne Interaktionslinie (engl. Line of internal interactions) trennt die unterstützenden Aktivitäten des Anbieters im Hintergrund (engl. Backoffice activities) von den unterstützenden Aktivitäten (engl. Support activities), die von anderen Fachabteilungen erbracht und vom Patienten nicht direkt wahrgenommen werden, z. B. Laboruntersuchungen. Des Weiteren trennt die Implementierungslinie (engl. Line of implementation) die Unterstützungsaktivitäten, die direkt dem Leistungserstellungsprozess zuzuordnen sind, von den Managementaktivitäten, die Planungscharakter haben und vorbereitende Aktivitäten sind. Sie sind nicht direkt einem Teilprozess zuzuordnen, sondern gelten für mehrere. Häufig genannte Beispiele sind Controlling, Finanzbuchhaltung oder Einkauf. Als weiterer Entwicklungsabschnitt ist die Trennung der Leistungserstellung von der Vorhaltung des Leistungspotenzials durch die Vorplanungslinie (engl. Line of order penetration) nach Fließ und Kleinaltenkamp (2004) anzuführen. Aktivitäten der direkten Leistungserstellung sind oberhalb der Vorplanungslinie einzuzeichnen, während vorbereitende Aktivitäten unterhalb darzustellen sind. Durch die Besonderheit der Dienstleistungserstellung, die Intangibilität, ist eine Vorplanung des Leistungspotenzials hinsichtlich Zeit, Umfang und Intensität insbesondere bei

Gesundheitsleistungen nur schwer und mit einer begrenzten Verbindlichkeit möglich, was wiederum eine hohe Flexibilität zu Lasten eines hohen Kapazitätseinsatzes bedingt. Als letzte Weiterentwicklung ist die Arbeit von Bitner et al. (2007) anzuführen, die auf vorangegangene Entwicklungsstufen aufsetzt und diese um physikalische Nachweise (engl. physical evidence) ergänzt. Hier werden oberhalb der Kundenaktivitäten die Elemente eingezeichnet, die mit den Patienten in Kontakt kommen, beispielsweise der Behandlungsvertrag oder die Patientenkurve.

Prozessorganisation

Prozessgestaltung

Die Gestaltung von Prozessen wird tätigkeitsbezogen als Folge von Ereignissen angesehen; ergebnisbezogen entsteht damit eine Gebildeform, sodass die Prozessgestaltung »aus der Analyse und dem Zusammenfügen der Teilprozesse zu einem Ganzen zur Ergebnisoptimierung im Hinblick auf Wirtschaftlichkeit und Leistungsorientierung, Zeit und Raum, Qualität und Risiko sowie Lebensqualität der Patienten und Bewohner und Kundenzufriedenheit [besteht]« (Zapp und Oswald 2010, S. 54). Ziel ist es, ökonomische Vorteile, Optimalitäten und Nutzenvorteile durch die reine Prozessorientierung zu erhalten. Die Struktur der Unternehmung wird damit nicht durch die externe Person bestimmt, sondern der (kostenstellenübergreifende) Prozess bestimmt die Struktur und wird in den Mittelpunkt der Organisationsgestaltung gestellt (Zapp 2008).

Stufen der Prozessgestaltung

Ausgangspunkt der Prozessgestaltung ist ein *Auftrag (1)*, der in eine bestehende *Organisationseinheit (2a)* oder an eine zu konstituierende *Projektgruppe (2b)* gegeben wird (Zapp und Oswald 2010), um im Rahmen der *Identifikation (3)* die zu untersuchenden Prozesse herauszubilden. Dabei muss sich in einem ersten Schritt auf wesentliche, charakteristische Prozesse beschränkt werden. Die Wichtigkeit ergibt sich entweder aus der ökonomischen Bedeutung, aus der zu beachtenden Qualität oder aus der Menge der Durchläufe. Im Vordergrund der Betrachtung befinden sich patientennahe Prozesse, die als Kernprozesse im Fokus stehen.

Innerhalb des identifizierten Prozesses sind die wesentlichen zu untersuchenden Elemente herauszubilden, die in ihre Bestandteile zerlegt und untersucht werden. Mit dieser *Prozessauswahl (4)* soll der Ablauf optimiert werden, sodass auf herausragende Nutzenpotenziale, auf bedeutende Patienten- bzw. Kundensichtweisen, auf Rationalisierungsreserven und Erfolgschancen und vor allem auf Umsetzbarkeit sowie Realisierbarkeit mit den Konsequenzen für das Projekt zu achten ist. Für eine Prozessgestaltung bieten sich zunächst ausgewählte Teilprozesse des Behandlungsprozesses, wie beispielsweise die pflegerische Versorgung von Patienten, an, da mit Blick auf eine patientenorientierte Prozessgestaltung auch möglichst patientennahe Abläufe optimal gesteuert werden sollen.

Mit der Prozessidentifikation einer geht die *Abgrenzung der Prozesse (5)*. Die Einengung auf den wesentlichen Prozessabschnitt wird weiter vorangetrieben, indem Anfang und Ende der Betrachtung festgelegt werden. Bei der Erstellung eines Blueprints sind diese an den wahrgenommenen Prozessanfang und das -ende geknüpft (Fließ und Strametz 2012). Eine vollständige Darstellung aller möglichen Varianten, Möglichkeiten und Eventualitäten kann eher zu Verwirrung führen als zur Klärung beitragen. Deshalb ist bei der Auswahl und Abgrenzung der Prozesse zu beachten, dass eine detaillierte Prozessgestaltung vorwiegend für Routineprozesse eingesetzt wird und innovativen sowie individualisierten Prozessen ein höherer Freiheitsgrad zugestanden werden muss.

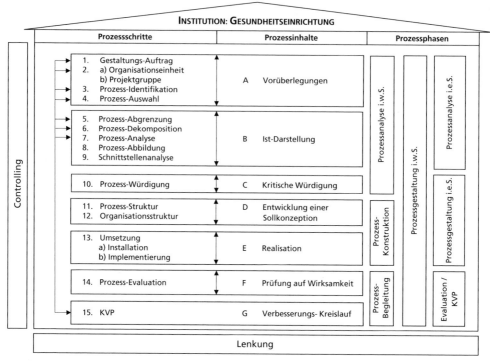

Abb. 4.3.2: Ablauf der Prozessgestaltung
Quelle: In Anlehnung an Zapp/Oswald/Bettig/Fuchs (2014), S. 155.

Um einen Prozess analysieren zu können, ist unter Berücksichtigung der chronologischen Abfolge das Zerteilen in seine Bestandteile zur Komplexitätsreduzierung notwendig (*Prozess-Dekomposition – 6*). In Gesundheitseinrichtungen ist eine technokratische Vorgehensweise nachteilig, da es sich um bilaterale Dienstleistungen handelt, die nur bis zu einem bestimmten Punkt standardisierbar sind. Hilfreich ist, eine systematische Vorgehensweise (deduktive oder induktive Herangehensweise) solange durchzuführen, bis eine weitere Zerlegung keinen weiteren Erfolg mehr verspricht (Miebach 2009).

Hieran schließt die *Ist-Analyse (7)* an, wobei die Übergänge zur Dekomposition und zur nachfolgenden Prozess-Abbildung fließend sind und jeweils eine Rückkopplung zwischen diesen Schritten stattfindet. Die Ist-Analyse dient als Basis, um vorhandene Schwachstellen analysieren zu können. Dabei können die aufgetretenen Probleme gesondert zusammengefasst und in der zuvor erstellten Prozess-Abbildung abgetragen werden, was der Entschlüsselung komplexer Systemstrukturen und Schnittstellenproblematiken dient. Dabei richtet sich die Aufmerksamkeit auf Brüche im zeitlichen Ablauf, auf Mängel in der inhaltlichen Abstimmung sowie auf Kommunikationsdefizite zwischen den Teilbereichen, in denen eine Interaktion stattfindet. Diese beziehen sich auf den Austausch von Informationen, Gütern bzw. Finanzen (Brockhoff und Hauschildt 1993). Eine Analyse kann unter folgenden Aspekten erfolgen:

a) *Prozess-Ablauf:* Betrachtet, ob ein Prozess vor-, nachgelagert oder parallel verläuft.

b) *Prozess-Abhängigkeit*: Bestimmt, ob die Prozesse Bindungen bzw. Abhängigkeiten haben.

c) *Prozess-Weite*: Zeigt, ob der Prozess interprozessual oder intraprozessual untersucht wird.

d) *Prozessvarianz*: Zeigt die Zusammenhänge der (Teil-)Prozesse untereinander (Zapp et al. 2014).

Die *Prozess-Abbildung (8)* schafft die Voraussetzung für spätere Gestaltungsmaßnahmen (Zapp 2008). Wird die Methode des Blueprinting angewandt, ist die Prozess-Abbildung vorbereitend für die Prozess-Analyse und die Schritte sieben und acht finden in umgekehrter Reihenfolge statt. Für die bewusste Zuordnung der Teilprozesse zu der entsprechenden Ebene ist nachfolgendes Prüfschema von Bedeutung. Sofern ein Leitsatz nicht zutrifft, ist der nächste zu prüfen (Fließ und Strametz 2012):

1. Aktivität wird von Kunden ausgeführt ® Kundenaktivitäten
2. Aktivität wird vom Kunden visuell erfasst ® Sichtbare Aktivität
3. Aktivität wird kundeninduziert von Kundenkontaktpersonal durchgeführt ® Hintergrundaktivität
4. Aktivität wird kundeninduziert durchgeführt ® Unterstützungsaktivität
5. Aktivität wird regelmäßig, wiederkehrend und vorbereitend durchgeführt ® Vorbereitungsaktivität
6. Vorangegangene Fragen treffen nicht zu ® Facility-Aktivität.

Die Zuordnung der Teilprozesse zu einer Ebene in einem Blueprinting und die daraus resultierende Kopplung der Visualisierung von Handlungskonsequenzen einer Ebene führen möglicherweise zu einer Neubewertung von Prozessschritten im Prozessablauf; Schnittstellen und sich daraus ergebende Probleme werden sicht- und dadurch veränderbar (Fließ und Strametz 2012).

Abb. 4.3.3 ist beispielhaft für ein Blueprinting des Teilprozesses, der in der Patientenaufnahme in einem Krankenhaus stattfindet.

Die *Prozess-Würdigung (10)* bewertet die Prozessabläufe hinsichtlich erbrachter Leistungen, Stärken bzw. Schwächen usw. Das Veränderungspotenzial wird dabei deutlich, sodass darauf aufbauend die *Prozess-Struktur (11)* gestaltet werden kann, um Lösungsmöglichkeiten aufzuzeigen und in den Prozess zu integrieren. Diese Struktur wird vor allem vermittelt durch die Ablauf-Matrix, die sich nach den Kriterien der Funktionsorientierung (Zapp 2008) komplexitäts- (Osterloh und Wübker 1999) oder kundenorientiert (Osterloh und Frost 2006) strukturiert. Die *Organisationsstruktur (12)* begleitet und lenkt die Prozesse. Wird dieser Bereich vernachlässigt, werden die Prozesse in die bestehende Struktur integriert und das Abteilungsdenken überlagert und dominiert die Prozessstruktur. Die *Umsetzung (13)* erfolgt in zwei Abschnitten. Zunächst sind die technischen und qualifizierenden Voraussetzungen für die Mitarbeiter zu schaffen *(a Installation)*, um die Realisation zu ermöglichen *(b Implementierung)*. Eine Realisation kann nicht erfolgen, wenn diese Voraussetzungen nicht erfüllt sind. Mit der Umsetzung beginnt die Begleitung der Prozesse durch *Evaluationsprogramme (14)* sowie die Einleitung eines *kontinuierlichen Verbesserungsprozesses (15)*, um die Abläufe immer wieder in Form eines Kreislaufs aus Feedback und Feedforward anpassen zu können. Damit ergibt sich der Ablauf der prozessgestalterischen Vorgehensweise, wie er in Abb. 4.3.2 dargestellt ist. Die Prozessgestaltung im weiteren Sinne setzt sich dementsprechend aus den Phasen der Prozessanalyse, -konstruktion und -begleitung zusammen.

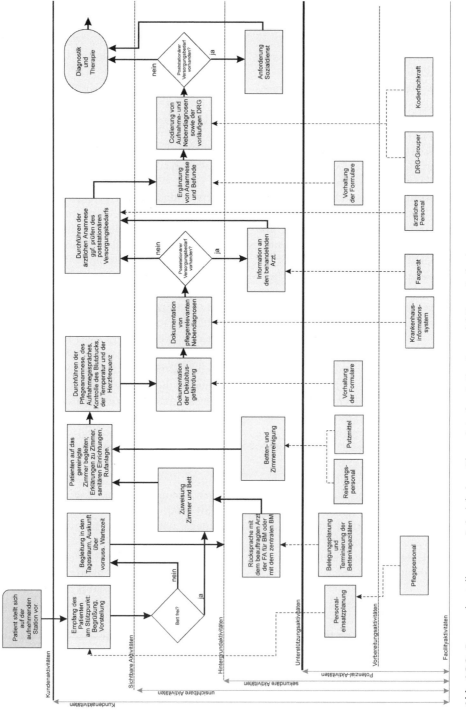

Abb. 4.3.3: Prozessdarstellung am Beispiel eines Blueprints der stationären elektiven Aufnahme
Quelle: Terbeck (2013), unveröffentlicht.

Führung im Prozessgedanken

Führungsaufgaben und Führungsgegenstand

Die Aufgaben des Prozessmanagements lassen sich in mehrere Funktionen untergliedern: Erstens die zuvor geschilderte Prozessgestaltung mit der Fokussierung auf die Entwicklung und kontinuierliche Verbesserung und zweitens die Prozessführung. Die Prozessführung kann in zwei Gegenstandsbereiche unterteilt werden: zum einen die sachrationalen Aufgaben, die zur Bestimmung von Zielen, zur Bereitstellung der zur Erfüllung benötigten Strukturen und zur Vorgabe von Handlungsweisen einer Unternehmung erforderlich sind (Walzner 2005). In diesem Bereich werden die klassischen Management-Aufgaben angesprochen. Zweitens die sozioemotionalen Aufgaben, die die Zukunftsfähigkeit einer Unternehmung sicherstellen, indem Wandlungsfähigkeit durch Vertrauen, Respekt, Motivation der Mitarbeiter und Innovation geschaffen wird (Krüger 2006). Hier werden die Aufgaben des Leaderships angesprochen (Müller 2010).

Die Bedeutung des organisatorischen Wandels für die Prozessführung

Wird Prozessgestaltung als kontinuierliche Anpassung des Systems verstanden, ist dies gleichzusetzen mit organisatorischen Veränderungen oder auch Wandel. Diese werden in die Intensitätsstufen erster und zweiter Ordnung unterschieden. Bei einem Wandel erster Ordnung wird von geringen Veränderungen gesprochen, beispielsweise der Anschaffung neuer technischer Geräte. Hierbei geht es um Verbesserungen innerhalb bereits gegebener Strukturen; sie sind dem sachrationalen Gegenstandsbereich zuzuordnen. Der Wandel zweiter Ordnung hat fundamentalen Einfluss auf die Prozessgestaltung einer Unternehmung

und deren Strukturen. Bei der Einführung des Prozessgedankens kann dies einhergehen mit dem Verschieben von Verantwortungs- und Machtstrukturen und sich somit auf die Gewohnheits- und Verhaltensweisen von Personen innerhalb einer Unternehmung auswirken (Hollmann und Schmitz 2008; Geiger 2006). Dieser Aspekt ist dem sozioemotionalen Bereich zuzuordnen. Eine Prozessgestaltung mit dieser Reichweite hat Einfluss auf die Unterstützung und die Motivation der Mitarbeiter im Hinblick auf ihre Aufgabenerfüllung, den Zusammenhalt und die Aufrechterhaltung der inneren Harmonie im Rahmen der Umsetzung und Realisation.

Die Unternehmungsprozesse laufen nach bestimmten Strukturen ab. Spezifische Kommunikations- und Handlungsmuster ermöglichen eine Charakterisierung von Unternehmungen. Diese werden als Ordnungsmomente bezeichnet, die als Strategien, Strukturen und Kulturen in das unternehmerische Alltagsgeschehen einfließen (Rüegg-Stürm 2003). Mit der Strategie wird das strategische Orientierungswissen einer Unternehmung bezeichnet. Die Struktur hat die Funktion, das unternehmerische Handeln abzustimmen. Die Kultur wird über den sozioemotionalen Bereich einer Unternehmung abgedeckt und findet über eine gemeinsame Identität und/oder Vision Ausdruck. Die Kultur kann beispielsweise über folgende immaterielle Elemente wahrnehmbar sein: Normen und Werte, Einstellungen und Haltungen, Interpretationsmuster oder kollektive Erwartungen sowie Hintergrundüberzeugungen (Rüegg-Stürm 2003).

Organisatorischer Wandel in Form einer Optimierung und Erneuerung von Prozessen kann nur mit den Ordnungsmomenten einhergehen. Vom Wandel betroffen ist neben der Sach- (Unternehmungsprozesse) auch die Beziehungsebene (Rüegg-Stürm 2003). Damit wird deutlich, dass ein Wechselspiel zwischen den Ordnungsmomenten und Unternehmensprozessen besteht. Während die Ordnungsmomente strukturieren bzw. formen und die Prozesse ordnen, führen die Prozesse erst zur Herausbildung der Ordnungsmomente. Diese sind in der Konsequenz somit wiederum das Ergebnis der Prozesse (Rüegg-Stürm 2003).

Die Integration von organisatorischem Wandel und Leadership im Prozessmanagement

Das Management wird während der gesamten Prozessgestaltung benötigt, hat aber im Verhältnis eine größere Bedeutung bei der Umsetzung und Verstetigung der Prozesse. Ihm obliegt also die konsequente Umsetzung und Realisierung der Konzepte sowie sicherzustellen, dass die Ergebnisse beibehalten und stetig weiterentwickelt werden. Anders verhält es sich beim Leadership. Die Initialisierung und Konzipierung verlangen die Entwicklung von Wandlungsbereitschaft innerhalb des Systems (Krüger 2006). Leadership und Management können als verschiedene Fähigkeiten aufgefasst werden, die sich in einem Akteur ergänzen. Management fördert Kontinuität, Struktur und Problemlösung, während Leadership an Visionen, Kreativität und Wandel der Unternehmung orientiert ist (Müller 2010). Die im vorhergehenden Abschnitt »Die Bedeutung des organisatorischen Wandels für die Prozessführung« beschriebene Differenzierung in ersten und zweiten Grad des Wandels kommt darüber zum Ausdruck. Deutlich wird die Entwicklung auch in der folgenden Abbildung, die die Entwicklungsstufen im Rahmen einer Prozessorganisation aufzeigt.

Neben der Prozessführung und der Intensität des Prozesswandels sind die Gegenstandsbereiche sachrational und sozioemotional zu unterscheiden. Deutlich geworden ist, dass die Betrachtung der rein sachrationalen Ebene einer Prozessorganisation wichtige Aspekte unberücksichtigt lässt. Die sozioemotionale Art der Zielerreichung steht im Mittelpunkt des Leaderships. Sowohl Management als auch Leadership

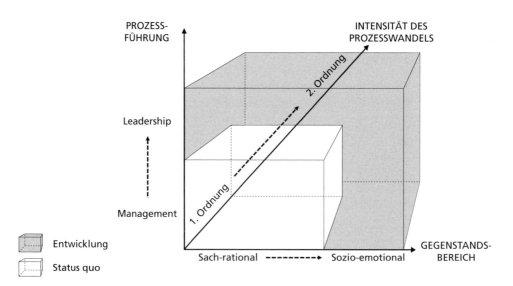

Abb. 4.3.4: Vom Management von Prozessen zum Leadership
Quelle: Eigene Darstellung.

können *aus institutioneller Sicht beschrieben werden als* diejenigen Instanzen, die zur Gestaltung, Lenkung und Entwicklung der Aufgaben an nachgeordneten Stellen befähigt sind (Walzner 2005). Wird Prozessgestaltung als die kontinuierliche Veränderung und Optimierung des Systems verstanden, geht dies einher mit organisatorischen Veränderungen. Aus Sicht der Prozessgestaltung sind daher beide Funktionen, zum einen die des Managements der sachrationalen Zielerreichung und zum anderen die des Leaderships der sozioemotionalen Art der Zielerreichung, notwendig. Ihnen kommt je nach Phase der Prozessgestaltung unterschiedliche Bedeutung zu (Hinterhuber und Stahl 2000).

Festzuhalten bleibt, dass die Prozessorganisation und in ihr die Prozessgestaltung aller genannten Aspekte bedarf. Entsprechend der dargestellten Würfelstruktur werden die sachrationalen Aspekte des Managements benötigt. Bei der notwendigen Veränderung von Verhaltensmustern bei einem Wandel zweiten Grades sind außerdem die sozioemotionalen Aspekte des Leaderships von Bedeutung. Die reine Steuerung über Leadership ist jedoch nicht möglich. Die grundlegenden Aspekte des sachrational orientierten Managements sind zusätzlich zu berücksichtigen.

Literatur

Atzert S (2011): Strategisches Prozesscontrolling. Wiesbaden: Gabler.

Bitner MJ, Ostrom AL, Morgan FN (2007): Service Blueprinting. Working Paper, Center for Services Leadership, Arizona State University.

Brockhoff K, Hauschildt J (1993): Schnittstellen-Management – Koordination ohne Hierarchie. zfo 62. Jahrgang 6/1993: 398–403.

Fließ S, Kleinaltenkamp M (2004): Blueprinting the Service Company. Managing Service Processes Efficiently. Journal of Business Research Vol. 57 Nr. 4: 392–404.

Fließ S, Strametz R (2012): Strategische Prozessoptimierung mit dem ServiceBlueprintTM. In: Kuntz L, Bazan M (Hrsg.) Management im

Gesundheitswesen. Wiesbaden: Springer Gabler. S. 137–172.

Gaitanides M (1992): Ablauforganisation. Stuttgart: Schäffer-Poeschel.

Gaitanides M (2007): Prozessorganisation. München: Vahlen.

Geiger IK (2006): Change Management in komplexen Organisationen. In: Kruppke H, Otto M, Gontard M (Hrsg.) Human Capital Management. Berlin: Springer. S. 211–248.

Hammer M, Champy J (1994): Business-Reengineering. Frankfurt am Main: Campus.

Henning KW (1975): Einführung in die betriebswirtschaftliche Organisationslehre. Wiesbaden: Gabler.

Hinterhuber HH, Stahl HK (2000): Führung im Spannungsfeld zwischen Autonomie und Fremdbestimmtheit. In: Hinterhuber HH, Stahl HK (Hrsg.) Unternehmensführung im Wandel. Renningen-Malmsheim: expert. S. 77–95.

Hollmann J, Schmitz C (2008): Changemanagement im Krankenhaus. Das Krankenhaus 100. Jahrgang 06/2008: 584–588.

Kingman-Brundage J (1989): The ABC's of Service System Blueprinting. In: Bitner MJ, Crosby LA (Hrsg.) Designing a Winning Service Strategy. Chicago: American Marketing Association. S. 30–33.

Koch S (2011): Einführung in das Management von Geschäftsprozessen. Heidelberg: Springer.

Kosiol E (1962): Organisation der Unternehmung. Wiesbaden: Gabler.

Krüger W (2006): Excellence in Change. Wiesbaden: Gabler.

Meis J, Menschner P, Leimeister JM (2010): Modellierung von Dienstleistungen mittels Business Service Blueprinting Modeling. In: Thomas O, Nüttgens M (Hrsg.) Dienstleistungsmodellierung 2010. Berlin: Physica. S. 39–64.

Miebach B (2009): Prozesstheorie. Analyse, Organisation und System. Wiesbaden: VS Verlag.

Müller H (2010): Unternehmensführung. München: Oldenbourg.

Nordsieck F (1934): Grundlage der Organisationslehre. Stuttgart: Poeschel.

Nordsieck F (1972): Betriebsorganisation. Stuttgart: Poeschel.

Osterloh M, Frost J (2006): Prozessmanagement als Kernkompetenz. Wiesbaden: Gabler.

Osterloh M, Wübker S (1999): Wettbewerbsfähiger durch Prozeß- und Wissensmanagement. Wiesbaden: Gabler.

Rüegg-Stürm J (2003): Das neue St. Galler Management-Modell. Bern: Haupt.

Schmidt-Rettig B (2008): Betriebskostenfinanzierung und Vergütungssystem. In: Schmidt-

Rettig B, Eichhorn S (Hrsg.) Krankenhaus-managementlehre. Stuttgart: Kohlhammer. S. 401–426.

Shostack GL (1984): Designing Services That Deliver. Harvard Business Review January-February 1984: 133–139.

Terbeck J, Beckmann A, Bettig U, Torbecke O, Zapp W (2012): Dienstleistungen in der Gesundheitswirtschaft. In Greulich A, Hellmann W, Korthus A, Thiele G (Hrsg.) Management Handbuch Krankenhaus. 125. Akt. Heidelberg: medhochzwei. S. 1–41.

Vahs D (2009): Organisation. Stuttgart: Schäffer-Poeschel.

Walzner T (2005): Entscheidungsorientiertes Management von Dienstleistungskapazitäten. Göttingen: Duehrkohp und Radicke.

Zapp W (2008): Prozessorganisation. In: Schmidt-Rettig, B., Eichhorn, S. (Hrsg.) Krankenhausmanagementlehre. Stuttgart: Kohlhammer. S. 401–426.

Zapp W, Beckmann A, Bettig U, Torbecke O (2010): Prozesse in Dienstleistungsunternehmungen der Gesundheitswirtschaft. In: Zapp W (Hrsg.) Prozessgestaltung in Gesundheitseinrichtungen. Heidelberg: Economica. S. 3–31.

Zapp W, Oswald J (2010): Konzeptionelle Fundierung. In: Zapp W (Hrsg.) Prozessgestaltung in Gesundheitseinrichtungen. Heidelberg: Economica. S. 51–86.

Zapp W, Otten S (2010): Vorgehensweise und Ablauf der Gestaltung von Prozessen. In: Zapp W (Hrsg.) Prozessgestaltung in Gesundheitseinrichtungen. Heidelberg: Economica. S. 87–117.

Zapp W, Oswald J, Bettig U, Fuchs Ch (2014): Betriebswirtschaftliche Grundlagen im Krankenhaus. In: Janßen U, Kern AO, Kurscheid, C, Schlegel T, Vosseler B, Zapp W (Hrsg.) Health Care- und Krankenhaus-Management. Stuttgart: Kohlhammer.

4.4 Langfristige Veränderungspotenziale

4.4.1 Statistische Veränderungsgrößen der letzten Jahre[5]

Boris Augurzky

Krankenhauskapazitäten

Die Zahl der Krankenhäuser ist seit Jahren rückläufig. Während 1991 noch 2.411 Krankenhäuser gezählt wurden, waren es 2012 noch 2.017 (▶ Abb. 4.4.1.1). Dabei ist jedoch zu berücksichtigen, dass in der offiziellen Statistik nicht die Standorte, sondern die Institutskennziffern (IK) gezählt werden. Werden zwei Standorte zu einer IK zusammengefasst, nimmt die offizielle Zahl der Krankenhäuser ab, auch wenn die Zahl der Standorte unverändert bleibt. Nichtsdestoweniger dürften mit der Verringerung um fast 400 offiziell registrierte Krankenhäuser tatsächlich zahlreiche Standortschließungen einhergegangen sein. In Bezug auf die Zahl der Betten ist eine eindeutige Verringerung um 25 % zu verzeichnen (▶ Abb. 4.4.1.2). Bis 2003 nahm die Zahl der Betten jährlich sogar deutlich stärker als die Zahl der Krankenhäuser – mit Ausnahme der Plankrankenhäuser – ab. Seit 2004 dagegen ist die Zahl der Plankrankenhäuser schneller als die Zahl ihrer Betten gesunken, was auf Zusammenlegungen von Plankrankenhäusern hindeutet.

Festzustellen ist außerdem, dass die Zahl der Allgemeinkrankenhäuser stärker zurückgegangen ist und die der Plankrankenhäuser sogar merklich stärker als die

---

5 Dank geht an Adam Pilny für die Unterstützung bei der Aufbereitung von Daten.

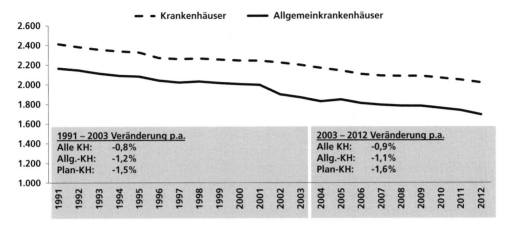

Abb. 4.4.1.1: Zahl der Krankenhäuser (Institutskennziffern)
Quelle: Statistisches Bundesamt (1992–2013); eigene Darstellung.

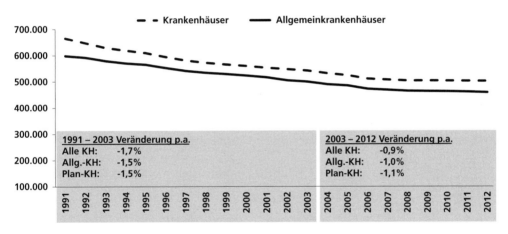

Abb. 4.4.1.2: Zahl der Betten
Quelle: Statistisches Bundesamt (1992–2013); eigene Darstellung.

Zahl aller Krankenhäuser zusammen betrachtet. Möglicherweise wurden Standorte von Plankrankenhäusern häufiger unter einer IK zusammengelegt. Auffallend ist, dass sich mit Beginn der Einführung der DRGs im Jahr 2003 an der Veränderungsgeschwindigkeit praktisch nichts verändert hat. Eine Umkehr oder Verstärkung des Trends war nicht zu verzeichnen.

Hinter dieser Entwicklung verbirgt sich überdies eine beachtliche Konsolidierung im Krankenhausmarkt, die sich aus den amtlichen Daten des Statistischen Bundesamts nicht erkennen lässt. Eigene Recherchen auf der Ebene der Krankenhausträger decken die für die Jahre 1995 bis 2011 jedoch durchaus gewichtige Veränderungen auf (▶ Abb. 4.4.1.3). Im Jahr 1995 lag die Zahl der Krankenhausträger noch bei rund 1.600; 2011 nur noch bei 1.121, d. h. um 30 % niedriger. Gleichzeitig ging der Anteil der Träger mit nur einem Krankenhaus

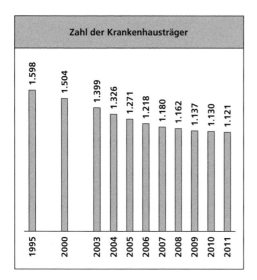

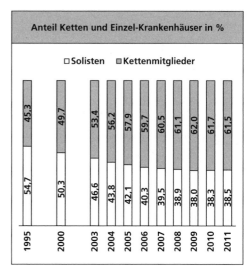

Abb. 4.4.1.3: Zahl der Krankenhausträger und Anteil der Ketten
Quelle: Augurzky et al. (2013), S. 166.

von 55 auf 39 % zurück. Mittlerweile gehören also mehr als 60 % der Krankenhäuser zu einem Träger mit mindestens zwei Krankenhäusern.

Trotz des erheblichen Bettenabbaus ist die durchschnittliche Auslastung der Allgemeinkrankenhäuser von 84 % 1991 auf 76 % im Jahr 2012 gesunken (▶ Abb. 4.4.1.4).

Grund dafür ist die Verringerung der Verweildauer um fast die Hälfte von 13,4 auf 7,1 Tage. Dieser Rückgang der Auslastung fand allerdings ausschließlich vor 2003 statt. Seitdem hat es diesbezüglich keine nennenswerten Änderungen mehr gegeben – dies vor allem weil der Verweildauerrückgang, entgegen den Erwartungen, bis 2003

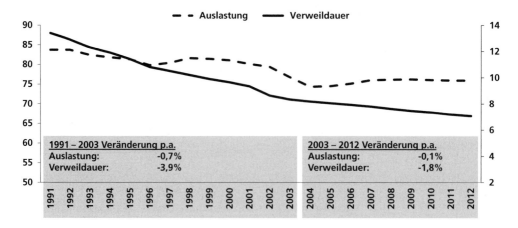

Abb. 4.4.1.4: Auslastung und Verweildauer in Allgemeinkrankenhäusern
Quelle: Statistisches Bundesamt (1992–2013); eigene Darstellung.

jährlich doppelt so hoch ausfiel wie seit der Einführung des DRG-Systems. Mit Einführung der weitgehend verweildauerunabhängigen Vergütung nach Fallpauschalen wäre eigentlich eine umgekehrte Entwicklung zu erwarten gewesen.

In Bezug auf die Verteilung der Allgemeinkrankenhäuser nach Größenklassen ist seit 2003 eine erstaunliche Entwicklung erkennbar (▶ Abb. 4.4.1.5). Während die Zahl der Häuser vor 2003 in allen Größenklassen sank, blieb die Zahl der kleinen (1–149 Betten) und großen (400 Betten und mehr) Krankenhäuser zwischen 2004 und 2012 weitgehend konstant bzw. war sogar leicht steigend. Die Zahl der mittelgroßen (150–399 Betten) Krankenhäuser sank dagegen merklich. Diese Veränderungen können durch Überlagerung anderer Effekte teilweise erklärt werden. Einerseits kann eine generelle Bettenreduktion dazu führen, dass mehr Krankenhäuser in die Kategorie der kleinen rutschen. Andererseits kann die Zusammenlegung von kleinen oder mittelgroßen Häusern dazu führen, dass die Zahl der großen wächst. Nichtsdestoweniger ist dies auf den ersten Blick überraschend, wenn man bedenkt, dass be-

sonders bei kleinen, aber auch zum Teil bei größeren Häusern die wirtschaftliche Lage schlechter ist als bei mittelgroßen (Augurzky et al. 2013). Ein weiterer Grund könnte die außerordentlich starke Zunahme der Zahl der Krankenhäuser ohne Versorgungsvertrag sein. 1991 lag ihre Zahl noch bei 82; 2012 dagegen bei 187. Ab 1998 begann sie rasant zu steigen, seit 2009 erfolgte eine Stabilisierung auf hohem Niveau. Bei diesen Krankenhäusern handelt es sich allerdings um sehr kleine Einheiten mit einer durchschnittlichen Bettenzahl von 37 im Jahr 1991 und von sogar nur 21 im Jahr 2012.

Die Verteilung der Allgemeinkrankenhäuser nach klein, mittelgroß und groß, lag zwischen 1991 und 2003 damit auch weitgehend unverändert bei 39 % zu 42 % zu 19 %. 2012 war die Verteilung dagegen 43 % zu 35 % zu 22 %. Im Hinblick auf ihren Bettenanteil zeigt sich jedoch, dass nur die großen Häuser ab 2004 Anteile hinzugewinnen konnten. Bis 2003 waren die Bettenanteile ebenfalls stabil (▶ Abb. 4.4.1.6), danach konnten große Einrichtungen ihren Anteil deutlich ausweiten – allein zu Lasten der mittelgroßen.

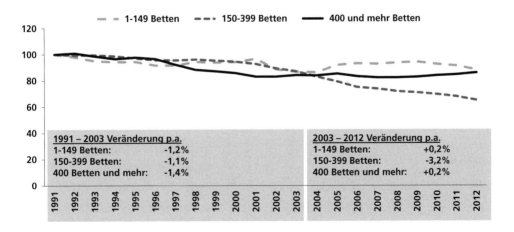

Abb. 4.4.1.5: Zahl der Allgemeinkrankenhäuser (Institutskennziffern) nach Größenklassen
Quelle: Statistisches Bundesamt (1992–2013); eigene Darstellung.

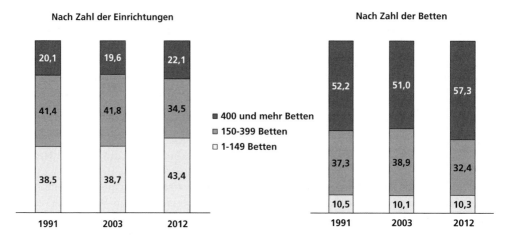

Abb. 4.4.1.6: Verteilung der Zahl und Betten der Allgemeinkrankenhäuser nach Größe
Quelle: Statistisches Bundesamt (1992–2013); eigene Darstellung.

Nicht unerwartet hat sich die Verteilung der Allgemeinkrankenhäuser nach Trägerschaft entwickelt (▶Abb. 4.4.1.7). Im Jahr 1991 waren 46 % aller Häuser in öffentlich-rechtlicher Trägerschaft, 39 % in freigemeinnütziger und 15 % in privater. Diese Verteilung hatte sich in den Folgejahren stetig zugunsten der privaten Träger verschoben, sodass sich 2012 bereits 34 % in

privater und nur noch 30 % in öffentlich-rechtlicher Trägerschaft befanden. Die freigemeinnützigen konnten ihren Anteil zwischen 1991 und 2003 weitgehend halten, seit Einführung der DRGs haben jedoch auch sie einen Anteilsrückgang zu verzeichnen. Der Rückgang der Zahl der freigemeinnützigen Krankenhäuser hat sich seit 2003 beschleunigt.

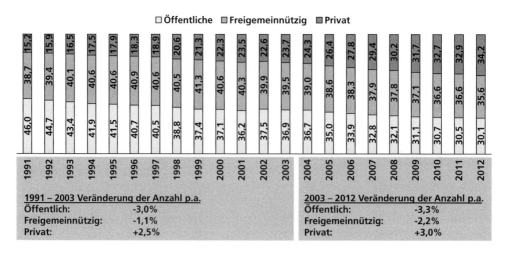

Abb. 4.4.1.7: Verteilung der Zahl der Allgemeinkrankenhäuser nach Trägerschaft
Quelle: Statistisches Bundesamt (1992–2013); eigene Darstellung.

In Bezug auf die Bettenzahl, die besser die Marktanteile messen kann, ergeben sich aufgrund der unterschiedlichen Krankenhausgrößen je Trägerschaft jedoch ganz andere Verhältnisse (▶ Abb. 4.4.1.8). Während 1991 der Anteil der Betten in privater Trägerschaft mit 4 % vernachlässigbar klein und der Anteil in öffentlich-rechtlicher Trägerschaft mit 61 % außerordentlich hoch war, lagen die entsprechenden Werte 2012 immerhin schon bei 17 und 48 %. Zwar dominierten damit immer noch die öffentlich-rechtlichen Einrichtungen, jedoch konnten die privaten in diesem Zeitraum ihren Marktanteil mehr als vervierfachen.

Mit der eigenen Datenerhebung konnten auch vergangene Trägerwechsel identifiziert werden. Tabelle 4.4.1.1 stellt die Wechsel zwischen den drei Trägerarten im Zeitraum von 2000–2011 dar. Insgesamt waren 765 Wechsel zu verzeichnen, dabei mit 55 % die meisten innerhalb der eigenen Trägerart. 17 % vollzogen sich von öffentlich-rechtlich zu privat und 8 % von freigemeinnützig zu privat. Umgekehrt gingen allerdings auch insgesamt 7 % von einem privaten zu einem nicht-privaten Träger. Betrachtet man die Zahl der Trägerwechsel über die Zeit, lässt sich eine abnehmende Aktivität beobachten (▶ Abb. 4.4.1.9). Während zur Mitte des vergangenen Jahrzehnts noch bis zu 100 Wechsel pro Jahr zu verzeichnen waren, waren es gegen Ende des Jahrzehnts nur noch unter 70 und 2010 weniger als 50. Über 2011 lässt sich noch nichts Konkretes sagen, da die Zahlen für dieses Jahr noch nicht vollständig sind. Es handelt sich daher um eine Untergrenze.

Die mittlere Größe eines Allgemeinkrankenhauses ist weitgehend unverändert geblieben. 1991 betrug die durchschnittliche Bettenzahl eines Krankenhauses 276; 2012 waren es 271 (▶ Abb. 4.4.1.10). Die jährlichen Änderungen sind unbedeutend; dies galt auch für mittelgroße und große Häuser. Eine Ausnahme bildeten die kleinen Häuser, die 1991 im Durchschnitt noch 75 Betten aufwiesen, 2012 aber nur noch 64. Demgegenüber stieg die durchschnittliche Zahl der Fachabteilungen je Haus von 5,0 im Jahr 1991 auf 5,7 bis 2012. Es handelt sich um eine kontinuierliche Zunahme von 0,6 % pro Jahr – ohne Bruch nach Einführung des DRG-Systems. Die steigende Zahl der Fachabteilungen je Krankenhaus

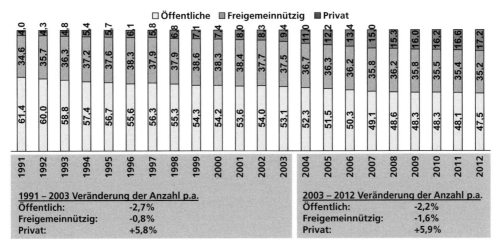

Abb. 4.4.1.8: Verteilung der Zahl der Betten der Allgemeinkrankenhäuser nach Trägerschaft
Quelle: Statistisches Bundesamt (1992-2013); eigene Darstellung.

Tab. 4.4.1.1: Trägerwechsel

Trägerwechsel von	zu Öff. rechtl.	Fgn	Privat	Insgesamt
	Anzahl			
Öff. rechtl.	148	42	129	319
Fgn	48	209	59	316
Privat	33	26	71	130
Insgesamt	229	227	259	765
	in %			
Öff. rechtl.	19 %	5 %	17 %	42 %
Fgn	6 %	27 %	8 %	41 %
Privat	4 %	3 %	9 %	17 %
Insgesamt	30 %	36 %	34 %	100 %

Quelle: Augurzky et al. (2013), S. 167.

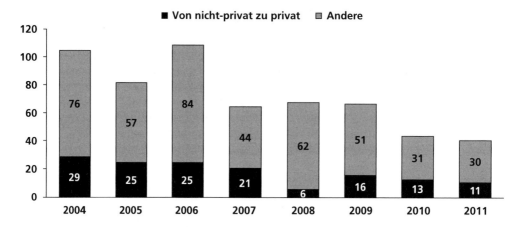

Abb. 4.4.1.9: Anzahl Trägerwechsel im Zeitverlauf
Quelle: Augurzky et al. (2013).

kann erstens mit der Zusammenlegung von Standorten und einem anschließenden Bettenabbau zusammenhängen und zweitens mit einer im Laufe der Zeit größeren Ausdifferenzierung der Medizin. Unwahrscheinlich ist aber, dass diese beiden Trends eine mögliche stärkere Fokussierung der Kliniken – und damit eine Reduktion der Zahl der Fachabteilungen – vollständig überlagert haben. Insofern bleibt anzunehmen, dass im Untersuchungszeitraum keine

stärkere Fokussierung im Krankenhausbereich stattgefunden hat.

Personal

Die Zahl der Vollkräfte in Allgemeinkrankenhäusern lag 1991 mit 815.500 höher als 2012 mit 780.000. Dieser Personalabbau erfolgte jedoch ausschließlich im nichtmedizinischen Bereich, die Zahl der Voll-

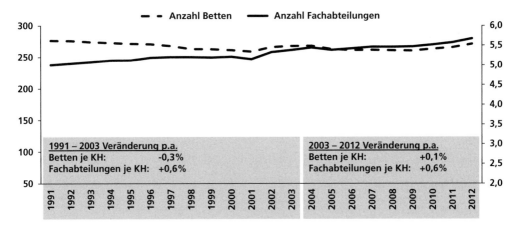

Abb. 4.4.1.10: Größe des durchschnittlichen Allgemeinkrankenhauses
Quelle: Statistisches Bundesamt (1992–2013); eigene Darstellung.

kräfte sank um insgesamt 43 % erheblich. Im medizinischen Bereich war dagegen ein Anstieg 11 % zu verzeichnen. Diese Durchschnittswerte verwischen allerdings wichtige Entwicklungen im Detail. Die Zahl der ärztlichen Stellen stieg fast kontinuierlich: bis 2006 um 1,7 % und ab 2007 sogar um 2,4 % jährlich. Anders als in den bisheri-

gen Abbildungen zeigt Abbildung 4.4.1.11 daher die durchschnittlichen Veränderungsraten für die beiden Perioden 1991–2006 und 2006–2012. Im Pflegedienst hingegen sank zunächst die Zahl der Stellen um 0,5 % p.a., seit 2007 werden im Bereich Pflege wieder zunehmend Stellen geschaffen (+ 0,6 % p.a.). Im medizinisch-techni-

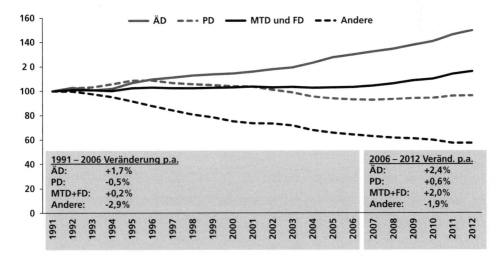

Abb. 4.4.1.11: Vollkräfte nach Dienstarten, normiert auf 100 für 1991
Quelle: Statistisches Bundesamt (1992–2013); eigene Darstellung.

schen Dienst und Funktionsdienst stagnierte die Stellenzahl über einen langen Zeitraum, um auch ab ca. 2006 spürbar zu steigen (+2,0 % p.a.). Das DRG-System hat also nicht zu einem Abbau von Personal im medizinischen Bereich geführt, der Abbau fand überwiegend im nichtmedizinischen Bereich statt – und dies schon durchgehend seit 1991.

Auffallend ist darüber hinaus die starke Zunahme des Anteils weiblicher Ärzte (▶ Abb. 4.4.1.12). Während 1991 30 % aller Ärzte weiblich waren, waren es 2012 schon 44 %. Insbesondere seit 2003 hat ihr Anteil stark zugenommen. Vor dem Hintergrund der aktuell hohen Zahl weiblicher Medizinstudenten dürfte dieser Trend auch in Zukunft weiter anhalten. Im nichtmedizinischen Bereich liegt der Anteil weiblicher Arbeitskräfte unverändert auf einem hohen Niveau von 82 %.

Einerseits hat sich die Zahl der Krankenhauskapazitäten verringert, was hauptsächlich durch die gleichzeitig überproportional gesunkene Verweildauer erklärbar ist. Andererseits hat sich die Zahl der Vollkräfte

im medizinischen Bereich erhöht, was unter anderem an der zunehmenden Zahl der Patienten liegen dürfte. Tatsächlich hat sich die Zahl der Fälle je medizinischer Vollkraft zwischen 1991 und 2002 von 24 auf 28 erhöht, was einer wachsenden Produktivität geschuldet sein kann. Seit 2003 ist diese Zahl jedoch praktisch konstant geblieben. Die Einführung der DRGs scheint im medizinischen Bereich also zu keiner Arbeitsverdichtung geführt zu haben. Über diesen langen Zeitraum nicht messbar ist allerdings die Intensität der Behandlungen. Sollte sie im Laufe der Zeit zugenommen haben, könnte dies auf eine Arbeitsverdichtung bzw. ein Produktivitätswachstum hindeuten. Betrachtet man jedoch die einzelnen medizinischen Dienste im Detail, wird ersichtlich, dass im Pflegebereich die Zahl der Fälle je Vollkraft auch seit 2003 gestiegen ist, während sie im Bereich des medizinisch-technischen Dienstes und – weitaus ausgeprägter – im ärztlichen Dienst abgenommen hat (▶ Abb. 4.4.1.13). D.h. im Jahr 2012 war die Arzt-Patienten-Relation so hoch wie noch nie – seit 1991. Im nicht-

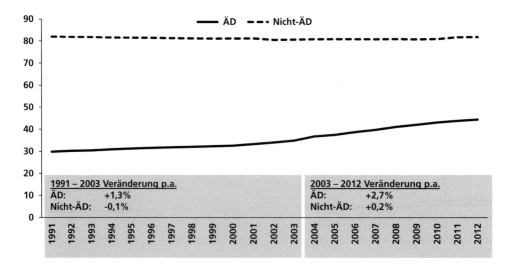

Abb. 4.4.1.12: Anteil weiblicher Arbeitskräfte (Köpfe)
Quelle: Statistisches Bundesamt (1992–2013); eigene Darstellung.

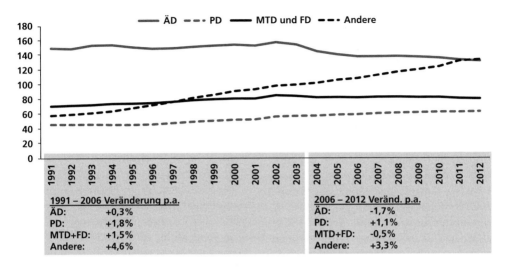

1991 – 2006 Veränderung p.a.		2006 – 2012 Veränd. p.a.	
ÄD:	+0,3%	ÄD:	-1,7%
PD:	+1,8%	PD:	+1,1%
MTD+FD:	+1,5%	MTD+FD:	-0,5%
Andere:	+4,6%	Andere:	+3,3%

Abb. 4.4.1.13: Zahl der Fälle je Vollkraft nach Dienstarten
Quelle: Statistisches Bundesamt (1992–2013); eigene Darstellung.

medizinischen Bereich hingegen war die Relation Personal zu Patienten drastisch rückläufig, was vor allem auf Outsourcing und eine Optimierung der betrieblichen Prozesse zurückzuführen sein dürfte.

Fazit

Über einen langen Zeitraum betrachtet zeigt der Krankenhausmarkt eine große Dynamik. Zwischen 1991 und 2012 nahmen die Krankenhauskapazitäten merklich ab. 2012 gab es weniger Krankenhäuser und deutlich weniger Krankenhausbetten als noch 1991. Dieser Rückgang ist einem erheblichen Rückgang der Verweildauer um fast die Hälfte geschuldet. Seit Einführung des DRG-Systems ist sie jedoch überraschenderweise weniger stark gesunken als zuvor.

Demgegenüber nahmen die Zahl der behandelten Patienten und das Personal im medizinischen Bereich zu. Die Relation Patienten je Vollkraft im medizinischen Bereich stieg bis 2002 an und ist seitdem konstant geblieben. Das DRG-System hat al-

so nicht zu einem Abbau von Personal im medizinischen Bereich geführt. Auffallend ist jedoch, dass die Relation Patienten je Arzt gesunken ist, d.h. dass 2012 die Patienten von mehr Ärzten versorgt wurden als in früheren Jahren. Darüber hinaus ist eine starke Zunahme des Anteils weiblicher Ärzte zu verzeichnen. Die Relation Patienten je Pflegekraft ist dagegen gestiegen, was mit der gesunkenen Verweildauer zusammenhängen könnte. Insgesamt deuten die Zahlen nicht auf eine Arbeitsverdichtung hin. Nicht erkennbar ist allerdings, ob der Schweregrad der Fälle zugenommen hat. Im nichtmedizinischen Bereich dagegen erfolgte ein erheblicher Personalabbau, der vermutlich auf Outsourcing von medizinfernen Tätigkeiten sowie auf die Optimierung von Betriebsprozessen zurückzuführen ist.

Im Hintergrund fand darüber hinaus eine Konsolidierung im Bereich der Krankenhausträger statt. Im Jahr 2011 lag die Zahl der Krankenhausträger um 30 % niedriger als noch 1995. Der Anteil der »Solisten« unter den Krankenhäusern sank in diesem Zeitraum von 55 auf 39 %. Die Konsolidierung dürfte auch in Zukunft weiter voranschreiten, möglicherweise sogar beschleunigt, ausgelöst durch die 2014 erfolgte Übernahme von zahlreichen Standorten der Rhön-Klinikum AG durch die Helios Kliniken GmbH. Erwartungsgemäß nahm der Anteil der Krankenhäuser und Betten in privater Trägerschaft kontinuierlich zu – weitgehend zu Lasten jener in öffentlich-rechtlicher Trägerschaft. 1991 befanden sich 15 % der Häuser und 4 % der Betten in privater Trägerschaft, 2012 waren es bereits 34 bzw. 17 %.

Erstaunlicherweise sank aber die Zahl der kleinen Krankenhäuser seit 2003 nicht mehr. Abgenommen hat allein die Zahl der mittelgroßen Häuser; die Zahl der großen Häuser blieb ebenfalls konstant. Wenn man bedenkt, dass die wirtschaftliche Lage gerade der kleinen und auch zum Teil größeren Häuser schlechter ist als die der mittelgroßen, ist diese Entwicklung unerwartet. Möglicherweise überlagern sich hierbei Effekte von Bettenreduktion und Zusammenlegung von Standorten zu einer IK. Auch die starke Zunahme der Zahl der Krankenhäuser ohne Versorgungsvertrag, die häufig sehr klein sind (20–40 Betten) sind, könnte ein Grund dafür sein.

Die Größe eines Allgemeinkrankenhauses ist weitgehend unverändert geblieben. 1991 betrug die durchschnittliche Bettenzahl 276; 2012 waren es 271. Demgegenüber stieg die durchschnittliche Zahl der Fachabteilungen je Haus von 5,0 im Jahr 1991 auf 5,7 bis 2012. Es bleibt anzunehmen, dass im Untersuchungszeitraum keine stärkere Fokussierung im Krankenhausbereich stattgefunden hat.

Literatur

Augurzky B, Krolop S, Hentschker C, Pilny A, Schmidt CM (2013): Krankenhaus Rating Report 2013 – Krankenhausversorgung zwischen Euro-Krise und Schuldenbremse. Heidelberg: medhochzwei.

Statistisches Bundesamt (1992–2013): Fachserie 12 Reihe 6.1.1. Gesundheit. Grunddaten der Krankenhäuser 1991 bis 2012. Wiesbaden: Statistisches Bundesamt.

4.4.2 Strategische Herausforderungen

Holger Strehlau

Die aktuellen Nachrichten aus der Gesundheitswirtschaft lassen vermuten, dass eine langfristige Unternehmensplanung, die gemeinhin als Strategie verstanden wird, angesichts der vielfältigen Variablen und der sich ständig ändernden Rahmenbedingungen unrealistisch ist. Eine langfristige Unternehmensplanung ist allerdings unverzichtbar und das Maßnahmenbündel, das geschnürt werden muss, ist die Strategie. Es gilt daher die Zukunft soweit als möglich zu erforschen und daraus Konsequenzen für das Unternehmen abzuleiten. Die strategischen Herausforderungen zu erkennen, ist Gegenstand dieses Beitrags, und es wird versucht, Anregungen zur Gestaltung des Unternehmens Krankenhaus zu geben.

Begriffsabgrenzung

Als strategische Herausforderungen werden sowohl interne als auch externe Einflussfaktoren verstanden. Der Eintritt dieser Einflussfaktoren wird bei ausbleibender präventiver Strategie unweigerlich zum Nichterreichen bestehender Unternehmensziele und Nichterfüllen von Unternehmensplanungen führen.

Insofern sind nicht die Herausforderungen als strategisch zu bezeichnen, sondern vielmehr setzt das Beherrschen dieser Einflussfaktoren eine Strategie voraus.

Diese Strategie betrifft in der Regel folgende Gestaltungs- und Einflussbereiche:

- Produkt-/Markt
- Ressourcen
- Organisation
- Unternehmen/Gesellschaft.

Die Maßnahmen, die aus dem strategischen Management hervorgehen, müssen dazu beitragen, das geplante Unternehmensziel zu erreichen. Hierbei werden strukturelle und langfristige Veränderungen in den oben aufgeführten Bereichen nicht nur passiv in Kauf genommen, sondern proaktiv gestaltet. Es ist daher zwingend notwendig, Einflussfaktoren auf alle vier Bereiche zu beobachten, deren Wirkung zu analysieren und daraus einen strategischen Maßnahmenplan abzuleiten. Gleichfalls kann ein Einflussfaktor auf einen Bereich Maßnahmen für einen oder mehrere andere Bereiche zur Folge haben.

Ausgangssituation und Rahmenbedingungen

Die Gesundheitswirtschaft wird sich über alle Bereiche hinweg positiv entwickeln. Neben wenigen anderen Märkten ist die Gesundheitswirtschaft eindeutig als Wachstumsmarkt klassifiziert worden. Diese Aussage trifft global in dem Sinne zu, dass für den Markt, auf dem sich deutsche Krankenhäuser derzeit bewegen, die jeweils bestehenden Grenzen der Europäischen Union zu akzeptieren sind.

Eine Teilhabe am globalen Wachstum setzt voraus, dass in den davon betroffenen Bereichen der strategischen Planung die Auswirkungen auf das eigene Unternehmen hin ausreichend differenziert, sorgfältig und konsequent analysiert und diese Bereiche konsequent den Einflussfaktoren entsprechend angepasst werden. Dies bedeutet auch, dass das strategische Management auch radikale Entscheidungen umsetzen muss, sofern sichergestellt ist, dass, nach Abwägung aller Alternativen, nur durch diese Umsetzung die geplanten Unternehmensziele zu erreichen sind.

Marktbegrenzungen

Einschränkend ist festzuhalten, dass sich in dem derzeit reglementierten Markt die Leistungen eines Krankenhauses nicht direkt an den Leistungsempfänger richten, sondern ganz wesentlich vom Verhalten der Krankenkassen abhängig sind. Die Krankenkassen entscheiden, das Leistungsangebot anzunehmen und adäquat zu honorieren. Ein objektiver Bedarf an Gesundheitsleistungen wird damit nicht automatisch zu einem Umsatzwachstum führen. Sowohl der deutsche Markt für Krankenhausleistungen als auch der europäische Markt insgesamt werden sich daher zunehmend zu einer Sozial-, Fiskal- und Wirtschaftsunion vereinheitlichen und auch liberalisieren. Damit ist die Chance gegeben, dass die Nachfrage nach Krankausleistungen auch zu zusätzlichen Erträgen führt.

Eine weitere Einschränkung des Wachstums wird durch die künstliche Verknappung der notwendigen Personalressource »Ärztliche Expertise« verursacht. Durch die Begrenzung der Studienplätze wird diese Ressource durch den Staat bzw. andere Interessengruppen beschränkt.

Formal- und Sachziel

In kaum einem anderen Bereich der Wirtschaft fällt die Diskrepanz zwischen Formal- und Sachziel im Rahmen der strategischen Unternehmensplanung so deutlich aus wie im Krankenhausmarkt. Kommunale und andere gemeinwirtschaftliche Krankenhausträger verfolgen das Sachziel, d.h. die Versorgung der Bürger in einem definierten Versorgungsgebiet mit einer höheren Priorität als das Formalziel, nämlich der Optimierung der unterschiedlichen Renditekennzahlen. Ausschließlich erwerbswirtschaftlich orientierte Krankenhausträger geben im Zweifelsfall Standorte auf, um das geplante Formalziel für das gesamte Unternehmen nicht zu verfehlen.

Vier Ebenen der strategischen Planung

Erste Ebene: Produkt-/Marktbereich

Der grundsätzlich positiven Einschätzung des Wachstumsmarkts »Gesundheitswirtschaft« stehen folgende Einschränkungen bezüglich des stationären Bereichs gegenüber: Die Bundesrepublik Deutschland weist im Vergleich zu gleichfalls entwickelten Volkswirtschaften und OECD-Staaten eine zu hohe Bettendichte auf; auch die Zahl der stationären Fälle im internationalen Vergleich in Relation zur Bevölkerung ist zu hoch. Darüber hinaus ist die Verweildauer in bundesdeutschen Krankenhäusern relativ zu Krankheitsarten insgesamt zu hoch. Dies alles führt dazu, dass in den nächsten Jahren stationäre Kapazitäten durch entsprechende Gesetzgebungsverfahren abgebaut werden.

Dem steht die demografische Entwicklung gegenüber, aufgrund derer ein erheblich größerer Anteil der Bevölkerung älter als 60 Jahre sein wird. Die These, dass diese demografische Verschiebung mit einer Zunahme an stationären Krankenhausaufenthalten einhergeht, muss jedoch kritisch beurteilt werden. In der Regel wird man davon ausgehen können, dass für eine lange Lebensphase medizinische Leistungen ambulant erbracht werden können. Lediglich in der letzten Phase des Lebens ist mit einem Krankenhausaufenthalt zu rechnen. Dies würde bedeuten, dass sich die Anzahl der Krankenhausfälle nicht wesentlich verändert, sondern dass der Zeitpunkt des Krankenhausaufenthaltes durch eine optimale ambulante Versorgung verschoben wird. Dennoch wird es für Krankenhäuser Mög-

lichkeiten geben, im alten Kerngeschäft der stationären Versorgung neue Märkte sowie neue Dienstleistungen und Produkte zu entwickeln. Nachfolgend werden daher beispielhaft einzelne Segmente vorgestellt.

Zunehmende Bedeutung bestimmter Krankheitsbilder

Es ist davon auszugehen, dass durch unterschiedlichste Einflussgrößen in den nächsten Jahren folgende Krankheitsbilder an Bedeutung zunehmen:

- Infektionskrankheiten
- Erkrankungen im Themenkreis der Osteoporose
- Allergien
- Komorbiditäten der Adipositas
- Komorbiditäten des Diabetes mellitus
- Krebserkrankungen
- Psychiatrische Krankheitsbilder im weitesten Sinne.

Neue Produkte und Dienstleistungen in alten Märkten

Durch die Weiterentwicklung der Medizintechnik wird unter anderem auf folgenden Gebieten eine Neuausrichtung erforderlich sein:

- Implantologie im Bereich der Hals-Nasen-Ohren-Heilkunde, der Diabetologie, der Neurologie und Neurochirurgie, der Endoprothetik sowie der Schmerzheilkunde
- Tissue Engineering im Bereich der Knorpelersatztherapie und der plastischen Chirurgie

Soziodemografische Entwicklungen und deren Auswirkungen auf Produkte und Dienstleistungen in Krankenhäusern

Die soziale Entwicklung in Deutschland wird von der Wirtschaftsentwicklung in Deutschland und in Europa beeinflusst. Dies bedeutet, dass durch die Zuwanderung europäischer Nachbarn die Zahl der Menschen mit geringen Einkünften zunimmt, womit in der Regel soziodemografisch bedingte Krankheitsarten einhergehen. Krankenhäuser müssen sich daher bezüglich ihres Leistungsspektrums und ihrer Organisation auf diese Patientengruppen einstellen.

Aus internationalen Studien ist ebenfalls bekannt, dass der Standort eines Krankenhauses krankheitsartenspezifische Auswirkungen hat. So wird in den Metropolen eine andere Leistungsentwicklung stattfinden als im ländlichen Bereich. Auch hierauf müssen Krankenhäuser vorbereitet sein.

Wesentlichen Einfluss auf die Art und Anzahl der Patienten wird die ab dem Jahr 2014 geltende, umfängliche Freiheit aller EU-Bürger sein, ihren Lebens- und Arbeitsplatz sowie den Ort der Leistungsinanspruchnahme frei zu wählen. Diese Regelung wird in den nächsten Jahren eine große Veränderung der Patientenstruktur sowie Sprach- und sonstiger kulturell bedingte Barrieren mit sich bringen, auf die Krankenhäuser sich einstellen müssen.

Demografische Entwicklung

Die demografische Entwicklung führt dazu, dass in Kliniken das Durchschnittsalter der Patienten steigt und damit Handlungsabläufe und Strukturen angepasst werden müssen. Ebenso wird sich das Durchschnittsalter der Mitarbeiter erhöhen, sodass auch die Arbeitsbedingungen und die -prozesse den Erfordernissen einer älter werdenden Mitarbeiterschaft angepasst werden müssen.

Zweite Ebene: Ressourcenbereich

Personalressourcen

Die größte Herausforderung in der Gesundheitswirtschaft wird die quantitative und qualitative Zurverfügungstellung von Personalressourcen zu wirtschaftlichen Konditionen sein. Bereits heute kommt es in unattraktiven Regionen zu großen Disparitäten zwischen dem Angebot und der Nachfrage nach Pflegeleistungen. Dies ist damit zu erklären, dass der Pflegearbeitsmarkt aus der Sicht der Arbeitnehmer keine attraktiven Angebote bietet. Die Vergütung, der soziale Status, die beruflichen Entwicklungsmöglichkeiten und die konkreten Arbeitsbedingungen sind im Vergleich zu anderen Berufen schlechter. Im Bereich der Ärzteschaft wird sich diese Entwicklung gleichfalls einstellen, sofern der Gesetzgeber nicht die in Deutschland als »doppelte Facharztstruktur« beschriebene Vorhaltung von Fachärzten sowohl im stationären Bereich als auch durch die Vielzahl von niedergelassenen Fachärzten auflöst. Es wird daher grundsätzlich für alle Leistungsanbieter im Gesundheitswesen darauf ankommen, durch attraktive Arbeitsbedingungen mehr Mitarbeiter zu finden als es der regionale Wettbewerb vermag.

Finanzressourcen

Eine weitere Herausforderung wird die Stärkung der Finanzkraft der einzelnen Leistungsanbieter darstellen. Die strukturell mangelhaften Finanzierungsbedingungen, sowohl im stationären Krankenhausbereich als auch im Bereich der stationären Pflege, führen dazu, dass für die Patienten (Kunden) keine ausreichend attraktiven Wohn-, Pflege- oder Therapiebedingungen geschaffen werden können. Des Weiteren führt die mangelnde Refinanzierung der medizintechnischen Infrastruktur zu veralteten Diagnose- und Therapiemodalitäten, die einhergehen mit unattraktiven Arbeitsbedingungen für die Mitarbeiter. Ursache dafür ist, dass die Investitions- und Finanzierungskosten gesetzlich oder durch die Sozialleistungsträger vorgegeben sind. Die zu erwartende steigende Belastung durch eine Fremdfinanzierung für solche Investitionen, die nicht durch den Gesetzgeber übernommen werden, wird dieses Problem zusätzlich verschärfen.

Dritte Ebene: Organisationsstrukturen

Sowohl die Aufbau- als auch die Prozess- und Kommunikationsstrukturen entsprechen in der Regel in Krankenhäusern nicht dem Industriestandard. Die in Krankenhäusern vorherrschenden hierarchischen Aufbaustrukturen sowie die wenig standardisierten Prozesse in der Diagnostik und Behandlung von Patienten führen zu Demotivation und wenig Entscheidungsspielraum in den nachgelagerten Bereichen. Suboptimale Prozessstrukturen verursachen darüber hinaus aufwändige Kostenstrukturen.

Führungs-, Planungs- und Informationssysteme, wie sie in anderen Branchen weit verbreitet sind, finden im Krankenhausbereich wenig Anwendung. Die Ursachen hierfür sind zum einen im mangelhaften Transfer der allgemeinen Betriebswirtschaftslehre in die Krankenhausbetriebswirtschaftslehre zu sehen, zum anderen in der mangelnden Finanzierungsmöglichkeit solcher Systeme.

Eine konsequente Reorganisation der Organisationsstruktur im Krankenhausbereich, sowohl in der Aufbau- als auch in der Ablauforganisation, kann daher erhebliche Ressourcen freisetzen und damit Möglichkeiten für Investitionen und der Erhöhung der Mitarbeitermotivation bieten. In diesem Zusammenhang sei an den Titel des Buches erinnert, der neben dem Management zwingend Leadership fordert, um die notwendigen Organisationsentwicklungsprozesse einzuleiten.

Vierte Ebene: Verhältnis zwischen Unternehmen und Gesellschaft

Das Verhältnis des Unternehmens Krankenhaus zur Gesellschaft wird durch eine stärkere Wahrnehmung der gesellschaftlichen Verantwortung des Krankenhauses geprägt

sein. In anderen Branchen werden Unternehmen wegen ihrer Tarifpolitik (z. B. Logistikunternehmen), ihrer Beschaffungspolitik (z. B. Textilunternehmen) oder wegen ihrer Motivationsstrategien für eigene Mitarbeiter (z. B. Versicherungsunternehmen) von der Gesellschaft kritisiert und auch durch eine zurückhaltende Kaufhaltung bestraft. Die Gesellschaft wird einfordern, dass das Unternehmen Krankenhaus sich der Nachhaltigkeit und der Transparenz der Struktur-, Prozess-, und Ergebnisqualität verpflichtet. Gleichfalls wird sich der Regelungswunsch seitens der Politik, der sich zurzeit auf die Energie-, die Arbeitsmarkt- und die Wohnungspolitik konzentriert, auch auf das Gesundheitswesen ausdehnen. Auf die Erbringung von Gesundheitsleistungen wird sich dies dahingehend auswirken, dass die Qualitätsanforderungen, insbesondere im Bereich der Ergebnisqualität, zum Maßstab einer möglichen Preispolitik werden. Die berechtigte Forderung nach der Einführung von Mindestmengen geht damit einher.

Neben dem Gesetzgeber, der durch Gesetze und Regelungen die Leistungserbringung beeinflusst, wird der Patientenmeinung durch stärker werdende Verbraucher- und Selbsthilfegruppen Rechnung getragen werden müssen. Zu erwarten ist, dass die Patienten oder ihre Lobbygruppen die Arbeitsbedingungen, die eingesetzten Produkte (z. B. PIP-Skandal) und auch die Art und die Ergebnisse der Behandlung kritisch prüfen werden.

Strukturierte Lösungsansätze

Pauschal gültige Lösungsansätze sind für kein Unternehmen denkbar. Daher können die aus den zuvor beschriebenen Herausforderungen abgeleiteten Empfehlungen lediglich Anregungen sein, die auf die spezifische Situation des Unternehmens bezogen werden müssen, um entsprechende, adaptierte Lösungen zu etablieren.

Aufgrund der bestehenden Überkapazitäten sollten Krankenhäuser die Chance nutzen, den eigentlichen Wachstumsmarkt im Gesundheitswesen, d. h. den Bereich Pflegemarkt und den Bereich ambulante Medizin, in das Leistungsportfolio aufzunehmen.

Gleichfalls dürfen Krankenhäuser die Auswirkungen der Einführung der Telemedizin nicht außer Acht lassen. Da die Mehrzahl der Patienten chronisch krank ist, muss die Versorgung dieser Patienten über alle Versorgungsgrenzen hinweg begleitet werden. Telemedizinische Lösungen erfordern eine hohe technologische und personelle Expertise. Aufgrund der bestehenden Infrastruktur haben Krankenhäuser im Vergleich zu anderen Leistungsanbietern in dieser Hinsicht einen Wettbewerbsvorteil, der sie in eine sehr gute Ausgangssituation bringt, durch die sie eine strukturierende und damit führende Rolle übernehmen können. Mithilfe der Telemedizin kann dem Ansatz des umfassenden Versorgungsmanagements sowie dem Case-Management Rechnung getragen werden. Hierdurch wird nicht nur eine langfristige Patientenbindung hergestellt, sondern können auch zusätzliche Erträge generiert werden. Krankenhäuser erlangen damit eine zentrale Position bezüglich der Versorgung der Patienten. Sollten Krankenhäuser diese Chance nicht nutzen, so kann aufgrund von Marktbeobachtungen festgestellt werden, dass die Telekommunikations- und die Medizintechnikbranche sich auf diesem Markt vorbereiten.

Auch die zentrale Koordination der Gesundheitsversorgung in einer Region können Krankenhäuser wahrnehmen.

Krankenhäuser in der Koordinationsfunktion der regionalen Versorgung

Ein solches Konzept besteht aus folgenden Strukturen und Prozessen:

- Schaffung einer Lenkungsgruppe »Zukunftsfähige, medizinische Versorgung« unter Beteiligung aller Leistungsanbieter
- Initiierung/Förderung einer Netzwerkinitiative bestehend aus:
  - Politik
  - Niedergelassenen Haus- und Fachärzten
  - Krankenhäusern
  - Ambulanter Pflege
  - Kassenärztlichen Vereinigungen
  - Sonstigen stationären Versorgungspartnern
  - Kommunalen Versorgungspartnern
  - Sozialleistungspartnern
  - Pflegestützpunkten
  - Apotheken
  - Sanitätshäusern
  - Wohnungswirtschaft
  - Sportvereinen
  - Selbsthilfegruppen
  - Angehörigengruppen
- Einrichtung eines Netzwerkportals als Arbeitsplattform der regionalen Versorgung
- Organisation einer sektorenübergreifenden Versorgung
- Einführung einer elektronischen Patientenakte, auf die alle Leistungsanbieter und die Patienten zugreifen können
- Nutzung der telemedizinischen Möglichkeiten zur Optimierung der Versorgung
- Nutzung des VERAH-Konzepts (VERAH = Versorgungsassistentin in der Hausarztpraxis) als zentralem Angelpunkt der regionalen Versorgung
- Ausweitung des Angebots an Sekundärprävention
- Sicherstellung der logistischen Voraussetzungen einer sektorenübergreifenden Versorgung
- Standardisierung von Behandlungsprozessen
- Regelung der Finanzierung einer sektorenübergreifend organisierten Versorgung in Form von Regionalbudgets und fallabschließenden Entgelten

- Aus-, Fort- und Weiterbildung der an der Versorgung beteiligten Personen und Institutionen
- Organisation der Qualitätssicherung im Versorgungsnetz.

Aus dieser Koordinationsfunktion, die einzig von Krankenhäusern wahrgenommen werden kann, ergeben sich zum einen neue Geschäftsfelder und zum anderen eine strategische Positionierung, die das Krankenhaus in dieser Funktion unverzichtbar macht. Diese Funktion muss jedoch zunächst entwickelt und im Widerstreit mit Wettbewerbern erlangt werden.

Die Kommunalpolitik weiß um die Notwendigkeit der Sicherstellung der Daseinsvorsorge und um die Auswirkungen auf die Bevölkerungsentwicklung bei einer Verschlechterung der Versorgung. Nicht nur die wirtschaftliche Entwicklung wird bei einem Bevölkerungsrückgang negativ sein, sondern auch die Refinanzierung der sonstigen öffentlichen Daseinsvorsorge (Bildung, Kultur etc.). Nicht zuletzt werden auch die Wahlergebnisse dadurch beeinflusst werden. Es ist daher der richtige Zeitpunkt, solche strukturierten Angebote der Versorgung gemeinsam mit Partnern der Politik vor Ort vorzustellen.

Krankenhäuser als Finanzierungsfunktion für Gesundheitsleistungen

Die Kooperation privater Krankenhausbetreiber mit der Versicherungswirtschaft zeigt auf, dass Krankenhäuser in der Lage und bereit sind, Versicherungstarife zu kreieren, die nur in bestimmten Einrichtungen eingelöst werden können.

Diese neuen Versicherungs- und Versorgungsmodelle, die mittelfristig auch Arbeitgeber und weiteren Mehrwertpartner in die Kostenübernahme für die Daseinsversorgung einbeziehen werden, erfordern stabile Partnerschaften, die zum einen regionale oder nationale, flächendeckende Angebote sicherstellen und zum anderen mit den für die Versorgung notwendigen Versorgungspartnern adäquate Leistungs-, Qualitäts-und Kostenvereinbarungen schließen können.

Hierzu ist es notwendig, dass bislang als Einzelunternehmen oder in kleinen Gruppen agierende Krankenhäuser sich zu größeren Verbünden zusammenschließen. Insbesondere die Konzentrationsaktivitäten der privaten Krankenhausträger und die in diesem Zusammenhang veröffentlichten Strategien belegen diese These. Obwohl die Finanzierung der Gesundheitsleistungen derzeit keine politische Herausforderung darstellt, ist zu erwarten, dass die Kostensteigerungen und die demografisch bedingte geringer werdende Zahl beitragszahlender Versicherter neue Finanzierungsmodelle erfordern. Krankenhäuser sollten sich daher mit dieser Chance auseinandersetzen und Optionen prüfen, dieses neue Geschäftsfeld zu entwickeln.

Neue Ethik der Leistungserbringung

Eine inhaltliche Abgrenzung der einzelnen Wettbewerber wird jedoch nicht nur allein über die Qualität der medizinischen Versorgung und über Versorgungskette über alle Versorgungsgrenzen hinweg zu erreichen sein. Dies ist notwendig aber nicht ausreichend, um den Patientenbedürfnissen der Zukunft zu entsprechen. Vielmehr fordern die unterschiedlichen Patienten(gruppen) zunehmend einen ganzheitlichen, integrativen Behandlungsansatz ein. Diese Forderung resultiert zum Teil aus der Sorge, dass die sich immer weiter differenzierende Schulmedizin dazu führt, dass lediglich Organe oder Teile des Menschen diagnostiziert und therapiert werden. Anekdotische Berichte sowie mediale Berichterstattung tragen zu dieser Sorge bei.

Diese Forderung schließt ein, den Patienten in seiner Ganzheit aus Körper, Geist und Seele, als Menschen anzunehmen. Voraussetzungen hierfür sind eine entsprechende Unternehmensethik und das Angebot folgender ergänzender Behandlungsoptionen:

- Manuelle Therapie
- Osteopathie
- Heileurythmie
- Akupunktur
- Naturheilkunde
- Anthroposophische Medizin
- Homöopathie

Ohne eine bestimmte Richtung in der Medizin zu unterstützen, kann der undifferenzierte Wunsch der Patienten nach einer ganzheitlichen Behandlung auch mit der Notwendigkeit einer interdisziplinären Behandlung beschrieben werden. Die Zunahme chronischer und psychosomatischer Erkrankungen erfordert nicht nur die Behandlung der Symptome, sondern vielmehr die Analyse der Ursachen. Die spezifischen Lebensumstände sind vielfach Ursache der Krankheit und können nur mithilfe der langfristig wirksamen Umstellung der Lebens- und Verhaltensweisen verändert werden. Auch hier ist ein Aufgabenfeld für Krankenhäuser zu sehen.

Ein zentraler Erfolgsfaktor für Krankenhäuser ergibt sich aus der aktuellen Diskussion um die Stellung des Unternehmens zu seinen Kunden und die Frage, inwieweit sich das Unternehmen bemüht, die Kundenwünsche zu erfüllen oder versucht, künstlich Bedürfnisse zu erzeugen und diese wiederum zu befriedigen. Die Betriebswirtschaft hat bislang die Frage nach dem Zweck des Unternehmens eindeutig dahingehend beantwortet, dass der Unternehmenszweck darin besteht, die Renditeerwartungen der Eigentümer zu erfüllen. Aktuell ist anhand der Literatur und der Veröffentlichungen einzelner Unternehmen eine veränderte Einstellung zum Unternehmenszweck festzustellen. So wird der Unternehmenszweck in der Erfüllung der Kundenwünsche gesehen bzw. darin, inwieweit es gelingt, dem Kunden einen Mehrwert zur Verfügung zu stellen, den der Wettbewerb nicht bietet. Die Frage des Erfolgs oder des Gewinns wird dahingehend beantwortet, dass sich durch die Zurverfügungstellung von Mehrwerten für den Kunden der Gewinn bei rationalem Verhalten automatisch einstellt.

In vielen Branchen wird daher versucht, die Produktentwicklung sehr frühzeitig gemeinsam mit dem Kunden zu betreiben. Bezogen auf die Dienstleistungen im Gesundheitswesen, welche sich durch eine große Asymmetrie bezüglich des Wissens um die richtige Diagnostik und Therapie zwischen den Experten (Leistungsanbieter) und den Laien (Patienten) auszeichnet, ist eine solche Beziehung kaum vorstellbar. Dennoch muss insbesondere wegen der Digitalisierung der Informationen und der damit verbundenen Transparenz der unterschiedlichen Diagnostik und Therapieverfahren dem immer stärker werdenden Kenntnisstand der Patienten Rechnung getragen werden. Dieses bedingt eine immer stärker werdende Partizipation des Patienten in den Behandlungsablauf.

Die größte Anpassung innerhalb der strategischen Planung wird daher die Überarbeitung der Unternehmensethik sein. Nur dann, wenn es gelingt, ein Unternehmen so zu gestalten, dass es von der Gesellschaft akzeptiert wird, wird es am Markt erfolgreich sein. Dieses bedeutet, nachhaltig zu arbeiten, Mitarbeiter mit Respekt und Wertschätzung zu behandeln und dem Patienten Leistungen anzubieten, die für ihn einen tatsächlichen Mehrwert darstellen. Dieses betrifft nicht nur das Ergebnis der Dienstleistung, sondern auch die Struktur in der die Leistung erbracht wird und insbesondere den Leistungserstellungsprozess, der für den Patienten nachvollziehbar, menschenwürdig und mit seinem Einverständnis gestaltet wird.

4.4.3 Besonderheiten kleiner Krankenhäuser

André A. Sonnentag

Hintergrund, Fragestellung und Zielsetzung

Kleine Krankenhäuser gelten gemeinhin als Systemverlierer des pauschalierenden Entgeltsystems. Der vorliegende Beitrag befasst sich mit ihrer Situation und den damit verbundenen Herausforderungen.

Kleine Krankenhäuser im Blickpunkt statistischer, betriebswirtschaftlicher und qualitativer Betrachtungen

Typologie: Versuch der statistischen Definition des kleinen Krankenhauses

Das durchschnittliche deutsche DRG-Krankenhaus hatte im Jahr 2012 eine Größe von 278 Betten und versorgte 13.432 Fälle (InEK 2013). Unter Annahme der korrespondierenden durchschnittlichen Verweildauer und einer üblichen Auslastung von 80–85 %, werden rechnerisch etwa 300 Betten benötigen, um diese Fallzahl kapazitiv bewältigen zu können. Für die weiteren Betrachtungen gelten Krankenhäuser mit bis zu 200 Betten als klein. Kleine Krankenhäuser sind kein seltenes, sondern das häufigste Phänomen der stationären Versorgungslandschaft:

Die Kategorie der Krankenhäuser mit bis zu 200 Betten beinhaltet über 50 % aller Einrichtungen, erbringt allerdings nur rund ein Sechstel aller Fälle und Pflegetage (eigene Berechnungen auf Basis der Zahlen des Statistisches Bundesamtes 2013a).

Betriebswirtschaftliche Situation kleiner Krankenhäuser

Die Jahresergebnisse der kleineren Krankenhäuser fallen schlecht aus. 56,5 % der Häu-

ser mit 50 bis 299 Betten melden im Rahmen des DKI-Krankenhaus Barometers 2013 einen Jahresfehlbetrag. In der Gesamtgruppe sind es rund 50 % (Blum et al. 2013).

Der Krankenhaus Rating Report 2013 sieht für die Klasse der Krankenhäuser bis zu 199 Betten die höchste Ausfallwahrscheinlichkeit. Sie korreliert dabei mit der Anzahl der Fachabteilungen. Der Rückgang der Zahl kleiner Krankenhäuser werde demnach im Zuge der zu erwartenden Marktbereinigung besonders hoch ausfallen (Augurzky et al. 2013).

Kleinen Krankenhäusern geht es schlechter als größeren, aber nicht viel schlechter. In keiner der beiden Untersuchungen fällt der Abstand zu den anderen Größenklassen besonders groß aus.

Kleine Krankenhäuser und Qualität

Der Krankenhaus Rating Report hat verschiedene Qualitätsanalysen zusammengetragen und nach Größenklassen der Krankenhäuser differenziert (Augurzky et al. 2013). Die Patientenzufriedenheit fällt demnach in kleinen Krankenhäusern deutlich höher aus. Die Auswertung der BQS-Daten liefert keine Indizien dafür, dass kleine Krankenhäuser eine schlechtere Qualität aufweisen als mittelgroße.

Ursachenanalyse: Herausforderungen für kleine Krankenhäuser

Betriebswirtschaftliches Kernproblem: Die Finanzierung fixer Vorhaltekosten

Das betriebswirtschaftliche Kernproblem kleiner Krankenhäuser liegt in der nicht ausreichenden Finanzierung der Fix- und Vorhaltekosten in pauschalierenden Entgeltsystemen begründet.

Ein Krankenhaus mit einer unterdurchschnittlichen Fallzahl bzw. einem unter-

Anzahl der Krankenhäuser in Deutschland

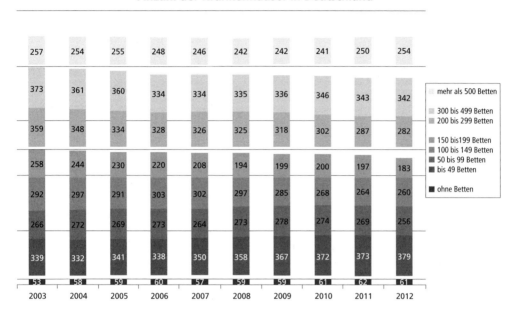

Abb. 4.4.3.1: Anzahl der Krankenhäuser nach Größenklassen
Quelle: Eigene Darstellung, Statistisches Bundesamt (2013a).

Tab. 4.4.3.1: Größenklassen und qualitative Auffälligkeiten

Größenklasse	Unauffällig	Unter Beobachtung	Auffällig
Kleine Krankenhäuser	50,2 %	39,7 %	10,1 %
Mittlere Krankenhäuser	48,4 %	41,2 %	10,3 %
Große Krankenhäuser	49,1 %	46,5 %	4,5 %

Quelle: Eigene Darstellung auf Datenbasis Augurzky et al. 2013, S. 145.

durchschnittlichen Case Mix kann zwangsläufig nicht den Grad der Fixkostenfinanzierung eines größeren Hauses erreichen. Die Zusammensetzung des Leistungsspektrums spielt dabei nur eine untergeordnete Rolle, es ergibt sich zwangsläufig ein Skaleneffekt.

Zur weiteren Untersuchung dieses Sachverhalts wurden unter Verknüpfung verschiedener Statistiken Fallkostensätze ermittelt:

Die nachfolgende Aufstellung zeigt die Fallkostensätze kleiner Krankenhäuser im Vergleich zu den anderen Größenklassen:

Tendenziell liegen die Fallkostensätze bei den Kostenarten höher, die, bezogen auf den Betrieb eines Krankenhauses, näherungsweise als fix anzusehen sind. Der niedrige Fallkostensatz für Medizin und Pflege wird insbesondere durch die geringen Fallkosten für den Ärztlichen Dienst verursacht. Das lässt sich u. a. dadurch erklären, dass der Anteil belegärztlicher Abteilungen in kleineren Krankenhäusern höher ist. Bei der Interpretation der Kostensätze ist zwischen Ursache und Wirkung zu differenzieren: Möglicherweise fallen bestimmte Fallkostensätze so niedrig aus, weil sie eine Reaktion auf

169

Tab. 4.4.3.2: Ausgewählte Fallkostensätze

Kosten je Fall	Krankenhausgröße nach Betten		
	< 200 Betten	200 bis 499 Betten	> 499 Betten
Gesamtkosten je Fall	3.536 €/Fall	3.593 €/Fall	5.106 €/Fall
davon Kosten für Medizin und Pflege (Personalkosten Ärztlicher Dienst, Pflegedienst, Med.-techn.- und Funktionsdienst, Sachkosten med. Bedarf)	2.429 €/Fall	2.550 €/Fall	3.657 €/ Fall
davon verbleibende Kosten (Gesamt/Medizin + Pflege)	1.107 €/Fall	1.043 €/Fall	1.449 €/Fall

Quelle: Eigene Berechnungen auf Basis Statistisches Bundesamt 2013a und 2013b.

Tab. 4.4.3.3: Vergleich Fallkostensätze

Fallkosten kleiner Krankenhäuser im Vergleich zu den anderen Größenklassen		
…am höchsten	…im Mittelfeld	…am niedrigsten
Personalkosten klinisches Hauspersonal Lebensmittel und bezogene Leistungen Zentraler Verwaltungsdienst Gebrauchsgüter	Personalkosten Pflegedienst Med.-techn. Dienst Wirtschafts- und Versorgungsdienst Sonstige Personalkosten Sachkosten Wasser / Energie / Brennstoffe	Personalkosten Ärztlicher Dienst Funktionsdienst Technischer Dienst Sonderdienst Nicht zurechenbare Personalkosten Sachkosten
	Verwaltungsbedarf Zentrale Gemeinschaftsdienste Sonstige Abgaben Sonstige Sachkosten	Medizinischer Bedarf Wirtschaftsbedarf Instandhaltung

Quelle: Eigene Darstellung.

den Kostendruck darstellen oder weil die zugehörigen Leistungsbereiche weniger stark ausgeprägt sind oder fehlen (z. B. weniger Instandhaltung für Medizintechnik).

Personalgewinnung und -bindung

Das DKI führt regelmäßig im Rahmen des Krankenhaus-Barometers Befragungen zur Stellenbesetzungsproblematik durch. Abgesehen vom Pflegedienst der Normalstationen zeigt sich, im Vergleich zu den anderen Größenklassen, bei keiner nichtärztlichen Dienstart eine außergewöhnlich hohe Stellenbesetzungsproblematik für kleine Krankenhäuser (Blum et al. 2013). Unabhängig von der Größenklasse gehen die Problemnennungen bei der Besetzung ärztlicher Stel-

len leicht zurück. Die Situation kleiner Krankenhäuser stellte sich bei dieser Dienstart zumindest im Jahr 2010 nicht schwieriger dar als die größerer (Blum und Löffert 2010).

Das Ergebnis bestätigt die häufig geäußerte These, kleine Krankenhäuser seien bei der Stellenbesetzung benachteiligt, nicht. Dies überrascht umso mehr, da sich 64 % der kleineren Krankenhäuser in Städten mit weniger als 30.000 Einwohnern und daher überwiegend in ländlicheren Regionen befinden. Entweder sind die kleinen Krankenhäuser einen höheren Leidensdruck gewohnt und schätzen die Situation trotz objektiver Probleme weniger schwierig ein, oder ihnen gelingt es trotz vermeintlich schwierigerer Ausgangsbedingungen besser, mit der Stellenbesetzungsproblematik umzugehen.

Infrastruktur kleiner Krankenhäuser

Kleinere Krankenhäuser halten naturgemäß nicht die gleiche Infrastruktur vor wie mittlere oder größere Krankenhäuser. Das gilt insbesondere für die medizintechnische Ausstattung, die einen Gradmesser für den Umfang der diagnostischen und therapeutischen Möglichkeiten darstellt.

Die geringe Vorhaltequote von CT und MRT könnte als Hinweis auf limitierte diagnostische Möglichkeiten ausgelegt werden. Viele kleinere Krankenhäuser kooperieren jedoch mit niedergelassenen Radiologen oder anderen Krankenhäusern. Diese Großgeräte werden nicht zwingend in der Statistik ausgewiesen, stehen jedoch mitunter zeitlich oder kapazitiv nur eingeschränkt zur Verfügung.

Tab. 4.4.3.4: Großgeräteausstattung nach Größenklassen

Großgeräteausstattung nach Größenklassen	CT	MRT	DSA	LHKM	ESWL	Gamma-kamera	Linear-beschl.
Kleine KH (< 200 Betten)	33 %	9 %	6 %	7 %	3 %	2 %	0,4 %
Mittlere KH (200 bis 499 Betten)	79 %	48 %	49 %	38 %	23 %	21 %	4 %
Große KH (> 499 Betten)	98 %	92 %	85 %	88 %	66 %	63 %	50 %
Gesamt	58 %	34 %	31 %	29 %	18 %	17 %	10 %

Quelle: Eigene Berechnungen auf Basis Statistisches Bundesamt 2013a.

Leistungsspektrum

Der CMI wird gelegentlich fehlinterpretiert und als Maßstab für die Leistungsfähigkeit eines Krankenhauses missbraucht. Dabei stellt er lediglich eine Kennzahl für das durchschnittliche ökonomische Gewicht der Fälle eines Krankenhauses dar. Nach Größenklassen der Krankenhäuser differenziert verhalten sich die CMI wie folgt:

Tab. 4.4.3.5: CMI 2011 nach Größenklassen

Größenklasse	bis 49 Betten	50–199 Betten	200–499 Betten	500–999 Betten	1.000 Betten und mehr
CMI (2011)	0,93	1,08	1,03	1,10	1,18

Quelle: Augurzky et al. 2013, S. 28.

Bei den sehr kleinen Krankenhäusern ist der CMI wegen des höheren Anteils belegärztlicher Abteilungen niedriger. Ansonsten fallen kleine Krankenhäuser keinesfalls durch ökonomisch leichtere Fälle auf.

Unabhängig davon lassen sich jedoch im Rahmen zahlreicher, in der Praxis durchgeführter Leistungsstrukturanalysen Unterschiede in den Spektren kleinerer Krankenhäuser feststellen. Allerdings ist nicht die Krankenhausgröße, sondern der Versorgungsauftrag des Krankenhauses prägend für das Leistungsgeschehen. Der Anteil der Grund- und Regelversorger fällt bei den kleineren Krankenhäusern hoch aus. Ihr Leistungsspektrum ist naturgemäß innerhalb der vorgehaltenen Fachrichtungen weniger spezialisiert und weniger intensiv. Unterrepräsentiert sind v.a. größere, elektive Eingriffe oder Interventionen. Ebenso sind mindestmengenbelegte Leistungen betroffen. Darüber hinaus werden Krankenhäuser der niedrigeren Versorgungsstufen bei schwereren, lebensbedrohlichen Krankheitsbildern (z. B. bösartige Neubildungen), die keiner sofortigen Notfallbehandlung bedürfen, seltener aufgesucht.

Abbildung 4.4.3.2 verdeutlicht, dass kleinere Krankenhäuser weniger Fachabteilungen unterhalten als große. Die zeitgemäße Behandlung schwerer Krankheitsbilder erfordert interdisziplinäre Zentrumsstrukturen. Kleinere Krankenhäuser sind nicht ohne weiteres in der Lage, das zur Bildung von Organzentren benötigte Fachrichtungsspektrum unter einem Dach zu bündeln.

Reputation, Akzeptanz und Qualität

Es gibt keine objektiven Hinweise darauf, dass die Qualität kleiner Krankenhäuser schlechter ausfällt als die mittlerer; die Patientenzufriedenheit ist sogar größer (vgl. Kleine Krankenhäuser und Qualität).

Bei Marktanalysen ist jedoch häufig festzustellen, dass die Akzeptanz kleinerer Krankenhäuser zumindest bei bestimmten Leistungen unterdurchschnittlich ausfällt. Demnach sprechen Zuweiser und Bevölkerung kleinen Krankenhäusern nicht die Kompetenz zu, spezifischere Behandlungen gut und sicher durchführen zu können, wie dies bei größeren Krankenhäusern der Fall ist. Bei den Basisleistungen der Grund- und Regelversorgung ist dies nicht feststellbar.

Die in der Öffentlichkeit geführte Diskussion über Operationen mit nicht ausreichender Indikationsstellung verschärft diese Problematik. Gerade kleine Krankenhäuser müssen befürchten, dass ihnen vorgeworfen wird, aus finanziellen Gründen jeden möglichen Fall zu behandeln. Kleine Krankenhäuser haben daher eher ein Reputations- aber kein Qualitätsproblem.

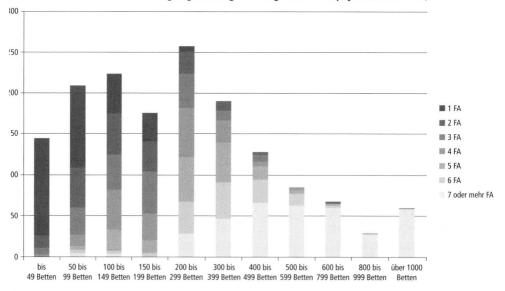

Abb. 4.4.3.2: Krankenhäuser nach Größenklassen und bettenführender Fachabteilungsanzahl
Quelle: Eigene Darstellung, Statistische Ämter des Bundes und der Länder (2013).

Entwicklungen der Krankenhausplanung und -finanzierung

Die Krankenhausplanung und -finanzierung vollzieht derzeit einen Paradigmenwechsel. Der im Jahr 2013 in Kraft getretene Krankenhausplan NRW 2015 führt z. B. weitreichende Vorgaben zur Struktur- und mitunter auch Prozessqualität als Kriterium der Krankenhausplanung ein. Der künftige Versorgungsauftrag umfasst nur noch jene Leistungen, die die Strukturanforderungen erfüllen.

Dies steht im Einklang mit der sogenannten Qualitätsoffensive, die die große Koalition der 18. Legislaturperiode in ihrem Koalitionsvertrag formuliert hat. Beispielsweise soll der Begriff der Qualität als weiteres Kriterium der Krankenhausplanung in § 1 KHG aufgenommen werden. Für Leistungen mit hoher Qualität soll es Vergütungsvorteile geben, für Leistungen mit niedrigerer Qualität Abschläge (CDU, CSU und SPD 2013).

Es ist zu befürchten, dass sich die Qualitätskriterien vornehmlich auf die Strukturqualität beziehen werden, weil diese einfach und objektiv feststellbar ist. Kleinere Krankenhäuser können schnell zu den Verlierern dieser Entwicklung werden. Sie sind oft nicht in der Lage, die zur Erfüllung der Strukturqualität geforderten Vorhaltungen zu finanzieren. Abschläge für bestimmte Leistungen oder der partielle Entfall des Versorgungsauftrags verschärfen die Probleme kleiner Krankenhäuser – möglicherweise sogar politisch intendiert.

Handlungsansätze für kleine Krankenhäuser

Kooperationen, Vernetzung und Integration in Krankenhausverbünde

Kooperationen und die Integration kleiner Krankenhäuser in Verbünde werden häufig als Allheilmittel für die Probleme kleiner Krankenhäuser gesehen. Dabei werden durch diese Maßnahmen die Kernprobleme des kleinen Krankenhauses nicht per se gelöst. Im Gegenteil: Gelegentlich werden sie sogar verschärft.

Kooperationen und Vernetzung mit niedergelassenen Ärzten
Kooperationen mit niedergelassenen Ärzten können die Position des kleinen Krankenhauses durchaus stärken. Häufig gelingt es dadurch, das Leistungsangebot zu verbreitern bzw. sinnvoll zu ergänzen und den Reputationsnachteil zu mildern. Wird der niedergelassene Arzt in die eigene Leistungserstellung eingebunden, können sich daraus, neben positiven Nachfrageeffekten, auch Kostenvorteile ergeben. In ländlichen Regionen stellt die ambulant-stationäre Vernetzung ein probates Mittel dar, um die gesamte Versorgungslandschaft zu stützen.

Wie bei jeder Kooperationsform ist aber zu bedenken, dass der Kooperationspartner Eigeninteressen verfolgt. Dies wird deutlich am mitunter feststellbaren Motivationswandel bisher freiberuflich tätiger Ärzte bei Aufnahme einer abhängigen Beschäftigung in einem Medizinischen Versorgungszentrum. Der Erfolg der Kooperation ist also wesentlich von deren Ausgestaltung abhängig. Unerwünschte Anreizwirkungen und Reaktionen nicht eingebundener Partner sind zu beachten.

Kooperationen und Vernetzung mit anderen Krankenhäusern
Für Kooperationen mit anderen Krankenhäusern bieten sich ebenfalls unterschiedliche Modelle an. Häufig anzutreffen sind verschiedene Formen des Einkaufs von Leistungen, die ein kleines Krankenhaus nicht selber vorhalten kann, z. B. bei der Bildgebung. Weitergehende Konzepte beinhalten die Möglichkeit, die eigenen Patienten (selbst) im anderen Krankenhaus zu behandeln (z. B.

Verbringung zur Koronarangiografie). Meist beabsichtigt der Kooperationspartner, Zuweisungsbeziehungen für schwerere Fälle zu gestalten. Das kleinere Krankenhaus sollte dabei sehr genau bewerten, wie groß das Risiko unerwünschter Patientenabwanderungen ist. Viele Portalklinikkonzepte leiden darunter, dass die Patienten unter Umgehung des Portals direkt das vermeintlich leistungsfähigere Krankenhaus aufsuchen.

Integration in Krankenhausverbünde
Die Integration in Krankenhausverbünde geht im Gegensatz zur Kooperation mit gesellschaftsrechtlichen Veränderungen einher. Das Krankenhaus wird entweder Teil einer Holding oder es kommt zur kompletten Fusion bis hin zur Option der krankenhausplanerischen Verschmelzung. Die »Integration« kann auch das Ergebnis eines Verkaufsprozesses sein, der keinesfalls selbst gewählt ist.

Ein primäres Motiv zur Verbundbildung liegt in angeblich nutzbaren Kostensynergien, in der Praxis werden diese Effekte jedoch häufig überschätzt. Zwar können durchaus bestimmte Einsparungen durch Zentralisierungen erreichen werden, nicht wenige (personelle) Funktionen und Vorhaltungen sind aber direkt an den Standort gebunden. Die Kehrseite der Zentralisierung liegt darin, dass langwierigere Entscheidungsprozesse auf Konzernebene die bisher schnelle und flexible Entscheidungsfindung verdrängen. Je nach Gestaltung der Rechtsform muss bei vielen Entscheidungen ein Interessenausgleich zwischen den verschiedenen (Alt-)Gesellschaftern gefunden werden. Schlimmstenfalls einigt man sich auf den kleinsten gemeinsamen Nenner und nicht auf die betriebswirtschaftlich beste Entscheidung.

Je konsequenter die Verschmelzung vollzogen wird, desto besser gelingt es, Synergien auf Primärleistungsebene zu heben. Nur wenn die Ergebnisse der einzelnen Betriebsstätten eines Verbundes dem Konzernergebnis untergeordnet werden, verlieren Standortegoismen an Bedeutung. Dann erst ist eine zukunftsweisende Gestaltung des Leistungsangebots, z.B. durch die regionale Bündelung vorhaltekostenintensiver Leistungen, möglich. Gelegentlich sind sogar Leistungssteigerungen infolge von Zentrumsbildungen möglich. Zu beachten ist jedoch, dass die Patienten nicht immer die dazu erforderliche Mobilität mitbringen.

Gestaltung des Leistungsangebots

Kleine Krankenhäuser müssen ihr Leistungsspektrum so gestalten, dass die damit verbundenen Vorhaltungen möglichst gut ausgelastet werden. Bei kleineren Allgemeinkrankenhäusern ist dazu im ersten Schritt eine Konzentration auf den Versorgungsauftrag, der meist durch die Grund-/Regelversorgung einer Region definiert ist, notwendig. Es gibt durchaus kleine Krankenhäuser, die mit gut ausgelasteten Fachabteilungen für Innere Medizin und Chirurgie ausgeglichene Ergebnisse erzielen. Weitere Disziplinen stellen insbesondere dann ein Problem dar, wenn sie, wie im Fall der Frauenheilkunde/Geburtshilfe, mit hohen Vorhaltekosten (z.B. durch eigenständige Dienste) verbunden sind. Dennoch muss ein Rückzug aus diesen Leistungsfeldern wohlüberlegt sein: Fehlt die Alternative, fehlt auch der ggf. noch abgeworfene Beitrag zur Deckung der Fixkosten. Perspektivisch werden bestimmte Angebote aber nicht aufrechtzuerhalten sein. Auf lange Sicht sind nahezu alle Kosten variabel. Daher sind rechtzeitig Alternativen zu suchen, um den Abstieg vom »toten Pferd« vorzubereiten und einen Strukturwandel zu ermöglichen.

Die praktischen Erfahrungen zeigen, dass jene kleinen Krankenhäuser der Grund- und Regelversorgung erfolgreicher sind, denen es gelungen ist, zusätzlich *einen einzigen* Schwerpunkt besonders gut auszuprägen, der sich idealerweise komplementär in die bestehende Fachabteilungsstruktur eingliedert. Durch dieses Schwerpunktangebot kann dann ein erweitertes Einzugsgebiet erschlossen werden. Allerdings müssen noch weitere Bedingungen erfüllt sein (z. B. gute Verkehrsanbindung), damit eine solche Strategie aufgeht.

Gestaltung interner Strukturen und Prozesse

Die internen Strukturen und Prozesse kleiner Krankenhäuser müssen und können äußerst schlank gestaltet werden. Was in großen Krankenhäusern gut und richtig ist, funktioniert noch lange nicht in kleinen Krankenhäusern. Konzepte wie Zentralambulanzen oder Aufnahmestationen haben sich in kleinen Krankenhäusern nur bedingt bewährt. Jede Zentralisierung führt zu Vorhaltekosten und es gibt immer Zeiten, in denen keine optimale Auslastung gegeben ist. Ein dezentrales »Miterledigen« der Aufgaben, z. B. die direkte Aufnahme über die Station, ist unter theoretischen Organisationsgesichtspunkten möglicherweise weniger strukturiert. Dennoch überwiegt nicht nur der Kostenvorteil der pragmatischen Lösung: Eine schlankere Organisation führt zu weniger Kommunikationsbrüchen und steigert damit die Qualität.

Je diversifizierter und sektionierter die Abteilungsstruktur mit ihren Subdisziplinen ist, desto größer sind die Vorhaltekosten. Die mit der Ausprägung eigenständiger Subabteilungen verbundenen Erwartungen erfüllen sich häufig nicht. Die zusätzlich erzielten Erlöse reichen zur Deckung der Kosten, die für Abteilungsleitung und Unterbau (Oberärzte, Sekretariat, Ambulanz etc.) aufgebracht werden müssen, nicht aus. Die Herausforderung besteht darin, nach außen das Profil der Teilgebiete zu schärfen und nach innen eine schlanke Organisation zu gewährleisten. Es gibt sehr erfolgreiche Abteilungen, die im Kollegialsystem von zwei oder sogar mehr Chefärzten geleitet werden, intern herrschen jedoch die Strukturen einer Abteilung vor (ein Sekretariat, ein Anwesenheitsdienst usw.). Wichtig ist, dass von vornherein Missverständnisse vermieden werden. Wer als leitender Abteilungsarzt den großen Apparat einer universitären Abteilung erwartet, wird in einem kleinen Krankenhaus nicht erfolgreich sein.

Aktives und kreatives Personalmanagement

Die persönliche Führung der Mitarbeiter fällt in kleinen Krankenhäusern erheblich leichter. Es ist einfacher, ihre individuellen Bedürfnisse zu erkennen und zu erfüllen. Nicht jeder Arzt sucht den Großbetrieb eines Universitätsklinikums, nicht jeder das Großstadtleben. In kleinen Häusern ist es oft möglich, eine ganzheitlichere Medizin zu realisieren. Die Breite der Fragestellungen in Häusern der Grund- und Regelversorgung hat ihren Reiz und führt zu einer fundierten generalisierten Ausbildung.

Neben den fast schon üblichen Instrumenten, wie z. B. der Bereitstellung von KiTa-Plätzen, sollten kleinere Krankenhäuser weitere kreative Ansätze der Personalarbeit in Erwägung ziehen. Erfolgs- und leistungsbezogene Vergütungssysteme sind ggf. leichter umsetzbar als in größeren Häusern. Gleiches gilt für personalbezogene Dienstleistungen (Shuttle-Service vom/zum Bahnhof, Hilfe bei der Wohnungssuche etc.) bis hin zu kooperativen Weiterbildungsformen. Die Ausbildung in Zusammenarbeit mit niedergelassenen Hausärzten trägt gleichzeitig zur Zuweiserbindung bei.

Ergebniszusammenfassung

Das *idealtypische kleine* Krankenhaus gibt es nicht. Viele individuelle Bedingungen wie die Lage, der Versorgungsauftrag oder die Mitbewerbersituation spielen entscheidende Rollen für den Erfolg eines kleinen Krankenhauses.

Die aktuellen krankenhausplanerischen Aktivitäten und die sich abzeichnenden Entwicklungen der Krankenhausfinanzierung lassen befürchten, dass der Verlust einiger kleiner Krankenhäuser als Kollateralschaden einer Krankenhauspolitik hingenommen wird, die den Ausdünnungsprozess über betriebswirtschaftliche Mechanismen gestaltet. Betroffen sein werden jene, die systemrelevant für die Flächenversorgung sind und die sich gerade wegen ihrer Versorgungsfunktion betriebswirtschaftlich nicht konform entwickeln können. Dabei darf nicht vergessen werden, dass Krankenhäuser insbesondere in ländlichen Regionen einen wichtigen Wirtschafts- und Infrastrukturfaktor darstellen.

Eine Lösung für besondere Versorgungssituationen könnte darin liegen, dass es ein feststehendes, operationalisierbares Regelwerk gibt, das festlegt, ab wann ein kleines Krankenhaus bedarfsnotwendig ist (z. B. Fahrzeitentfernungen zu anderen Krankenhäusern, versorgte Bevölkerung etc.) und infolgedessen einen *unabdingbaren* Rechtsanspruch auf überdurchschnittliche Entgelte erhält. Zumindest ansatzweise entwickelt sich die politische Diskussion in diese Richtung. Ohne einen solchen Automatismus wird der zu erwartende Sicherstellungszuschlag neuer Form jedoch keine Lösung darstellen.

Daher ist entscheidend, dass kleine Krankenhäuser alles tun, um auch zukünftig die Notwendigkeit einer Subventionierung zu vermeiden. Ein kleines Krankenhaus hat auch unter schwierigen Rahmenbedingungen eine Chance, wenn es ablauf- und aufbauorganisatorisch schlank bleibt, sich ggf. sinnvoll in einen Verbund integriert oder aber bewusst heraushält, regionale sektorenübergreifende Vernetzungen realisiert, ein der individuellen Situation entsprechendes Leistungsspektrum entwickelt und idealerweise seine spezifischen Stärken in Bezug auf Personal und Patienten ausspielt.

In einem pauschalierenden Entgeltsystem kommt es nicht nur darauf an, ein klein wenig schneller, sondern auch besser und günstiger als der Durchschnitt zu sein.

Literatur

Augurzky B, Krolop S, Hentschker C, Pilny A, Schmidt CM (2013): Krankenhaus Rating Report 2013 – Krankenhausversorgung zwischen Euro-Krise und Schuldenbremse. Heidelberg: medhochzwei.

Blum K, Löffert S (2010): Ärztemangel im Krankenhaus – Ausmaß, Ursachen, Gegenmaßnahmen –. Forschungsgutachten im Auftrag der Deutschen Krankenhausgesellschaft. Düsseldorf: Deutsches Krankenhaus Institut e.V.

Blum K, Löffert S, Offermanns M, Steffen P (2013): Krankenhaus Barometer Umfrage 2013. Düsseldorf: Deutsches Krankenhaus Institut e.V.

CDU, CSU und SPD (2013): Deutschlands Zukunft gestalten. Koalitionsvertrag zwischen CDU, CSU und SPD. 18. Legislaturperiode.

Institut für das Entgeltsystem im Krankenhaus GmbH (InEK) (2013): Abschlussbericht. Weiterentwicklung des G-DRG-Systems für das Jahr 2014. Klassifikation, Katalog und Bewertungsrelationen. Teil I: Projektbericht. Siegburg: InEK.

Statistische Ämter des Bundes und der Länder (2013): Verzeichnis der Krankenhäuser und Vorsorge- oder Rehabilitationseinrichtungen in Deutschland. Krankenhausverzeichnis. Stand: 31.12.2011. Wiesbaden: Statistisches Bundesamt.

Statistisches Bundesamt (2013a): Fachserie 12 Reihe 6.1.1. Gesundheit. Grunddaten der Krankenhäuser 2012. Wiesbaden: Statistisches Bundesamt.

Statistisches Bundesamt (2013b): Fachserie 12 Reihe 6.3. Gesundheit. Kostennachweis der Krankenhäuser 2011. Wiesbaden: Statistisches Bundesamt.

4.4.4   Organisationsentwicklung

Andreas Greulich

Einleitung

Während die Einführung der DRGs als eine mittlerweile bewältigte Herausforderung für die Krankenhäuser hinsichtlich Pro-

zessoptimierung und Codier-Abrechnungs-
verständnis gilt, hat sich der Umgang mit
dauernden Veränderungen als wesentlich
schwieriger erwiesen. Nichts ist so bestän-
dig und kontinuierlich wie der Wandel, der
sich in zahlreichen Paradigmenwechseln
zeigt, von denen hier nur ein paar wenige
beispielhaft aufgeführt sind:

- Neue Berufsbilder und damit Veränderung von Verantwortung und Anpassung von Prozessen
- Immer schnellere Erneuerung von Wissen
  in der Medizin und Verteilung desselben
- Veränderungen im Arbeitsmarkt, War
  for talent (von Eiff und Stachel 2007)
- Anspruchshaltung der Generation Y hinsichtlich Work-LifeBalance.

Diese und weitere Aspekte erfordern von
der Organisation Krankenhaus eine permanente Anpassung an die Rahmenbedingungen. Viele Projekte scheiterten bislang nicht
an mangelnder fachlicher Expertise, sondern an der fehlenden Einbindung der Mitarbeitenden, an unklaren Strukturen und
Arbeitsaufträgen oder am Widerstand der
betroffenen Mitarbeitenden.

Nie schienen das Bedürfnis des Managements nach Akzeptanz bei den Mitarbeitenden so groß und der Wunsch nach wir-
kungsvoller Führung so ausgeprägt zu sein
wie heute. Gesucht wird ein Zugang zur Organisation, der die geplanten Maßnahmen
des Managements zum nachhaltigen Erfolg
führt.

An dieser Stelle setzt die systemische
Organisationsentwicklung an, so wie sie
bspw. von der Österreichischen Gesellschaft für Gruppendynamik und Organisationsberatung (siehe auch www.oeggo.at)
vertreten wird. Sie bietet das Handwerks-
zeug, um Führung und Veränderungsge-
staltung wirkungsvoll zu begleiten. Mit
dem Begriff *begleiten* soll bereits an dieser
Stelle darauf hingewiesen werden, dass es
nicht um ein weiteres erfolgversprechen-

des Managementtool geht, sondern um ein
Verständnis von Organisation, das sowohl
für Führungskräfte als auch für interne und
externe Beratung hilfreich sein kann, um
ihre Aufgaben wirkungsvoll zu gestalten.
Ziel dieses Artikels ist es, Grundannahmen
der systemischen Organisationsentwicklung verständlich zu machen und die Anwendbarkeit in definierten Gebieten darzustellen. Es soll deutlich gemacht werden,
worin der Zusatznutzen durch Verinnerli-
chung von besagten Grundannahmen und
Handlungsweisen für das Management liegen kann.

Grundannahmen

Um ein Verständnis für das Wirkungsfeld
von systemischer Organisationsentwicklung zu erhalten, lohnt es sich, zunächst die
Grundannahmen zu betrachten:

- Organisationen sind in sich geschlossene
  Systeme, die nicht von außen beliebig beeinflusst werden können.
- Das jeweilige System entscheidet selbst,
  welche Impulse als relevant betrachtet
  und in die Veränderungsplanung aufgenommen werden.
- Wie Veränderungsprozesse umgesetzt
  werden, entscheidet jede Organisation
  (als System) für sich. Copy-and-Paste
  funktioniert in der Regel nicht.
- Die Lösung für Fragestellungen und Probleme in der Organisation kennt diese nur
  selbst. Externe Beratung kann bei der Lö-
  sungsfindung begleiten, sollte aber keine
  vom System unabhängige Lösung bieten.

Dass sich diese Annahmen, nicht nur auf
die Beratung von Organisationen, sondern auch auf wirkungsvolle Führung beziehen, wird klar, wenn der Begriff System nicht nur auf ganze Organisationen bezogen, sondern auch auf etablierte Teams
oder auch Personen erweitert wird. So ha-

ben wir es in Krankenhäusern immer auch mit Mitarbeitenden als Individuen und mit verschiedenen Teams (Führungsteams, Behandlungsteams etc.) zu tun, für die die o. g. Annahmen gelten. Es ist ein verbreiteter Trugschluss, dass Vorgesetzte nach Belieben ihre Mitarbeitenden und Teams formen und steuern können. Mitsprache, Mitgestaltung und Eigenmotivation haben heute so stark in unsere Arbeitswelt Einzug gehalten, dass Führung sich diesen Veränderungen nicht mehr verschließen kann.

Wenn wir nochmals auf die Organisation als System zurückkommen, lassen sich speziell hier noch weitere Grundannahmen aus dem Systemischen ergänzen:

- Organisationen sind mehr als die Summe der zugehörigen Personen. Diese sind austauschbar, der (Organisations-)Charakter bleibt trotzdem bestehen.
- Organisationen werden nicht alleine durch die zugehörigen Personen rekonstruierbar, sondern vor allem durch deren Kommunikation. Kommunikation ist das Bindeglied und die Voraussetzung für ein funktionierendes Krankenhaus.

An dieser Stelle wird bereits deutlich, dass die systemische Organisationsentwicklung mit großem Respekt an die Bedürfnisse des Krankenhauses und seiner Mitarbeitenden herangeht. Handlungsleitend ist das Bild von der Organisation als einem komplexen Gebilde, das nicht nach Belieben umgestaltet und verändert wird. Auch ist es nicht damit getan, unliebsame Mitarbeiter von ihren Posten zu entfernen, sondern wird vielmehr die Handlung des Einzelnen in den Kontext des Organisationszustandes gesetzt, um mehr darüber zu erfahren, ob tatsächlich ein personenbezogenes Problem vorliegt oder ob sich hier ein Problem der Organisation widerspiegelt. Dies erfordert u. a. einen sorgfältigen Blick auf die Art und Weise, wie Kommunikation in dem jeweiligen Krankenhaus betrieben wird. Anders

gesagt, wie viel formelle oder informelle Information prägt den Führungsalltag?

Aus diesen Grundannahmen können Rückschlüsse auf die Einsatzbereiche von Organisationsentwicklung gezogen werden, als dies sind:

- Führung
- Teamentwicklung
- Personalentwicklung
- Prozessgestaltung
- Projektmanagement

Sichtweisen der Organisationsentwicklung auf zentrale Managementaufgaben

Führung

Gerade in einer Organisationsform wie dem Krankenhaus existieren unterschiedliche Verständnisse von Arbeitsinhalt, Motivation und Verantwortung. Exemplarisch sind die Unterschiede zwischen den Berufsgruppen Ärzte und Pflegedienst. Auch wenn beide unmittelbar an und mit dem Patienten arbeiten, gehen die Auffassungen über den Anteil am Heilungsverlauf, aber auch über die Art und das Ausmaß der Arbeitsgestaltung stark auseinander. Dies setzt sich bei weiteren Berufsgruppen wie Therapeuten oder der Administration fort. Das hängt vor allem damit zusammen, dass das Krankenhaus als sogenannte Expertenorganisation angesehen werden kann. Mintzberg (1992) spricht hier von aufwändig ausgebildeten Fachexperten, denen in der Organisation ein hohes Maß an Autonomie zugestanden wird. Diese Experten fühlen sich in der Regel ihrem übergeordneten Auftrag von Heilung und Behandlung (oder dessen Forschungsseite) mehr verbunden als der Organisation, in der sie für diese Aufgabe angestellt sind.

Die Arbeit im Krankenhaus ist von Wissen und Expertise geprägt und die Anwendung, Entwicklung und Weitergabe von Wissen zählt zum Grundverständnis der beschriebenen Berufsgruppen. Vor diesem Hintergrund sind die ärztlichen und pflegerischen Mitarbeiter Experten, die sich nicht nur dem Krankenhaus, sondern auch ihrer Profession stark verpflichtet fühlen. Dass dies in einem gemeinsam zu bewältigenden Behandlungsablauf mit unterschiedlichen Führungslinien und Hierarchiekulturen großes Konfliktpotenzial bergen kann, ist leicht vorstellbar.

Sollen nun aus Sicht des Managements mehr Wirkung und einheitliche Zielrichtungen in der Führung erreicht werden als im klassischen Säulen-Denken (Arzt, Pflege, Administration) und der Akzent auf gut abgestimmte Arbeitsabläufe zwischen den Berufsgruppen gelegt werden, muss aktiv an einem gemeinsamen Führungsverständnis gearbeitet werden. D.h., dass einerseits der strukturelle Teil der Organisation (das Organigramm) auf verbindende und nicht trennende Elemente überprüft werden muss und andererseits sinnvolle Kommunikationsgefäße eingerichtet werden, für die zudem eine Kultur des Miteinanders zu schaffen ist.

Die in hohem Maße geforderten Fachexperten richten ihre Aufmerksamkeit jedoch eher auf einen operativ funktionierenden Ablauf, als auf eine nachhaltige Personal- und Teamentwicklung – unter dem Aspekt der Verantwortung für die Patientenbehandlung ein absolut nachvollziehbarer Fokus. Dennoch brauchen gerade Teams mit großer psychischer Belastung (Notfall, Schockraum, Intensivmedizin etc.) eine Reflexion über die Zusammenarbeit. Der Regelfall ist aber, dass diese Teams funktionieren müssen und dies nicht selten im Schichtbetrieb. Das ist überhaupt nur möglich, da in diesem Umfeld häufig Personen tätig sind, die einen sehr hohen Anspruch an Professionalität und Einsatz mitbringen. So hilfreich dies für das Engagement und den Einsatzwillen jeweils ist, so herausfordernd

ist es für die Zusammenarbeit. Die gegenseitigen Erwartungen bergen gleichzeitig Konfliktpotenzial im zwischenmenschlichen Bereich. Energien und Hoffnungen werden in hohem Maße investiert, ohne dass ein nachhaltiger Erfolg in Aussicht steht. Damit ist auch klar, dass solche Kompensationsleistungen wegen mangelnder Klarheit in Führung und Ausrichtung ein System nur begrenzt unterstützen können.

Dieses Beispiel soll aufzeigen, wie wichtig es wäre, Führungsarbeit etwas weiter zu fassen, als dies im Regelfall in einem Krankenhaus üblich ist. Es geht also zum Beispiel um die Frage, wie Teams in ihrer eigenen Dynamik geführt werden müssen, wozu die Gruppendynamik (Grossmann und Lobnig 2013) wertvolle Ansätze liefert. Aber es geht auch grundsätzlich um das jeweilige Führungsverständnis. In unserer Organisationsentwicklungshaltung sprechen wir von Führung als Dienstleistung: Die Führungskraft versteht sich gegenüber den Mitarbeitern unterstützend im Hinblick auf Förderung, Begleitung im Prozess und der Evaluation des Geleisteten. Dies schließt aber keinesfalls aus, Aufträge zu erteilen und Verantwortung zu delegieren. Diese Form der Steuerung wird flankiert durch das Setzen eines Rahmens und Festlegen von Kompetenzen der Mitarbeitenden. Führungskraft wird in diesem medizinischen Umfeld nicht zwingend die Person, die die Fachtätigkeit am besten beherrscht, sondern die Person, die ihre Aufmerksamkeit auf die Förderung von Motivation und Entwicklung richtet.

Teamentwicklung

Teams stehen im medizinisch-pflegerischen Umfeld häufig unter dem Eindruck kritischer Ereignisse und damit unter großem Druck. Dabei spielen Aspekte wie Interprofessionalität, Kommunikation, Handlungsdruck oder Emotionalität eine bedeutende Rolle. Sie können Einfluss auf ungeklärte Konflikte nehmen, die sich wiederum auf die Zusammenarbeit auswirken. Die systemische Organisationsentwicklung fokussiert auch hier nicht primär auf die Lösung des Einzelfalls, sondern vielmehr auf die Entwicklung der Kompetenzen im Team, Konfliktsituationen eigenständig anzusprechen und bearbeitbar zu machen. Dies setzt voraus, dass eine vertrauensgeprägte Kommunikationsform im Team entwickelt wurde.

Doch wie gelingt es, Vertrauen innerhalb eines Teams zu entwickeln? Indem die unterschwellig wahrgenommenen, aber selten sichtbar gemachten Rollenkonflikte und Machtverhältnisse angesprochen und verhandelbar gemacht werden. Überall dort, wo Teams zusammenarbeiten, ergeben sich zwangsläufig Formen von Einflussnahme auf Entscheidungen (an die Führungsperson adressiert) und Rollenzuordnungen (an das Team adressiert). Das ist an sich nicht verwerflich und liegt in der Natur von Gruppenentwicklung, birgt jedoch ein großes Konfliktpotenzial, da diese Rollen eben nicht besprochen und geklärt sind, sondern unterschwellig mitlaufen. Wenn es gelingt, dem jeweiligen Team ein Verständnis für diese Prozesse und Muster zu vermitteln und einen Weg der Offenlegung zu ermöglichen, besitzt es das Handwerkzeug, um zukünftige Konflikte eigenständig anzugehen. Dazu gehört aber auch die Bereitschaft, ungeachtet der zeitlichen und inhaltlichen Arbeitsbelastung, Zeit und Kommunikationsgefäße zu finden.

Hierbei stellt sich die Frage, wie Teams sich eine transparente Kommunikation aneignen können. Der kritische Blick auf den Umgang miteinander und auf die Frage nach dem gegenseitigen Vertrauen in ein tragfähiges Miteinander entsteht initial nicht durch die Beteiligten selbst. Hier ist wiederum die Führung gefragt. Nur der Führungskraft ist es aus kultureller Sicht erlaubt, Muster des Gegeneinander und der indirekten Einflussnahme anzusprechen und den betroffenen Teammitgliedern diese Bilder verfügbar zu machen. Ohne diesen Impuls von außen sind die kritischen Punkte nicht bearbeitbar, selbst dann, wenn die Teammitglieder genau spüren, dass es blockierende und belastende Situationen und Muster gibt.

Personalentwicklung

Der Aspekt der Personalentwicklung schließt ein Stück weit an dem an, was unter dem *Abschnitt Führung* skizziert wurde. Wir haben dort bereits festgestellt, dass sich Führung vor allem auch in einer unterstützenden Rolle den Mitarbeitenden gegenüber äußern sollte. Dazu gehört auch die Frage, welche Fähigkeiten die Mitarbeitenden mitbringen sollten und welche entwickelt werden müssen. Damit ist nicht ausschließlich fachbezogene Weiterbildung gemeint. Aus Sicht der Organisationsentwicklung ist der Fokus auf alle Kompetenzen zu richten, die für eine erfolgreiche Organisation notwendig sind. Dazu gehören neben der Fachbeherrschung auch Kommunikation, Prozessverständnis, Konfliktverhalten und manches mehr.

Eine gute Möglichkeit zur gemeinsamen Reflexion und Zielfestlegung in diesem Kontext ist und bleibt das Mitarbeitergespräch. Gezielte Förderung von Personen und Verantwortungszuordnung kann hier nachvollziehbar gestaltet werden. Es setzt natürlich voraus, dass der Vorgesetzte in der Lage ist, ein vertrauensvolles Klima zu schaffen, in dem kritische, aber wertschätzende Kommunikation möglich ist.

Der größten Herausforderung bei diesem Thema sieht sich die Organisationsentwicklung durch die Sparprogramme der Krankenhäuser ausgesetzt, die häufig an der Weiterbildung ansetzen. Wobei auch hier weniger die primäre Fachweiterbildung infrage gestellt wird, sondern genau die vermeidlich unnötigen Kurse und Programme, die sich nicht mit dem fachlichen Inhalt beschäftigen.

Weiterbildung ist jedoch nur ein Aspekt in der Personalentwicklung. Es zeichnet sich seit längerer Zeit ab, dass es für die Krankenhäuser zunehmend schwierig wird, gut ausgebildetes Personal langfristig zu halten. Wie viele arbeitspsychologische Untersuchungen ergeben haben, ist es selten der Lohn, der den entscheidenden Ausschlag für einen Wechsel des Arbeitsgebers gibt. Dieser kommt häufig erst dann hinzu, wenn bereits mehrere Bedingungen nicht mehr den Vorstellungen des Mitarbeitenden entsprechen. Wenn regelmäßig Mitarbeiterzufriedenheitsbefragungen durchgeführt werden, zeigen sich häufig bestimmte Muster, die in einer Organisation eher als positiv oder negativ empfunden werden. Hier gilt es die Hebelwirkungen herauszufinden und dort anzusetzen.

Klassische Themen sind die Zusammenarbeit zwischen den Berufsgruppen, die Form der Unterstützung durch die Vorgesetzten, der Arbeitsinhalt oder die Fortbildungsmöglichkeiten. Mehr oder weniger alles Themen, auf die die Organisation und damit die Führungskräfte Einfluss nehmen und Mitarbeitende gezielt auf die Verbesserung von bekannten Schwachpunkten der Organisation ansetzen können. Natürlich in der bereits beschriebenen Führungsphilosophie, zielgerichtet und unterstützend gemeinsame Maßnahmen mit den Mitarbeitenden festzulegen.

Prozessgestaltung

Um einem Missverständnis vorzubeugen – bei diesem Aspekt geht es nicht um das im DRG-Zeitalter häufig diskutierte Prozessmanagement. Prozesse zu steuern und abzustimmen ist nicht primäres Thema der Organisationsentwicklung, selbstredend wird aber das Prozessmanagement als ein notwendiges Tool für eine funktionierende Organisation angesehen.

Worauf in diesen Abschnitten eingegangen werden soll, ist der häufig vernachlässigte Blick auf die Prozesssicherheit im Rahmen von Veränderungen jeglicher Art. Veränderungen sind in der heutigen Gesellschaft und damit auch in unserer Arbeitswelt alltäglich. Es gibt keine Organisation, die sich nicht verändert.

Die Organisationsentwicklung unterscheidet die kleinen, fast täglichen Veränderungen von den markanten, die für die Mitarbeitenden eine vermeidliche Bedrohung von Aufgabe, Verantwortung bis hin zum Stellenverlust bedeuten. Hier geht es also nicht so sehr um die kleinen Anpassungen, sondern um das Aufgeben von vertrauten Gewohnheiten, Mustern oder des Arbeitsumfeldes, was neben Standortschließungen oder Trägerwechseln auch in größeren Projekten der Fall sein kann.

Wie können jedoch in Zeiten größerer Veränderungen die betroffenen Mitarbeitenden zumindest Sicherheit über den laufenden Prozess erlangen können. Damit ist also nicht gemeint, Klarheit über die Entscheidung einzufordern, wenn es die noch gar nicht gibt! Vielmehr geht es um die Klarheit im Ablauf, sprich, zu welchem Zeitpunkt sollen durch welche Schritte und durch wen Entscheidungen getroffen werden? Die unangenehmste Situation besteht darin, dass zwar bekannt ist, dass eine Veränderung ansteht, aber völlig intransparent ist, wann und wie es zu einer Entscheidung kommt – leider ein sehr häufig vorkommender Fehler in Organisationen. Häufig steckt sogar ein gut gemeinter Gedanke dahinter: Man möchte die Mitarbeiter nicht unnötig mit zu viel Information verunsichern. Aus der Unsicherheit entsteht jedoch nicht selten eine Abwehrhaltung, die sich auch auf die Projektarbeit auswirken kann. Aus diesem Grund gilt es aus Sicht der Organisationsentwicklung darauf zu achten, dass die Mitarbeitenden verlässliche Informationen über die Entscheidungsprozesse erhalten. Dies gilt nicht nur für Projekte, sondern auch für andere Formen der Veränderung in Organisationen. Häufig wird unterschätzt, welche Unsicherheiten und Ängste aus der Phantasie heraus aufgebaut werden, die sich wiederum negativ auf Motivation und Zusammenarbeit auswirken.

Projektmanagement

Veränderungen werden in den meisten Fällen durch das Initiieren eines Projekts in Organisationen umgesetzt. Größere Organisationsveränderungen passieren nicht einfach, sondern werden angedacht und erhalten in der Regel vom Management eine hohe Beachtung.

Mit der Definition einer Projektorganisation (Lenkungsausschuss, Vorsitz, Projektmanager, Arbeitsgruppen etc.) wird eine Art temporäre Parallelorganisation zur eigentlichen Linienorganisation geschaffen. Dies ist einerseits absolut logisch, da es um eine zeitlich und inhaltlich begrenzte Aufgabe geht, andererseits aber auch gegenüber der eigentlichen Linienorganisation kompromittierend, da mit jeder Parallelorganisation auch andere Entscheidungswege und Mitwirkungsmöglichkeiten kreiert werden. Dies ist vor allem für die Führungsverantwortlichen in der Linie nicht immer leicht zu akzeptieren, nicht zuletzt, weil ein größeres Projekt regelmäßig auch den Einflusskreis von Linienstrukturen berührt. Zudem werden häufig Mitarbeiter in die Projektorganisation eingebunden, die dann sowohl mit Vorgesetzten als auch mit Projektleitern zwei Einflussgrößen gerecht werden müssen, d. h., hier entsteht schon ohne organisationsspezifische Aspekte gewisses Konfliktpotenzial.

Ein weiterer Aspekt, auf den die Organisationsentwicklung im Rahmen vom Projektmanagement achtet, ist die Kommunikation. Das Funktionieren innerhalb der Projektorganisation hängt sehr stark von der Ausprägung der Kommunikationsstrukturen abhängt. Während der Ausgestaltung von Lenkungs- und Arbeitsgruppenstruktur in der Regel ausreichend Aufmerksamkeit geschenkt wird, erscheint die Struktur der Kommunikation eher zufällig. Doch gerade dem kommunikativen Austausch kommt in Projekten ein hoher Stellenwert zu. Zu dem bereits erwähnten Konfliktpotenzial kommen häufig Erwartungshaltungen der Stakeholder, die eher selten mit den Möglichkeiten des Projekts abgeglichen werden. Allein diese Aspekte betonen die Notwendigkeit einer sorgsam adressierten Kommunikation. Projektentwicklungen müssen mit dem Lenkungsausschuss abgeglichen, Projektmitarbeiter über die Fortschritte in den verschiedenen Teilprojekten informiert und Rückmeldungen aus der Organisation in Form von Sounding Boards ernst genommen und gelegentlich muss auch die Organisation als Ganzes über die Fortschritte informiert werden.

Darüber hinaus wird in Gesprächen mit Krankenhausmitarbeitenden häufig geklagt, dass notwendig erachtete Projektthemen motiviert angegangen werden, aber dann irgendwann einschlafen. Immer wieder kann festgestellt werden, dass engagierte Mitarbeitende zwar das Einverständnis ihres Vorgesetzten für die Durchführung eines Projekts einholen, aber während der Umsetzung spüren, dass es an der Mitwirkung und Unterstützung im Abteilungsumfeld fehlt. Bei genauerer Analyse stellt sich dann häufig heraus, dass besagte Mitarbeitende zwar das Einverständnis des Vorgesetzten eingeholt hatten, aber gleichzeitig aus Sorge, dass diesem der Aufwand zu hoch erscheint, der Umfang und die Führungsverantwortung des Vorgesetzten heruntergespielt wurde. Hier liegt ein weiteres Dilemma, mit dem sich die Organisationsentwicklung beschäftigt: Ein erfolgreiches Projekt steht und fällt bereits mit der Auftragsklärung. Wenn dem Vorgesetzten suggeriert wird, dass eine relevante Veränderung ohne größeres Zutun der Führung und ohne Ressourcenunterstützung durchgeführt werden kann (er könnte ja sonst am Anfang schon Nein sagen...), muss man sich nicht wundern, wenn man bei der Durchführung alleine gelassen wird.

Die genannten Beispiele sollen auf die Notwendigkeit hinweisen, bekannte Handlungsmuster in Organisationen zu identifizieren und diese auf ihren Nutzen oder auch ihr Potenzial zum Scheitern zu analysieren, damit diese Aspekte bearbeitbar werden und frühzeitig hilfreicheren Interventionen weichen.

Fazit

Systemische Organisationsentwicklung hinterfragt immer wieder, ob Strukturen, Prozesse und Handlungen in Organisationen so angelegt sind, dass sie eine Zielerreichung ermöglichen. Auch wenn eine gewisse Skepsis gegenüber den bekannten Managementtools und ihren Erfolgen in den Organisationen mitschwingt; die Organisationsentwicklung versteht sich nicht als Konkurrenz dazu, sondern als ergänzende Kompetenz bei der Umsetzung.

Krankenhäuser sollten dabei in Führung, Change und Projekten auf Folgendes achten:

- Nachvollziehbare Organisationsstrukturen
- Wertebasiertes Handeln
- Das Verständnis von Führung als Dienstleistung an den Mitarbeitenden
- Kommunikation als Chance des Mitnehmens der Mitarbeitenden in jeglicher Veränderung
- Respekt vor den Interventionen, die durch Tools und Projekte an den Organisationen vorgenommen werden.

Bei der Einhaltung dieser Aspekte hilft ein Verständnis der systemischen Denkweise

bei Vorgesetzten und Projektverantwortlichen. Dieses Denken fördert eine gewisse Demut im Managementalltag. Demut bedeutet in diesem Zusammenhang: Es geht nicht um Zögern oder um die Vermeidung unangenehmer Entscheidungen. Vielmehr geht es um das Bewusstsein, welche Art von Kommunikation und Handeln entsprechende Reflexe, Abwehr- oder Annahmereaktionen in der Organisation hervorruft. Diese sind in ihrer Ausprägung zwar nicht vorhersehbar, aber doch in die eine oder andere Richtung steuernd.

Insofern kann dieser Beitrag als Plädoyer für eine nachhaltige Verbesserung der Managementqualität durch eine Stärkung des Wissens über systemische Organisationsentwicklung bei den Verantwortlichen der Krankenhäuser verstanden werden.

Literatur

Grossmann R, Lobnig H (2013): Organisationsentwicklung im Krankenhaus – Grundlagen und Interventionskonzepte. In: Grossmann R, Lobnig H (Hrsg.) Organisationsentwicklung im Krankenhaus. Berlin: Medizinisch Wissenschaftliche Verlagsgesellschaft. S. 59–60.

Mintzberg H (1992): Structure in Fives. Designing Effective Organizations. New Jersey: Prentice Hall International.

Österreichische Gesellschaft für Gruppendynamik und Organisationsberatung (2013): GRUPPENDYNAMIK-TRAINING ALS PFLICHTFACH FÜR FÜHRUNGSKRÄFTE fordert die öggo* im 40. Jahr ihres Bestehens. (http://www.oeggo.at/Portals/0/Presse/oggo%20Pressetext%20Jubilaum%20final.pdf, Zugriff am 05.12.2013).

von Eiff W, Stachel K (2007): »War for talent« in deutschen Krankenhäusern. In: von Eiff W, Stachel K (Hrsg.) Unternehmenskultur im Krankenhaus. 2. Auflage. Gütersloh: Verlag Bertelsmann Stiftung. S. 11–15.

5 Leadership und organisatorischer Wandel im Rahmen der Leistungserstellung in den Professionen

5.1 Diagnostik und Therapie

Matthias Ernst

Rahmenbedingungen

Die Veränderungsprozesse im Gesundheitssystem werden zunehmend geprägt durch eine fortschreitende Ökonomisierung. Die gesundheitspolitischen Rahmenbedingungen erfordern wirtschaftliches und effizientes Handeln, verbunden mit dem Ziel, Kostensteigerungen einzudämmen. Die betriebswirtschaftliche Zurichtung der Organisationseinheit Krankenhaus ist dabei als ein zugehöriger Teilprozess zu verstehen (Kettner 2011; Maier und Leitner 2011). Krankenhäuser, als Kernbereiche der Gesundheitswirtschaft, sind aufgefordert, sich diesem zunehmenden Rationalisierungsdruck zu stellen und entsprechend zu agieren.

Diese Entwicklung wirkt sich unmittelbar auf das ärztliche Handeln aus und nimmt direkten Einfluss auf den wertschöpfenden Kernprozess von Diagnostik und Therapie. Die stets begrenzten Ressourcen und damit verbundenen Allokationsentscheidungen generieren ein medizinökonomisches Spannungsverhältnis und ärztliche Rollenkonflikte, die auch die Arzt-Patienten-Beziehung tangieren.

Die Ausgestaltung des Kernleistungsprozesses unter transparenter Abwägung und Beurteilung von Ressourcenverzehr und medizinischem Nutzen ist ein wesentlicher Erfolgsfaktor für das Krankenhaus. Dies muss als gemeinsame und interprofessionell zu lösende (Dauer-)Aufgabenstellung einer jeden Krankenhausführung verstanden werden.

Mit Blick auf die externen Rahmenbedingungen entfaltet die voranschreitende, marktwirtschaftlich ausgerichtete Ordnungspolitik einen gewollt zunehmenden Wettbewerbsdruck unter den Leistungserbringern. Beispielhaft genannt seien die Etablierung des DRG-basierten Entgeltsystems, die Aufweichung von Sektorengrenzen und Krankenhausrahmenplanungen, die vermehrt mit Elementen eines Leistungswettbewerbs ausgestaltet sind (Ministerium für Gesundheit, Emanzipation, Pflege und Alter des Landes Nordrhein-Westfalen 2013). Die gesundheitspolitischen Vorhaben der aktuellen Legislaturperiode sind darüber hinaus geprägt durch eine Vielzahl von Maßnahmen, die eine Verbesserung der Qualität in der medizinischen Versorgung zum Ziel haben (CDU, CSU und SPD 2013). Neben einem zunehmend intensiver werdenden Preiswettbewerb müssen sich Krankenhäuser zukünftig vermehrt auch den Herausforderungen eines Qualitätswettbewerbs stellen.

Im Sinne der endogenen Entwicklungen unterliegt der Medizinbetrieb bzw. die medizinische Wissenschaft spezifischen Weiterentwicklungen, die insbesondere durch eine kontinuierliche Spezialisierung und eine damit verbundene, zunehmende Ausdifferenzierung und Subfragmentierung der medizinischen Fachgebiete geprägt ist. Innerhalb der klassischen Fachabteilungsstruktur entstehen organ- oder auch funktionsspezifische (Sub-)Spezialisten/(sub-)spezialisierte Einheiten (Straede und Ernst 2014; Badura und Feuerstein 2007), wie z. B. eine »Sektion Schulterchirurgie« im Fachgebiet Orthopädie oder ein »Department für Elektrophysiologie« im Fachgebiet Kardiologie.

Vor dem Hintergrund einer zunehmenden Zahl chronisch erkrankter und multimorbider Patienten sowie der voranschreitenden »Geriatrisierung« der Medizin ist eine die Spezialisierungsentwicklung begleitende horizontale Vernetzung notwendig. Eine zusammenführende Bewertung und Supervision aller durch die jeweiligen Spezialisten indizierten und durchgeführten Behandlungsteilprozesse ist erforderlich, damit Diagnostik und Therapie auch zukünftig den ganzen Patienten in den Mittelpunkt ihrer Überlegungen stellen. Diese Entwicklung schafft krankenhausseitig Anforderungen, die neben dem Personalmanagement/ der Personalentwicklung insbesondere auch die Organisations- und Ablaufstruktur von Diagnostik und Therapie betreffen. Weiterhin schaffen der medizintechnische und der pharmazeutische Fortschritt einen permanent hohen Innovations- und damit zusammenhängenden Investitionsdruck. Das Krankenhaus muss dabei für sich regelhaft die Frage nach dem Zusatznutzen und der Finanzierbarkeit von neuen medizinischen Verfahren beantworten. Dies kann nur in einem vertrauensvoll und sachlich geführten Dialog zwischen den medizinisch und kaufmännisch verantwortlichen Professionen gelingen, um einerseits Scheininnovationen und Fehlinvestitionen zu vermeiden, andererseits jedoch die Innovationen aufzugreifen, die für eine Patientenbehandlung nach dem jeweils aktuellen Stand der Wissenschaft evidenzbasiert erforderlich sind.

Neben Veränderungen auf Ebene der Leistungserbringer ist auch auf Patienten-

seite ein Wandel zu beobachten, der sich insbesondere in einem Verhaltenswandel hin zum selbstbewussten, kritischen, informierten, selbstverantwortlichen und mündigen Patienten, der aktiver Mitgestalter in seiner Behandlung wird, äußert. Der gesetzgeberisch nachhaltig geförderte Abbau von Informationsasymmetrien (Anspruch auf ärztliche Zweitmeinung, Veröffentlichung laienverständlicher medizinischer Qualitätsindikatoren etc.) führt zu einer weitergehenden Stärkung der potenziellen Patientensouveränität. Der Wunsch nach bestmöglicher Behandlung bewegt den Patienten dazu, die spezialisierten Einrichtungen aufzusuchen, denen eine gute Behandlungsqualität zugerechnet wird, auch wenn diese weiter entfernt vom jeweiligen Wohnort liegen. Veröffentlichte Informationen (z. B. über geringe Komplikationsraten, eine hohe Anzahl durchgeführter diagnostischer bzw. therapeutischer Verfahren im gesuchten Bereich) und die dadurch erzeugte Transparenz sind wesentlicher Wettbewerbsfaktor, wenn sie als Entscheidungshilfe für die Wahl eines Krankenhauses genutzt werden (Straede und Ernst 2014; Wasem und Geraedts 2011).

Anforderungen an Diagnostik und Therapie

Zentrale Aufgabe eines Krankenhauses und damit wertschöpfender Kernleistungsprozess ist die Behandlung von Patienten (Eichhorn 2008; Haubrock 2009; Zapp et al. 2010). Das primäre Ziel einer Statusveränderung eines Patienten mit Aufnahmebefund A soll dabei durch den Input von Diagnostik, Therapie, Pflege und Hotelversorgung zu einem verbesserten Entlassungsbefund E erfolgen. Um dies zu ermöglichen, d. h. den Krankenausbetriebsprozess zu gewährleisten, ist der Einsatz von Betriebsmitteln, Arbeitsleistung und Sachgütern erforderlich (Eichhorn 2008).

Der Behandlungsprozess als Zusammenspiel von Medizin, Pflege, Diagnostik und Therapie ist dabei als Kernprozess zu verstehen (Kersting 2008; Zapp 2008), um den sich alle weiteren Leistungserstellungsprozesse im Medizinbetrieb gruppieren sollten. Der Behandlungsprozess ist geprägt durch einen funktionsorientierten Ablauf. Die Durchführung von Diagnostik und Therapie erfolgt durch das Zusammenwirken verschiedener, organisatorisch von einander abgegrenzter, (hoch)spezialisierter Funktionseinheiten (bspw. Endoskopie, OP, Radiologie, Labor). Systemimmanent bestehen im Sinne der Prozesskette zahlreiche Schnittstellen und eine hohe Anfälligkeit für Reibungsverluste. Im Sinne einer möglichst ressourcenschonenden Prozessgestaltung (»ökonomisch rational«) ist der »Weg des Patienten durch die Funktionseinheiten« optimal abzustimmen, mit dem Ziel einer möglichst zeitnahen und anforderungsgerechten Leistungserstellung ohne organisatorisch bedingte Leerlauf- bzw. Wartezeiten. Dies ist als kontinuierliche Aufgabenstellung für alle an der Patientenbehandlung Beteiligten zu verstehen und betrifft die Ausgestaltung von Aufbau- und Ablauforganisation.

Eine seit Jahren kontinuierlich rückläufige stationäre Verweildauer ist ein für diese Entwicklung entsprechend sensitiver Indikator. Im Sinne einer permanenten Aufgabenstellung gilt es für das Krankenhaus, sich dieser Entwicklung proaktiv zu stellen und die damit einhergehende Arbeitsverdichtung, d.h. Fokussierung auf den Kernprozess von Diagnostik und Therapie, in einem geordneten Verfahren auszugestalten und Behandlungsabläufe zu optimieren. Beispielhaft genannt seien nachfolgende Elemente und Instrumente:

- Flexible Bettenbelegung: Die organisationale Umsetzung von interdisziplinär genutzten Bettenkontingenten (z.B. in Abhängigkeit von Pflegeintensitäten)

kann zu einer Straffung der Behandlungsprozesse und damit höheren Bettenauslastung führen (Stratmeyer 2002).
- Same-Day-Surgery: Alle für eine Operation erforderlichen Vorbereitungen werden prästationär durchgeführt und der Patient erst am OP-Tag stationär aufgenommen. Hierdurch können, bei einer entsprechend abgestimmten Koordination, Fallkosten reduziert und Bettenkapazitäten für andere Behandlungen zur Verfügung gestellt werden (Taube 2009).
- Zentrale interdisziplinäre Aufnahmestation: Aufzunehmende Patienten werden über eine »interdisziplinäre Leitstelle« fachärztlich erstbetreut und zeitnah den erforderlichen diagnostischen Maßnahmen zugeführt sowie im Anschluss auf die Stationen der jeweilig zuständigen Fachabteilung verlegt. Durch eine organisationale und systematische Anbindung von Funktionsbereichen kann dies z.B. zu einer schnelleren Diagnosestellung/Therapieeinleitung, einer verbesserten Prozessgestaltung und einem effizienteren Ressourceneinsatz führen (Preusker 2012).
- Überleitungsmanagement: Eine frühzeitig initiierte und in den Behandlungsprozess fest integrierte Überleitungsplanung (im Sinne einer Dienstleistung für die Fachbereiche einer Einrichtung) ist Grundlage einer sektorenübergreifenden Versorgungskontinuität (Bauer 2012) und trägt zur Harmonisierung der Schnittstellen zwischen Krankenhaus und nachsorgender Einrichtung bzw. der poststationären Behandlung bei. Dieser Prozess ist geprägt durch ein Höchstmaß an Multidisziplinarität und erfordert eine entsprechend nachhaltig ausgestaltete Koordinations- und Steuerungsfunktion.
- Zentrenbildung: Der Konzentration von Leistungen in krankheits- bzw. problemorientierten Zentren (Vernetzung unterschiedlicher Fachrichtungen, z.B. um

Krankheitsbilder) oder Servicezentren (Bündelung diagnostischer oder therapeutischer Bereiche) werden Potenziale zugerechnet, die insbesondere in einer Fachabteilungs- und Sektorenüberbrückung, der Spezialisierung sowie in positiven Skaleneffekten liegen, die zu einer effizienteren und effektiveren Nutzung bestehender Ressourcen und einer Qualitätssteigerung in der Patientenversorgung führen können (Kuntz und Wittland 2009).

Neben den prozessoptimierenden Rationalisierungsmöglichkeiten steht insbesondere auch die Fragestellung nach dem medizinisch erforderlichen Umfang an diagnostischen Maßnahmen und der Ausgestaltung des Therapieregimes im Mittelpunkt der medizin-ökonomischen Betrachtung. Die Überlegung Leistungsinhalte im Behandlungsablauf zu standardisieren, liegt in diesem Fall nahe. Prospektiv verständigte Standards scheinen geeignet, die systemimmanent erforderliche Diskussion zwischen medizinisch Erforderlichem und ökonomisch Leistbarem sachlich und effizient zu führen, verbunden mit einer dann konfliktreduzierenden Wirkung auf die Behandlungsfallebene. Voraussetzung für eine erfolgreiche Etablierung von Standards ist die transparente und interprofessionelle Erstellung und Kommunikation derselen, unter besonderer Berücksichtigung der nachfolgend aufgeführten Dimensionen:

- Ablauf: Festlegung von Einsatzmöglichkeiten des Standards, Verantwortlichen/Berechtigten, zeitlichen Abfolgen und auszuführenden Maßnahmen im Sinne der Leistungserbringung
- Qualität: Abstimmung und Auswahl von Personal- und Materialeinsatz, bspw.
  - Anzahl und Qualifikation von Assistenzpersonal im Rahmen von endoskopischen Interventionen,
  - Antibiotika-Therapie (Indikationen, Applikationsform etc.),
  - Implantatauswahl in der Gelenkersatz-Chirurgie
- Kosten: Bewusstsein über ökonomische Folgen einer Standardisierung bzw. die daraus resultierenden Möglichkeiten der Ressourcenallokation
- Abweichungsoptionen: Festlegung der Möglichkeit einer Abweichung in begründeten Fällen.

Der Einsatz von Standards im Behandlungsprozess bietet die Chance einer effizienten und qualitätsgesicherten Leistungserstellung. Um den Aspekt der Qualitätssicherung proaktiv in den Mittelpunkt der Behandlung zu stellen, gilt es, die Qualität kontinuierlich zu erfassen, zu kommunizieren und nachhaltig zu optimieren. Es bedarf geeigneter Kennzahlen und Indikatoren, um die erforderliche Transparenz über die Behandlungsqualität zu erzeugen. Dadurch wird es für das Krankenhaus möglich, diese zielgerichtet zu beeinflussen und für sich zu nutzen (Wasem und Geraedts 2011; Straede und Ernst 2014). Der bereits angeführte Wandel auf Patientenseite, geprägt durch eine zunehmende Nachfrage und Nutzung von Informationen über die Qualität der medizinischen Behandlung, wird diesen Prozess weiter beschleunigen.

Anforderungen an die ärztliche Profession

Das medizinische Fachwissen der Ärzte stellt als zentrale Ressource die Funktionsfähigkeit des Krankenhauses sicher (Schmidt-Rettig 2002). Aufgrund seiner medizinischen Monopolstellung sind dem Ärztlichen Dienst die anderen Berufsgruppen im Krankenhaus fachlich nachgeordnet (Kraus 1998). Die Ärzte verantworten klinisch autonom die Diagnostik und Therapie als Kern der Patientenbehandlung. Entsprechend der hippokratisch geprägten berufsethischen Verpflichtung soll sich das ärztliche Handeln allein am Wohl des Patienten ausrichten. Treuhänderisch wahren Ärzte die Interessen des Patienten in der strukturell asymmetrischen Arzt-Patienten-Beziehung. So ist in § 2 Abs. 1 der Berufsordnung für die in Deutschland tätigen Ärzte u. a. ausgeführt, dass diese »...ihren Beruf nach ihrem Gewissen, den Geboten der ärztlichen Ethik und der Menschlichkeit aus[üben]. Sie dürfen keine Grundsätze anerkennen und keine Vorschriften oder Anweisungen beachten, die mit ihren Aufgaben nicht vereinbar sind oder deren Befolgung sie nicht verantworten können« (Bundesärztekammer 2011, S. 6). Die zunehmende Ökonomisierung des Medizinbetriebs stellt die Ärzteschaft vor wachsende Herausforderungen hinsichtlich des optimalen (diagnostischen und therapeutischen) Einsatzes der systemimmanent knappen Mittel. Dabei wird dieser Entwicklung von der ärztlichen Profession oft abwehrend begegnet und als Begrenzung der Autonomie durch ökonomische Zwänge empfunden, die das Arzt-Patienten-Verhältnis belastet bzw. zunehmend erodiert. In einer nach betriebswirtschaftlich-rationalen Kriterien ausgerichteten Krankenhausorganisation verschärft sich dieses Spannungsfeld insbesondere durch Anreiz- und Sanktionssysteme, die abhängig von ihrer Ausgestaltung in unterschiedlichem Maß Einfluss auf das ärztliche Handeln nehmen. Gleichwohl aber muss bei begrenzten Mitteln auch der Auftrag zu einem möglichst sorgsamen Ressourceneinsatz im Sinne einer effizienten und an dem medizinisch Notwendigen ausgerichteten Behandlungsausgestaltung als ethische Verpflichtung angesehen werden.

Um diesem Rollenkonflikt erfolgreich zu begegnen, ist ein hoher Grad an Transparenz beim Einbau wesentlicher Elemente der Ökonomisierung in den medizini-

schen Behandlungsprozess notwendig. Ein höchstmöglicher Grad an Evidenz bei der Auswahl und Durchführung der diagnostischen und therapeutischen Maßnahmen sowie die Kenntnis über den erwartbaren medizinischen (Zusatz-)Nutzen und zugehörigen »Ressourcenverzehr« dienen idealerweise als Grundlage ärztlicher Entscheidungsprozesse. Für den Patienten sollte die ärztliche Motivation für oder gegen eine Entscheidung entsprechend ersichtlich sein. Es gilt dabei, sehr fein und äußerst sensibel eine Grenze zu ziehen, wo die Medizin ökonomisches Denken nicht nur als Instrument versteht, sondern das Diktat der Gewinnmaximierung zum identitätsstiftenden Moment erhebt (Maio 2012). Diese Handlungsmaxime gilt auch für die den Handlungsrahmen bestimmenden, verantwortlich tätigen Krankenhausmanager bei der Übertragung von Finanzverantwortung an Ärzte. Brennglasartig fokussiert sich diese Maßgabe in der Ausgestaltung von sog. Zielvereinbarungen. Diese sollen insofern stets mehrdimensional definiert sein. Aufzunehmende Kriterien können bspw. die Behandlungsqualität und die Mitarbeiter- bzw. Patientenzufriedenheit sein. Darüber hinaus gilt es, eine wirtschaftliche Verantwortlichkeit zu beschreiben, ohne jedoch dabei eindimensional ausgerichtete und die medizinische Indikationsstellung gefährdende Handlungsanreize zuzulassen.

Ein prospektiv auf der Makro- bzw. Mesoebene geführter offener Dialog über die Definition des medizinisch Notwendigen sowie die Erstellung und Kommunikation qualitätsgesicherter Standards in Diagnostik und Therapie erscheint ebenso geeignet, diesen Rollenkonflikt zu entschärfen. Nur so kann es gelingen, der Verpflichtung zum sorgsamen Mitteleinsatz nachzukommen und gleichwohl die auf Vertrauen und persönlicher Zuwendung basierende Beziehung zwischen Patient und Arzt zu bewahren.

Ausblick

Im Rahmen der Therapie als zentrale Aufgabenstellung des Kernleistungsprozesses eines Krankenhauses kommt der ärztlichen Profession eine herausgehobene Rolle zu. Als hochspezialisierte Expertengruppe steht allein Ärzten die Entscheidung über Diagnostik und Therapie zu. Der Ärztliche Dienst nimmt damit unmittelbar Einfluss auf das Kosten- und Leistungsgeschehen und entscheidet maßgeblich über den betriebswirtschaftlichen Erfolg oder Misserfolg einer Fachabteilung und des Krankenhauses. Die originäre Aufgabenstellung der Ärzte muss organisatorisch bewahrt und vor einer ökonomischen Überformung geschützt werden, ohne jedoch die Verpflichtung zum wirtschaftlichen Handeln grundsätzlich infrage zu stellen (Heubel et al. 2012) und sich der wirtschaftlichen Folgen zu verschließen. Der optimale Einsatz von knappen Mitteln zur Erreichung bestimmter Ziele bzw. Generierung eines definierten Nutzens sollte als Leitfaden für alle in der Krankenhausführung agierenden Professionen dienen. Dabei obliegt der Ökonomie ein instrumenteller Charakter im Hinblick auf die Zielerreichung. Die Ziele selbst sollten im interprofessionellen Dialog zwischen kaufmännischen und medizinischen Verantwortungsträgern definiert werden. Ökonomisches Denken steht nicht im Gegensatz zur medizinethischen Verpflichtung ärztlichen Handelns, sondern ist vielmehr als konstitutiver Bestandteil zu verstehen, ermöglicht es doch erst den sinnvollen Einsatz wertvoller Ressourcen (Maio 2012). Notwendig ist an dieser Stelle Transparenz für Entscheider, die z. B. durch ein effektives und eng begleitendes Kosten- und Leistungsmonitoring bzw. ein gezieltes Controlling zur Unterstützung der ärztlich Verantwortlichen und des Krankenhausmanagements gewährleistet werden kann.

An der medizinökonomischen Nahtstelle der ärztlich-pflegerischen Leistungserstellung besteht auch zukünftig eine Herausforderung darin, die Balance zwischen der Würde des Lebens und den Ansprüchen einer effizienten und kostenbewussten Gesundheitsversorgung zu finden. Um den implizierten Gefahren einer primär kosten- und erlösorientierten Ausgestaltung von Diagnostik und Therapie zu begegnen, ist der Qualitätsaspekt zwingend in diesen Dialog mit einzubringen.

Deutlich wird, dass im Spannungsverhältnis von Ökonomie und Medizin eine Unterordnung aller beteiligten Akteure unter das gemeinsame Ziel einer qualitativ hochwertigen Patientenbehandlung erfolgen muss, als Basis für eine langfristig erfolgreiche Unternehmensleistung. Durch prozessuale und organisationale Weiterentwicklungen gilt es, eine Gesamtsicht aller Professionen zu erzeugen, um ganzheitliches Management und Unternehmenssteuerung zu betreiben und so im (Qualitäts-)Wettbewerb zu bestehen.

Literatur

Badura B, Feuerstein G (2007): Gesundheit und Gesellschaft. In: Joas H (Hrsg.) Lehrbuch der Soziologie. Frankfurt am Main: Campus. S. 395–418.

Bauer D (2012): Best Practice für Patientenüberleitung. In: Bechtel P, Smerdka-Arhelger I (Hrsg.) Pflege im Wandel gestalten – Eine Führungsaufgabe. Lösungsansätze, Strategien, Chancen. Berlin, Heidelberg: Springer. S. 213–222.

Bundesärztekammer (2011): (Muster-)Berufsordnung für die in Deutschland tätigen Ärztinnen und Ärzte – MBO-Ä 1997 – in der Fassung der Beschlüsse des 114. Deutschen Ärztetages 2011 in Kiel. (http://www.bundesaerz¬tekammer.de/downloads/MBO_08_2011.pdf, Zugriff am 14.02.2014).

CDU, CSU und SPD (2013): Deutschlands Zukunft gestalten. Koalitionsvertrag zwischen CDU, CSU und SPD. 18. Legislaturperiode. (http://www.bundesregierung.de/Content/¬DE/_Anlagen/2013/2013–12–17-koalitions¬

vertrag.pdf;jsessionid=8F7591165A9C06299¬
385B0DD4EAAE62C.s4t1?__blob=publicati¬
onFile&v=2, Zugriff am 14.02.2014).

Eichhorn S (2008): Krankenhausbetriebliche Grundlagen. In: Schmidt-Rettig B, Eichhorn S (Hrsg.) Krankenhaus-Managementlehre. Theorie und Praxis eines integrierten Konzepts. Stuttgart: Kohlhammer. S. 81–104.

Haubrock M (2009): Managementmethoden als Lösungsansatz. In: Haubrock M, Schär W (Hrsg.) Betriebswirtschaft und Management in der Gesundheitswirtschaft. Bern: Hans Huber. S. 271–328.

Heubel F, Kattner M, Manzeschke A (2012): Strukturwandel und therapeutische Interaktion im Krankenhaus. Ethik in der Medizin 24: 91–92.

Kersting T (2008): Prozess und Struktur der Diagnostik und Therapie. In: Schmidt-Rettig B, Eichhorn S (Hrsg.) Krankenhaus-Managementlehre. Theorie und Praxis eines integrierten Konzepts. Stuttgart: Kohlhammer. S. 281–302.

Kettner M (2011): Ein Vorschlag zur Unterscheidung von Ökonomisierung und Kommerzialisierung. In: Kettner M, Koslowski P (Hrsg.) Ökonomisierung und Kommerzialisierung der Gesellschaft. Wirtschaftsphilosophische Unterscheidungen. München: Fink. S. 3–20.

Kraus R (1998): Transformationsprozesse im Krankenhaus: Eine Qualitative Untersuchung zu den Konsequenzen des Gesundheitsstrukturgesetzes für das Krankenhausmanagement. München: Hampp Verlag.

Kuntz L, Wittland M (2009): Zentrenbildung zur Verbesserung von Qualität und Effizienz – Evidenz am Beispiel der Universitätsklinik Köln. In: Klauber J, Robra BP, Schellschmidt H (Hrsg.) Krankenhaus-Report 2008/2009. Schwerpunktthema: Versorgungszentren. Stuttgart: Schattauer. S. 87–100.

Maier F, Leitner J (2011): Verbetriebswirtschaftlichung ohne Kommerzialisierung? Zur Empirie von Non-Profit-Organisationen. In: Kettner M, Koslowski P (Hrsg.) Ökonomisierung und Kommerzialisierung der Gesellschaft. Wirtschaftsphilosophische Unterscheidungen. München: Fink. S. 215–236.

Maio G (2012): Mittelpunkt Mensch. Ethik in der Medizin. Ein Lehrbuch. Stuttgart: Schattauer.

Ministerium für Gesundheit, Emazipation, Pflege und Alter des Landes Nordrhein-Westfalen (2013): Krankenhausplan NRW 2015. (https://broschueren.nordrheinwestfalen¬direkt.de/broschuerenservice/mgepa/kran¬kenhausplan-nrw-2015/1617, Zugriff am 14.02.2014).

Preusker UK (2012): Das deutsche Pflegesystem in 100 Stichworten. Heidelberg: medhochzwei.

Schmidt-Rettig B (2002): Anforderungen an das Personalmanagement im Krankenhaus. In: Arnold M, Klauber J, Schellschmidt H (Hrsg.) Krankenhaus-Report 2001. Schwerpunkt: Personal. Stuttgart: Schattauer. S. 65–75.

Straede MC, Ernst M (2014): Portfolio-Analyse in einem Krankenhaus in Nordrhein-Westfalen. In: Zapp W (Hrsg.) Strategische Entwicklung im Krankenhaus. Kennzahlen – Portfolio – Geokodierung – Belegungsmanagement. Stuttgart: Kohlhammer. S. 103–121.

Stratmeyer P (2002): Das patientenorientierte Krankenhaus. Eine Einführung in das System Krankenhaus und die Perspektiven für die Kooperation zwischen Pflege und Medizin. Weinheim und München: Juventa.

Taube C (2009): Perioperatives Management. In: Ansorg J, Diemer M, Heberer J, Tsekos E, von Eiff W (Hrsg.) OP-Management. Berlin: Medizinisch Wissenschaftliche Verlagsgesellschaft. S. 725–740.

Wasem J, Geraedts M (2011): Qualität durch Wettbewerb. In: Klauber J, Geraedts M, Friedrich J, Wasem J (Hrsg.) Krankenhaus-Report 2011. Schwerpunkt: Qualität durch Wettbewerb. Stuttgart: Schattauer. S. 3–17.

Zapp W (2008): Prozessorganisation. In: Schmidt-Rettig B, Eichhorn S (Hrsg.) Krankenhaus-Managementlehre. Theorie und Praxis eines integrierten Konzepts. Stuttgart: Kohlhammer. S. 251–279.

Zapp W, Beckmann A, Bettig U, Torbecke O (2010): Prozesse in Dienstleistungsunternehmen der Gesundheitswirtschaft. In: Zapp W (Hrsg.) Prozessgestaltung in Gesundheitseinrichtungen. Von der Analyse zum Controlling. Heidelberg: Economica. S. 4–31.

5.2 Pflege

5.2.1 Leistungs- und Qualifikationspotenziale der Pflege

Martin Moers

Üblicherweise betrachten Pflegewissenschaftler den organisatorischen Wandel im Krankenhaus aus einer Professionalisierungsperspektive. In diesem Beitrag wird der Pflegedienst im Krankenhaus jedoch aus einer Managementperspektive in den Blick genommen. Damit sollen Synergiepotenziale zwischen den Berufsgruppen erkundet und Grundlagen für funktionale Führungsentscheidungen gelegt werden, die bei den heutigen Krankenhausstrukturen zwar nicht mehr durch das klassische Dreierdirektorium getroffen werden, gleichwohl aber – und das wird von den unterschiedlichen Akteuren häufig übersehen – die gemeinsame Fachkompetenz aller Gesundheitsberufe und des Managements erfordern, wie auch die vom Sachverständigenrat seit langem angemahnte interprofessionelle Kooperation im Gesundheitswesen verdeutlichen (SVR 2008). Zunächst werden neue Aufgaben im Krankenhaus betrachtet und anschließend dafür notwendige Qualifikationswege und der Beitrag des Managements in diesem Feld aufgezeigt.

Interaktionsintensive Aufgaben in der Leistungserstellung im Krankenhaus

Der organisatorische Wandel in den Krankenhäusern war in der zweiten Hälfte des 20. Jahrhunderts überwiegend eine Reaktion auf den medizinischen und technischen Fortschritt. Die Einrichtung von Intensivstationen, der Ausbau der bildgebenden Verfahren und operativer Therapien sowie die Einführung von Krankenhausinformationssystemen mit der Einrichtung oder dem Ausbau entsprechender Abteilungen sind nur einige Beispiele. Im 21. Jahrhundert ist eine Dynamisierung des Geschehens durch gesundheitsökonomische und gesundheitspolitisch intendierte betriebswirtschaftliche Treiber zu verzeichnen. Dieser Wandel hat sich mit der Einführung eines pauschalierten Vergütungssystems und weiteren Elementen zur Steigerung des Wettbewerbs beschleunigt. Die Erhöhung der Fallzahlen bei sinkenden Verweildauern hat zu enormer Verdichtung der Tätigkeiten in Diagnostik und Therapie mit Auswirkungen auf alle Gesundheitsberufe geführt. Damit verbunden sind auf der Ebene der Leistungserstellung sehr viele Aufgaben, die an sich meist nicht neu sind, aber vermehrt und intensiviert anfallen, häufig komplex und nur berufsgruppenübergreifend zu bearbeiten sind. Der letzte Aspekt verdient besondere Aufmerksamkeit, da das Krankenhaus traditionell sehr hierarchisch strukturiert ist. Sowohl der in sich hierarchische ärztliche Dienst an der Spitze der Berufsgruppen als auch die anderen Gesundheitsberufe neigen bei ihrer Leistungserstellung bis heute zur Abschottung, sodass nach wie vor von einer »Versäulung« der Berufsgruppen des Krankenhauses gesprochen werden kann. Das Dreierdirektorium und die im Prinzip gemeinsame Abteilungsleitung durch Medizin und Pflege waren Ansätze, diese Versäulung für die beiden größten Berufsgruppen zu überwinden (Schmidt-Rettig 2008).

Dieses Vorhaben war nur eingeschränkt erfolgreich, wenn auch in vielen Bereichen, z. B. in Qualitätsprojekten zur Einführung von Expertenstandards in der Pflege, Fortschritte in der Kooperation zu verzeichnen sind (exemplarisch DNQP 2011). Bei singulärer Führung eines Krankenhauses durch betriebswirtschaftliches Management – das sei an dieser Stelle betont – fällt der Geschäftsführung die keineswegs triviale Aufgabe zu, für funktionierende berufsgruppenübergreifende Zusammenarbeit und die Bildung von multiprofessionellen Teams zu sorgen, denn kaum etwas wird im Krankenhaus so argwöhnisch überwacht wie die angestammten Professionsgrenzen. Einige Kernpunkte dieser interaktionsintensiven Aufgaben sind:

- *Transitionsmanagement zur Überwindung der Schnittstellenprobleme*: Dem Transitionsmanagement kommt in einem Fallpauschalensystem hohe Bedeutung zu, sodass davon gesprochen werden kann, dass die Entlassungsplanung am Aufnahmetag beginnt (DNQP 2009a). Viele Fragestellungen sind jedoch bereits vorstationär zu klären. Die meisten Aufgaben in diesem Kontext werden vom Pflege- und dem Sozialdienst im Krankenhaus sowie vereinzelt anderen Gesundheitsberufen wahrgenommen, z. B. die Einleitung einer Wohnraumanpassung durch Ergotherapeuten. Der poststationäre Pflegebedarf spielt hierbei allerdings eine herausragende Rolle, wobei sich zahlreiche Anknüpfungspunkte an Edukationsaufgaben für Patienten und auch für Angehörige ergeben, wenn diese Pflegeaufgaben übernehmen (siehe unten).
- *Prozesssteuerung auf dem Weg des Patienten durch das Krankenhaus*: Der Anstieg und die zeitliche Verdichtung der Prozeduren im Krankenhaus führen zu einer massiven Zunahme interner Schnittstellen, die bei mangelhafter Bewältigung die angestrebten Behandlungsziele und Zeitkorridore gefährden. Ebenso erhöht sich der Informationsbedarf oft verunsicherter Patienten und Angehöriger, die das moderne Krankenhaus häufig als bedrohlich erleben und sicher durch die für sie oft undurchsichtigen Wege geleitet werden wollen. Ein weit über das bisherige Maß hinausgehendes Prozessmanagement (intern oft Case-Management genannt) wird notwendig. Durchgehend beteiligt sind Medizin und Pflege, wobei diese Aufgaben von der Medizin wenn möglich delegiert werden.
- *Verstärktes Monitoring der Patienten*: Patienten sind insgesamt älter, häufig mehrfach chronisch erkrankt, z. T. behindert und einer dichten Folge von diagnostischen bzw. therapeutischen Maßnahmen ausgesetzt. Das erhöht die Risiken für unerwünschte Ereignisse, denen durch verstärkte Überwachung des Gesundheitszustandes der Patienten vorgebeugt werden muss. Ebenso, und das sollte nicht vergessen werden, steigt auch das Informationsbedürfnis von Patienten und Angehörigen, deren Ängste ernst genommen werden müssen, um Behandlungsziele nicht zu gefährden, wenn beispielsweise die Zustimmung zu weiteren Maßnahmen ermöglicht werden soll. Von der damit verbundenen Mehrarbeit sind insbesondere Medizin und Pflege betroffen. Im ärztlichen Dienst lassen sich gerade aufgrund des erhöhten Monitoringbedarfs viele bislang als Bereitschaftsdienste organisierte Dienste nicht mehr aufrechterhalten, Schichtdienst muss eingeführt werden. Monitoring ist aus Sicht der DRG-Finanzierung jedoch kaum leistungsrelevant, sodass hier der Einsatz teuren (fach-)ärztlichen Personals betriebswirtschaftliche Probleme aufwirft. Bei der Pflege stimmt die tatsächliche Belastung durch Patienten in kritischen Zustän-

den häufig nicht mehr mit den an bloßen Bettenzahlen und Stationsgrößen ausgerichteten ungewichteten Personalschlüsseln überein.

- *Versorgung der Folgeerscheinungen chronischer Erkrankungen im Akutkrankenhaus*: Zahlreiche Patienten kommen bereits mit einer chronischen Erkrankung oder Behinderung ins Krankenhaus oder werden während des diagnostischen und therapeutischen Prozesses chronisch krank. Ebenso haben viele invasive Therapien dauerhafte Folgen für das Krankheitsmanagement. Für all diese Patienten sind bereits im Krankenhaus aufwändige Maßnahmen zur Stabilisierung ihres Zustands zu treffen, die nicht unbedingt mit dem Grund des Krankenhausaufenthalts in Verbindung stehen. Dazu gehören Schmerz- und Medikamentenmanagement, die Versorgung chronischer Wunden, Behandlung von Mangelernährung, Versorgung mit Hilfsmitteln und vieles andere mehr. Ein weiterer wachsender Bereich ist die Betreuung kognitiv eingeschränkter oder dementierender Patienten.

- *Patienten- und Angehörigenedukation zur Förderung der Selbstmanagementfähigkeiten*: Da viele Maßnahmen im Krankenhaus nicht mit beschwerdefreier Gesundheit enden, rückt die Befähigung von Patienten und Angehörigen zum Krankheitsmanagement zunehmend in den Vordergrund. Dies umso mehr, als ein möglichst kurzer Aufenthalt angestrebt wird und auch akute Therapien bei Entlassung häufig nicht abgeschlossen sind. Von diesen edukativen Aufgaben (gemeint sind alle Maßnahmen der Information, Anleitung, Schulung und Beratung) sind alle Gesundheitsberufe betroffen, wobei die Ärzte, die formal für medizinische Edukation verantwortlich sind, dieser seit jeher ungeliebten Aufgabe inzwischen auch aus zeitlichen Gründen kaum noch nachkommen können.

Für diese und weitere Aufgaben muss das Personalmanagement der Krankenhäuser geeignete Akteure finden. Traditionelle Lösungen reichen nicht mehr aus, da all diese Aufgaben komplex, fachlich anspruchsvoll und interaktionsintensiv sind, woraus sich ein hoher Zeitbedarf ergibt. Damit ist ein Verbleiben all dieser Aufgaben beim ärztlichen Dienst betriebswirtschaftlich und fachlich nicht vertretbar, da der ärztliche Dienst mit diesen aus Sicht der medizinischen Leistungserstellung sekundären Leistungen überfrachtet und sozusagen lahmgelegt würde. Hinzu kommen die Probleme bei der Rekrutierung ärztlichen Personals, insbesondere im ländlichen Bereich. Auch eine bedingte und zu überwachende Delegation an andere Berufsgruppen, wie sie in vielen Bereichen seit langem üblich ist, erweist sich zunehmend als wenig zielführend, da in allen Steuerungs- und Edukationsfragen zumindest teilweise selbstständig gehandelt werden muss, um für das multiprofessionelle Team die notwendigen Fortschritte im Prozess zu erzielen.

Für manche *spezialisierte* Aufgaben sind Lösungen etabliert worden. So werden Ernährungsberatungen in den entsprechenden Fachabteilungen in der Regel von Spezialisten (z. B. Ökotrophologen oder Diätberaterinnen) wahrgenommen (DNQP 2010), für das Entlassungsmanagement haben sich unterschiedliche Formen der Arbeitsteilung zwischen Sozialdienst und Pflegedienst etabliert (DNQP 2009a), Hilfsmitteleinsatz wird vielfach von Ergotherapeuten eingeübt, Bewegungstraining von der Physiotherapie angeboten und die Versorgung von Menschen mit chronischen Wunden durch pflegerische Wundexperten gewährleistet (DNQP 2009b). Im Unterschied dazu haben viele der interaktionsintensiven Aufgaben aber einen *generalistischen* Charakter. Für diese Querschnittsaufgaben sind die meisten Gesundheitsfachberufe aufgrund ihrer Spezialisierung weniger geeignet, der

Pflegedienst hingegen deutlich mehr, wie an einigen Themen kurz verdeutlicht werden soll.

Bei der *Edukation von Patienten und Angehörigen* stehen zunehmend komplexe Wechselwirkungen von Folgen einer Akuterkrankung und ihrer Behandlung (z. B. Medikamenten- oder Wundmanagement), das Management chronischer Erkrankungen, die unabhängig von oder zusätzlich zu einer Akuterkrankung vorliegen, sowie Anforderungen der Alltagsgestaltung, die bereits vor der Entlassung aus dem Krankenhaus zumindest angebahnt sein müssen, um eine Entlassung überhaupt erst zu ermöglichen, im Mittelpunkt. Zahlreiche Fragen sind zu klären: Inwieweit sind die Angehörigen in der Lage, pflegerische Aufgaben zu übernehmen? Ist die Wohnsituation geeignet? Werden Pflegedienste oder weitere ambulante Hilfen benötigt? Wer koordiniert die weitere Versorgung und Alltagsgestaltung? Die Hausärzte sind mit allen Fragen, die über die medizinische Versorgung hinausgehen, meist überfordert bzw. wollen und können sie aus Kostengründen nicht wahrnehmen. Einige Fragestellungen können an weiterversorgende Einrichtungen verlagert werden, wenn z. B. eine Anschlussheilbehandlung organisiert werden kann, jedoch bleibt die Verantwortung für eine angemessene Entlassung beim Krankenhaus. Bei chronisch Kranken oder Behinderten muss darüber hinaus der Krankenhausaufenthalt so vorbereitet werden, dass der Zustand des Patienten und seine Selbstmanagementfähigkeiten sich während des Aufenthalts nicht verschlechtern, z. B. in dem für den Weitergebrauch von Hilfsmitteln oder das Beibehalten eines eigenständigen Medikamentenmanagements gesorgt wird.

Für die *Prozesssteuerung* sind die Patienten- und die Einrichtungsebene zu unterscheiden. Die Steuerung des Patienten von der Aufnahme bis zur Entlassung erfordert mehr als eine Folge von Terminvereinbarungen im Auftrag der behandelnden Ärzte. Notwendig sind zahlreiche Kompetenzen und Handlungsbefugnisse, um sinnvoll steuern zu können. Dazu gehören der Erstkontakt mit Patienten, erweiterte Assessmentfähigkeiten inklusive der Entscheidungsfindung und Begründung, um notwendige Schritte in die Wege zu leiten, z. B. weitere Expertise hinzuzuziehen (Schmerzdienst, Sozialdienst usw.). Insbesondere müssen aber im Sinne eines krankenhausinternen Case-Managements die zahlreichen Anforderungen und Prozesse der einzelnen Akteure und Abteilung koordiniert und in eine sinnvolle Abfolge gebracht werden. Einige Kliniken sind dazu übergegangen, dafür spezialisierte Case-Manager einzustellen. Dieses Vorgehen beinhaltet zwei Nachteile: Zum einen können auf diese Weise zahlreiche Fälle nur ausschnitthaft bewältigt werden, z. B. besonders schwere Fälle, der Bedarf an Prozesssteuerung besteht heutzutage aber bei fast jedem Patienten. Zum anderen entstehen dadurch weitere Schnittstellen, da der Case-Manager nicht Teil der regulären Versorgung ist, sondern von außen alle Beteiligten ins Boot holen muss, was neue Akzeptanzprobleme hervorruft.

Demgegenüber hat sich international ein anderes Modell durchgesetzt. Die Patientensteuerung (people processing) wird einer sogenannten primary nurse zugeordnet (Ersser und Tutton 2000), d. h. einer Pflegefachkraft, die für eine überschaubare Zahl an Patienten die Verantwortung für den gesamten Pflegeprozess sowie die Kommunikation und Kooperation mit den anderen Berufsgruppen übernimmt. Dadurch wird sichergestellt, dass keine Informationen verloren gehen und der gesamte diagnostische und therapeutische Prozess im Auge behalten wird. Darüber hinaus können durch den engen Kontakt mit dem Patienten das Monitoring sichergestellt und die edukativen Aufgaben mit Patienten und Angehörigen wahrgenommen werden.

Betrachtet man den aktuellen Entwicklungsstand der Pflegeorganisationssysteme, käme der organisatorische Wandel vom Funktionspflegesystem zu einem vollständigen Bezugspflegesystem einer Revolution gleich. Er bedeutet einen – pflegewissenschaftlich gesehen längst überfälligen – Wechsel im Aufgabenverständnis der Pflege von einem verrichtungsorientierten Ansatz, bei dem bei allen Patienten einer Station die jeweils anfallenden Tätigkeiten wie z. B. Medikamentengabe oder Mobilisierung durchgeführt werden, hin zu einem patientenorientierten Ansatz, bei dem für eine bestimmte Zahl von Patienten alle pflegerischen Arbeiten geplant, koordiniert und – mit Unterstützung von Assistenzkräften – von der verantwortlichen Pflegekraft durchgeführt werden. Auch auf die pflegerischen Leitungen kommen damit neue und anspruchsvolle Aufgaben zu, da sie dann nicht mehr direkt für die Patienten zuständig sind, sondern vielmehr steuernde und supervidierende Aufgaben für die Pflegefachkräfte ihres Teams haben (siehe ausführlich dazu Moers und Schiemann 2008). Diese Reform stellt für den Pflegedienst eine Herkulesaufgabe dar, birgt jedoch auch erhebliche Potenziale für die Gesamtorganisation des Krankenhauses, wie die angeführten Beispiele zeigen.

Für die Prozesssteuerung auf Einrichtungsebene bieten sich andere Lösungsansätze an, häufig Innovationen im Rahmen des Qualitätsmanagements, die eine besondere Expertise verlangen. Die Rolle des »Change Agent« kann nur erfolgreich wahrgenommen werden, wenn diese Akteure neben fachlichen Qualifikationen über methodische Kompetenzen (z. B. Projektmanagement, Moderation, Beratung, Mediation) verfügen. Neben qualifizierten Pflegeexperten kommen je nach Aufgabenstellung auch andere Berufsgruppen dafür infrage. In der Praxis haben viele Pflegeexperten im Rahmen von Projekten der Qualitätsentwicklung umfassen-

de Kompetenzen der Prozesssteuerung erworben, beispielsweise bei der Einführung von Expertenstandards in der Pflege. Diese Kompetenzen können auch für andere Entwicklung benutzt werden, etwa die Entwicklung und Pflege von klinischen Versorgungspfaden (clinical pathway). Für all diese Aufgaben müssen die Pflegeexperten von der Geschäftsleitung ausdrücklich autorisiert und unterstützt werden.

Qualifikationspotenziale und -erfordernisse der Pflege für neue Aufgaben und Berufsprofile

Für all diese Aufgaben müssen Pflegekräfte angemessen qualifiziert sein und auch dafür kommt dem Management der Krankenhäuser eine besondere Bedeutung zu, schon deshalb, weil die Ausbildung der Gesundheits- und Krankenpflege gesetzlich an Bildungsstätten der Krankenhäuser angebunden ist. Über diese Ansiedlung, die außerhalb der üblichen dualen Berufsbildung (Berufsfachschule und Ausbildungsbetrieb) steht, aber auch nicht an den tertiären Bildungsbereich der Hochschulen angegliedert ist, der heutzutage für leitende Aufgaben fast obligatorisch ist, ließe sich trefflich streiten. Tatsache ist, dass diese Ansiedlung sich als sehr langlebig erwiesen hat und damit eine zentrale Bildungsaufgabe an Träger vergeben ist, die aufgrund zunehmend betriebswirtschaftlicher Ausrichtung berufspädagogischen Aufgaben vielfach wenig Beachtung schenken. Langfristig rächt sich diese Haltung, die nächste Runde des zyklisch wiederkehrenden Pflegenotstandes ist bereits angelaufen. Daher muss das Management der Krankenhäuser daran interessiert sein, qualifiziertes Personal für die neuen interaktionsintensiven Aufgaben zu gewinnen und auch die enge Zusammenarbeit mit Bildungsstätten und Hochschulen suchen.

Traditionell wurde durch Fort- und Weiterbildung für herausgehobene Funktionen in der Pflege qualifiziert. Zu nennen sind hier vor allem die oft auch landesrechtlich anerkannten Weiterbildungen für Leitung und Lehre, die in den letzten 30 Jahren im Zuge der Akademisierung der Pflege und jüngst auch der anderen Gesundheitsberufe zunehmend durch entsprechende Studienabschlüsse in Pflegemanagement und -pädagogik, letztere seit 2003 auch gesetzlich gefordert, ersetzt werden. Für viele andere Funktionen ist die Lage weniger eindeutig. Es gibt etablierte Fachweiterbildungen wie zur Anästhesie- und Intensivpflege, zur Gemeindepflege oder zur psychiatrischen Pflege. Parallel haben sich Pflegestudiengänge mit unterschiedlichen Profilen, die von generalistischer Expertise in der Pflege (Beratung, Qualitätsentwicklung, Projektmanagement usw.) bis zu spezifischeren Ansätzen (Psychiatrie, Demenz, Intensivpflege) reichen, entwickelt. Hinzu kommen forschungsorientierte Studiengänge, insbesondere auf Masterebene. Ähnliche Entwicklungen gibt es in der Ergo- und Physiotherapie, der Logopädie und dem Hebammenwesen.

Relativ neu und für die Krankenhäuser besonders interessant sind die dualen Studiengänge (gemeint hier: Ausbildung und Studium kombiniert). Ursprünglich von den Berufsakademien für Betriebswirtschaft und Ingenieurwesen kommend, hat sich diese Qualifikationsform in der Pflegebildung der letzten zehn Jahre rasch verbreitet. Die Zahl der dualen Pflegestudiengänge nimmt kontinuierlich zu, zurzeit existieren 37 Angebote (Stöcker und Reinhardt 2012). Worin besteht nun das besondere Interesse für Krankenhäuser? Die neuen, interaktionsintensiven Aufgaben in den Krankenhäusern erfordern – anders als die herausgehobenen Funktionen – vor allem eine *generalistische, klinische Expertise*, wie sie mit dem Berufsbild der *primary nurse* oder Primären Pflege bereits aufgezeigt wurde. Ein duales

Studium vermittelt eben die grundlegende fachliche Pflegequalifikation zusammen mit den erforderlichen weitergehenden Kompetenzen, die für Aufgaben der Prozesssteuerung und der Edukation unerlässlich sind: systemisches Denken, Reflexionsfähigkeit, kommunikative Kompetenzen, didaktische und methodische Fähigkeiten, um nur die wichtigsten zu nennen. Diese sind in der traditionellen dreijährigen Ausbildung nicht ausreichend unterzubringen und setzen auch eine höhere schulische Vorbildung voraus. Während die bisherigen Studiengänge oft von der direkten Patientenversorgung wegführten, sollen duale Studiengänge ebendiese Nähe sicherstellen, sollen also, um ein Schlagwort zu verwenden, den »Bachelor am Bett« qualifizieren.

Für duale Studiengänge existieren unterschiedliche Modelle. Einige Modelle setzen die grundständige Ausbildung voraus oder schließen an diese an, andere beginnen zeitgleich mit Ausbildung und Studium. Hierbei gibt es wieder unterschiedliche Aufgabenverteilungen zwischen Hochschulen, Pflegeschulen und der Fachpraxis, in erster Linie den Krankenhäusern. Da Hochschulen modellhaft als Ausbildungsstätten agieren können, wird dies vereinzelt umgesetzt, so in Berlin oder Bochum. Die meisten Modelle basieren auf einer Kooperation von Pflegeschulen, die für den Ausbildungsteil und Hochschulen, die für den Studienteil verantwortlich sind (siehe dazu ausführlich Moers et al. 2012). Damit eine solch anspruchsvolle Kooperation gelingt, ist eine möglichst weitgehende Verschränkung von Ausbildung und Studium anzustreben. Bei genauer Betrachtung handelt es sich um eine Triangulation von Hochschule, Pflegeschule und Praxiseinrichtung. Dabei müssen die zahlreichen Kooperationspartner vernetzt und die Studierenden/Auszubildenden engmaschig begleitet werden, damit sie, vor Überforderung geschützt, sich an den verschiedenen Lernorten zurechtfinden und integrieren können. Hervorzuheben ist, dass für zwei der drei Kooperationspartner das Management der Krankenhäuser verantwortlich ist. Ihm kommt – auch im Interesse der Personalbeschaffung – daher eine große Bedeutung im Rahmen dualer Studiengänge zu.

Für die praktischen Anteile von Ausbildung und Studium müssen im Krankenhaus verstärkt Bedingungen geschaffen werden, die gezieltes und systematisches Lernen ermöglichen. Wichtige Schritte sind in den letzten Jahren erfolgt, z.B. indem die Ausbildungsstätten die Funktion der Begleitdozenten für die Auszubildenden gestärkt haben. Auf den Stationen werden verstärkt Praxisanleiter ausgebildet, die in enger Zusammenarbeit mit den Pflegeschulen die praktische Ausbildung wahrnehmen. Für die dual Studierenden/Auszubildenden kommen weitere Anforderungen hinzu. Hier ergeben sich in der Praxis allerdings oft Probleme, da es durch Personalengpässe häufig schwierig ist, allein das gesetzlich zustehende Maß an Praxisanleitung und -begleitung sicherzustellen. Um die Anforderungen an höhere Eigenständigkeit der neuen akademischen Pflegefachkräfte gewährleisten und die neuen klinischen Kompetenzen entwickeln zu können, sind hier weitere Anstrengungen aller Beteiligten erforderlich. Das traditionelle Lernen in der Pflege erfolgt am Vorbild erfahrener Praktiker durch Mitlaufen und Übernahme einfacher Verrichtungen mit Hineinwachsen in komplexere Aufgaben, das überwiegend durch den Erfahrungszuwachs aufgrund sich wiederholender Praxiseinsätze bewirkt wird. Dadurch werden didaktisch Verrichtungs- und Ablauforientierung gefördert, selbstständiges Handeln hingegen nicht. Dies gilt es zu ersetzen durch geplantes, angeleitetes und reflektiertes Lernen, das zu den angestrebten selbstständigen klinischen Kompetenzen führen soll (Moers et al. 2012; Bergjahn und Tegethoff 2013).

Aus einem weiteren Grund ist es für das Management der Krankenhäuser erforderlich, sich verstärkt am Aufbau dualer Studiengänge und der Schaffung akademischer Abschlüssen entsprechender Stellen zu beteiligen. Die demografische Entwicklung, die u. a. in einem Fachkräftemangel resultiert, wirkt sich bereits auf die aus Pflege, zumal die Attraktivität des Berufs in den letzten Jahren durch eine Zunahme des Arbeitsdrucks bei vielfach gleichzeitiger Senkung der Vergütung (insbesondere bei Neuverträgen) erheblich gelitten hat. Auf lange Sicht ist diese Entwicklung fatal, denn in der Pflege – wie im Gesundheitswesen insgesamt – geht die Schere zwischen Angebot und Nachfrage sehr schnell auseinander, da parallel zu immer weniger potenziellem Pflegenachwuchs die Zahlen der Pflegebedürftigen merklich und kontinuierlich steigen. Von Anwerbeaktionen aus dem Ausland kann nur geringe Wirkung erwartet werden, da die im Hinblick auf Fach- und auch Sprachkompetenz infrage kommenden Regionen mit ausreichendem Bildungsniveau meist mit ähnlichen Rekrutierungsproblemen zu kämpfen haben. Auch Reaktivierungsversuchen ausgeschiedener Pflegefachkräfte sind erfahrungsgemäß enge Grenzen gesetzt. Das bedeutet, dass der Anteil von Assistenzkräften in der Pflege zwangsläufig steigen wird. Damit ist aber auch eine bestimmte Anzahl höher qualifizierter und zu selbstständiger Arbeitsorganisation sowie zur Anleitung von Assistenzkräften befähigter Fachkräfte notwendig. Geschätzt wird eine Größenordnung von 20 % akademisch qualifizierter Pflegefachkräfte, wie sie beispielsweise in den Niederlanden üblich ist. Sollten aufgrund des Ärztemangels die gesundheitspolitischen Pläne zur Übertragung medizinischer Aufgaben, die der Gemeinsame Bundesausschuss (GBA) bislang modellhaft geplant hat, in größerem Umfang umgesetzt werden, würde das den Fachkräftemangel in der Pflege zunächst weiter verschärfen. Positive Auswirkungen des erweiterten Profils mit mehr eigenständigen Aufgaben auf das Image des

Berufs mit folgendem Bewerberanstieg sind jedoch durchaus denkbar. Erwartbar ist, dass der Bedarf an wissenschaftlich qualifizierten Pflegefachkräften, die für die neuen interaktionsintensiven Aufgaben einschließlich der Anleitung und Supervision von Assistenzkräften zur Verfügung stehen, weit über die Kapazitäten der klinisch orientierten Studiengänge hinausgehen, auch wenn diese noch erweitert werden. Um dem zu entgehen, wäre der Druck auf die Bildungs- und Gesundheitspolitik zu erhöhen sowie umfassende Reformen der Pflegeausbildungen mit bundesweiter Planung und unter Einbeziehung aller bisher erzielten Modellerfahrungen anzugehen.

Der Erfolg eines solchen Unterfangens ist letztlich nur bei gemeinsamer Anstrengung von Einrichtungsträgern, Berufsverbänden der Pflege und den Hochschulen vorstellbar. Die Verantwortung des Managements der Krankenhäuser betrifft dabei nicht nur die gesamtgesellschaftliche Versorgungssituation, die auf viele Akteure verteilt ist, sondern ganz konkret den Personalbedarf der eigenen Häuser, der absehbar in erhebliche Engpässe steuert. Soll dem entgegengewirkt werden, ist das Pflegemanagement, das sich seiner Doppelrolle aus fachlicher Leitung und managementorientierter Leadership stellen muss, besonders gefordert. Insbesondere das leitende Pflegemanagement muss die unterschiedlichen Anforderungen bündeln. Dazu gehört der Bedarf an Ausbildungsplätzen auf unterschiedlichen Niveaustufen, der mit den Leitungen der Pflegeschulen bzw. Bildungszentren zu erarbeiten ist. Ebenso zählt die Kooperation mit Hochschulen zur Einrichtung und Entwicklung von dualen Studiengängen zu diesem Aufgabenbereich. Hinzu kommt die Bereitstellung einer ausreichenden Zahl von Pflegepädagogen für theoretischen Unterricht und als Begleitdozenten sowie von Praxisbegleitern, deren zeitliche Ressourcen für ihre anspruchsvolle Aufgabe gesichert werden müssen. Weiter-

hin müssen entsprechende Stellenstrukturen geschaffen werden, um die akademisch qualifizierten Fachkräfte an das jeweilige Krankenhaus zu binden. Auch der Weiterqualifizierung und dem Personalerhalt ist Aufmerksamkeit zu widmen, denn für die Übernahme der neuen, interaktionsintensiven Aufgaben kann nicht auf die Absolventen der dualen Studiengänge gewartet werden, da diese allein den Bedarf nicht decken können. Vielmehr müssen auch die erfahrenen Pflegefachkräfte für neue Aufgaben, beispielsweise als Primäre Pflegekräfte (primary nurse), fort- und weitergebildet und ebenso mit monetären und anderen Anreizen zur Übernahme von mehr Verantwortung motiviert werden.

Mit Blick auf den notwendigen, aber nur zögerlich einsetzenden Organisationswandel der Pflegepraxis, der selbstverständlich nicht nur die Pflegeorganisationssysteme betrifft, sondern beispielsweise auch die inhaltliche Weiterentwicklung der Pflegepraxis durch Qualitätsprojekte und andere innovative Konzepte, kommen auf das Pflegemanagement besondere Herausforderungen zu. Dazu bedarf es auch einer weiteren Qualifizierung des Pflegemanagements selbst. Neben einer grundsätzlichen Managementqualifikation, meist auf Bachelorebene angeboten, ist die weitergehende pflegewissenschaftliche Expertise und Managementqualifikation auf Masterebene erforderlich. Das gilt auch bereits für die Stationsebene, denn bei primary nursing kommen auf Stationsleitungen neben den Personalmanagementanforderungen erheblich fachliche Supervisionsaufgaben zu. Auf allen Ebenen ist die Kompetenz zum Change Management auszubilden, die ebenfalls auf Masterniveau angesiedelt ist.

All dies in zunehmend betriebswirtschaftlich ausgerichteten Leitungsgremien der Krankenhäuser durchzusetzen, erfordert einen langen Atem und große Überzeugungskraft seitens der Pflegedirektionen und -leitungen. Anliegen dieses Beitrags ist es, pflegewissenschaftlich begründete Argumente für den fälligen Organisationswandel im Pflegebereich zu liefern, die auch aus Managementperspektive Bestand haben können, denn letztendlich müssen sich alle Berufsgruppen dem Ziel einer angemessenen und patientenorientierten Versorgung stellen.

Literatur

Bergjahn M, Tegethoff D (2013): Klinische Kompetenzentwicklung in der Pflegeausbildung als Herausforderung für Forschung und Entwicklung. Pflege & Gesellschaft 3: 253–267.

Deutsches Netzwerk für Qualitätsentwicklung in der Pflege (Hrsg.) (2009a): Expertenstandard Entlassungsmanagement in der Pflege. 1. Aktualisierung 2009. Osnabrück: DNQP.

Deutsches Netzwerk für Qualitätsentwicklung in der Pflege (Hrsg.) (2009b): Expertenstandard Pflege von Menschen mit chronischen Wunden. Entwicklung – Konsentierung – Implementierung. Osnabrück: DNQP.

Deutsches Netzwerk für Qualitätsentwicklung in der Pflege (Hrsg.) (2010): Expertenstandard Ernährungsmanagement zur Sicherstellung und Förderung der oralen Ernährung in der Pflege. Entwicklung – Konsentierung – Implementierung. Osnabrück: DNQP.

Deutsches Netzwerk für Qualitätsentwicklung in der Pflege (Hrsg.) (2011): Expertenstandard Schmerzmanagement bei akuten Schmerzen. 1. Aktualisierung 2011. Osnabrück: DNQP.

Ersser S, Tutton E (2000): Primary Nursing. Grundlagen und Anwendung eines patientenorientierten Organisationssystems. Bern/Göttingen: Verlag Hans Huber.

Moers M, Schiemann D (2008): Konzeptionelle Aspekte der Pflegeleistung. In: Schmidt-Rettig B, Eichhorn S (Hrsg.) Krankenhausmanagementlehre. Theorie und Praxis eines integrierten Konzepts. Stuttgart: Kohlhammer. S. 320–333.

Moers M, Schöniger U, Böggemann M (2012): Duale Studiengänge – Chancen und Risiken für die Professionalisierung der Pflegeberufe und die Entwicklung der Pflegewissenschaft. Pflege & Gesellschaft 3: 232–248.

Sachverständigenrat zur Begutachtung der Entwicklung im Gesundheitswesen (2008): Kooperation und Verantwortung. Voraussetzungen einer zielorientierten Gesundheitsversorgung. Gutachten 2007. Baden-Baden: Nomos.

Schmidt-Rettig B (2008): Leitungsstrukturen. In: Schmidt-Rettig B, Eichhorn S (Hrsg.) Krankenhausmanagementlehre. Theorie und Praxis eines integrierten Konzepts. Stuttgart: Kohlhammer. S. 217–250.

Stöcker G, Reinhart M (2012): Grundständige pflegeberufsausbildende Studiengänge in Deutschland. Synopse (www.bildungsrat-pflege.de).

5.2.2 Qualitätsentwicklung in der Pflege auf der Basis evidenzbasierter Expertenstandards

Doris Schiemann

Stand der internationalen Qualitätsdiskussion in der Pflege ist seit langem, dass neben betriebsintern entwickelten Pflegestandards auch von Pflegeexperten erarbeitete, evidenzbasierte und von der Berufsgruppe konsentierte Standards in die Praxis zu implementieren sind. In Deutschland arbeitet das Deutsche Netzwerk für Qualitätsentwicklung in der Pflege (DNQP) seit 1999 in Kooperation mit dem Deutschen Pflegerat (DPR) und langjähriger finanzieller Förderung durch das Bundesministerium für Gesundheit an der Entwicklung evidenzbasierter Expertenstandards, die für alle Aufgabenfelder der professionellen Pflege richtungweisend sind. Ein wichtiger Anstoß für die Projektförderung von Expertenstandards auf nationaler Ebene war der Beschluss der Gesundheitsministerkonferenz der Länder von 1999 zur »Entwicklung einer einheitlichen Qualitätsstrategie im Gesundheitswesen« (GMK 1999, S. 10 f.). Die gemeinsame Strategie auf Bundes- und Länderebene, neben der Ärzteschaft auch Pflegeberufe zu verpflichten, sich im Rahmen der Qualitätssicherung um wissenschaftliche Verfahren, evidenzbasierte Instrumente und fachliche Kompetenzen zur Anwendung dieser Instrumente zu kümmern, wurde vom DNQP als Chance zum

Abbau des bestehenden Entwicklungsrückstands auf diesem Gebiet gegenüber der Mehrzahl der westeuropäischen Länder genutzt (Schiemann und Moers 2011a). Die bisher vorliegenden Expertenstandards haben nicht nur in der Pflegepraxis und innerhalb der Pflegeberufe große Wirkung entfaltet, sondern auch in der Gesundheitspolitik, bei Kosten- und Leistungsträgern, Juristen und Standesorganisationen der Ärzte sowie anderer Gesundheitsberufe für erhebliche Aufmerksamkeit gesorgt. Wirksamkeit und Akzeptanz der Expertenstandards konnten u. a. in sieben bundesweiten Projekten zur modellhaften Implementierung in stationären Pflegeeinrichtungen, ambulanten Pflegediensten und Krankenhäusern überzeugend nachgewiesen werden.

Begriff und Funktion von Expertenstandards

Expertenstandards geben die Zielsetzung komplexer pflegerischer Aufgaben sowie Handlungsspielräume und -alternativen vor und eignen sich für Pflegeprobleme mit erheblichem Einschätzungsbedarf sowie Pflegehandlungen mit hohem Interaktionsanteil. Mit anderen Worten: Sie zeigen das angestrebte Niveau der Leistungserbringung auf und sind daher nicht mit Handlungsrichtlinien (procedures) zu verwechseln, die auf die genaue Beschreibung von Handlungsabläufen, technische Anweisungen oder Anweisungen zur Hygiene ausgerichtet sind und für im Deutschen häufig der Begriff »Standardisierung« verwendet wird.

Expertenstandards stellen ein professionell abgestimmtes Leistungsniveau dar, das dem Bedarf und den Bedürfnissen der angesprochenen Bevölkerung angepasst ist und Kriterien zur Erfolgskontrolle der Pflege einschließt. Diese Definition von Standards in der Pflege basiert auf dem internationalen Sprachgebrauch – u. a. von der

World Health Organization (WHO), dem International Council of Nurses (ICN) und dem Europäischen Netzwerk für Qualitätsentwicklung in der Pflege (EuroQUAN) – und impliziert den verbindlichen und weitgehenden Auftrag, wirksames Instrument der Qualitätsentwicklung zu sein und durch den aktiven Theorie-Praxis-Transfer zur Entwicklung und Professionalisierung der Pflegepraxis beizutragen (WHO 1982 und 1984; RCN 1990 und 1994; ICN 1991 und 2004; Schiemann und Moers 2011a).

Noch bis vor wenigen Jahren wurde in Deutschland innerhalb und zwischen den Gesundheitsberufen kontrovers darüber debattiert, ob die Zusammenarbeit von Ärzten und Pflegenden durch die Verwendung unterschiedlicher Begriffe für Qualitätsinstrumente mit ähnlicher Funktion zu Reibungsverlusten im Rahmen des Qualitätsmanagements führen kann. Analog zu den internationalen Erfahrungen hat sich auch bei uns gezeigt, dass evidenzbasierte Expertenstandards und evidenzbasierte ärztliche Leitlinien mit dem gleichen Themenschwerpunkt keine miteinander konkurrierenden Instrumente sind, sondern sich weitgehend ergänzen. Dies lässt sich beispielhaft an patientenorientierten Behandlungs- bzw. Versorgungspfaden aufzeigen. Hier besteht die Notwendigkeit, eine für den therapeutischen Erfolg optimale Abfolge ärztlicher, pflegerischer, physiotherapeutischer und weiterer Leistungen für einzelne Zielgruppen oder Behandlungsanlässe festzulegen und darüber hinaus die jeweiligen inhaltlichen Beiträge der beteiligten Berufsgruppen auf Grundlage anerkannter Leitlinien und Standards zu definieren. Gezeigt hat sich auch, dass die intra- und interprofessionelle Akzeptanz von Leitlinien und Standards weitgehend von deren Qualität, z.B. dem Evidenznachweis und der Verständlichkeit, der Transparenz ihres Zustandekommens und nicht zuletzt ihrer Implementierbarkeit, abhängt (Selbmann und Kopp 2005; Schiemann und Moers 2011a).

Zielsetzung und Arbeit des DNQP

Die Expertenstandards des DNQP sind evidenzbasierte Instrumente, die den spezifischen Beitrag der Pflege für die gesundheitliche Versorgung von Patienten, Bewohnern und ihren Angehörigen zu zentralen Qualitätsrisiken aufzeigen und als Grundlage für eine kontinuierliche Verbesserung der Pflegequalität in Gesundheits- und Pflegeeinrichtungen dienen. Ihre Funktion besteht hauptsächlich darin, neben der Definition beruflicher Aufgaben und Verantwortungen, eine evidenzbasierte Berufspraxis zu fördern und Innovationen in Gang zu setzen. Darüber hinaus fördern sie – analog zu ärztlichen Leitlinien – die interprofessionelle Kooperation in der Gesundheitsversorgung (ICN 1991).

Mittlerweile wurden sieben Expertenstandards zu den Themen »Dekubitusprophylaxe«, »Entlassungsmanagement«, »Schmerzmanagement bei akuten und malignen Schmerzen«, »Sturzprophylaxe«, »Förderung der Harnkontinenz«, »Pflege von Menschen mit chronischen Wunden« und »Ernährungsmanagement zur Sicherstellung und Förderung der oralen Ernährung« entwickelt, konsentiert, modellhaft implementiert und zum großen Teil auch bereits erstmals regelhaft aktualisiert. Drei weitere Expertenstandards befinden sich derzeit in der Entwicklungs- bzw. Erprobungsphase.

Dass die bisher vorliegenden Expertenstandards des DNQP innerhalb der Pflegeberufe außerordentlich große Akzeptanz gefunden haben, ist darauf zurückzuführen, dass es gelungen ist, die Berufsgruppe bundesweit in einen intensiven Qualitätsdialog zu den einzelnen Standardthemen einzubinden und den Fachdiskurs zwischen Pflegepraxis und -wissenschaft erfolgreich in Gang zu setzen. Hinzu kommt, dass die Expertenstandards für viele Pflegepraktiker aufgrund ihres hohen Fachniveaus eine Aufwertung ihrer Arbeit darstellen. Das

weiterhin steigende Interesse an den Expertenstandards und einer aktiven (ehrenamtlichen) Mitwirkung im Rahmen der Standardentwicklung, -konsentierung, -implementierung und -aktualisierung lässt sich aus den Rückmeldungen der Teilnehmer an den einzelnen Verfahrensschritten, der hohen Nachfrage nach allen vorliegenden Expertenstandards und der großen Anzahl an Veröffentlichungen über Erfahrungen in der Anwendung der Expertenstandards durch Berufsangehörige aus unterschiedlichen Aufgabenfeldern ableiten.

Sechsstufiges Konzept des DNQP zur Entwicklung, Einführung und Aktualisierung von Expertenstandards

Die Expertenstandards werden in einem sechsstufigen Prozess entwickelt, konsentiert, modellhaft implementiert und aktualisiert. Das qualitätsmethodische Vorgehen stützt sich auf aktuelle, international anerkannte Regeln zur Leitlinien- und Standardentwicklung in den Gesundheitsberufen und wird auf der Basis eigener Projekterfahrungen sowie einer Analyse der aktuellen qualitätsmethodischen Fachliteratur kontinuierlich weiterentwickelt (u. a. Grypdonck 2004; ICN 2004; Schiemann und Moers 2005 und 2011a; AWMF und ÄZQ 2008; SIGN 2008; NICE 2009; BÄK et al. 2010). Die Ergebnisse sind in einem Methodenpapier zusammengefasst, das auf der Webseite des DNQP als PDF-Datei kostenlos zur Verfügung steht (DNQP 2011).

Stufe 1: Auswahl relevanter Themen
Die Auswahl der Themen ist primär pflegeepidemiologisch begründet. Dekubitalgeschwüre, Inkontinenz, Stürze, Mangelernährung und Schmerzzustände zählen zu den großen Pflegeproblemen unserer Gesellschaft. Zudem sind insbesondere in diesen Bereichen wirksame Qualitätsverbesserun-

gen in der Pflegepraxis zu erwarten. Daher haben diese Themen auch aus Wirtschaftlichkeitserwägungen eine hohe Relevanz für das Gesundheitswesen. Ähnliches gilt für den Themenkomplex Entlassungsmanagement, dessen Bearbeitung sowohl für die Verbesserung der Ressourcennutzung in den Gesundheitseinrichtungen sorgt als auch durch die Erhöhung der Kontinuität der Versorgung zur Qualitätsverbesserung in der Pflege beitragen kann. Die bisher bearbeiteten Themen sind auf große Zustimmung der Fachöffentlichkeit gestoßen. Ihre Relevanz wird auch von den jeweiligen Praxisfeldern bestätigt (Moers und Schiemann 2004).

Das DNQP hat sich zunächst mit setting- und versorgungssektorenübergreifenden Themen beschäftigt, deren Einführung eine erhebliche Qualitätssteigerung in der Pflegepraxis erwarten lässt. Es ist davon auszugehen, dass mit etwa 10 bis 15 Expertenstandards die großen, sektorenübergreifenden Qualitätsrisiken in der Pflege erfasst sein werden. Darüber hinaus sind in ähnlichem Umfang Themen zu spezifischen Aufgabenfeldern der Pflege zu bearbeiten, z. B. für die Pflege kranker Kinder und die Pflege behinderter oder psychisch kranker Menschen, was für die Zukunft geplant ist.

Stufe 2: Bildung einer Expertenarbeitsgruppe
Zur Erarbeitung eines neuen Expertenstandards wird eine Expertenarbeitsgruppe gebildet, die vom wissenschaftlichen Team des DNQP unterstützt wird. Sie besteht aus jeweils acht bis zwölf Mitgliedern – etwa zu gleichen Teilen aus Pflegepraxis und -wissenschaft – mit ausgewiesener Fachexpertise zum jeweiligen Thema des Expertenstandards. Die Gewinnung von Fachexperten erfolgt durch öffentliche Ausschreibungen in der Fachpresse und im Internet. Um ihre Mitwirkung gebeten werden außerdem Vertreter aus Patienten- und Verbraucherschutz sowie Fachexperten ande-

rer Gesundheits- und Sozialberufe in beratender Funktion. Damit wird die Grundlage für ein dialogisches Verfahren der Standardentwicklung gelegt, in dessen Rahmen die zur Verfügung stehende Literatur nach den Kriterien der Wissenschaft, dem Stand und den Handlungsbedingungen der Praxis sowie den Bedürfnissen von Pflegebedürftigen und ihren Angehörigen bewertet wird (DNQP 2011).

Stufe 3: Erarbeitung eines evidenzbasierten Expertenstandard-Entwurfs
Der Expertenstandard-Entwurf basiert auf einer umfassenden Auswertung der nationalen und internationalen Fachliteratur, um weitgehend forschungsgestützte Standardaussagen treffen zu können. Im Schnitt werden ca. 250 Titel bearbeitet. Grundsätzlich werden die Prinzipien der Evidenzbasierung berücksichtigt. Die wissenschaftliche Evidenz der Expertenstandards resultiert aus der Gewichtung und Bewertung der vorhandenen Forschungsergebnisse sowie der Experteneinschätzung, wenn nicht auf eindeutige Literaturergebnisse zurückgegriffen werden kann. Die bewerteten Aussagen der Literatur sind zusammen mit ihrem fachlichen, erfahrungsbezogenen Urteil Grundlage für die Expertenempfehlungen und stellen somit das beste verfügbare wissenschaftliche und praktische Wissen zum Thema dar. Da derzeit bei weitem nicht zu allen relevanten Fragestellungen Studien vorliegen, kommt der eigenständigen Bewertung der Sachlage durch die Expertenarbeitsgruppe große Bedeutung zu.

Stufe 4: Konsentierung des Expertenstandard-Entwurfs
Wesentliche Bestandteile des Konsentierungsverfahrens sind der strukturierte Fachdiskurs mit einer breiten Fachöffentlichkeit über den von der Expertenarbeitsgruppe vorgestellten Expertenstandard-Entwurf auf einer Konsensus-Konferenz, die Protokollierung der Ergebnisse zu den

einzelnen Standardkriterien und die Erarbeitung einer abschließenden Version des Expertenstandards unter Berücksichtigung der Konferenzergebnisse. Teilnehmerzahl und Setting werden so gestaltet, dass ein strukturierter Fachdiskurs zwischen Expertenarbeitsgruppe und Fachöffentlichkeit geführt werden kann. Mit der strukturellen Einbeziehung von Fachexperten bzw. Vertretern anderer Gesundheitsberufe und Institutionen des Gesundheitswesens sowie aus Patienten- und Verbraucherschutzverbänden erfolgt ein erster Schritt zum disziplin- und bereichsübergreifenden Qualitätsdialog, der dann im Rahmen der modellhaften Implementierung auf der Praxisebene fortgesetzt wird. Das Teilnahmeinteresse an den Konsensus-Konferenzen ist kontinuierlich gestiegen, von anfänglich 440 angefragten Plätzen zur ersten auf 720 zur siebenten Konferenz. In den schriftlichen Teilnehmerbefragungen fanden insbesondere das methodische Konzept und das fachliche Niveau der Konferenzen bislang große Zustimmung.

Stufe 5: Modellhafte Implementierung von Expertenstandards
Die modellhafte Implementierung eines Expertenstandards erfolgt unter wissenschaftlicher Begleitung in ca. 25 stationären und ambulanten Gesundheits- und Pflegeeinrichtungen bundesweit mit der Zielsetzung, Aufschluss über seine Akzeptanz und Praxistauglichkeit zu gewinnen. Darüber hinaus sollen Erkenntnisse darüber gewonnen werden, welche Voraussetzungen für seine nachhaltige Einführung in der Pflegepraxis bedeutsam sind. Obwohl die beteiligten Einrichtungen den nicht unerheblichen personellen und zeitlichen Aufwand selbst tragen, hat das Interesse an einer Beteiligung stetig zugenommen.

Ein vierstufiges Phasenmodell (angelehnt an den Deming-Qualitätszyklus) bildet die Grundlage für ein systematisches Vorgehen bei der Standardimplementierung und

hat sich mittlerweile auch im Rahmen der regulären Implementierung von Expertenstandards sehr gut bewährt. Die Phasen sind: Fortbildung, Anpassung des Standards an die besonderen Anforderungen der Zielgruppen, verbindliche Standardeinführung und abschließende Datenerhebung mit standardisiertem Audit-Instrument, in deren Rahmen alle Kriterienebenen des Standards auf ihren Zielerreichungsgrad überprüft werden. Mithilfe des Audits werden Qualitätsdaten erhoben, die Einblick in die Relevanz des Themas und den Entwicklungsstand der Pflege geben und darüber hinaus eine solide Grundlage für die weitere Qualitätsarbeit vor Ort darstellen. Die Bewältigung aller vier Projektphasen innerhalb des sechsmonatigen Implementierungsprojekts stellt die Projektbeteiligten zwar vor hohe Anforderungen, gleichzeitig trägt der überschaubare Zeitrahmen erheblich zur Motivationsförderung bei, weil damit die Balance zwischen der hohen Beanspruchung aller Beteiligten einerseits und eines in kurzer Zeit sichtbaren Ergebnisses andererseits gehalten werden kann (Schiemann und Moers 2011b).

Stufe 6: Aktualisierung von Expertenstandards
Die reguläre Aktualisierung der Expertenstandards auf Grundlage einer neuen Literaturstudie erfolgt regelhaft fünf Jahren nach seiner Veröffentlichung im sogenannten Sonderdruck im Anschluss an die Konsensus-Konferenz. Bei gravierenden, praxisrelevanten Änderungen des Wissensstandes muss jedoch eine vorzeitige Aktualisierung vorgenommen werden (u. a. Shekelle et al. 2001; Clark et al. 2006). Durch ein jährlich stattfindendes Monitoring-Verfahren zwischen wissenschaftlichem Team und Expertenarbeitsgruppen wird gewährleistet, dass relevante Veränderungen in den wissenschaftlichen Erkenntnissen zu den einzelnen Expertenstandards zeitnah berücksichtigt werden.

Das methodische Vorgehen der regulären Aktualisierung weist einen hohen Überschneidungsgrad mit der Entwicklung eines Expertenstandards auf und hat in der Fachöffentlichkeit mittlerweile auch ebenso hohe Akzeptanz gefunden. Bei nur geringen Abweichungen des aktualisierten Expertenstandard-Entwurfs von der vorherigen Version des Expertenstandards kann auf die Durchführung einer erneuten Konsensus-Konferenz und modellhaften Implementierung verzichtet werden. Der aktualisierte Expertenstandard wird im Rahmen eines Netzwerk-Workshops vorgestellt und diskutiert, zugleich erfolgt eine Neuauflage der Buchveröffentlichung zum Expertenstandard (DNQP 2011).

Auswirkungen der Expertenstandards auf Berufspraxis und Berufsfeld

Seitens der Gesundheitspolitik, der Pflegewissenschaft und -praxis sowie dem Verbraucherschutz wird zunehmend gefordert, dass sich Pflegehandeln auf die beste vorhandene Evidenz stützen soll. Die Vorstellung, jede Pflegekraft könnte selbst bei einem auftretenden Pflegeproblem die vorhandene Literatur – sei es auch nur in Form einer Internetrecherche – auf Evidenz durchforsten und so ihre Praxisentscheidung evidenzbasiert treffen, ist von den Bedingungen der Praxis weit entfernt. Für den Theorie-Praxis-Transfer sind daher explizite Methoden und Instrumente notwendig. Die Expertenstandards haben sich als ausgezeichnete Instrumente der Verbreitung evidenten, handlungsrelevanten Wissens erwiesen, wie Erkenntnisse aus der modell- und regelhaften Implementierung belegen. Sie stellen der Praxis dieses Wissen zu wichtigen Risiken und Handlungsbereichen der Pflege zur Verfügung. Die Einführung von Expertenstandards fördert nicht nur die Qualitätsentwicklung in der Praxis, sondern schafft auch die notwendige Verbindung von Pflegewissenschaft und -praxis. Die Vermittlungsfunktion von pflegewissenschaftlich qualifizierten Pflegeexperten kann dabei nicht hoch genug eingeschätzt werden (Moers und Schiemann 2006).

Die Implementierung von Expertenstandards bietet Pflegefachkräften eine praxisrelevante Fortbildung und Anleitung vor Ort und leistet damit einen wichtigen Beitrag zur Kompetenzförderung. Sie optimiert den ansonsten oft mühsamen Transfer von Forschungsergebnissen in die Praxis. Nicht zuletzt erfolgt auch eine Ausstrahlung auf andere Themen, das gilt insbesondere für das fachliche Niveau und die Arbeitsweise der Expertenstandards. Der Einsatz von Assessment-Verfahren, die Einbeziehung von Patienten und Angehörigen sowie deren Schulung und Beratung und die Evaluation der Pflegeergebnisse werden über das jeweilige Standardthema hinaus zur Richtschnur für pflegerisches Handeln. Die Einführung von Expertenstandards fördert zugleich die Einführung von Methoden der internen Qualitätsentwicklung in Gesundheits- und Pflegeeinrichtungen und damit das Qualitätsmanagement insgesamt. Die Rückmeldungen aus den an den Implementierungsprojekten beteiligten Praxiseinrichtungen lassen eine hohe Akzeptanz der Expertenstandards einschließlich des standardisierten Audit-Instruments nicht nur bei den beteiligten Pflegekräften, sondern auch bei den kooperierenden Berufsgruppen erkennen.

Inwieweit Expertenstandards Einfluss auf die Professionalisierung der Berufsgruppe nehmen, lässt sich daran festmachen, dass das Bewusstsein für Vorteile und Notwendigkeit einer wissenschaftsbasierten Qualitätsentwicklung in den vergangenen Jahren in der gesamten Berufsgruppe sprunghaft gestiegen ist. Dass die Expertenstandards in kürzester Zeit einen festen Platz in den Curricula der Bildungsprogramme sowie in der einschlägigen Lehr- und Fachliteratur gefunden haben, mag dabei eine wichtige Rolle spielen. Es ist davon auszugehen, dass Expertenstandards die professionelle Verantwortung stärken. Sie dienen der Professionalisierung der Pflege, weil deren Inhalte von der Berufsgruppe selbst definiert und konsentiert werden und zugleich gesundheitspolitisch deutlich wird, dass sich Pflegewissenschaft und -praxis der Verpflichtung zur Versorgung der Bevölkerung auf dem aktuellen Wissensstand stellen. Mit den Expertenstandards gelingt es der Pflege zunehmend, sich in der interdisziplinären Qualitätsdiskussion zu positionieren (Schiemann und Moers 2011b).

Mit der Erstellung von zielgruppenspezifischem Informationsmaterial zu den Expertenstandards werden Patienten, Pflegebedürftige und Angehörige in die Lage versetzt, sich aktiv an der Einschätzung von Pflegerisiken und der Durchführung von Maßnahmen zur Prävention und Behandlung von Pflegeproblemen zu beteiligen und ihren Anspruch an die professionelle Pflege nachvollziehen zu können. Die Verbraucherzentrale Bundesverband hat als wichtige Partnerin zur Einbeziehung der Verbraucherperspektive in die Entwicklung der Expertenstandards und zur Verbreitung von Informationen über Themen und Inhalte zu den ersten sieben Expertenstandards Verbraucherversionen für Pflegebedürftige und ihre Angehörigen entwickelt und sie als Broschüre veröffentlicht (VZBV 2012). Ob entsprechende Verbraucherversionen zukünftig auch Krankenhauspatienten zur Verfügung stehen werden, ist derzeit noch offen.

Im Hinblick auf das standardisierte Audit-Instrument ist festzustellen, dass die Aussagekraft für die Zwecke eines Audits hoch zufriedenstellend ist und sich das Format des Instruments mit den beiden getrennten Abschnitten zur Erhebung patienten-/bewohnerorientierter und personalbezogener Daten bewährt hat. Den erhobenen Daten wird zunehmend auch im Rahmen der Qualitätsberichterstattung ein hoher Stellenwert beigemessen.

Aufgrund einer vorbildlichen Zusammenarbeit von Pflegepraxis und -wissenschaft, der engen Kooperation mit dem DPR und einem produktiven »Networking for Quality« ist es gelungen, auf dem Gebiet der Standardentwicklung internationales Niveau zu erreichen. Nicht nur bundesweit, sondern auch im gesamten deutschsprachigen Raum ist eine große und weiterhin steigende Resonanz auf die Arbeit des DNQP festzustellen, aus der sich ein deutliches Interesse an ihrer Fortsetzung ableiten lässt.

Literatur

Arbeitsgemeinschaft der Wissenschaftlichen Medizinischen Fachgesellschaften (AWMF), Ärztliches Zentrum für Qualität in der Medizin (ÄZQ) (2008): Deutsches Instrument zur methodischen Leitlinien-Bewertung (DELBI). Fassung 2005/2006 und Domäne 8 (2008). (http://www.awmf.org/fileadmin/user_up¬load/Leitlinien/Werkzeuge/delbi05_08.pdf, Zugriff am 12.10.2009).

Bundesärztekammer (BÄK), Arbeitsgemeinschaft der Wissenschaftlichen Medizinischen Fachgesellschaften (AWMF), Kassenärztliche Bundesvereinigung (KBV) (2010): Nationales Programm für Versorgungs-Leitlinien. Methoden-Report. 4. Auflage. (http://www.ver¬sorgungsleitlinien.de/methodik/pdf/nvl_me¬thode_4.aufl.pdf, Zugriff am 02.03.2011).

Clark E, Donovan EF, Schoettker P (2006): From outdated to updated, keeping clinical guidelines valid. International Journal for Quality in Health Care 18 (3): 165–166.

Deutsches Netzwerk für Qualitätsentwicklung in der Pflege (DNQP) (2011): Methodisches Vorgehen zur Entwicklung und Einführung von Expertenstandards in der Pflege. (http://¬www.wiso.hs-osnabrueck.de/fileadmin/¬groups/607/DNQP_Methodenpapier.pdf, Zugriff am 04.01.2012).

Gesundheitsministerkonferenz der Länder (GMK) (1999): Weiterentwicklung einer einheitlichen Qualitätsstrategie. Beschluss der 79. Gesundheitsministerkonferenz der Länder am 9./10. Juni 1999 in Trier

Grypdonck M (2004): Eine kritische Bewertung von Forschungsmethoden zur Herstellung von Evidenz in der Pflege. Pflege & Gesellschaft 9 (2): 35–41.

International Council of Nurses (ICN) (1991): Die Entwicklung von Standards für Ausbildung und Praxis in der Krankenpflege. Krankenpflege DBfK 45 (11): 629–652.

International Council of Nurses (ICN) (2004): International principles and framework for standard development in nursing. Geneva: ICN.

Moers M, Schiemann D (2004): Expertenstandards in der Pflege – Vorgehensweis des Deutschen Netzwerks für Qualitätsentwicklung in der Pflege (DNQP) und Nutzen für die Praxis. Pflege & Gesellschaft 9 (30): 75–78.

Moers M, Schiemann D (2006): Expertenstandards in der Pflege – Implementation als Strategie des Wissenstransfers. In: Schaeffer, D. (Hrsg.) Wissenstransfer in der Pflege. Ergebnisse eines Expertenworkshops. Bielefeld: Institut für Pflegewissenschaft an der Universität Bielefeld. S. 41–62.

National Institute for Health and Clinical Excellence (NICE) (2009): The guidelines manual. (http://nice.org.uk/media/5F2/44/The_¬gidelines_manual_2009_-_All_chapters.pdf, Zugriff am 02.03.2011).

Royal College of Nursing (RCN) (1990): Quality Patient Care – The Dynamic Standard Setting System. Harrow: Scutari.

Royal College of Nursing (RCN) (1994): Standards of Care for Paediatric Nursing. Harrow: Scutari.

Schiemann D, Moers M (2005): Entwicklung, Konsentierung und modellhafte Implementierung von Expertenstandards in der Pflege. Betreuungsmanagement 1 (4): 195–201.

Schiemann D, Moers M (2011a): Qualitätsentwicklung und -standards in der Pflege. In: Schaeffer D, Wingenfeld K (Hrsg.) Handbuch Pflegewissenschaft. Heidelberg: Juventa. S. 617–642.

Schiemann D, Moers M (2011b): Entwicklung und Anwendung nationaler Expertenstandards in der Pflege. In: Bettig U, Frommelt M, Roes M, Schmidt R, Thiele G (Hrsg.) Management Handbuch Pflege. Heidelberg: Economia-Verlag.

Scottish Intercollegiate Guidelines Network (SIGN) (2008): Annex B: Key to evidence statements and grades of recommendations. (http://www.sign.ac.uk/pdf/sign50.pdf, Zugriff am 02.03.2011).

Selbmann HK, Kopp I (2005): Implementierung von Leitlinien in den Versorgungsalltag. Die Psychiatrie 1 (2): 33–38.

Shekelle P, Eccles MP, Grimshaw JM, Woolf HS (2001): When should clinical guidelines be updated? BMJ 323 (7305): 155–157.

Verbraucherzentrale Bundesverband (VZBV) (2012): Gute Pflege im Heim und zu Hause. Pflegequalität erkennen und einfordern. 2. Auflage. Berlin: Verbraucherzentrale Bundesverband e.V.

World Health Organization (WHO) (1982): Entwicklung von Standards in der Krankenpflegepraxis: Bericht über eine WHO-Tagung. Sunvollen, Norwegen, 6.-9. Dezember 1982.

World Health Organization (WHO) (1984): Ausarbeitung von Leitlinien für Standards der Krankenpflege: Bericht über eine WHO-Arbeitsgruppentagung. Brüssel 22.-25. Oktober 1984.

5.3 Management: Administration und Versorgung

Jens Schick

Problemstellung von Krankenhäusern

Die Krankenhäuser in Deutschland stehen seit Jahren unter einem stetig steigenden Kosten- und Wirtschaftlichkeitsdruck. Nach der Abschaffung des reinen Kostendeckungsprinzips 1992 und der Einführung der Fallpauschalen 1996 folgte mit der Einführung der DRGs 2003 der entscheidende Eingriff in die Finanzierung und daraus folgend die Organisation der Krankenhäuser. Wesentliche Ziele dabei waren Leistungstransparenz, Erhöhung der Wirtschaftlichkeit, Qualitätssteigerung, eine gerechtere Budgetverteilung und damit indirekt eine deutliche Verschärfung des Wettbewerbs.

Die Krankenhauslandschaft befindet sich im Umbruch. Das System der Krankenhausfinanzierung zeichnet sich seit Jahren durch nahezu stagnierende Einnahmen und steigende Kosten aus. Die Einnahmen werden im Wesentlichen bestimmt durch die Bundes- und Landesbasisfallwerte, die nur noch geringe Steigerungen aufweisen. Die Angleichung der Landesbasisfallwerte vollzieht sich nur langsam, zusätzlich werden leistungsstarke Indikationen durch negative Katalogeffekte belastet. Die Steigerung der Erlöse wird insbesondere durch wachsende Personalkosten (tarifliche Kostensteigerungen), hohen Fremdpersonaleinsatz und Sachkostensteigerungen überkompensiert. Diese Rahmenbedingungen haben direkten Einfluss auf den Managementrahmen von Kliniken. Der Kosten- und Leistungsdruck verschärft sich weiter, mittlerweile ist jede achte Klinik in Deutschland insolvenzgefährdet, besonders stark betroffen sind die Krankenhäuser in öffentlich-rechtlicher Trägerschaft (RWI 2013). Kurzfristige politische Einflussnahme lindert die Problematik kurzzeitig, beinhaltet aber keine nachhaltige Finanzierungsreform (Rau 2013). Einnahmen hängen im Wesentlichen davon ab, wie viele Patienten in ein Krankenhaus eingewiesen werden; das Einweisungsverhalten wiederum ist abhängig von den infastrukturellen Voraussetzungen, dazu gehören insbesondere:

- Bauliche Infrastruktur
- Personelle Infrastruktur, wie z. B. die Besetzung von Chefärzten
- Ausstattung mit Medizintechnik

Voraussetzung für den Erhalt und den Ausbau der Infrastruktur ist eine zunehmende Investitionstätigkeit in die genannten Bereiche. Zur Erhöhung der Attraktivität, Steigerung der Qualität, Optimierung von Prozessen und Organisation sowie zum ergänzenden Aufbau ambulanter Strukturen sind höhere Investitionen notwendig. Problema-

tisch dabei ist, dass die Finanzierung der Investitionen der Bundesländer rückläufig ist und daher zwangsläufig vermehrt Investitionen aus Eigenmitteln getätigt werden müssen, die jedoch das DRG System in seiner Finanzierungssystematik nicht vorsieht.

Jede Klinik muss sich mit der Frage befassen, warum Patienten in eine Klinik kommen. Was können wir tun, damit Patienten in unser Krankenhaus kommen? Was müssen wir tun, um uns von der Konkurrenz positiv hervorzuheben? Was können wir mehr tun, um die Ansprüche unserer Patienten zu erfüllen?

Voraussetzung für die Bewältigung dieser zunehmenden Herausforderungen ist ein Managementrahmen, der schnelles und effektives Handeln befördert.

Von der Krankenhausverwaltung zum Krankenhausmanagement

Krankenhausmanagement im Wandel

Zu Zeiten des Kostendeckungsprinzips beschränkte sich das Management von Krankenhäusern überwiegend auf das klassische Verwalten der Einnahmen und Ausgaben. Strategien, Strukturen und Prozesse in Kliniken hatten dabei eine untergeordnete Bedeutung. Anreize zur wirtschaftlichen Betriebsführung bestanden im Selbstkostendeckungsprinzip nur sehr begrenzt, oberstes Ziel war die Erfüllung des Versorgungsauftrags und die Einhaltung der rechtlichen Vorschriften, z. B. zu den Themen Personal, Fördermittel und die Krankenhausbuchführungsverordnung (Saalfeld et al. 2009).

Die Einführung der DRGs gab den Impuls für den Wandel von der klassischen Krankenhausverwaltung zu einem Krankenhausmanagement. Zehn Jahre nach der DRG-Einführung in Deutschland sind die Strukturen im Krankenhausmanagement professionalisiert worden. Die Themen im Krankenhausbereich sind in den letzten Jahren deutlich komplexer geworden (▶Abb.5.3.1). Neben der klassischen Krankenhausorganisation treten vermehrt Themen wie Wettbewerb, Prozesssteuerung und Kooperationen in den Vordergrund.

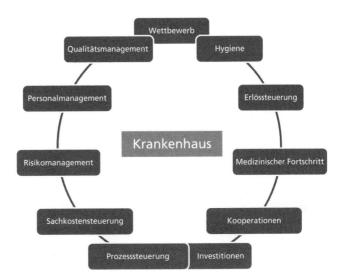

Abb. 5.3.1:
Anforderungen an
das Krankenhausmanagement

Marktorientierung

Voraussetzung für den wirtschaftlichen Erfolg eines Krankenhauses sind die Fallzahlen, die im Wesentlichen die Erlöse bestimmen. Im Rahmen des DRG-Systems muss das Ziel eines jeden Krankenhauses darin bestehen, möglichst viele Patienten effizient und qualitativ hochwertig zu behandeln. Dieses Grundprinzip hat den Wettbewerb um den Patienten massiv befördert. Ein zukünftig entscheidendes Kriterium für den Erfolg oder Misserfolg wird die medizinische Qualität eines Krankenhauses sein. Infolge der DRG-Umstellung haben nahezu alle Kliniken begonnen, Qualitätsmanagements zu etablieren. Zunächst stand bei vielen Kliniken die Zertifizierung im Vordergrund, mittlerweile sind diese Zertifizierungen nahezu Standard in der Kliniklandschaft und eignen sich nur noch bedingt als Wettbewerbsinstrument. In den Vordergrund rückt die Veröffent-

lichung von Qualitätsdaten. Neben den für alle Krankenhäuser seit 2005 verbindlichen strukturierten Qualitätsberichten werden die Daten vermehrt in Internetportalen wie z.B. Qualitätskliniken.de, Weiße Liste oder die Initiative Qualitätsmedizin veröffentlicht. Einzelne Krankenkassen nutzen die Qualitätsdaten zur Aufklärung ihrer Versicherten, wie z.B. der AOK Krankenhausnavigator, der neben den Ergebnissen der Qualitätsberichte auch Informationen zu Behandlungsergebnissen aus Abrechnungs- und Routinedaten auswertet. Der aktuelle Koalitionsvertrag 2013 sieht grundsätzlich vor, Qualitätsparameter vergütungsrelevant werden zu lassen.

Voraussetzung für die Marktorientierung eines Krankenhauses ist die Kenntnis der eigenen Marktposition und des Wettbewerbsumfeldes. Jede Klinik sollte ihr Umfeld detailliert kennen und geeignete Kooperationspartner identifizieren:

- Niedergelassene Ärzte
- Patienten
- Angehörige
- Feuerwehr/Rettungsdienste
- Andere Krankenhäuser
- Krankenkassen
- Sonstige Institutionen (z. B. Berufsverbände, Selbsthilfegruppen).

Führungsstruktur

Die klassische Aufbauorganisation eines Krankenhauses sieht nach wie vor eine Krankenhausleitung vor, an der die Ärztliche Leitung, die Leitung des Pflegedienstes und die Leitung des Wirtschafts- und Versorgungsdienstes zu beteiligen sind. Diese Mindeststruktur wird in den Landeskrankenhausgesetzen der Bundesländer vorgegeben. Daraus ergeben sich historisch eine Trennung zwischen Ärztlichen Dienst und Pflegedienst und ein starker Fokus auf die kaufmännische Verantwortung im Bereich der Geschäftsführung.

Die Vielzahl der unterschiedlichen Themenkomplexe verdeutlicht, dass die klassische Leitungsstruktur hierbei an Grenzen stößt und Entscheidungsprozesse verlangsamt werden. Neben der früher überwiegend betriebswirtschaftlichen Komponente eines Krankenhauses rückt immer mehr die Zusammenarbeit zwischen Ökonomie und Medizin in den Fokus.

Die klassische dreigliedrige Führungsstruktur eines Krankenhauses wird den Anforderungen an modernes Krankenhausmanagement häufig nicht mehr gerecht. Die Ausgestaltung der Managementstrukturen ist dabei abhängig von der Größe eines Krankenhauses.

Der Geschäftsführer eines Krankenhauses ist heute mehr denn je an der Schnittstelle zwischen Ökonomie und Medizin tätig. Krankenhausgeschäftsführer bringen historisch eher eine ökonomisch geprägte Ausbildung mit, Schwerpunkte in der Vergangenheit waren häufig das betriebswirt-

schaftliche Controlling oder das Personalmanagement (Lüngen et al. 2013). Die medizinische Kompetenz in der Führung eines Krankenhauses wird oftmals durch den Ärztlichen Direktor abgedeckt, der überwiegend im Nebenamt tätig ist. Eine der Kernaufgaben des Krankenhausmanagements besteht heute in der medizinischen Ausrichtung und Steuerung der Klinik. In größeren Krankenhäusern wird die ärztliche Kompetenz in Teilen durch Ärztliche Geschäftsführer ergänzt. Eine rein ärztliche Geschäftsführung hat sich bisher nicht am Krankenhausmarkt durchgesetzt. Je nach Größe des Krankenhauses wird die Geschäftsführung durch eine kaufmännische Direktion/Verwaltungsdirektion ergänzt, die die klassischen kaufmännischen Funktionen, z. B. Rechnungswesen, Controlling, Einkauf, verantwortet.

In viele Krankenhäuser fungiert auch derzeit noch ein Ärztlicher Direktor im Nebenamt, der eher als Berater der Geschäftsführung agiert. Größere Kliniken sind mittlerweile häufiger dazu übergegangen, hauptamtliche Ärztliche Direktoren/Medizinische Direktoren einzusetzen. Hierbei ist es wichtig, dass klar definiert wird, wie dieser in die Aufbauorganisation eingegliedert ist. Die Tabelle 5.3.1 zeigt beispielhaft eine mögliche Differenzierung des Aufgaben- und Verantwortungsspektrums zwischen einem Ärztlichen Direktor im Nebenamt und einem hauptamtlichen Ärztlichen Direktor.

Wichtig ist es, dass medizinische Kompetenz in die Führung der Kliniken als integraler Bestandteil eingebunden wird. Eine Alternative zur Besetzung eines hauptamtlichen Ärztlichen oder Medizinischen Direktors – vor allem für kleine und mittelgroße Kliniken – kann ein Leiter Medizinische Prozesse sein. Dieser dient als Schnittstelle zwischen den verschiedenen Berufsgruppen und seine Hauptaufgabe besteht in der Optimierung der medizinischen Prozesse. Für diese Position bieten

Tab. 5.3.1: Aufgaben Ärztlicher Direktoren

Ärztlicher Direktor	Medizinischer Direktor
Nebenamtlich	**Hauptamtlich**
– Sprecher der Chefärzte – Repräsentant nach außen – zugewiesene Sonderaufgaben	– Bindeglied zwischen Leitung und Ärztlichem Dienst – *Entscheidungskompetenz* hinsichtlich medizinischer Prozesse – operativ tätig
Ansprechpartner und Berater in medizinischen Fragestellungen	*Umsetzung* von Veränderungen im medizinischen Bereich
Mitwirkung bei der Strategischen Planung	*Strategische und operative* Leistungsplanung
Ärztliche Fachaufsicht über Pflege und Medizinisch-Technischen-Dienst	Koordination des medizinischen Leistungsgeschehens
Sicherstellen und Koordination der internen berufsübergreifenden Zusammenarbeit	*Förderung* und Koordination der internen berufsgruppenübergreifenden Zusammenarbeit
	Klinisches Risikomanagement
	Sicherstellung Prozess- und Ergebnisqualität

sich erfahrene Fach- oder Oberärzte an, die den Prozessalltag kennen und in der Klinik akzeptiert sind. Sie können auch in Teilzeit eingesetzt werden und verbleiben mit einem Anteil ihrer Arbeitszeit in der Klinik. Zur Akzeptanz und Durchsetzungskraft sollte der Leiter Medizinische Prozesse in die Krankenhausleitung integriert werden (▶ **Abb. 5.3.2**) und weisungsbefugt

für die Prozessgestaltung sein. Drängende Prozessthemen im Krankenhaus sind:

- Aufnahme- und Belegungsmanagement
- OP Management
- Organisation der Rettungsstellen
- Organisation der Intensivstation
- die Funktionsabteilungen, z. B. Röntgen oder Endoskopie.

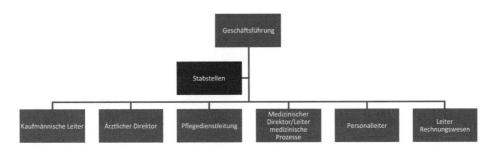

Abb. 5.3.2: Erweiterte Führungsstruktur eines Krankenhauses

Kaufmännisches Controlling/Medizincontrolling

Das klassische betriebswirtschaftliche Controlling wurde durch die Einführung der

DRGs um das Medizincontrolling ergänzt. Hatten im Jahre 2001 nur etwas mehr als 50 % der Kliniken ein Medizincontrolling eingerichtet, gehört es heute zum festen Bestandteil des Krankenhausmanagements

(Schick 2004). Beschränkte sich das Controlling vor der DRG-Einführung im Wesentlichen auf das Kostenmanagement, stellen Krankenhäuser heute durch die DRGs ihr Leistungsgeschehens detailliert und transparent bis auf die Einzelfallebene dar. DRGs werden durch die Kodierung von Prozeduren und Diagnosen angesteuert, somit wirkt sich die Kodierung entscheidend auf die Erlössituation eines Krankenhauses aus. Das Institut für das Entgeltsystem im Krankenhaus (InEK) veröffentlicht jährlich die Daten aus der DRK-Kalkulation. Damit erhält jedes Krankenhaus detaillierten Zugriff auf DRG-Ebene zu den Kostendaten einer DRG und kann diese in Relation zu den eigenen Daten setzen.

Das kaufmännische und das Medizincontrolling können so auf eine breite Basis an Kennzahlen für die Steuerung des Krankenhauses und der Fachabteilungen zugreifen. Tabelle 5.3.2 zeigt Daten, die wesentlicher Bestandteil der Steuerung eines Krankenhauses sein sollten.

Tab. 5.3.2: Kennzahlen im Controlling

Controlling	Medizincontrolling
Fälle, case mix, case mix index	Schweregradanalyse (PCCL)
Personalbemessung: Entwicklung Case mix pro Vollkraft	Verweildaueranalysen (untere, obere, mittlere Grenzverweildaueranalyse)
Sachkosten pro case mix	Ambulantes Potential
Liquiditätssteuerung	MDK Berichtswesen (Prüfquote, Erlösverlust)
Investitionen-Überwachung	DRG Detailanalyse, Klinische Leistungsgruppen
OP-Auslastung	Portfoliosteuerung
Deckungsbeitragsrechnung	Marktanteile
INEK Kostenanalysen, benchmarks	Kodierqualität

Voraussetzung für die Steuerung ist ein auf den Adressaten abgestimmtes und eindeutig verständliches Berichtswesen. Dabei empfiehlt es sich, eine überschaubare Anzahl von Kernparameter zu integrieren, die aus den Unternehmens-, bzw. Abteilungszielen abgeleitet werden. Die detaillierten Analysen sollten den jeweils verantwortlichen Mitarbeitern transparent zur Verfügung gestellt werden. Die Ergebnisse müssen mit den verantwortlichen Chefärzten und Abteilungsleitern regelmäßig in Form von Monats- und Quartals- sowie Sachkostengesprächen diskutiert und Maßnahmen abgeleitet werden. Dabei kann es hilfreich sein auch die Oberärzte der Abteilungen mit einzubeziehen.

Je nach Größe und Struktur eines Krankenhauses kann es unterschiedliche Organisationsformen des Medizincontrollings geben. Bei kleineren Kliniken ist es sinnvoll, das Medizincontrolling in das betriebswirtschaftliche Controlling zu integrieren. Bei größeren Einheiten mit einer differenzierten Fachabteilungsstruktur ist eine eigene Organisationsstruktur durchaus sinnvoll. Wichtig ist dabei, dass eine klare Abgrenzung zwischen den Aufgaben und Verantwortlichkeiten besteht.

Personalmanagement

Das Personalmanagement gehört zu den wichtigsten Aufgaben des Krankenhausmanagements der Zukunft. Das Krankenhaus ist als Dienstleistungsunternehmen ein personalintensiver Bereich, die Steuerung und Kontrolle der Personalkosten originäre Aufgabe des Personalmanagements.

Bereits heute wird deutlich, dass es in vielen Bereichen schwieriger wird, Personal zu gewinnen und zu halten und das Gesundheitswesen auf einen Fachkräftemangel im Bereich der Ärzte und der Pflege hinsteuert. Es ergibt sich daraus ein Perspektivenwechsel vom Anbieter- auf ein Nachfragemodell, das sich bereits jetzt durch die wachsende Anzahl von Honorarkräften im Krankenhaus und die sich daraus ergebenen steigenden Kosten äußert (PWC 2012). Modernes Personalmanagement zielt darauf ab Mitarbeiter zu gewinnen, zu binden und dauerhaft weiterzuentwickeln. Weiterhin gilt es, die Vereinbarkeit von Beruf und Familie aktiv zu fördern. Der Anteil der weiblichen Mediziner nimmt stetig zu, Gleiches gilt für die Pflege.

Voraussetzung für ein effektives Personalmanagement ist eine Professionalisierung des Führungsverständnisses. Es muss ein Rahmen geschaffen werden, der die Motivation und Wertschätzung der Mitarbeiter gewährleistet. Ein Basisinstrument zur Gewinnung von Mitarbeitern sind moderne Tarifverträge, die neben der Vergütung auch Instrumente zur Vereinbarkeit von Beruf und Familie, zu flexiblen Arbeitszeiten und Altersversorgung beinhalten. Zu den Bausteinen eines modernen und erfolgreichen Personalmanagements gehören:

- Personalbeschaffung und Personalmarketing
- Definition einer Arbeitgebermarke
- Aus-, Fort- und Weiterbildung
- Personalentwicklung, Einarbeitungskonzepte für neue Mitarbeiter
- Förderung der internen Kommunikation
- Einführung neuer Berufsbilder

- Entbürokratisierung
- Altersgerechte Arbeitsbedingungen.

Ein entscheidender Erfolgsfaktor ist die durchgehende Kommunikation von Entscheidungen auf alle Ebenen des Krankenhauses. Es sollte eine verbindliche Kommunikationsstruktur vorhanden und im Unternehmen bekannt sein. Dazu gehören regelmäßige Sitzungen der Krankenhausleitung, der Chefärzte und der Stationsleitungen unter Teilnahme der Geschäftsführung. Über für das Unternehmen relevante Ergebnisse sollten alle Mitarbeiter regelmäßig informiert werden, z. B. im Rahmen einer Mitarbeiterversammlung, über Mitarbeiterzeitungen oder durch direkte Vorgesetzte.

Erlösmanagement

Das Erlösmanagement war früher eine Aufgabe des Rechnungswesens bzw. der Buchhaltung und beschränkte sich im Wesentlichen auf das klassische Mahnwesen. Seit Einführung der DRGs haben die Kodierung und die frühzeitige, vollständige und korrekte Erfassung der Diagnosen primären Einfluss auf die Eingruppierung in eine DRG und damit die Erlöshöhe. Erbrachte Leistungen, die nicht dokumentiert und kodiert wurden, bedeuten eine direkte Verminderung der Krankenhauserlöse.

Mit Einführung der DRGs war die Kodierung in den meisten Krankenhäusern Aufgabe des Ärztlichen Dienstes (Schick 2004). Mittlerweile hat sich jedoch das Berufsbild der Dokumentations-/Kodierassistenten weitgehend in den Krankenhäusern etabliert und ist in der Regel dem Medizincontrolling angegliedert. Die knappe Ressource Arzt wird weitgehend von der Kodierung entlastet. Wichtig ist eine zeitnahe Erfassung der Diagnosen, möglichst behandlungsbegleitend auf der Station. Dadurch wird sichergestellt, dass die Kodierung vollständig erfolgt und nach Entlassung des Patienten zeitnah abgerechnet wird. Durch die steigenden MDK-Prüfquoten ist die vollständige Dokumentation der erbrachten Leistungen von entscheidender Bedeutung.

Im Rahmen der Erlössicherung wird das MDK-Management immer wichtiger. Hierbei muss der gesamte Prozess des Fallmanagement hausbezogen festgelegt werden.

Die Anzahl der MDK-Prüfungen hat aufgrund der direkten Erlösrelevanz in den letzten Jahren stark zugenommen und liegt mittlerweile bei 12 % der Fälle (medinfoweb). Um ein effektives Forderungsmanagement zu gewährleisten, ist der Aufbau eines MDK-Berichtswesens nach Kassenarten differenziert erforderlich (▶ Tab. 5.3.3).

Tab. 5.3.3: Beispiel MDK Berichtswesen

Jahr	Kasse	Fallzahl	Anfragen	Quote	Abgeschlossen	Verloren	Veränderung	% verloren
2013	A	3017	362	15,3%	140	50	−12,744	35,77%

Dieses Berichtswesen sollte zwingend ergänzt werden um die Prüfgründe der einzelnen Anfragen, wie z. B. Fallzusammenführung, Kodierung korrigiert oder Verweildauern.

Fazit

Die Einführung der DRGs hat die Professionalisierung des Krankenhausmanagements deutlich beschleunigt. Voraussetzung für den dauerhaften Erfolg ist eine auf die Struktur und Größe der Klinik ausgerichtete Organisation. Die Herausforderungen durch den anhaltenden Kostendruck und die steigenden Einflussfaktoren zwingen die Krankenhäuser zu organisatorischen und personellen Umstrukturierungen. Zu den Hauptaufgaben zählen die Prozessoptimierung und die Gestaltung der medizinischen Kernprozesse in den Kliniken. Dafür ist es erforderlich, medizinische Kompetenz in das Krankenhausmanagement zu integrieren. Die Implementierungstiefe ist dabei abhängig von der Größe und Struktur eines Krankenhauses.

Literatur

Lüngen M, Berger H, Schmidt-Rettig B, Zapp W (2013): Was müssen Krankenhausmanager können?, in: das Krankenhaus 12/2013: 1292–1296.

Medinfoweb (2013): Ergebnisse – Frühjahrsumfrage 2013 – Krankenhausrechnungsprüfung. http://www.medinfoweb.de/article.php?articleID=36030&cat01=7&cat04=0, Zugriff am 06.01.2014).

PWC Studie (2012): 112 und niemand hilft – Fachkräftemangel: Warum dem Gesundheitssystem ab 2030 die Luft ausgeht. Frankfurt am Main.

Rau, Ferdinand (2013): Kurzfristige Finanzhilfen für Krankenhäuser. In: das Krankenhaus /2013: 685–690.

RWI (2013): Krankenhaus Rating Report 2013: Der Trend zu großen Klinikverbünden setzt sich fort, Pressemitteilung vom 06.06.2013.

Salfeld R, Hehner S, Wichels R (2009) Modernes Krankenhausmanagement. Konzepte und Lösungen. Berlin, Heidelberg: Springer.

Schick J (2004): Vorbereitung der deutschen Krankenhäuser auf die G-DRG-Einführung. Münster: Schüling.

5.4 Qualitätsmanagement in Zeiten des Fachkräftemangels

Christoph Winter

Motivation zum Qualitätsmanagement

In den 1980er-Jahren begann sich auf dem deutschen Krankenhausmarkt ein Management-Ansatz durchzusetzen, der die Qualität des Krankenhauses und seiner Führung in den Mittelpunkt aller Bemühungen stellt und als unternehmerisches, umfassendes Konzept alle Bereiche und Berufsgruppen einbezieht: das Qualitätsmanagement (QM); auch Umfassendes Qualitätsmanagement (UQM) oder entsprechend der englischsprachigen Terminologie Total Quality Management (TQM) genannt. Heute ist es faktisch nicht mehr wegzudenken und nicht zuletzt aufgrund der gesetzlichen Vorschriften, integraler Bestandteil eines jeden Krankenhauses.

Nicht erst durch das QM hielten die Bemühungen um eine hohe Qualität der medizinischen Behandlung im Krankenhaus Einzug. Bereits in der Antike wurden qualitative Mindestanforderungen in ärztlichen Standards definiert. Bei Abweichungen in Form von Fehlbehandlungen hatte der Arzt vereinzelt drastische Strafen bis hin zur Exekution zu befürchten, zumindest jedoch schadete schlechte Qualität dem Ansehen des Arztes, sodass der Arzt aus Gründen des Selbstschutzes sowie seiner Existenzsicherung Maßnahmen zur Qualitätssicherung ergriff und seine, sowie die Arbeit seiner Gehilfen, regelmäßig kontrollierte, bewertete und mit geeigneten Maßnahmen verbesserte (Winter 1997).

Seit dem Jahr 2000 sind das Qualitätsmanagement sowie die Beteiligung an Qualitätssicherungsmaßnahmen für deutsche Gesundheitseinrichtungen gesetzlich vorgeschrieben – andernfalls drohen Vergütungsabschläge. Im § 135a des Sozialgesetzbuch V werden Leistungserbringer verpflichtet,

die Qualität ihrer Leistungen zu sichern und weiterzuentwickeln; sie müssen dem aktuellen Stand der Wissenschaft entsprechen und in fachlich gebotener Qualität erbracht werden. Darüber hinaus müssen sich Gesundheitseinrichtungen an externen Qualitätssicherungsmaßnahmen beteiligen sowie einrichtungsintern ein QM einführen und weiterentwickeln.

Aktuell wird die Beteiligung an externen Qualitätssicherungsmaßnahmen regelmäßig überprüft, jedoch existieren zum einrichtungsinternen QM keine verpflichtenden Regelungen; sie unterliegen aktuell keiner Überprüfung. Daher ist es möglich, dass in Phasen wirtschaftlicher Not oder sonstiger Mangelzustände QM-Aktivitäten notwendigen Sparkonzepten eines Krankenhauses zum Opfer fallen. In einigen Häusern gelten QM-Aktivitäten und sogar QM-Personal bisweilen als verzichtbar, insbesondere wenn Kürzungen von Personal oder Sachmitteln bei Einsparentscheidungen die Alternative darstellen.

Seit Jahren wird darüber gestritten, ob QM von seinem Wesen her überhaupt vorgeschrieben werden kann. Denn idealtypisch ist ein Unternehmer (Eigentümer oder Top-Manager) vom QM-Ansatz und dessen Nutzen im Grunde seines Herzens überzeugt und sieht ihn als essentiellen Teil seines unternehmerischen Handelns an, so dass er gar nicht verpflichtet werden müsste. Protagonisten argumentieren gar nach dem Motto ›QM ist alles und ohne QM ist alles nichts‹. Doch dieser Überzeugung sind längst nicht alle Verantwortlichen in deutschen Krankenhäusern. Als zu aufwändig und kostspielig, gar hinderlich werden QM-Aktivitäten und die stetigen Dokumentationsverpflichtungen z.B. von Verfahrensanweisungen angesehen, wie sie von den Qualitätsbeauftragten eingefordert werden.

Wenn also keine allgegenwärtig gespürte Überzeugung der Führung zur Notwendigkeit des QMs besteht, wie soll dann ein solches Konzept die Erfolge hervorbringen, die Protagonisten von ihm erwarten? Gibt es womöglich negative Entwicklungen oder Bedrohungen in der Krankenhaus-Umwelt, die das QM – vergleichbar der oben beschriebenen Motivation der Ärzte in der Antike – zu einem existenziellen Muss machen? Oder gar ein QM-System ‹automotivatorisch› von Führungskräften vorgelebt und von allen Krankenhausmitarbeitern beherzt (mit-)gelebt wird?

Im Folgenden soll der Versuch unternommen werden, nach Aufzeigen einer solchen negativen Entwicklung – dem Fachkräftemangel im Gesundheitswesen – einschlägige (Erfolgs-)Elemente des QMs darzustellen. Es soll die Frage beantwortet werden, welche QM-Elemente und – Prinzipien für ein Krankenhaus zur Vorbereitung auf den Fachkräftemangel von besonderer Bedeutung sein können. Verantwortliche mögen zu der Überzeugung gelangen, dass QM gerade in Zeiten des Fachkräftemangels wichtiger denn je ist.

Fachkräftemarkt Gesundheitswesen

Prognose des Fachkräftemangels

Neben dem stets aktuellen Thema der Finanzierbarkeit zukünftiger Gesundheitsleistungen hängt die Zukunft des Gesundheitssektors weitgehend von der Verfügbarkeit qualifizierter Fachkräfte, insbesondere von Ärzten und Pflegefachkräften, ab. Wenn einem der personalintensivsten Dienstleistungssektoren der Volkswirtschaft – das Gesundheits- und Pflegewesen hat fast siebenmal mehr Beschäftigte als die Automobilbranche (PricewaterhouseCoopers 2012, S. 2) – nicht ausreichend personelle Res-

sourcen zur Verfügung stehen, dann ist nicht nur die bedarfsgerechte Versorgung mit Gesundheits- und Pflegeleistungen gefährdet, sondern auch das über Jahre entwickelte hohe Qualitätsniveau. Während in den 1980–2000er-Jahren von einer »Ärzteschwemme« gesprochen wurde, entwickelt sich seit ca. 2005 diese Überfluss- in eine Unterversorgungssituation, sodass seitdem vom »Ärztemangel« die Rede ist (Bundesministerium für Gesundheit und Soziale Sicherung 2004). Insbesondere der demografische Wandel, der mit einer steigenden Nachfrage nach speziellen Dienstleistungen (z. B. Medizin und Pflege) einhergeht, wird als langfristige Ursache für die Mangelsituation im Personalbereich angesehen (Engelke et al. 2013, S. 356). Steigende Nachfrage führt zu erhöhtem Personalbedarf, was bei nicht adäquat steigendem Angebot an Fachkräften zum Fachkräftemangel führt. Erste Prognosen der Unternehmensberatung PricewaterhouseCoopers (PwC) gehen im Extremfall vom einem »Kollaps des deutschen Gesundheitswesens« aus (PwC 2010, S. 10), sodass das qualitativ hochwertige Versorgungsniveau der deutschen Gesundheitsversorgung dramatisch in Gefahr geraten kann (Burkhard 2012). Nach Ergebnissen einer erstmals 2010 veröffentlichten und 2012 aktualisierten PwC-Studie wird der Personalmangel im stationären und ambulanten Bereich in den Jahren 2020 und 2030 dramatisch zunehmen (PwC 2012, S. 8 f.). Nach pessimistischen Szenarien fehlen bis 2030 mehr als 100.000 Ärzte und fast 600.000 Pflegekräfte, sodass im schlechtesten Fall bis zu 50 % der notwendigen Stellen im Pflegebereich und über 30 % der ärztlichen Stellen – ambulanten und stationär – nicht besetzt werden können.

Betriebswirtschaftlich betrachtet kann die Nichtbesetzung von Fachkräftestellen für einzelne Krankenhäuser zur existenziellen Bedrohung werden. Wenn Krankenhäuser durch fehlende Fachkräfte eine Mindestbesetzung von Abteilungen nicht erreichen und diese schließen müssen, resultieren daraus Mindererlöse, die ein Krankenhaus in eine wirtschaftliche Schieflage bringen können. Daher sind Krankenhausträger und das Top-Management gefordert, Strategien zu entwickeln, um Fachkräfte dauerhaft an das Krankenhaus zu binden und als Arbeitgeber attraktiv zu sein.

Primäre Konsequenzen und Anforderungen an das Krankenhaus

Im Krankenhaus-Barometer des Deutschen Krankenhausinstituts wird das Stellenbesetzungsproblem seit einigen Jahren untersucht (DKI 2011). Während aktuell der Fachkräftemangel in der Pflege noch nicht so deutlich spürbar ist, können über 70 % der deutschen Krankenhäuser offene Stellen im Ärztlichen Dienst nicht adäquat besetzten (DKI 2011). Die Rede ist von rund 4.000 offenen Stellen oder durchschnittlich 2,5 Vollzeitstellen pro Krankenhaus. Als Primärmaßnahme werden zur Aufrechterhaltung der Versorgung häufig Honorarärzte, also nicht fest angestellte freiberuflich tätige Mediziner, eingesetzt. Darüber hinaus werden Stellen mit Ärzten häufig aus dem (süd- und ost-)europäischen oder arabischen Raum/Naher Osten besetzt (DKI 2012). Häufig besitzen diese weder eine deutsche Approbation noch Kenntnisse des deutschen Krankenhauswesens und vielfach nur geringe Sprachkenntnisse, meist auf dem niedrigen Niveau des B2- oder C1-Sprachdiploms. Insbesondere in ländlich gelegenen Krankenhäusern, in denen viele Patienten noch Mundart oder Dialekte sprechen, ist die Verständigung zwischen Arzt und Patient bzw. seinen Angehörigen dann schwierig. Sowohl Honorarärzte als auch Ärzte mit Migrationshintergrund sind zwar legitimiert als Arzt zu arbeiten, müssen sich jedoch häufig zunächst in die Qualitätsstandards (»Klinische Pfade«) des Krankenhauses, in dem sie tätig sind, einarbeiten. Dies

kann ebenfalls aufgrund der Sprachprobleme langwierig sein. Zudem besitzen sie weder Kenntnisse über die Organisation der regionalen Versorgung noch über Werte und Ziele des anstellenden Krankenhauses. Eine Identifikation scheint aufgrund von kulturellen und religiösen Unterschieden sowie aufgrund unterschiedlicher Rollenverständnisse (z. B. Geschlechterrolle, Hierarchische Position) anfangs schwierig. All dies löst nicht nur Kommunikationsprobleme und Missverständnisse zwischen Ärzten, Patienten und Angehörigen sowie anderen Berufsgruppen aus, sondern auch erhebliche Qualitätsmängel. Auf Stationsebene ist eine enge Zusammenarbeit zwischen Arzt und Pflege erforderlich. Diese wird häufig von engagierten und erfahrenen Pflegekräften gesteuert; vorausgesetzt sie werden von den jungen Ärzten in dieser Rolle akzeptiert. Integration scheint mühselig zu sein, zumal die neuen Ärzte mit Migrationshintergrund in aller Regel aus sehr unterschiedlichen kulturellen und medizinischen Zusammenhängen in die deutschen Krankenhäuser kommen.

Qualitätsmanagement im Krankenhaus

Wesentliche Aspekte des QM in Zeiten von Fachkräftemangel

Neben politischen und berufsständischen Wegen aus der Krise haben sich Verantwortliche im Krankenhaus die Frage zu stellen, wie sie ihre Einrichtung im Wettbewerb um qualifizierte Fachkräfte so attraktiv machen können, dass die schrumpfende Anzahl an qualifizierten Fachkräften die eigene Einrichtung als Arbeitgeber auswählt. Manche Strategien des Personalmanagements und -marketings wie das »Employer Branding« (Olesch 2014, S. 32) weisen Überschneidungen zum QM bzw. seinen Konzepten und Projekten auf. Hier gewinnt neben der Prozess- und Kundenorientierung speziell die dritte Säule der Mitarbeiterorientierung zunehmend an Bedeutung.

Das EFQM-Modell der European Foundation for Quality Management hilft, Zusammenhänge zwischen dem QM und dem »Employer Branding« zu beurteilen. Als Bewertungsmodell unterstreicht es insbesondere die Bedeutung des Humanfaktors. Vor allem die Einbindung des Produktionsfaktors Mensch ist im Rahmen weitergehender Qualitätsentwicklung wichtig, weshalb die Orientierung an dem EFQM-Modell und damit eine deutliche Fokussierung auf die Mitarbeiterschaft gerade für das personalintensive Krankenhaus von großem Vorteil ist. Hier gelten Motivation sowie Quantität und Qualität des ärztlichen und pflegerischen Personals als Schlüsselelemente der Versorgungsqualität.

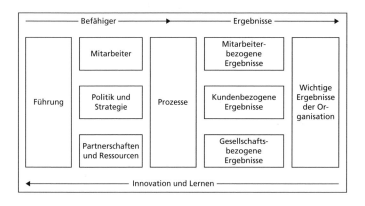

Abb. 5.4.1:
Die Kriterien des European Quality Awards (»EFQM-Modell«) Quelle: Eigene Darstellung in Anlehnung an EFQM (http://www.efqm.org/¬ efqm-model/model-criteria)

Viele der o. g. Elemente des EFQM-Modells entsprechen dem von Prof. Dr. Gunther Olesch vorgeschlagenen Konzept des Employer Branding, das er in seinem Buch »Der Weg zum attraktiven Arbeitgeber« aufzeigt (Olesch 2014):

Die Gegenüberstellung macht deutlich, dass sich der QM-Ansatz nach EFQM mit seinen Schwerpunkten »Mitarbeiter«, »Führung« sowie »Politik und Strategie« den Maßnahmen auf dem Weg zum attraktiven Arbeitgeber – dem Employer Branding, als Reaktion auf den Fachkräftemangel – sehr ähnelt. Sowohl der Aufbau und die Pflege eines Krankenhauses als Arbeitgebermarke als auch der Aufbau eines gut funktionierenden QMs mit einer starken Mitarbeiterorientierung können in Zeiten des Fachkräftemangels als wesentliche Erfolgsfaktoren angesehen werden. Für das Krankenhaus ist zu empfehlen, die Zu-

kunftsthemen QM und Employer Branding zu verknüpfen und zu einer umfassenden, quasi *kombinierten Zukunftsstrategie* zu entwickeln (Risch 2013). Damit wird einerseits die Marke Krankenhaus positiv entwickelt, sodass hochqualifizierte Fachkräfte akquiriert und gebunden werden können, andererseits werden negative Begleiterscheinungen einer kurzfristigen Besetzung durch Honorar- oder unerfahrene Ärzte eingeschränkt. Im Folgenden werden die wesentlichen Elemente des EFQM-Modells, die mit dem Employer Branding korrespondieren, skizziert.

Politik und Strategie

»Krankenhäuser, die sich an dem EFQM-Ansatz orientieren, verwirklichen ihre Mission und Vision, indem sie eine auf Interessengruppen ausgerichtete Strategie ent-

Tab. 5.4.1: Die Gegenüberstellung vom EFQM- Model und Employer Branding

EFQM-Modell	Employer Branding
Führung	Führungsleitlinien entwickeln und umsetzen Zielvereinbarung durch Target Card
Mitarbeiter	Qualifizierung und Weiterbildung, Duales Studium Generation Gold – 50plus, Frauen- und Migrantenprogramme Fachkräftesicherung und Mitarbeitergewinnung Einarbeitungsprogramme Gesundheitsmanagement, Work-Life-Balance Mitarbeiterbefragung Flexible Arbeitszeiten
Politik und Strategie	Unternehmensleitlinien und -kultur Bildung als Fundament der Unternehmensstrategie Unternehmensführung und -ethik, Fairness
Partnerschaften und Ressourcen	Hochschulengagement und -partnerschaft
Prozesse	Prozessorganisation Telearbeit
Mitarbeiterbezogene Ergebnisse	Immaterielle Anreizsysteme Zielorientierte Mitarbeitervergütung
Kundenbezogene Ergebnisse	Marketing für Personaldienstleistungen
Gesellschaftsbezogene Ergebnisse	Social Responsibility Freizeitwert in der Region
Wichtige Ergebnisse der Organisation	Krise als Chance

Quelle: Eigene Darstellung, Employer Branding nach Olesch (2014).

wickeln« (Hahne 2011, S. 79). Im Sinne des Employer Branding sollte eine der wesentlichen Strategien das Thema »Bildung« in Bezug auf die Interessengruppe der Mitarbeiterschaft sein. Dadurch wird das Wissen der Mitarbeiterschaft als wesentliches Zukunftsthema in der Unternehmensstrategie bzw. den Unternehmensleitlinien und der -kultur verankert. Neben dieser nach außen für potenzielle Bewerber erkennbaren Verlautbarung sollte die Unternehmensführung sich an *ethischen Maßstäben* orientieren (z. B. Fairness) und dies auch zum Qualitätsmerkmal des Arbeitgebers erklären.

Führung

Attraktive Arbeitgeber beschäftigen Führungskräfte, die Werte und ethische Grundsätze entwickeln und vorbildlich handeln. Sie engagieren sich darüber hinaus in der Entwicklung, Umsetzung und kontinuierlichen Verbesserung des Managements der Organisation und verankern zusammen mit der Mitarbeiterschaft eine Kultur der Excellence. Sie erkennen und meistern den Wandel in der Organisation (Kahla-Witzsch 2005). Olesch (2014) schlägt in seinem Konzept vor, dass die konkrete Umsetzung dieses (EFQM-)Elements durch die Entwicklung und Umsetzung von *Führungsleitlinien* sowie durch *Zielvereinbarungen* der Führungskräfte mit den Mitarbeitenden durch die sog. Target Card erfolgt. Ganz im Sinne des QMs werden Führungsleitlinien durch interdisziplinäre Projektgruppen aus der Unternehmenspolitik abgeleitet bzw. entwickelt. In Zeiten des Fachkräftemangels und der häufig notdürftigen suboptimalen Besetzung vakanter Stellen sollten die Unternehmensleitlinien u. a. Aussagen zur Führung multikultureller Teams, zur Führung in schwierigen Situationen sowie zur Führung im Diversity-Management enthalten. Vorrangig ist allerdings das vorbildliche und glaubhafte Vorleben der Unternehmensgrundsätze durch die Führungskräfte.

Mitarbeiter und mitarbeiterbezogene Prozesse

Sowohl das EFQM-Modell als auch das Employer Branding stellen die Bedeutung des menschlichen Produktionsfaktors und dessen Motivation in den Mittelpunkt. Viele der von Olesch (2014) in seinem Konzept vorgestellten Themen sind in zahlreichen Krankenhäusern bereits erfolgreich als QM-Projekte realisiert worden. So ist beispielsweise die *Mitarbeiterbefragung* nicht nur ein wirksames Instrument, um den Grad der Mitarbeiter-Orientierung zu erfassen, zu analysieren und ggf. im Sinne eines problemorientierten QMs zu verbessern, sondern auch ein Instrument, das als Muss und damit als originäres Qualitätsmerkmal für attraktive Arbeitgeber angesehen wird. Darüber hinaus ist das Vorhandensein eines systematischen *Einarbeitungsprogrammes* ein Qualitätsmerkmal, sowohl für einen attraktiven Arbeitgeber als auch Grundbedingung für eine schnelle Einsatzfähigkeit neuer Honorar- oder angestellter Ärzte. Erwartet ein Krankenhaus beispielsweise eine qualitativ hochwertige ärztliche Leistung von einem neuen Mitarbeiter, dann hat er ihn systematisch im Sinne der Unternehmenskultur und seiner Qualitätsstandards zu schulen. Dies setzt voraus, dass Qualitätsstandards und Klinische Pfade – häufig wiederum im Rahmen von QM-Projekten und Qualitätszirkeln entwickelt – vorhanden und im QM-Handbuch dokumentiert sind. Dies erleichtert die Einarbei-

tung und zeigt auf, was das Haus erwartet. Abhängig von den sprachlichen Fähigkeiten der neuen Ärzte sollte das Einarbeitungsprogramm spezielle Sprachtrainings mit medizinischen Inhalten vorsehen. Sollte ein Krankenhaus das Instrument des Einarbeitungsprogramms nicht wählen, so muss es zu dem überholten Mittel intensiver Qualitätskontrollen greifen und eine engmaschige Überprüfung der medizinischen Qualität der Honorarärzte oder der jungen und vielfach unerfahrenen Ärzte durchführen.

Ausgehend von der in der Qualitätspolitik des Krankenhauses idealerweise verankerten »Bildung« als Unternehmenswert, schlägt Olesch zur Steigerung der Arbeitgeberattraktivität und Markenbildung eine intensive *Qualifizierung und Weiterbildung (inkl. Duales Studium), spezielle Programme* (z. B. für Migranten, Frauen und ältere Mitarbeiter) sowie *flexible Arbeitszeiten* vor. Ebenfalls häufig bereits im QM bearbeitet, empfiehlt er im Rahmen des Employer Branding die Einführung eines *Gesundheitsmanagements*. Es trägt zur Work-Life-Balance der Mitarbeiterschaft bei und wird von potenziellen Fachkräften als attraktives Qualitätsmerkmal angesehen.

Zur weiteren Gestaltung der Ausgewogenheit von Beruf und Privatleben sowie zur Motivation sieht Olesch die Entwicklung *flexibler Arbeitszeiten* und die *zielorientierte Mitarbeitervergütung* als markenbildend für einen Arbeitgeber an. Im Rahmen von QM-Projektgruppen lassen sich mitarbeiterorientierte Lösungen einerseits zu diesen Themen andererseits auch zu *immateriellen Anreizsystemen* gut entwickeln.

Prozesse

Die *Prozessorientierung* stellt neben der Mitarbeiter- und Kundenorientierung die dritte Säule des QM-Konzepts dar. Sie wird auch von Olesch im Rahmen der Steigerung der Arbeitgeberattraktivität genannt, da sie dem neuen Mitarbeiter Transparenz und Sicherheit vermittelt. Allein die Orientierung an den Prozessen, also den patientenorientierten Abläufen im Krankenhaus, jenseits einer abteilungs- und berufsgruppenbezogenen Denkweise, hilft den Mitarbeitern, sich auf das Wesentliche ihrer Arbeit zu konzentrieren und trägt damit zur Motivation bei. Sollten klinische Prozesse durch Standards bzw. Klinische Pfade dokumentiert und abgesichert und eventuell mit modernen Methoden der Telemedizin bzw. *Telearbeit* verschlankt sein, so unterstützt dies sowohl die Excellence-Ziele des EFQM-Ansatzes als auch die Markenbildung im Sinne des Employer Branding.

Resümee

Es wurde ein erster Versuch unternommen, die strategische Allianz von Qualitätsmanagement nach dem EFQM-Modell und dem Employer Branding als Zukunftskonzept in Vorbereitung auf den sich verschärfenden Fachkräftemangel im Gesundheitswesen zu prüfen. Die Elemente des Employer Branding lassen sich mit QM-Methoden entwickeln und umsetzen. Krankenhäuser erreichen damit eine starke Mitarbeiterorientierung und eine Markenbildung als attraktiver Arbeitgeber. Da beide Konzepte ähnliche mitarbeiterorientierte Elemente enthalten und mit vergleichbaren Methoden arbeiten, kann im Zusammenspiel mit der Intensivierung der QM-Aktivitäten unter der Schwerpunktsetzung nach dem Ansatz des Employer Branding womöglich ein zukunftssicherer Ansatz zur Verbesserung der Arbeitgeber-Attraktivität eines Krankenhauses entwickelt werden. In der gegenwärtigen Situation des sich verschärfenden Fachkräftemangels, der insbesondere die Kernberufs-

gruppen Ärzte und Pflegekräfte betrifft, scheint eine Schwerpunkt- und Aktivitätenverschiebung hin zur Mitarbeiterorientierung sowohl im Sinne des QM als auch des Personalmarketings Erfolg zu versprechen.

Literatur

BMGS (Bundesministerium für Gesundheit und Soziale Sicherung) (2004): Gutachten zum Ausstieg aus der kurativen ärztlichen Berufstätigkeit in Deutschland. Forschungsbericht 335. April 2004.

Bruhn M (2013): Qualitätsmanagement für Nonprofit-Organisationen. Wiesbaden: Springer Gabler.

Burkhard M (2012): Krankes Gesundheitswesen: »Wir müssen heute aktiv werden«. (http://www.pwc.de/de/gesundheitswesen-und-pharma/fachkraeftemangel_2012_interview.jhtml. Zugriff am 09.12.2013)

Deutsches Krankenhausinstitut (DKI) (2011): Krankenhaus Barometer Umfrage 2011. Düsseldorf.

DKI (Hrsg.) (2012): Kultursensibilität der Krankenhäuser in Nordrhein-Westfalen. Düsseldorf. S. 24.

Engelke D, Schmidt-Rettig B, Winter C (2013): Personalmanagement in Krankenhäusern. In: Busse R, Scheyögg J, Stargardt T (Hrsg.) Management im Gesundheitswesen. 3. Aufl. Berlin Heidelberg: Springer. S. 356.

Hahne B (2011): Qualitätsmanagement im Krankenhaus. Düsseldorf: Symposion Publishing.

Kahla-Witzsch H (2005): Praxiswissen Qualitätsmanagement im Krankenhaus. Stuttgart: W. Kohlhammer.

Olesch G (2014): Der Weg zum attraktiven Arbeitgeber. Freiburg: Haufe-Lexware.

PwC PricewaterhouseCoopers (Hrsg.) (2012): 112 – und niemand hilft. Frankfurt.

PwC (Hrsg.) (2010): Fachkräftemangel. Frankfurt.

Risch B (2013): Der Arbeitgeber – Eine Marke. Top Arbeitgeber Herbst 2013: S. 6–7.

Voelker K (1985): Qualitätssicherung in der Praxis des niedergelassenen Arztes. MMW 10: S. 16–19.

Winter C (1997): Qualitätssicherung in der medizinischen Rehabilitation. Neuwied, Kriftel, Berlin: Luchterhand Verlag.

6 Funktionale Sichtweise von Leadership und Organisation

6.1 Personalmanagement

6.1.1 Personalwirtschaft

Wolfgang Plücker

Krankenhäuser sind, wie alle Einrichtungen des Gesundheitswesens, personalintensive Unternehmen mit bis zu 70 % Personalkostenanteil an den Betriebskosten. Daher kommt der Personalwirtschaft in diesen Einrichtungen eine besonders wichtige Aufgabe zu. Der Begriff Personalwirtschaft – häufig auch analog als Personalmanagement oder Personalwesen bezeichnet – umfasst dabei die wirtschaftliche Betriebsführung aller mit dem Personal zusammenhängenden Fragen. Dabei hat sich in den letzten Jahrzehnten die Betrachtung der Inhalte erheblich verändert. Konnte in den Jahren des Wirtschaftsaufbaus nach 1945 noch davon ausgegangen werden, dass das erforderliche Personal ohne große Berücksichtigung möglicher individueller Unterschiede und Bedürfnisse zu beschäftigen war – bereits dieser Begriff zeigt die Grundeinstellung zur Arbeit –, hat sich dies in den darauffolgenden Jahren erheblich geändert. Das wirtschaftliche Wachstum, die zunehmende Spezialisierung der Mitarbeiter, die Wettbewerbsentwicklung und der demografische Wandel haben dazu beigetragen, dass der Produktionsfaktor Arbeit als der menschlicher Faktor angesehen wurde, wie ihn bereits Karl Marx dargestellt hatte. Aus dem dienenden Arbeiter wurde der selbstbestimmende und selbstbewusste Mitarbeiter. In der hierarchisch geprägten Arbeitswelt hat dies, einem Paradigmenwechsel gleich, erhebliche Konsequenzen gehabt.

Im Krankenhausbereich erfolgte diese Entwicklung allerdings mit einer Verzögerung, da insbesondere das Krankenhaus nicht nur streng hierarchisch strukturiert war, sondern darüber hinaus von den Mitarbeitern aller Berufsgruppen ein altruistischer persönlicher Arbeitseinsatz erwartet wurde, der eine stärkere Selbstbestimmung nicht zuließ. Somit war die Personalarbeit eher auf die Verwaltung der Personalakten und die Einhaltung der gesetzlichen und formalen Standards beschränkt.

Dieser in der sogenannten freien Wirtschaft bereits erfolgte Paradigmenwechsel fand im Krankenhaus- und Gesundheitswesen nicht ohne den Einfluss äußerer Rahmenbedingungen statt; antiquierte Arbeitsbedingungen, überlange tägliche und wöchentliche Arbeitszeiten, geringer Arbeitsschutz und eine gegenüber anderen Branchen wesentlich schlechtere Bezahlung bei gleichzeitig gewünschter ständiger Präsenz ließen viele von dem Wunsch, im Krankenhaus zu arbeiten, Abstand nehmen. Die sich zunehmend verbessernden gesetzlichen und tariflichen Rahmenbedingungen ließen ab Mitte der 1970er-Jahre auch die »Modernisierung« der Personalwirtschaft zu und es wurden Arbeitsbereiche in der Personalwirtschaft wichtig, die bis dato dort eher selten anzutreffen waren. Neben den ersten wirtschaftlichen Restriktionen Anfang der 1970er-Jahre, dem Einnahmenrückgang bei den Kostenträgern und damit auch bei den Krankenhäusern, wurde durch das erste Krankenhausfinanzierungsgesetz (1972) die wirtschaftliche Notwendigkeit, mit dem Personalkosten zurückhaltender umzugehen, deutlich.

Betrachtet man die Ziele und wesentlichen Aufgaben der Personalwirtschaft, ist neben der notwendigen Managementfunktion, der Mitarbeiterführung und -steuerung die bedarfsgerechte qualitative und quantitative Bereitstellung und Vorhaltung von Personal bei gleichzeitiger Berücksichtigung der Wünsche und Bedürfnisse der Mitarbeiter im täglichen Arbeitsumfeld von Bedeutung. Während die Mitarbeiterführung und -steuerung sowohl strategische als auch operative Aufgaben beinhalten, sind die weiteren Funktionen in ihrer praktischen Ausprägung eher im operativen Bereich angesiedelt. Personalwirtschaft kann daher wie folgt differenziert werden:

- Personalbedarf und -einsatz
- Personalbeschaffung und -auswahl
- Personalentwicklung und -motivation
- Personelle Rahmenbedingungen (Gesetze, Tarifverträge).

Personalbedarf und -einsatz

Die Bestimmung des Personalbedarfs – erstmals bereits 1951 von der Deutschen Krankenhausgesellschaft (DKG) den Mitgliedern empfohlen – wurde 1969 bundesweit aufgezeigt. Sowohl der Personalbedarf als auch der Personaleinsatz stellten eine neue und umfangreiche Aufgabe der Personalwirtschaft dar (▶Kap. 6.1.2). Der Personaleinsatz wird wesentlich bestimmt durch die gesetzliche und tarifrechtliche Begrenzung

der täglichen bzw. wöchentlichen Arbeitszeit, die an den Arbeitsplätzen benötigte personelle Qualifikation und Quantität und die arbeitsorganisatorischen Aufbau- und Ablaufbedingungen. Differenzierte Dienstpläne sind daher schon aus gesetzlichen Gründen unverzichtbar. Dabei sind die Vorgaben bei der Personalbedarfsermittlung nicht immer stringent und hauptsächlich von der normativen Kraft des Faktischen geprägt.

Personalbeschaffung und -auswahl

Neben der grundsätzlichen Berechnung der qualitativen und quantitativen Personalmenge in allen vertretenen Berufsgruppen bzw. Dienstarten ist ein ebenso wesentlicher Faktor der Personalarbeit die Gewinnung, also die Personalbeschaffung und -auswahl, anhand der Bedarfsbestimmung. Die Möglichkeiten der internen Personalgewinnung decken dabei den Bedarf jedoch häufig nicht, weil durch Umbesetzungen häufig nächste »Personallöcher« geschaffen werden. Eine Ausweitung der Arbeitszeit durch angeordnete Mehrarbeit kann zwar situativ schnell erfolgen, diese Aufstockungen verursachen jedoch auch Mehrkosten und belasten die Gesundheit der Mitarbeiter, was auch zu Langzeiteffekten bei der Erhöhung des Krankenstandes führen kann. Die vom Krankenhausträger angebotene Weiterbildung kann durchaus zu dem gewünschten Erfolg führen, setzt aber ebenfalls häufig eine zusätzliche Personalbeschaffung für die dann fehlenden Mitarbeiter an der ursprünglichen Position voraus. Diese Personalbewegungen sind grundsätzlich auch mit Folgekosten verbunden.

Eine weitere Möglichkeit besteht in der externen Personalgewinnung durch aktive Suche nach geeigneten Mitarbeitern auf dem Arbeitsmarkt, durch Anzeigen, Abwerbungen oder persönliche Ansprachen. Darüber hinaus kann auf Initiativbewerbungen zurückgegriffen werden. Insbesondere der Fachkräftemangel, der auch den Krankenhaussektor längst erreicht hat, führt zu personellen Engpässen und einer immer stärkeren personellen Mangelversorgung. Hier zeichnet sich seit einiger Zeit ein reiner Verdrängungswettbewerb ab, der zu Lasten der Qualität in den betroffenen Krankenhäusern gehen kann. Zunehmend wird daher der europäische und außereuropäische Arbeitsmarkt angefragt, wobei zusätzlich zu den wirtschaftlichen Problemen in einigen Ländern wiederum ein Fachkräftemangel erzeugt werden könnte. Hinzu kommen, trotz der bestehenden EU-Regelungen, noch immer Schwierigkeiten bei der gegenseitigen Anerkennung von qualifizierten Berufsabschlüssen in vielen Berufen.

Personalentwicklung und -motivation

Nicht nur aus diesem Grund beschäftigt sich die Personalwirtschaft verstärkt mit dem Thema Personalentwicklung. Der offensichtliche Mangel an gut aus- und weitergebildeten Mitarbeitern, die zunehmende Abwerbung qualifizierter Fachkräfte und die demografische Entwicklung machen es notwendig, die bestehenden personellen Ressourcen durch krankenhauseigene Qualifizierungsbemühungen ebenso wie durch Angebote der individuellen Karriereentwicklung an das eigene Haus zu binden. Darüber hinaus sind Fragen der Work-Life Balance in den letzten Jahren ein weiterer wesentlicher Faktor für die Zufriedenheit der Mitarbeiter geworden. Motivationsfördernde personelle Maßnahmen sind daher bei der Zukunftsplanung unverzichtbar. Sowohl die intrinsische Motivation, also der innere Anreiz, eine Tätigkeit auszuführen, als auch die extrinsische Motivation, bei der äußerer Anreize, ausgelöst durch z. B. eine positive Personalbeurteilung oder eine merkliche Gehaltssteigerung, zu einer Leistungssteigerung führen, sind dabei entschei-

dende Faktoren, wobei nicht unbedingt die reale Gehaltssteigerung, aber die empfundene Gehaltsgerechtigkeit die extrinsische Motive hervorruft. Darüber hinaus ist bei den Mitarbeitern im Krankenhaus ein gewisser Wertewandel zu erkennen. Die ursprünglich weit verbreitete intrinsische Motivation, einen Beruf im Krankenhaus zu ergreifen, der direkt mit der Patientenversorgung einhergeht, also der immer wieder zitierte Altruismus insbesondere in Pflege und Medizin, kann in der heutigen Zeit nicht mehr als Grund für eine Berufswahl im Krankenhaus vorausgesetzt werden.

Personelle Rahmenbedingungen (Gesetze, Tarifverträge)

Die Rahmenbedingungen, unter denen die Mitarbeiter im Krankenhaus arbeiten, sind ein weiterer entscheidender Baustein, der in der Personalwirtschaft ein großes Aufgabenspektrum mit sich bringt. Die Zahl an Gesetzen, Verordnungen und tarifrechtlichen Vorgaben hat in den letzten Jahren kontinuierlich zugenommen, und eine umfassende Darstellung ist an dieser Stelle nicht möglich. Neben den mitarbeiterbezogenen Bestimmungen im Rahmen der Arbeitnehmerschaft sind viele Personalverwaltungsarbeiten erforderlich, die zur ordnungsgemäßen Führung der Mitarbeiter unabdingbar sind. So hat beispielsweise die in den letzten sechs Jahrzehnten kontinuierlich veränderte Wochenarbeitszeit von der 48- (bis 1970/1974) über die 40-Stunden-Woche (bis 1988) bis hin zur zwischenzeitlichen 38,5- und nunmehr wieder in vielen Bereichen 40-Stunden-Woche im Krankenhaus zu vielen notwendigen Anpassungen beim Personaleinsatz, in der Personalbedarfsermittlung und in der Arbeitsplatzbereitstellung geführt. Zusätzlich hat die Begrenzung der Höchstarbeitszeit durch gesetzliche Vorgaben und tarifliche Vereinbarungen sowie höchstrichterliche Urteile

(EUGH) weitere personelle Anpassungen erforderlich gemacht. Darüber hinaus sind eine Vielzahl von Arbeitsgesetzen zu beachten, die

- Arbeitsvertragsrecht
- Sonderformen des Arbeitsverhältnisses
- Sozialgesetzbuch
- Arbeitsschutz
- Tarifautonomie
- Mitbestimmung
- Verfahrensrecht der Gerichte

betreffen. Für die konsequente Einhaltung dieser Vorgaben sind Fachleute erforderlich.

6.1.2 Personalbedarf

Wolfgang Plücker

Zu den Grundlagen der Planung und Organisation des Krankenhaus-Betriebsprozesses gehört der Produktionsfaktor »Arbeit« – immerhin sind ca. 70 Prozent der Betriebskosten im Krankenhaus Personalkosten. Damit hat die Ermittlung der wirtschaftlichen und leistungsgerechten Quantität, selbstverständlich auch Qualität, wenn auch nur ergänzend im Zusammenhang mit diesem Thema, von großer Bedeutung. Bereits 1951 hat die Deutsche Krankenhausgesellschaft (DKG) in ihrem Mitteilungsblatt »Das Krankenhaus« die ersten »Anhaltszahlen für die Besetzung von Krankenanstalten mit Pflegekräften (Anlage zu II Ziffer 9 der Empfehlungen für die Verbesserung der Arbeitsbedingungen der Schwestern)« veröffentlicht und bereits damals auf die Vermeidung berufsfremder Tätigkeiten hingewiesen (DKG 1951, S. 134 ff.). 1969 folgte die Ergänzung mit »Anhaltszahlen für die Besetzung der Krankenhäuser mit Ärzten« (DKG 1969, S. 419). Als dann 1974 eine Modifizierung dieser Anhaltszahlen aufgrund der Einführung der 40-Stunden-

Woche veröffentlicht wurde, war die bis zu diesem Zeitpunkt gelebte Zustimmung der Kostenträger nicht länger gegeben. Es folgten bundesweite Forschungsprojekte (PBEV = Personal-Bedarfs-Ermittlungs-Verfahren), bundeslandspezifische Erhebungen und Vorgaben (z. B. Bölke-Zahlen in Hessen, OP-Zahlen in Hamburg, Arbeitskreise [WiK] in Baden-Württemberg, Reinigungs-Richtlinien in Hamburg oder interne Kennzahlenvergleiche in anderen Bundesländern) sowie mit der Veröffentlichung der Krankenhausbetriebslehre Band I von Siegfried Eichhorn 1975 eine fundierte und arbeitswissenschaftlich begründete Definition des Personalbedarfs. Nach einem kurzfristigen Eingriff durch den Gesetzgeber, der in einer der vielen Neuauflagen des Krankenhausfinanzierungsgesetzes in einem Artikel (§ 19) die Entscheidung über die richtige Personalmenge auf Bundesministeriumsebene gehoben hatte und nun mit dieser Entscheidungshoheit zwischen die Mühlsteine der Interessensvertretungen geraten war und Verwaltungsgerichte in Nordrhein-Westfalen gegensätzliche Urteile zu den Anhaltszahlen gefällt hatten – diese waren in einem Urteil die Höchstmenge und einem anderen Urteil die Mindestmenge an notwendigem Personal – wurden in den jeweiligen Bundesländern sehr unterschiedliche Berechnungsgrundlagen angewandt. Mit der Ablösung des Selbstkostendeckungsprinzips durch das Gesundheitsstrukturgesetz 1993 wurde die Verantwortung für die Personalbedarfsermittlung von der DKG als nicht mehr erforderlich niedergelegt. Mit der Einführung einer anfänglich rudimentären Budgetierung war die bisherige gesetzliche Möglichkeit, die im Krankenhaus nachgewiesenen Selbstkosten von den Kostenträgern bezahlt zu bekommen, nach einer kostenneutralen Übergangsfrist bis 1996 nicht mehr vorgesehen. Es zählten nunmehr die prospektiven Erlöse des nächsten Jahres und die dabei häufig individuell zu beachtenden Personalkostenanteile der einzelnen Fallpauschalen.

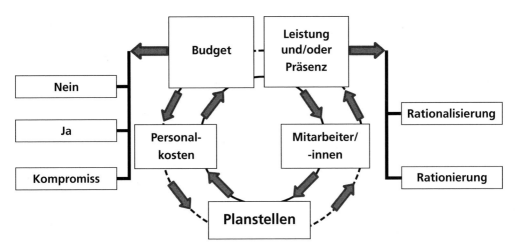

Abb. 6.1.2.1: Personalbedarfsermittlung im Wandel
Quelle: Eigene Darstellung

In den nächsten Jahren zeigte sich, dass in der Praxis immer häufiger Orientierungswerte fehlten, d.h. die von den einzelnen Berufsgruppen im Krankenhaus als gerecht oder ungerecht empfundene Personalmenge nicht durch aktuelle Vergleichswerte verifiziert oder falsifiziert werden konnte und die Diskussionen mit allen Beteiligten eher als Dauerkonflikt angesehen wurde. Da die Verantwortung für den Personalbedarf von Krankenhaus- und Kostenträgern auf die Krankenhausleitungen übertragen worden war, hat sich im weiteren Verlauf die normative Kraft des Faktischen entwickelt. Neben – der allerdings nicht neuen – Erkenntnis, dass ein als gerecht empfundener Personalbestand in direkter Abhängigkeit zu den gegebenen Räumlichkeiten, Organisationsformen und vertretenen Qualifikationen gesehen werden muss, kam und kommt auch heute noch als weitere Variable die Bereitschaft der handelnden Personen zu aktiven Veränderungen im eigenen Arbeitsbereich hinzu. Gewohnheiten durch neue, unbekannte Abläufe zu ersetzen, erscheint oftmals hinderlich. Die Überlegung, den als gerecht empfundenen Personalbedarf auf der Basis der leistungsorientier-

ten Berechnungsverfahren zu ermitteln, ist auch zwanzig Jahre nach der Ablösung des Selbstkostendeckungsprinzips in fast allen Personalbereichen des Krankenhauses unverändert mitentscheidend. Dabei werden die drei nachfolgenden Verfahren – übernommen aus der Arbeitswissenschaft – je nach Fragestellung angewandt:

- Kennzahlen-/Anhaltszahlenrechnung:
  Relation einer Kraft zu einer bestimmten Jahres- oder Tagesleistung bei 15 % Ausfall
- Arbeitsplatzrechnung:
  Zeitaufwand der Anwesenheit je Arbeitsplatz für das Jahr in Relation zur Netto- oder Bruttojahresarbeitszeit einer Kraft
- Leistungseinheitsrechnung:
  Häufigkeit der Leistungseinheiten (in der Regel für ein Jahr) mit dem Zeitaufwand je Leistungseinheit multipliziert in Relation zur Netto- oder Bruttoarbeitszeit einer Kraft.

Zu unterscheiden sind diese drei Berechnungsverfahren auch nach der Art der Tätigkeit in den jeweiligen Bereichen. Alle drei Verfahren werden in unterschiedlichen Bereichen angewandt, wobei je nach Fragestellung bestimmte Verfahren vorgegeben sind, z. B. die beiden Leistungseinheitsrechnungsverfahren Psych-PV in der Psychiatrie.

Die Kennzahlen-/sollte als Überblick bzw. Früherkennung genutzt werden. Detaillierte Informationen zu den Arbeitsbedingungen, den personellen Qualifikationen, den Räumlichkeiten (z. B. Pavillon-System oder Komplexgebäude), der Organisation und den Fehlzeiten der Mitarbeiter müssen in der Regel durch Bandbreiten innerhalb der Kennzahl berücksichtigt werden.

Die Arbeitsplatzrechnung ist ein Berechnungsverfahren, das insbesondere eine statische Personalbesetzung berücksichtigt. Neben den typischen Arbeitsplätzen in der Telefonzentrale oder an der Pforte wird diese Berechnung überall dort angewendet, wo aufgrund der Größe des Bereichs mit Leistungsmengen und -frequenzen nicht genügend Personal vorgehalten werden kann. Das heißt insbesondere für kleine Intensivstationen bis zwölf Betten, medizinische Fachabteilungen unter 35 Betten oder z. B. MRSA-Stationen wird das Personal mit der Arbeitsplatzrechnung ermittelt.

Die Leistungseinheitsrechnung wird in der Praxis häufig als das realistischste Berechnungsverfahren angesehen. Begründet wird dies mit den unterschiedlichen Faktoren, die berücksichtigt werden. Sowohl die unterschiedlichen Leistungseinheiten, deren jeweiliger Zeitaufwand und die festgestellte Menge sind bestimmend. Es erscheint nachvollziehbar, dass dieses Berechnungsverfahren als exakte Berechnung angesehen wird. Unabhängig davon sind allerdings grundsätzlich fundierte Plausibilitätsüberprüfungen notwendig, damit die Summe der Berechnungen nicht schon im Grundsatz unrealistisch ist.

Die Arbeitsbedingungen im Krankenhaus haben sich bekanntlich in allen Bereichen massiv verändert; die Verweildauern sind von 15 Tagen (1993) auf sechs bis sieben Tage (2013) gesunken, die Leistungs-intensität hat kontinuierlich zugenommen, das DRG-System hat die Leistungs- und Kostentransparenz erhöht und neue Leistungsbereiche sind dazu gekommen. Dieser Entwicklungsprozess weitet sich auch weiterhin aus und die zunehmende Komplexität der Tätigkeiten hat auch Auswirkungen auf die Leistungsrelationen.

Hinzu kommen, bedingt durch die Einführung des DRG-Systems, detailliertere Möglichkeiten, die einzelnen Berufsgruppen separiert im Leistungsprozess des Krankenhauses darzustellen. Wenn auch die seit Jahren geforderte Einführung der Kostenträgerrechnung als konsequente Fortsetzung nach Etablierung von Krankenhausbuchführungsverordnung und Kostenartenrechnung im Jahr 1974 noch nicht realisiert werden konnte, ist das DRG-System trotz vieler einschränkender Rahmenbedingungen ein wichtiger nächster Schritt in die geforderte Richtung gewesen (Eichhorn, Schmidt-Rettig 2007).

In den ersten Jahren der DRG-Einführung wurde, auch bedingt durch die erforderliche Konvergenzanpassung und die notwendige »Lernphase« aller Beteiligten, die Eignung der DRG-Erlöse als ein mögliches Bewertungsinstrument für die möglichen Personalkostenanteile sehr zurückhaltend gesehen. Nach einer nunmehr zehnjährigen Erfahrung mit dem DRG-Finanzierungssystem ist diese Zurückhaltung nicht mehr in dem Maße gegeben. Wenn auch die Datenbasis der Personalkostenanteile der Referenzkrankenhäuser (ca. 12,5 % der Akutkrankenhäuser nehmen daran Teil) durchaus ausgebaut werden könnte, zeigen dennoch die bisherigen Auswertungen im Verlauf der letzten Jahre eine gewisse Gesetzmäßigkeit in der prozentualen Verteilung der Kostenanteile. Hier gilt, ähnlich wie bei der leistungsorientierten Berechnung, die sachlich-fachliche Differenzierung und Bewertung der Ergebnisse immer vor dem Hintergrund der sonstigen Rahmenbedingungen.

Das vordringliche Ziel einer erlösorientierten Personalanalyse besteht also darin, möglichst valide Aussagen zum Umfang des aus Krankenhausleistungen finanzierten Personals auf der Ebene der jeweiligen Fachabteilungen, Berufsgruppen und Organisationsbereiche zu erhalten. Hierzu werden u. a. die erlösfinanzierten Vollkräfte mit den eingesetzten Vollkräften abgeglichen. Werden mehr Vollkräfte eingesetzt als über Erlöse finanziert sind, besteht eine personelle Überdeckung; bei einer personellen Unterdeckung ist entsprechend mehr Personal finanziert als vorgehalten wird – unabhängig von möglichen Quersubventionierungen (▶ Tab. 6.1.2.1).

Tab. 6.1.2.1: Beispiel für erlösorientierte Personalanalyse im Arztdienst

	Arztdienst (Beispiel) Abgleich der Vollkräfte					
Fachabteilung	Vollkräfte – gesamt	Personalkosten – gesamt	Personalkosten	Erlöse – gesamt	Erlösfinanzierte Vollkräfte	VK-Differenz Ist– Erlös
Anästhesie	9,5	1.282.500	135.000	985.000	7,3	2,2
Allgemeinchirurgie	14,5	1.421.000	98.000	1.250.000	12,8	1,7
Gynäkologie/Geburtshilfe	9,5	902.500	95.000	750.000	7,9	1,6
Innere Medizin	12,5	1.262.500	101.000	1.385.000	13,7	−1,2
Unfallchirurgie	13,0	1.261.000	97.000	1.050.000	10,8	2,2
Urologie	7,0	700.000	100.000	550.000	5,5	1,5
GESAMT	66,0	6.829.500		5.970.000	58,0	8,0

Bei der Darstellung der Ergebnisse sind neben den Durchschnittspersonalkosten die Landesbasisfallwerte des jeweiligen Bundeslandes von Bedeutung. Hier sind je nach Ausrichtung des Krankenhauses Bandbreiten möglich. Weitere Detaillierungen sind in der Praxis durchaus denkbar und abhängig von den in den einzelnen Krankenhäusern häufig vorzufindende Besonderheiten (z. B. Honorarkräfte, Outsourcing von Leistungsbereichen, Berücksichtigung der Belegabteilungen).

Neben den Erlösen aus stationärer Versorgung nach der DRG-Systematik müssen in einem weiteren Arbeitsschritt auch die Erlöse aus nichtstationären Leistungen (z. B. ambulante Leistungen) berücksichtigt werden. Hier sind analog die Personalbindungen sowohl für den stationären als auch ambulanten Bereich zu ermitteln bzw. in die Berechnung einzubeziehen. Dabei ist die in den Bereichen als ausreichend empfundene Personalmenge, in denen stationäre und ambulante Leistungen und damit auch Abrechnungsverfahren unterschiedlicher Art anzutreffen sind, differenziert zu ermitteln. Das nachfolgende Beispiel aus der interdisziplinären Notaufnahme verdeutlicht die Berechnungsschritte:

Interdisziplinäre Zentrale Notaufnahme (ZNA) – Ärztlicher Dienst –

Die Interdisziplinäre Zentrale Notaufnahme ist eine strukturell komplexe Abteilung mit Aufnahme, Diagnostik und Behandlung von Patienten möglichst aller Fachdisziplinen, die stationär aufgenommen oder nach ambulanter Behandlung entlassen werden. Dabei muss die ZNA an 365 Tagen im Jahr mit einer personellen 24-Stunden-Bereitschaft leistungsbereit sein.

Als mögliche fachdisziplinäre Einschränkungen gelten in der Praxis Psychiatrie, Pädiatrie sowie Gynäkologie und Geburtshilfe. Weitere Aufgabenbereiche in der ZNA sind häufig die administrative Aufnahme sowie die Organisation und Durchführung der Ambulanzen und ambulanten Sprechstunden. Darüber hinaus wird die ZNA häufig als »Durchgang« für weitere Leistungsbereiche genutzt (z. B. Operations-/Anästhesiebereich, Funktionsbereich, Funktions-, Röntgen-, Labordiagnostik). Nachfolgend wird beispielhaft die ärztliche Personalbesetzung ohne Differenzierung nach Fachdisziplinen in einer ZNA aufgezeigt.

Im Ärztlichen Dienst der ZNA gilt als allgemeine Kennzahl ohne Spezifizierung (bei einer 40-Stunden-Woche und 15 % Fehlzeit) 1:2.180–8.180 Fälle p. a., wobei je nach Fachabteilung und Patientenkategorie unterschiedliche Zeitwerte zu berücksichtigen sind. Eine Differenzierung nach der Qualifikation ist bei dieser Betrachtungsweise nicht vorgesehen. Umgerechnet in Minuten pro ZNA-Fall bedeuten diese Anhaltszahlen in ihrer Bandbreite zwischen 12 und 45 Minuten pro Fall. Warte- und Wegezeiten sind in dieser Berechnung nicht berücksichtigt.

Berechnet nach der Leistungseinheitsrechnung mit einem Durchschnittsminutenwert von 30 Minuten pro Fall bedeutet das: Zeitaufwand (hier 30 Minuten) × Fälle × Präsenzzeit: Nettojahresarbeitszeit = Ärztliche Vollkräfte. Berücksichtigt werden sollte dabei nach Möglichkeit der Einsatz von Ober-/ Fach- und Assistenzärzten mit ihren Zeitanteilen, wie nachstehendes Beispiel zeigt:

Sofern das Leistungsaufkommen keine arbeitszeitkonforme personelle Besetzung ermöglicht, ist ggf. die Personalbesetzung mithilfe der Arbeitsplatzrechnung (Mindestbesetzung) zu ermitteln. Bei hier angenommenen 30 Minuten Behandlungszeit pro Fall wären mindestens 35.000 Behandlungen p. a. erforderlich, um eine Mindestbesetzung zu garantieren, wie nachfolgendes Beispiel zeigt:

Berechnet nach der Arbeitsplatzrechnung ZNA bei einer Schichtbesetzungen von jeweils zwei Ärzten pro Früh-, Spät- und Nachtschicht sind für diese durchschnittlich sechs ärztlichen Arbeitsplätze, die täglich an 365 Tagen und Nächten jeweils für acht Stunden zu besetzen sind, bei einer Fehlzeit von 15 % entsprechend 10,7 ärztliche Vollkräfte einzusetzen (6 Ärzte × 8 Stunden × 365 Tage : 1.636 Nettojahresarbeitsstunden = 10,7).

Der nächste Schritt ist die Zuordnung der ermittelten Vollkräfte zu den ambulanten bzw. stationären »Verursachern«. Da bis zu 67 % der in der ZNA behandelten Patienten in der Regel stationär aufgenommen werden, sind diese damit – auch rückwirkend – stationäre Patienten, für die natürlich die Arbeit trotzdem anfällt, bei der Zuordnung aber auf den stationären Bereich zurückzugreifen ist. Sofern also dieser 2/3-Erfahrungswert greift, wären ca. 23.450 Fälle der ZNA stationär abzurechnen und damit durch die DRG-Erlöse bereits berücksichtigt. Diese betreffen bei einer interdisziplinären ZNA natürlich mehrere Fachdisziplinen, die je nach Intensität und Frequenz die anteiligen Stellen zugeordnet werden. Damit verbliebe eine Restmenge von ca. 11.550 ZNA-Fällen, die aus ambulanten Erlösen zu bezahlen wären (35.000 − 23.450 = 11.550 ZNA-Fälle × 30 Minuten: Nettojahresarbeitszeit = 3,52 Vollkräfte ohne Berücksichtigung der ambulanten Erlöse). Da diese Erlöse den Personaleinsatz erfahrungsgemäß nicht vollständig abdecken, sind für die verbleibenden ärztlichen Vollkräfte Personalverschiebungen innerhalb der Fachdisziplin notwendig.

Ergebnis der zukünftigen Personalbedarfsermittlungen muss es sein, die erfor derliche Personalmenge in mehreren Schritten zu ermitteln. Neben dem möglichen ersten Vergleichsblick per Kennzahl ist diese erlösorientierte Betrachtung ein wichtiger Baustein, gefolgt von dersich möglicherweise anschließenden und nicht immer komplett erforderlichen leistungsorientierten Berechnung der auffälligen Bereiche, also der Bereiche, in denen zwischen dem Ist und den erlösgedeckten Werten erkennbare Unterschiede bestehen. Dabei sind die in dem oben aufgeführten Berechnungsverfahren für die ZNA aufgeführten Berechnungswege zu beschreiten. Sollten danach weitere Fragen offen sein, ist unbedingt die Frage nach der notwendigen Reorganisation zu stellen.

Literatur

Deutsche Krankenhausgesellschaft (1969): Anhaltszahlen für die Besetzung der Krankenhäuser mit Ärzten. Das Krankenhaus 10: S. 419.

Deutsche Krankenhausgesellschaft (1951): Anhaltszahlen für die Besetzung von Krankenanstalten mit Pflegekräften. Das Krankenhaus 7: S. 136 ff.

Eichhorn S (1975): Krankenhausbetriebslehre-Theorie und Praxis des Krankenhausbetriebes. Band I. Stuttgart: Kohlhammer.

Eichhorn S, Schmidt-Rettig B (2007): Krankenhaus-Managementlehre. Buch X. Stuttgart: Kohlhammer.

Plücker W (2012): Personalbedarfsermittlung im Krankenhaus. Wuppertal: DKI GmbH.

6.1.3 Besonderheiten von Chefarztverträgen

Manfred Brümmer

Soziologie, Terminologie und Aufgabenvielfalt

Bereits in der Legaldefinition der Krankenhäuser (§ 107 Abs. 1 SGB V) ist die fachlich-medizinische ständige ärztliche Leitung obligates Kernkriterium. In 3.301 Krankenhäusern und Vorsorge- oder Rehabilitationseinrichtungen sind 13.065 leitende Ärzte tätig, 7,7 % der 169.840 in diesen Einrichtungen tätigen Ärzte sind Chefärzte (DKG 2012). Politisch im »Verband der Leitenden Krankenhausärzte Deutschlands« organisiert, beziehen sie je Fachrichtung und Reputation ein Jahreseinkommen zwischen 92.000 Euro (Pädiatrie) und 332.000 Euro (Radiologie) (Kienbaum 2010). Neben dem Begriff Chefarzt werden synonym die Termini »Leitender Abteilungsarzt«, »Leitender Krankenhausarzt«, »Arzt in Leitender Funktion« sowie »Leitender Arzt« verwendet. Im klassischen Fall ist der Chefarzt Leiter einer bestimmten Abteilung des Krankenhauses, dem arbeitsvertraglich das Führen der Bezeichnung »Chefarzt« gestattet ist. Aus dem Kreis der Chefärzte eines Krankenhauses wird regelmäßig der Ärztliche Direktor bestimmt, der in der Mehrzahl der Krankenhausgesetze der Bundesländer für die Betriebsleitung zwingend vorgeschrieben ist.

Die Aufgaben der Chefärzte sind ebenso vielfältig wie divergent. Im Vordergrund steht die fachliche Reputation des Chefarztes. Daneben werden alle Eigenschaften einer Führungspersönlichkeit erwartet, ebenso Unternehmer- und Managementqualitäten sowie ein ausgeprägtes wirtschaftliches Verantwortungsbewusstsein. In den Auswahlverfahren wird immer wieder deutlich, wie schwer es ist, das objektive Gegebensein dieser erwarteten Befähigungen der Kandidaten zu messen und abzuwägen. Idealtypische Chefärzte mit der Fähigkeit, die durchaus widersprüchlichen Aufgaben gleichermaßen erfolgreich wahrzunehmen, sind die Ausnahme. Bereits 1957 räumte dies die von der Deutschen Krankenhausgesellschaft und dem Verband der Leitenden Krankenhausärzte Deutschlands eingesetzte Kommission zur Ausarbeitung von Richtlinien für Chefarztverträge ein, in dem sie feststellte: »dass sich der Chefarztvertrag mehr als jeder andere Vertrag einer schematischen Regelung entzieht«, es dennoch »zur Befriedung des Krankenhauses« solcher Richtlinien bedarf (DKG 1957, S. 137). Die dabei entwickelten »Grundsätze für die Gestaltung von Verträgen zwischen Krankenhausträgern und leitenden Abteilungsärzten (Chefärzten)« gaben einen Rahmen vor, der von der Begründung des Dienstverhältnisses über die Stellung des Chefarztes seine Rechte und Pflichten, Vergütung, privatärztliche Nebentätigkeit, Versicherung, Regelungen für Urlaub und Krankheit, Vertragsdauer und Entwicklungsklauseln definierte (DKG 1957).

Die Entwicklung der Medizin, die Organisationsentwicklung des Krankenhauses, vor allem aber Gesetzgebung und Rechtsprechung führten seitdem in immer kürzeren Zeitabständen dazu, dass die DKG inzwischen neun Auflagen einer »Beratungs- und Formulierungshilfe für die Erstellung eines Dienstvertrages mit einem leitenden Abteilungsarzt (Chefarzt)« herausgegeben hat (DKG 1983). Aus diesen Publikationen ist sowohl die veränderte Akzentuierung auf wirtschaftliche Verantwortung und die Zulässigkeit von Zielvereinbarungen zwischen Chefärzten und Krankenhausträgern zu deren Beförderung erkennbar als auch das Beibehalten des grundsätzlichen rechtlichen Konstrukts.

Der Begriff des Dienstvertrags, der den Chefarztvertrag kennzeichnet, findet seine rechtliche Grundlage in § 611 ff. BGB. Es handelt sich um einen schuldrechtlich gegenseitigen Vertrag, durch den sich der Chefarzt zur Leistung der versprochenen Dienste und der Krankenhausträger zur Zahlung der vereinbarten Vergütung verpflichtet. Der Dienstvertrag begründet ein Dauerschuldverhältnis zwischen dem dienstverpflichteten Chefarzt und dem dienstberechtigten Krankenhausträger. Als Arbeitsvertrag begründet der Dienstvertrag ein Arbeitsverhältnis zwischen Krankenhausträger und Chefarzt. Dessen Arbeitnehmereigenschaft manifestiert sich in seiner Weisungsgebundenheit und der bestehenden Verpflichtung zur fremdbestimmten Arbeitsleistung gegen Vergütung bei persönlicher Abhängigkeit vom Krankenhausträger. Im Folgenden wird erläutert, wie die vielfältigen und divergenten Aufgaben eines Chefarztes dienstvertraglich eingebunden werden, was bis heute eine Besonderheit von Chefarztverträgen darstellt.

Der Chefarzt und seine fachliche Reputation

Wie sehr die fachliche Reputation bei der Auswahl von Chefärzten im Vordergrund steht, ist bereits ausgeführt worden. Sie ist messbar an seinem Ruf unter Kollegen seines Fachgebiets, an Veröffentlichungen, Forschungsergebnissen, Tagungsvorsitzen und der Einführung neuer Methoden in Diagnostik und Therapie. Die fachliche Reputation verschafft dem Chefarzt Autorität in seiner Klinik und unter der Belegschaft. Sie hat eine Leuchtturmfunktion für Personalbindung und Patientenaquise. Im Chefarztvertrag wird die fachliche Reputation lediglich in der Formulierung »Seine ärztliche Verantwortung bei der Diagnostik und Therapie bleibt hiervon unberührt« abgebildet, zugleich aber hinter seine Weisungsgebundenheit gegenüber dem Krankenhausträger und dem Ärztlichen Direktor gestellt. Auch die ihm obliegende fachliche Leitung seiner Abteilung (§ 4 Abs. 1), das Recht auf Anhörung vor wichtigen Entscheidungen des Krankenhausträgers (§ 2 Abs. 2 Satz 4), die fachliche Beratung desselben (§ 5 Abs. 4 Ziff. 1) und der in den Entwicklungsklauseln eingeräumte Anspruch, dass nur »im Benehmen« mit ihm sachlich gebotene strukturelle und organisatorische Änderungen im Krankenhaus vorgenommen werden dürfen (§ 15 Abs. 1) sind eher schwache rechtliche Zusicherungen für das

Ausleben der fachlichen Reputation (DKG 2013). Dieser Grundkonflikt zwischen Weisungsgebundenheit und medizinischer Unabhängigkeit zieht sich wie ein roter Faden durch die Historie und die aktuelle Formulierung von Chefarztverträgen. Sie findet sich auch wieder in der immer wieder diskutierten Frage, ob der Chefarzt als leitender Angestellter gemäß § 14 Abs. 2 KSchG zu qualifizieren ist. Dies wird wesentlich auf die seinen Aufgabenkreis prägende Befugnis zur selbständigen Einstellung oder Entlassung von Arbeitnehmern abgestellt, die dem Chefarzt vertraglich eben nicht eingeräumt wird (§ 7).

Chefarzt und Wirtschaftlichkeitsgebot

War in den »Grundsätzen« des Jahres 1957 die Verpflichtung des Chefarztes zu »wirtschaftlicher Verordnungsweise« noch unter ferner liefen geregelt, beinhaltet die 2. Auflage der Beratungs- und Formulierungshilfen 1987 erstmals ein ausdrückliches Wirtschaftlichkeitsgebot, dem bis heute eine immer stärkere Bedeutung zukommt. Inzwischen in § 3 des Mustervertrages formuliert, verpflichtet das Wirtschaftlichkeitsgebot den Chefarzt auf den »Rahmen des ärztlich Notwendigen zu zweckmäßigem, wirtschaftlichem und sparsamem Umgang mit den zur Verfügung stehenden Mitteln des Krankenhauses« (§ 3 Abs. 1). Zugleich obliegt ihm die Verantwortung für ein ebensolches Verhalten der Ärzte und anderen Mitarbeiter seiner Abteilung. Nach Anhörung kann ihm ein abteilungsinternes Budget zugewiesen werden, für dessen Einhaltung er zu sorgen hat (§ 3 Abs. 2). Bei Einführung neuer Untersuchungs- und Behandlungsmethoden und Mehrkosten verursachender Maßnahmen ist er an das Einvernehmen mit dem Krankenhausträger gebunden (§ 3 Abs. 3).

Diese klare Zuweisung betriebswirtschaftlicher Aufgaben, Budget-, Kosten-

und Erlösverantwortung in der Rolle eines Medizin-Managers ist zweifellos im modernen Krankenhaus unabdingbar notwendig. Dennoch entsteht daraus für den Chefarzt ein dauerhaftes Spannungsverhältnis zwischen seiner ärztlichen Unabhängigkeit, Fachlichkeit und Eigenverantwortung einerseits und der Einhaltung des Wirtschaftlichkeitsgebots als Angestellter des Krankenhauses andererseits. Hier liegt die Ursache vieler Konflikte zwischen Krankenhausträger und Chefarzt und von Perspektivwechseln in der Aufgabenwahrnehmung und Rollenfindung von Chefärzten. Auch die in jüngster Zeit zunehmenden Bestrebungen, dem Chefarzt die Einhaltung des Wirtschaftlichkeitsgebots durch das Setzen von Vergütungsanreizen wie variable Vergütung oder Zielvereinbarungen zu erleichtern, haben den objektiv bestehenden Grundkonflikt zwischen Freiheit in Diagnostik und Therapie und Wirtschaftlichkeitsgebot nicht auflösen können.

Der Chefarzt als Führungspersönlichkeit

Diese zentrale chefärztliche Aufgabe findet sich in der vergleichsweise schlichten Formulierung »Dem Arzt obliegt die Führung [...] seiner Abteilung« (§ 4 Abs. 1). Nur einer erfahrenen, ausgeprägten Führungspersönlichkeit kann es gelingen, die vielfältigen, divergenten Aufgaben eines Chefarztes gleichermaßen und ausgewogen wahrzunehmen. Führungswissen und -verhalten wird jedoch im Medizinstudium nicht vermittelt und daher entweder in der beruflichen Karriere beiläufig erworben oder resultiert aus in der Persönlichkeitsentwicklung angelegter Sozialkompetenz. Da mangelndes Führungsverhalten von Chefärzten vielfach die Ursache für Konflikte in der eigenen Abteilung, fachabteilungsübergreifende kollegiale Fehden und mangelhafte Leistungen mit der Folge hohen Konfliktpotenzials und entsprechender Kraft- und

Zeitbindung ist, schulen viele Krankenhausträger im privaten und freigemeinnützigen Bereich ihre Chefärzte in Führungsseminaren. Dies gelingt dann, wenn leitende Ärzte akzeptieren, dass Führung eine eigene Profession und lernbedürftig ist und nicht durch medizinische Expertise alterniert werden kann. Nahezu alle der im Mustervertrag geregelten Dienstaufgaben wie die Mitwirkung in Personalangelegenheiten und die Maßgaben zur Durchführung der Dienstaufgaben (§§ 4–7) erfordern eine hohe Führungskompetenz. Nur so sind die effiziente Gestaltung der Abteilungsorganisation, Delegation und Kontrolle von Aufgaben an nachgeordnete Mitarbeiter, kooperative abteilungsübergreifende Kollegialität, Personalaquise, -bindung und -führung durch den Chefarzt erfüllbar. Ob ein Chefarzt Führungskompetenz besitzt, lässt sich im Bewerberverfahren nur schwer feststellen und zeigt sich regelmäßig erst im Arbeitsalltag. Zur Entwicklung von Führungsfähigkeit sind in den Chefarztverträgen keine Maßgaben formuliert. Den dem Autor bekannten Anreizen in chefärztlichen Zielvereinbarungen gebricht es überwiegend an der mangelnden Messbarkeit der Führungskompetenz und der daraus fehlenden Anreizwirkung ausgelobter variabler Vergütungsanteile hierfür.

Der Chefarzt als Unternehmer

Dieser Aspekt chefärztlicher Tätigkeit ist tief in der Vergangenheit angelegt und dem Charakter des Arztberufs als Freiberufler geschuldet. Nach den 1957 formulierten »Grundsätzen« waren Chefärzte zur »Ausübung des Liquidationsrechts gegenüber den Kranken in der 1. und 2. Pflegekasse sowie gegenüber den Selbstzahlern der 3. Pflegekasse« und zur Ausübung einer »Sprechstundenpraxis für Selbstzahler, Gutachter- und Durchgangsarzttätigkeit« berechtigt (Ziff. IV No. 1 und V No. 1). Der Chef-

arzt war zudem »gehalten, [...] seine Kassenzulassung (Kassenbeteiligung) zu beantragen und dementsprechende kassenärztliche Tätigkeit auszuüben« (Ziff. V No. 1). Für diese Tätigkeiten stand dem Chefarzt das Liquidationsrecht unter Erstattungspflicht für die Nutzung von Personal- und Sachkosten an das Krankenhaus zu. Diese Regelung, ergänzt um die Verpflichtung des Chefarztes zur finanziellen Beteiligung der hierfür in Anspruch genommenen nachgeordneten Ärzte, bestand bis 2002 fort. Sie fand ihre Entsprechung in der Aufnahme dieser Grundsätze genehmigter Nebentätigkeit gegen Kostenerstattung und Poolbeteiligung in den Landeskrankenhausgesetzen der Bundesländer Baden-Württemberg, Hessen, Mecklenburg-Vorpommern, Rheinland-Pfalz, Sachsen und Thüringen.

Dennoch wuchs offenbar das Unbehagen an der Situation, die dem Chefarzt über das Einräumen von Nebentätigkeiten die Stellung eines Unternehmers im Unternehmen ermöglichte. Indiz dafür war, dass in immerhin acht Landeskrankenhausgesetzen die Vorhaltung von Privatstationen mit Formulierungen wie »Privatstationen werden nicht mehr errichtet und betrieben« (Baden-Württemberg 1986, § 32) oder »Privatstationen im Krankenhaus sind unzulässig« (Rheinland-Pfalz, 1996, § 23 (§) und schließlich »Privatstationen werden nicht errichtet. Betten für Patienten, die gesondert berechenbare Wahlleistungen mit dem Krankenhaus vereinbaren, sind in die jeweiligen Stationen einzugliedern« (Gleichlautend Berlin, 2001, § 24 Abs. 4, und Mecklenburg-Vorpommern, 2002, § 10 Abs. 4) untersagt wurde. Auch der Umstand, dass die Personal- und Sachmittelgestellung an Chefärzte in genehmigter Nebentätigkeit einen gemeinnützigkeitsschädigenden steuerpflichtigen wirtschaftlichen Geschäftsbetrieb darstellt, trug zur Situationsveränderung bei (Klaßmann 2005).

Mit der 6. Auflage der »Beratungs- und Formulierungshilfe Chefarzt-Vertrag«

(2002) wurden die bis dahin klassischen Nebentätigkeitsbereiche in den Dienstaufgabenkatalog überführt. Dies wurde durch die konsequente Umsetzung des arbeitsrechtlichen Grundsatzes möglich, wonach der Krankenhausträger als Arbeitgeber das Tätigkeitsfeld des Chefarztes bestimmt und die im Einzelnen festgelegten Arbeitsaufgaben im abhängigen Dienstverhältnis zu erbringen sind. Mit dem ab 2002 neuen Dienstvertragsmuster wurde nun jegliche ärztliche Tätigkeit dem dienstlichen Aufgabenbereich zugewiesen und sämtliche daraus erwachsende Arbeitsergebnisse, also auch Honorare, als dem Krankenhausträger zustehend betrachtet. Diese Neuausrichtung führte im Sinne einer einheitlichen Unternehmensphilosophie dazu, dass Chefarzt und Krankenhausleitung im beiderseitigen Interesse gemeinsame Ziele verfolgten und bis dahin aus eingeräumter Nebentätigkeit entstehende Zielkonflikte vermieden werden konnten. In den von der DKG empfohlenen Mustervertragsformulierungen heißt es bis heute: »Zu den Dienstaufgaben gehören insbesondere [...] die Erbringung von Institutsleistungen im ambulanten Bereich sowie die ambulante Behandlung von Selbstzahlern (Privatsprechstunde) und die ambulante Beratung und Behandlung von Patienten der gesetzlichen Krankenversicherung aufgrund einer persönlichen Ermächtigung (z. B. § 116 SGB V, D-Arzt-Verfahren etc.)« (§ 4 Abs. 1 Ziff. 6) und »Vom Krankenhaus vereinbarte gesondert berechenbare wahlärztliche Leistungen erbringt der Arzt nach Maßgabe der GOÄ in der jeweils gültigen Fassung.« (§ 6 Abs. 2). Das Krankenhaus zieht auf Zuarbeit des Chefarztes alle Honorare für diese Leistungen ein (§ 9) und räumt dem Chefarzt die Beteiligung an seinen Einnahmen aus diesen Dienstaufgaben anteilig ein (§ 8 Abs. 2, Ziffern a) bis d). Wie hoch diese Anteile sind, ist im individuellen Chefarztvertrag prozentual und abhängig von der Höhe der Einnahmen und den hierfür anzusetzenden personellen und sachlichen Aufwendungen zu bemessen. Dieses Modell der sogenannten Beteiligungsvergütung hat sich ganz überwiegend durchgesetzt, daneben bestehen wenige und altershalber auslaufende Nebentätigkeits-Verträge fort. Die Beteiligungsvergütung erreicht im Durchschnitt einen Wert von 100.000 €, damit aber nur 54 Prozent der Durchschnittseinkünfte aus der Ausübung des Liquidationsrechts (Kienbaum 2010).

Ausblick

Der medizinische Fortschritt, die Globalisierung von Gesundheitsdienstleistungen, die demografische Entwicklung und das offene Problem der Krankenhausfinanzierung werden sich unverändert auch auf die Aufgaben und die Rollenzuweisung der Chefärzte auswirken, wie an einigen im Folgenden dargestellten Beispielen deutlich wird. Der ursprüngliche und in den Landeskrankenhausgesetzen geregelte Abteilungsbezug bei der Benennung des Verantwortungsbereichs eines Chefarztes wird nicht durchhaltbar sein. Die Spezialisierung der Fachgebiete durch eine Vielzahl von Schwerpunkten und Zusatzbezeichnungen, aber auch die Bildung von Zentren und fachübergreifende, patientenorientierte Behandlung in verwandten Fachgebieten machen neue Leitungsstrukturen erforderlich. Noch stehen starre berufsrechtliche Regelungen, die eine Einhaltung von Gebietsgrenzen erfordern und fachfremde Tätigkeit verbieten, dem entgegen (Musterweiterbildungsordnung 2010). Öffnende Neuansätze sind in Team-Arzt-Modellen oder der Konzentration nicht medizinischer Führungsaufgaben bei einem der leitenden Ärzte des Zentrums oder beim Ärztlichen Direktor zu erkennen. Ein spezifisch deutsches Rechtsproblem scheint die anhaltende Diskussion um die Stellung des Chefarztes als »leitender Angestellter« nach § 14 Abs. 2 KSchG und § 5 Abs. 3 BetrVG zu sein. Die für den Krankenhausträger daraus erwachsende Möglichkeit, die gerichtliche Auflösung des Arbeitsverhältnisses während des Kündigungsschutzverfahrens ohne Begründung zu beantragen und damit eine schnelle, sichere Trennung zu vollziehen, erfordert nach aktueller Rechtsprechung des Bundesarbeitsgerichts die Prägung der Chefarztaufgaben und eine Personalbefugnis für eine »bedeutende Zahl von Arbeitnehmern« (Urteil vom 19.04.2012 – 2 AZR 186/11). Ist einem Chefarzt derzeit Personalverantwortung für 19 Mitarbeiter übertragen, kann sich dies bei Zentrumsbildung oder Übertragung der Verantwortung auch für Pflege-, Funktions- und Assistenzpersonal schnell ändern (Kienbaum 2012).

Auch die wiederkehrende Diskussion um Entwicklungsklauseln zeigt Veränderungsbedarf auf. Die bis zum Jahr 2002 im Mustervertrag enthaltene Formulierung »Der Krankenhausträger kann nach Anhörung des Arztes strukturelle und organisatorische Änderungen im Krankenhaus vornehmen« (§ 15) war infolge der Anwendung des Rechts über Allgemeine Geschäftsbedingungen (AGBG) nicht mehr aufrechtzuerhalten. Nunmehr heißt es in der Version von 2013: »Dem Krankenhausträger bleibt vorbehalten, im Rahmen seines Direktionsrechts zur Bestimmung des Arbeitsauftrages und der dazu zur Verfügung zu stellenden Ressourcen im Benehmen mit dem Arzt sachlich gebotene strukturelle und organisatorische Änderungen im Krankenhaus vorzunehmen« (§ 15 Abs. 1). Benehmen ist nach der gefestigten Rechtsprechung des Bundesarbeitsgerichts (Urteil vom 13.03.2003 – 6 AZR 557/01) eine schwächere Mitwirkungsform als Einvernehmen oder Zustimmung, verlange jedoch mehr als bloße Information oder Anhörung. Der Arbeitnehmerschutzgedanke steht hier gegen das Direktionsrecht des Krankenhausträgers und dessen Interesse an ggf. existenziell notwendigen Veränderungen in seiner Krankenhausorganisation.

Auch die Entwicklung des Themas der Zulässigkeit von Zielvereinbarungen zwischen Chefärzten und Krankenhausträgern mit Einzelleistungsbezug ist ein Indiz für den anstehenden Veränderungsbedarf. Die DKG hat inzwischen den ihr gesetzlich formulierten Auftrag erfüllt, in den Muster-Chefarztvertrag Empfehlungen zum Abschluss leistungsorientierter Zielvereinbarungen aufzunehmen: »Gegenstand der Zielvereinbarungen können insbesondere sein [...] sonstige leistungsorientierte Regelungen, die sich nicht auf Einzelleistungen nach Art und Menge beziehen.« (§ 8 Abs. 3). In den am 27.09.2013 veröffentlichten »Gemeinsame Empfehlungen von VLK und VKD zur wirtschaftlichen Mitverantwortung des Leitenden Krankenhausarztes und zu Zielvereinbarungen« heißt es in Ziffer 2: »Bonusorientierte Zielvereinbarungen sollen variable Bestandteile der Gesamtvergütung für Leitende Krankenhausärzte sein. Zielvereinbarungen, die auf finanzielle Anreize bei medizinischen Einzelleistungen abstellen, sind abzulehnen, weil sie das Risiko primär ökonomisch indizierter Leistungserbringung beinhalten.« Da das Krankenhausleistungsgeschehen jedoch auf die Erbringung der diversen in DRGs abgebildeten Einzelleistungen im Rahmen der Budget- und Entgeltverhandlungen abgestellt ist, werden die Krankenhausträger dessen Steuerung letztlich nur mit Bonusvereinbarungen wirksam leisten können. Auch die durchschnittliche Höhe variabler Vergütungen der Chefärzte von 77.000 € und einem Anteil von bis zu 23 Prozent an der chefärztlichen Gesamtvergütung spricht dafür (Kienbaum 2012).

Literatur

Bittmann B (2010): Flexible Vergütungen auch für Chefärzte. Krankenhaus Umschau 3: 44–49.
Braun L (2006): Arzt und Management. f&w führen und wirtschaften im Krankenhaus 02: 161 ff.

Busch H-P (2013): Management-Handbuch für Chefärzte. Stuttgart: Thieme.

Caspari H (2010): Die Chefarzt-Auswahl treffsicher gestalten. Krankenhaus Umschau 11: 81–83.

Deutsche Krankenhausgesellschaft (2012): Zahlen, Daten, Fakten. Berlin: Deutsche Krankenhaus Verlagsgesellschaft mbH.

Deutsche Krankenhausgesellschaft (2013): Beratungs- und Formulierungshilfe Chefarztvertrag. Berlin.

Grundsätze für die Gestaltung von Verträgen zwischen Krankenhausträgern und leitenden Abteilungsärzten (Chefärzten) vom 28.03.1957, in: Das Krankenhaus 4: 137 ff.

Kienbaum (2010): Vergütungsreport 2010. (http://www.kienbaum.de/desktopdefault.¬ aspx/tabid-502/650_read-7967/, Zugriff am 20.02.2014).

Klaßmann R (2005): Aktuelle Besteuerungsfragen für Krankenhäuser und Krankenhausträger. Berlin: DKVG.

Knorr M (2013): Entwicklungsklauseln in Chefarztverträgen. Krankenhaus Umschau 8: 70.

Kuhlmann J-M (2006): Zur Rettung der Entwicklungsklausel und anderen aktuellen Fragen. F&w führen und wirtschaften im Krankenhaus 02: 43–45.

Notz U, Beume C, Lenz S (2007): Der Krankenhausarzt in leitender Stellung. In: Robbers, J., Wagener A (Hrsg.) Die Krankenhausbehandlung. Praxiskommentar zur Vertragsgestaltung. Düsseldorf: Deutsche Krankenhaus Verlagsgesellschaft mbH.

VKD (2013): Gemeinsame Empfehlungen von VLK und VKD zur wirtschaftlichen Mitverantwortung des leitenden Krankenhausarztes und zu Zielvereinbarungen vom 27.09.2013.(http://www.vkd-online.de/ver¬ oeffentlichungen- stellungnahmen/20136/¬ gemeinsame-empfehlungen-von-vlk-und-¬ vkd-zur-wirtschaftlichen-mitverantwortung-¬ des-leitenden-krankenhausarztes-und-zu-ziel¬ vereinbarungen-vom-27092013, Zugriff am 20.02.2014).

Rechtsverzeichnis

SGB V (1988): Sozialgesetzbuch (SGB) Fünftes Buch (V) – Gesetzliche Krankenversicherung – (Artikel 1 des Gesetzes v. 20. Dezember 1988, BGBl. I S. 2477).

Krankenhausrecht (2006): Rechtsvorschriften des Bundes und der Länder.

KSchG (1969): Kündigungsschutzgesetz in der Fassung vom 25.08.1969, BGBl. I, Seite 1317

(Muster-) WBO: Musterweiterbildungsordnung der Bundesärztekammer 2003 in der Fassung vom 25.06.2010.

BetrVG (2013): Betriebsverfassungsgesetz in der Fassung vom 20.04.2013, BGBl. I, S. 2477.

6.2 Marketing

6.2.1 Pressearbeit für Krankenhäuser

Angelika Volk

Pressearbeit ist heute für Krankenhäuser ein Muss. Eine Aussage wie diese wird kaum noch jemand bezweifeln. Vor rund zwanzig Jahren war das völlig anders. Erst mit Einführung von Fallpauschalen und Sonderentgelten Anfang/Mitte der 1990er Jahre bekam das Thema Marketing langsam eine größere Aufmerksamkeit – und damit auch die Pressearbeit als ein wichtiger Teil davon. Die Skepsis überwog allerdings. Ist es überhaupt ethisch vertretbar, dass ein Krankenhaus für sich in irgendeiner Weise wirbt? Viel hat sich seitdem verändert. Verschiedene äußere und innere Bedingungen haben dazu geführt, dass Presse- und auch Öffentlichkeitsarbeit heute einen deutlich größeren Stellenwert für Krankenhäuser haben. Vom Marketing kann man das bisher noch nicht sagen. Hier bleibt deutlich mehr zu tun. Sich auf Pressearbeit einzulassen war für viele Krankenhäuser wohl erst einmal der einfacher scheinende Weg in die Öffentlichkeit. Dass es umgekehrt vielleicht sinnvoller gewesen wäre, mag theoretisch richtig sein, würde aber die praktischen Umstände nicht berücksichtigen, innerhalb derer dieser Prozess stattfand und stattfindet.

In der Öffentlichkeit – und damit auch in den Medien – wurde die Bedeutung eines Krankenhauses nicht nur als Zentrum medizinischer Versorgung der Bevölkerung, sondern auch als Arbeitgeber, als Wirtschaftsfaktor, als Auftraggeber für andere Unternehmen, jahrelang ignoriert. Bekanntlich galt es vor allem als Kostenfaktor (für die Krankenkassen und auch einige Journalisten ist das bis heute so) und für die regionalen Medien allenfalls als Lieferant eher unspektakulärer Nachrichten und Themen für kleine Reportagen, wie solche über das obligatorische Neujahrsbaby.

Für die überregionalen Medien waren Krankenhäuser noch seltener ein Thema. Selbst die Teilnahme von politischer Bundesprominenz an großen Krankenhaustagen und großen Medizinmessen – obschon auch diese oft fehlte – sorgte nicht für größere Berichterstattungen. »Krankenhaus« war weder für die Politik noch für die Medien attraktiv und interessant. Das hat sich vollkommen verändert – und, wie oft im Leben, anders als erwünscht und nicht immer zur Freude der Krankenhäuser.

Wettbewerb und Selbstdarstellung

Zunächst läutete die Einführung von Preisen für Krankenhausleistungen – den DRGs – den Beginn eines Transformationsprozesses in den deutschen Krankenhäusern ein, der bis heute nicht beendet ist. Die Einführung der Fallpauschalen bewirkte, dass Krankenhäuser in einen Wettbewerb untereinander kamen, auch wenn dieser nicht der »reinen Lehre« von Wettbewerb entsprach und bis heute nicht entspricht. Dieser Wettbewerb verschärfte sich durch jahrelange Unterfinanzierung sowohl bei den Investitions- als auch den Betriebskosten sowie den massiven Markteintritt privater Anbieter von Krankenhausleistungen. Hinzu kamen die steigenden Ansprüche der Patienten nicht nur an medizinische und pflegerische Leistungen, sondern auch an die Ausstattung der Krankenhäuser.

Wettbewerb erfordert Selbstdarstellung. Die Öffentlichkeit – Patienten wurden nun als Kunden bezeichnet – muss erfahren, was ein Krankenhaus leistet, was es »zu bieten« hat. Und die »Öffentlichkeit« besteht ja nicht nur aus Patienten; überzeugt werden sollen auch einweisende Ärzte, Krankenkassen, Träger, inzwischen Aktionäre, Geschäftspartner.

Entwicklung der vergangenen 20 Jahre

Ein Teilelement oder Instrument des Marketings ist die Pressearbeit. Ausschließlich um die Bedingungen von Pressearbeit soll es im Folgenden gehen, nicht also um Pressearbeit im Lehrbuchsinn (es gibt bereits eine Fülle von Büchern, die das Handwerk beschreiben), sondern im Sinne einer Betrachtung der Umstände, unter denen sie stattfindet.

Die ersten Krankenhäuser beschäftigten ab etwa Mitte der 1990er-Jahre Verantwortliche dafür. Nur selten waren das auf diesem Gebiet ausgebildete Mitarbeiterinnen und Mitarbeiter, die zudem oft schlecht bezahlt wurden. Häufig wurden Externe beauftragt, Agenturen oder freie Journalisten. Teilzeitbeschäftigungen waren gang und gäbe, Chefsekretärinnen wurden »nebenbei« zu Presseverantwortlichen ernannt, oft erledigte der Verwaltungsdirektor die Pressearbeit selbst. Zielmedien waren in der Regel regionale Zeitungen. Man informierte über den Anbau oder einen Neubau, über die ersten Tage der offenen Tür, den neuen Chefarzt. Das alles geschah in der Regel ungeplant, spontan, ohne Bezug zur Strategie des Hauses (wenn es diese denn gab), unprofessionell. Es war auch nicht in ein Marketingkonzept eingebettet, denn das gab es ebenfalls nicht.

Ein Blick auf die Situation heute zeigt, was sich inzwischen alles verändert hat. Wohl jedes Krankenhaus hat eine eigene Homepage, auf der es – zumindest meist – auch einen Pressebereich gibt. In Universitätsklinikern und großen Unternehmensverbünden beschäftigen sich ganze Kommunikationsabteilungen mit den verschiedenen Kommunikationsfeldern, auch natürlich der Pressearbeit. Allerdings ist – so die Erfahrung der Autorin – ein planvolles, strategisches Vorgehen durchaus noch immer nicht überall üblich. Auch gibt es nach wie vor in manchen Häusern Widerstände zum Beispiel innerhalb der Ärzteschaft. Presseverantwortliche werden auch heute noch zum Teil als nicht einmal notwendiges Übel gesehen, die notwendige Planungsarbeit, die das Mitdenken auch der Ärzte benötigt, boykottiert und die journalistisch-fachliche Expertise eines gestandenen Presseverantwortlichen, der etwa medizinische Themen in einen laienverständlichen Text umwandelt – ein nicht immer einfaches Unterfangen – als unbotmäßiger Eingriff in die eigenen lichtvollen Formulierungen betrachtet. Das ist sicher etwas zugespitzt formuliert, gehört aber durchaus immer noch zur Alltagserfahrung in manchen Presseressorts. Hier sind selbstbewusstes Auftreten der Presseverantwortlichen, kontinuierliche Qualität der journalistischen Arbeit und Rückendeckung durch die Krankenhausführung gefragt.

Doch auch Presseverantwortliche selbst sind nicht immer die engagierten Vermittler zwischen Krankenhaus und Medien, die sie eigentlich sein sollten. Immer wieder stoßen Journalisten bei Recherchen auf Presseverantwortliche, die sogar bei positiv besetzten Themen extrem unambitioniert reagieren, selbst bei so simplen Anfragen wie der nach einem Foto des Krankenhauses. Der Eindruck: Hier begreift man sich nicht als Partner, sondern als Verhinderer. Möglichst nicht in den Medien zu erscheinen, nicht »auffallen« zu wollen, kann natürlich durchaus zur Unternehmensstrategie gehören. Diese Haltung gibt es nicht nur in Krankenhäusern und ist sicher die falsche Entscheidung, in Krisenfällen sogar eine gefährliche.

Denn: Die Notwendigkeit, sich gegenüber der Öffentlichkeit, aber auch innerhalb des eigenen Krankenhauses verständlich und vor allem auch positiv darzustellen, hat sich in den vergangenen zehn Jahren extrem verschärft. Die Ursachen dafür müssen differenziert betrachtet werden, denn sie liegen sowohl im veränderten Blick der Öffentlichkeit auf die Krankenhäuser begründet wie im Krankenhausbereich selbst mit seinen Finanzierungsproblemen, der Konkurrenz um Patienten und qualifizierte Mitarbeiter sowie den vielfach daraus resultierenden Krisensituationen. Ein wesentlicher Grund ist aber auch die Situation der Medien.

Veränderter Blick der Öffentlichkeit auf die Krankenhäuser

Der sich weiter verschärfende Wettbewerb zwischen Krankenhäusern, die Notwendigkeit, sich im Markt gut zu positionieren, sich zu spezialisieren, die wachsende Anspruchshaltung der Patienten – all das hat zu einem kritischeren Blick der Öffentlichkeit auf Krankenhäuser ganz allgemein geführt. Das Internet, die hier zu findenden Klinikbewertungsportale, machen es zudem leicht, Kritik anonym auszudrücken. Patienten sind selbstbewusster, Fehler oder vermeintliche Fehler werden öffentlich gemacht.

Die jüngste Finanz- und Wirtschaftskrise hat andererseits deutlich gezeigt, wie wichtig Krankenhäuser als stabile Unternehmen mit sicheren Arbeitsplätzen für viele Regionen sind. Dieses wirtschaftliche Gewicht führte zu größerer Aufmerksamkeit durch die Wirtschaftsredaktionen, die nun aber auch andere Entwicklungen – Kooperationen, Fusionen, Übernahmen – sehr viel intensiver mit ihrer Berichterstattung begleiten.

Ärzte, die früheren »Götter in Weiß«, demonstrieren für höhere Gehälter und meiden die Anstellung in strukturschwachen Regionen. Das wird von der Öffentlichkeit manchmal mit Verständnis beobachtet, häufig aber auch mit Misstrauen und Unverständnis bedacht.

Krankenhausverbände gehen deutlicher als in früheren Jahren mit der Tatsache an die Öffentlichkeit, dass sehr viele Kliniken in wirtschaftlichen Schwierigkeiten stecken. Auch dies wird zum Anlass einer Berichterstattung und verunsichert die Öffentlichkeit.

Patienten und niedergelassene Ärzte fordern – auch animiert durch einige Klinikskandale, aber auch durch fortdauernde Anwürfe der Krankenkassen – mehr Transparenz über die Qualität von Gesundheitsleistungen.

Vertrauen schaffen

Umso wichtiger wird eine Pressearbeit, die Vertrauen schafft. Gute Pressearbeit ist journalistisches Handwerk im Sinne der Unternehmensstrategie. Dazu gehören in erster Linie aktuelle, gut recherchierte, faktenreiche Informationen, die glaubwürdig, nachprüfbar und gut sowie genregerecht formuliert sind. Kontinuierliche Pressearbeit in diesem Sinne schafft Vertrauen in den Redaktionen und ermöglicht es, die Öf-

fentlichkeit im Sinne des Krankenhauses zu beeinflussen.

Dabei gilt für die Pressearbeit gegenüber allen Medien: Transparenz, Beständigkeit und Präzision in der Darstellung aller Sachverhalte und nachvollziehbare Argumente vermitteln Glaubwürdigkeit.

Voraussetzung ist aber auch eine Akzeptanz dieser Arbeit innerhalb des Krankenhauses – nicht nur in der Geschäftsführung. Ohne diese gehen immer wieder Informationen am Verantwortlichen für die Pressearbeit vorbei oder erreichen ihn erst sehr spät. Seine direkte Einbeziehung in Entscheidungsprozesse, die direkte Anbindung an die Krankenhausführung, sind zwingend notwendig, um schnelle, adäquate Reaktionen zu ermöglichen, aber auch um Projekte und Veränderungen im Krankenhaus, gleich welcher Art, medial vorzubereiten und zu begleiten.

Notwendig: Fachliche Expertise und Handwerkszeug

Schon ein Blick auf den Pressebereich der Klinik-Homepage eines Krankenhauses zeigt deutlich, wo Profis am Werk sind und wo dieser Bereich eher eine Alibiveranstaltung ist. Das hängt zum Teil natürlich mit der Größe und Lage eines Krankenhauses zusammen, aber auch mit der Erkenntnis einer Krankenhausführung, dass z. B. ein kleines Haus der Grundversorgung in einer strukturschwachen Region durchaus ebenfalls Anlass hat, ein positives Bild von sich zu entwerfen.

Journalisten in Pressestellen

In den vergangenen Jahren – vor allem ausgelöst durch die Krise der Medien – sind immer mehr Journalisten in Pressestellen gewechselt. Mit ihrer journalistischen Haltung und Expertise haben sie bereits vielfach dafür gesorgt, dass die Medienarbeit von Krankenhäusern deutlich professioneller geworden ist – angefangen bei der sprachlichen und inhaltlichen Qualität der Texte, die den Medien angeboten werden, über professionell vor- und nachbereitete Pressekonferenzen, Veranstaltungen und Messeauftritte bis hin zur journalistischen Planung und Gestaltung von Mitarbeiterzeitungen, Patienteninformationen und Internetauftritten. Sie sorgen zudem dafür, dass es für die Medien in den Krankenhäuser Ansprechpartner gibt, die für sie Interviews, Statements zu bestimmten Themen, Recherchen ermöglichen und organisieren. Sie denken, ebenso wie ihre Kollegen in den Redaktionen, vom Leser her. Das macht sie zu wertvollen Unterstützern der Redaktionen und nützt gleichzeitig den Krankenhäusern, für die sie arbeiten.

Journalisten als Verantwortliche für Pressearbeit sind häufig besser geeignet und erfolgreicher als zum Beispiel externe Marketingexperten oder Agenturen. Sie sind es, weil sie wissen, wie man recherchiert, wie man Interviews führt, wie man mediengerecht formuliert. Sie wissen aus der Innensicht, wie Redaktionen »ticken«. Sie haben eine ganz bestimmte Haltung zu den Informationen, die sie liefern. Pressearbeit, die nach journalistischen Kriterien stattfindet, ist Journalismus auf Unternehmensseite. Wer das beherrscht – und Journalisten sind nun einmal dafür ausgebildet – wird zum Partner der Journalisten in den Redaktionen. Er kann einschätzen, was tatsächlich berichtenswert ist und daher eine gute Chance hat, gedruckt oder gesendet zu werden; damit macht er sich und das Krankenhaus, das er vertritt, glaubwürdig. Eine ausgedünnte Redaktion, die nur noch wenig Zeit für eigene Recherchen hat, wird dafür vermutlich sogar dankbar sein. In Krisenfällen kann das sogar den Ausschlag dafür geben, ob aus einem ernsten Zwischenfall medial ein Skandal wird oder eine sachliche Meldung bzw. ein Bericht.

Marketingexperten gehen werbend an die Dinge heran. Ihnen geht es eher um Gefühle als um Fakten. Für eine Redaktion sind aber die Fakten und der journalistische Aufbau wichtiger. Übertreibende Werbungstexte verärgern sie. Hinzu kommt, dass von Agenturen häufig keine stilsicher und gut formulierten Texte geliefert werden. Natürlich gibt es auch hier, wie überall, Ausnahmen.

Wichtig: Kontinuierliche Medienbeobachtung

Gerade in kleineren Krankenhäusern mit Presseverantwortlichen, die für diese Aufgabe nicht richtig ausgebildet sind, fehlt aber nicht nur das ganz normale journalistische Handwerk. Es fehlen auch notwendige Handwerkszeuge. Als Beispiele seien hier Presseverteiler, Pressespiegel und die Möglichkeit kontinuierlicher Medienbeobachtung genannt.

Ein differenzierter Medienverteiler auf immer aktuellem Stand ist essenziell für eine Presseabteilung – und leider sehr, sehr selten vorhanden. Das betrifft allerdings nicht nur Krankenhäuser, sondern viele Unternehmen anderer Branchen, Verbände, Ministerien, Behörden etc. Ohne diesen Verteiler wird ein Unternehmen seine Pressemitteilungen wie mit der Gießkanne an alle möglichen Adressaten bringen und nicht wissen, ob es tatsächlich die richtigen sind. Viele Verteiler werden jahrelang nicht aktualisiert oder es werden aus Kostengründen bereits veraltete gekauft. Selbst Hinweise, man sei nun inzwischen längst nicht mehr der richtige Adressat auf der Liste, führen nicht immer zu Korrekturen – wie man unschwer an den immer weiter gesendeten Nachrichten erkennt.

Zu wissen, was sich in der eigenen Branche tut, was die unmittelbare Konkurrenz macht, worüber Politik demnächst entscheidet und was die Krankenkassen fordern, ist für jedes Krankenhaus, das aktive Pressearbeit betreiben will, unerlässlich. Dafür muss der Presseverantwortliche die Medien ständig beobachten und auch die Krankenhausführung darüber unterrichten.

Welche Medien sind als Informationsquelle für die Pressestelle wichtig? Man kann davon ausgehen, dass Journalisten die wohl eifrigsten Medienkonsumenten sind. Sie blicken scharf auf das, was die Konkurrenzzeitungen schreiben, welche Themen sie aufgreifen, wo sie nachrecherchieren können. In den regionalen Medien fragen sie sich täglich, welche Geschichten der überregionalen Blätter, des Fernsehens oder aus dem Internet sie auf die eigene Region oder Stadt »herunterbrechen« sollten oder müssten.

Die Schlussfolgerung: Was diese Leitmedien der Journalisten heute berichten, damit kann morgen auch das eigene Krankenhaus konfrontiert werden – oder – positiv – kann proaktiv vom Krankenhaus selbst aufgegriffen werden. Es verblüfft daher zumindest, dass einige Krankenhäuser gerade einmal eine Regionalzeitung abonniert haben – die häufig erst gegen Nachmittag im Büro des Presseverantwortlichen ankommt.

In der von der Deutschen Forschungsgemeinschaft finanzierten und vom Befragungsinstitut Ipsos realisierten Studie »Journalismus in Deutschland II«, durchgeführt von Siegfried Weischenberg (Universität Hamburg), Armin Scholl (Universität Münster) und Maja Malik (Universität Hamburg), werden die Vorlieben der deutschen Journalisten für bestimmte Medien aufgeführt: Danach war das für zwei Drittel der Befragten noch vor zwölf Jahren der »Spiegel«. Heute sind das nur noch 33,8 Prozent. Es folgt die »Zeit« mit elf Prozent und das Magazin »Focus« mit sechs Prozent. An die Spitze hat es inzwischen mit 34,6 Prozent die »Süddeutsche Zeitung« geschafft. Bei den Nachrichtensendungen im Fernsehen führt die »Tagesschau« mit 18,8 Prozent, gefolgt von den »Tagesthe-

men« mit 13,9 Prozent. Zunehmend informieren sich auch Journalisten dem allgemeinen Trend folgend im Internet.

Zunehmend Vermischung von Werbung und Redaktion

Die Vermischung von sachlicher Information mit Anzeigen ist heute leider keine Seltenheit. Auch Krankenhäuser haben das erkannt und bieten an: Wer unseren Artikel bringt, bei dem schalten wir unsere Anzeige.

Vielfach kommen in den Krankenhäusern andererseits auch Angebote an, ganze Textseiten zu kaufen, um sich mit bestimmten Leistungen vorzustellen. Damit hat ein Haus natürlich die Garantie, dass sein Text auf jeden Fall veröffentlicht und seine spezielle Expertise bekannt wird. Da die jeweilige Anzeigenabteilung dem Krankenhaus nebenan dieses Angebot ebenfalls macht, ist es tatsächlich schwer, sich dem zu entziehen. Die Zeitung nutzt den Wettbewerb unter den Kliniken für die eigenen finanziellen Interessen – und kann zudem bei ihren Lesern noch mit der umfangreichen Sonderpublikation zur Gesundheit punkten. Denn Gesundheitsthemen sind immer interessant.

Zunehmend ist auch zu beobachten, dass Werbeagenturen eigene Broschüren zu Gesundheitsthemen auflegen und den Krankenhäusern Platz für Texte anbieten.

Da die Grenzen der erlaubten Werbung für Gesundheitseinrichtungen bisher noch relativ eng gezogen sind im Vergleich zu anderen Branchen, kann ein Krankenhaus relativ sicher sein, dass hier immerhin auch sachlich und informativ formuliert wird.

Dennoch ist diese Vermischung kritisch zu betrachten, weil sie über kurz oder lang der Glaubwürdigkeit des Krankenhauses schaden kann. Bei jeder einzelnen Anfrage ist daher sehr genau zu prüfen, welche Inhalte insgesamt geplant sind und in welchem werblichen Umfeld ein Text platziert werden soll.

Medien in der Krise

Gerade im Bereich der Pressearbeit muss auch die Situation der Medien selbst in den Blick genommen werden. Diese sind in den vergangenen Jahren durch eine tiefe Krise gegangen, die noch nicht vorüber ist. Diese Krise resultiert maßgeblich aus den durch die zunehmende Bedeutung der Internetkommunikation ausgelösten Veränderungen. Auswirkungen waren und sind erhebliche Anzeigenrückgänge vor allem bei Immobilien- und Stellenanzeigen, aber auch bedingt durch die Wirtschafts- und Finanzkrise bei den Industrieanzeigen sowie sich stetig fortsetzende Abonnentenrückgänge bei fast allen Tagesmedien, vielen Wochenzeitungen und Magazinen – Fachmedien eingeschlossen.

Die wirtschaftlichen Schwierigkeiten der Verlage führen bis heute zu Zeitungsverkäufen, zur Zusammenlegung und Ausdünnung von Redaktionen und Abteilungen, vor allem auch im lokalen Bereich, zu Ausgründungen ganzer Abteilungen und damit schließlich auch zur durchaus massenhaft zu nennenden Freisetzung von Journalisten. Über die aktuelle Anzahl inzwischen freiberuflich tätiger Journalisten gibt es unterschiedliche Aussagen, die Meldungen der vergangenen Jahre lassen jedoch durchaus den Schluss zu, dass die Zahl der Journalisten, die haupt- oder nebenberuflich als Freelancer tätig sind, deutlich angestiegen ist. Allgemein wird von 70.000 hauptberuflich tätigen Journalisten in Deutschland ausgegangen, von denen 25.000 laut Deutschem Journalisten-Verband frei arbeiten – mit steigender Tendenz. Einen Hinweis gibt die Statistik der Künstlersozialkasse, bei der sich z. B. im Jahr 2007 rund 38.000 freie Publizisten unter der Kategorie »Wort« angemeldet hatten – 15.000 mehr als 1997. Insgesamt ist die Anzahl hauptberuflich arbeitender Journalisten zwar angestiegen, wie Olaf Wittrock und Marvin Milatz von der Wirtschaftsredaktion wortwert in Köln in der Februarausgabe 2014 des Medienmagazins Journalist berichteten, doch durch Umzüge ganzer Redaktionen, z. B. von Hamburg oder München nach Berlin, sind auch immer wieder Arbeitsplätze in größerer Zahl weggefallen. Online-Redaktionen dagegen dürften deutliche Zuwächse zu verzeichnen haben. Die berufliche Unsicherheit für Journalisten hat jedenfalls deutlich zugenommen.

Wie die Gesellschaft für Gesundheitsmarktanalysen im Auftrag des Medienbüros Gesundheit Hamburg ermittelte, sind in Deutschland rund 3.500 freie Journalisten im Bereich Medizin, Gesundheit, Wissenschaft in relevantem Maß tätig. Diesen rund 3.500 freien Journalisten stehen im deutschsprachigen Raum im Segment Gesundheit, Medizin, Wissenschaft rund 2.550 Redaktionen gegenüber, von Boulevard bis Fachpublikation. Das Honorarvolumen für freie Mitarbeit umfasst im Mittel der Redaktionen 1.650 Euro pro Monat.

Der Rohertrag eines Freelancers pro Monat beläuft sich im Schnitt auf rund 1.480 Euro. Das sind im Vergleich zum Bruttolohn angestellter Journalisten 800 Euro weniger, da ja sämtliche Kosten des Büros und die Arbeitgeberleistungen selbst getragen werden müssen. Eine Umfrage des Deutschen Journalistenverbandes (DJV) unter freien Journalisten bei Zeitschriften im vergangenen Jahr zeigte, dass 41 Prozent unter einem Jahreseinkommen von 20.000 Euro blieben. Ein Drittel erreichte 20.000 bis 40.000 Euro, nur jeder vierte brachte es auf über 40.000 Euro – und das bei schlechterer sozialer Absicherung und meist längerer Arbeitszeit als bei fest angestellten Redakteuren. Generell sinken sowohl Gehälter als auch Honorare. So werden z. B. nur etwa 10 bis 15 Prozent aller Freelancer laut einer aktuellen Umfrage zur Honorarsituation freier Journalisten des Deutschen Journalisten Verbandes (DJV) nach den Vergütungsregeln für Zeitungsjournalisten bezahlt.

Prekäre Arbeit aber ist eine Ursache für schlechten Journalismus, der sich u. a. in zunehmender Skandalisierung von Themen ausdrückt. Wer 30 Cent pro Druckzeile bekommt, kann es sich im Grunde nicht mehr erlauben, gründlich zu recherchieren und lange an einem Beitrag zu feilen, der dann vielleicht auf 20 Zeilen zusammengestrichen wird.

Alle Zeitungen haben Online-Angebote. Hier ist absolute Schnelligkeit gefordert. Sie und nicht geprüfte Richtigkeit ist das Maß der Dinge. Hinzu kommt, dass sofort ermittelt werden kann, bei welchem Beitrag wie viele Leser verweilen und wie lange sie davon gefesselt sind. Das ist wichtig für den Verkauf der dazu gestellten Internetwerbung. Hier sind bereits zwei Gründe für die zunehmende Skandalisierung zu sehen: Die wirtschaftliche Situation der Journalisten – nicht nur der freien, auch der angestellten Journalisten, die Angst um ihre Arbeitsplätze haben – und die der Verlage.

Bundespräsident Joachim Gauck warnte in diesem Zusammenhang auf dem Kongress des Bundes Deutscher Zeitungsverleger im September 2013 in Dresden, prekäre Arbeit sei keine stabile Basis für verlässliche Inhalte. Überall sei zu beobachten, dass feste Stellen in den Redaktionen wegfielen, freie Mitarbeiter für geringe Zeilenhonorare schuften und Volontäre als Redakteure zu Azubigehältern arbeiten müssten. Das schlage früher oder später auf die Qualität der Zeitungen durch.

»Eine gute Zeitung«, so Gauck in seiner Rede – nachzulesen unter www.bundespräsi¬dent.de –, »wird uns deshalb die Zeit, unsere Zeit, erklären. Qualitätsjournalismus ist etwas anderes als eine mit Fotos aufgehübschte Sammlung von Agenturmeldungen oder PR-Texten. Eine gute Zeitung wählt Nachrichten nach Kriterien der Relevanz aus, ordnet sie in Zusammenhänge ein, interpretiert und bewertet sodann das Geschehen. Eine gute Zeitung leistet also genau das, was wir angesichts der Informationsflut dringend brau-

chen: Sie zeichnet große Linien und vermittelt verschiedene Standpunkte.«

Gaucks Rede zur Transformation der Medienwelt sollte auch den Presseverantwortlichen in den Krankenhäusern zu denken geben. Zu wissen, wie die Branche tickt, mit der sie in ihrer Arbeit – im Positiven wie Negativen – eng verbunden sind, ist wesentlich für ihren Erfolg.

Veränderungen durch das Internet

Das Internet verändert auch den Journalismus massiv. Nachrichten erreichen in Sekundenschnelle ihre Empfänger. Es kostet viel Kraft, hier mitzuhalten, sich in der Fülle der Meldungen und Berichte mit den eigenen guten Botschaften bemerkbar zu machen, während die negativen oft deutlich mehr Beachtung finden. Reaktionsschnelligkeit ist nicht gerade ein Markenzeichen von Krankenhäusern. Schon Antworten auf negative Bewertungen in einem Krankenhausportal dauern oft Tage. Manchmal wird erst nach Wochen die Kritik bemerkt. Wobei hier auch noch nicht ausgemacht ist, wie viel Wahrheitsgehalt Besucher dieser Portale solchen meist anonymen Einträgen – die sich häufig auch widersprechen – überhaupt beimessen. Als sicher scheint aber, dass Journalisten auf der Suche nach »Stories« hier schon manches Mal fündig geworden sind und weiter recherchieren. Darauf sollte man vorbereitet sein.

Nicht zu vernachlässigen sind die sich nebenberuflich als Journalisten betätigenden Blogger, die mit ihren Einträgen eine durchaus große Öffentlichkeit erreichen können.

Eine einheitliche Vorgehensweise, wie Pressestellen auf diese Entwicklungen reagieren, ist derzeit noch nicht sichtbar. Zumindest sollte das Internet auf entsprechende Einträge beobachtet werden, um entscheiden zu können, welche tatsächlich Relevanz haben oder erhalten könnten.

Fazit

Professionelle Pressearbeit ist ein unverzichtbarer Teil der gesamten Unternehmenskommunikation. Sie hat das Krankenhaus und dessen Strategie fest im Blick, schätzt dessen Umfeld, auch das Wettbewerbsumfeld, und die Medien entsprechend ein, bezieht die Bedürfnisse und die Sicht der Leser mit ein, plant entsprechend die Medienangebote und setzt diese in guter, verständlicher Sprache um. Nicht mehr, aber auch nicht weniger.

6.2.2 Marketing und Markenmanagement

Wilfried von Eiff

Marketing: ein umstrittenes Handlungsfeld

»Marketing« ist in weiten Bereichen des Gesundheitswesens, insbesondere aber im Meinungsbild vieler Ärzte und Pflegekräfte, ein Reizwort, das für die Unvereinbarkeit merkantiler Interessen der Ökonomen und ethischer Ansprüche von Mitarbeitern in Krankenhäusern, Reha-Kliniken und Pflegeheimen steht. Marketing als Strategie der Kundenbeeinflussung zum Zweck einer (noch) nicht vorhandenen oder nicht wirklich erfüllbaren Nachfrage gilt dann als »Krone« einer unethischen Profitstrategie und profanen Verkaufsheillehre. Wenn im Zusammenhang mit Marketing Begriffe wie »Kunde«, »Zielgruppe« und »Wettbewerb« fallen, steht das ablehnende Urteil endgültig fest. Um es vorweg zu sagen: Marketing kann auf Dauer nur Realitäten »verkaufen«. Und dieses Verkaufen erfolgt nachhaltig nicht durch Versprechen, sondern durch erlebbare Taten. Wenn die Bahn AG ihr Image verbessern und mehr Kunden gewinnen will, muss sie weniger auf Werbung und komplizierte Rabattsysteme setzen, sondern durch reibungslose Organisation und gründliche technische Wartung dafür sorgen, dass die Züge pünktlich fahren, sauber sind und das Personal sich freundlich verhält. All das trägt dazu bei, Leistungsfähigkeit zu beweisen und hat damit Marketingcharakter. Auf der anderen Seite bleibt jede herausragende Unternehmensleistung l'art pour l'art, wenn die relevanten Zielgruppen nichts darüber erfahren. Dazu dient das Instrumentarium des klassischen Marketings. Damit wird deutlich: Ein guter Ruf in der Öffentlichkeit ist auf Dauer ausschließlich das Resultat von bewiesener Leistungsfähigkeit, die mithilfe von Marketing-Kommunikations-Instrumenten kommuniziert wird.

Marketingziele und Marketingbegriff

Marketing ist das aktive Beeinflussen der Nachfrageentscheidungen und des Kommunikationsverhaltens von angebotsrelevanten Zielgruppen. Ziel von Marketingaktivitäten ist es, Menschen zum Handeln zu veranlassen bzw. Weiterempfehlungsbereitschaft zu erzeugen. Marketing lenkt demnach Kaufkraft- (»Handeln«) und Sympathiepotenziale (»Weiterempfehlung«) auf das eigene Unternehmen. Marketing im engeren Sinn ist der zielorientierte Einsatz der Instrumente des Marketing-Mix. Dies ist Aufgabe von Marketingexperten, die durch zielgruppengerechte Kommunikation und Aktion Informationen und Beispiele über Unternehmensleitungen adressieren. Marketing im weiteren Sinn bedeutet marktorientierte Unternehmensführung. Hier geht es um die Ausrichtung aller Unternehmensaktivitäten auf das Ziel, den selbstgesetzten Kompetenzanspruch (Mission), die abgegebenen Qualitätsversprechen sowie die berechtigten Kundeninteressen zu erfüllen. Diese systemische Sicht betrachtet Marketing als Aufgabe jedes Mitarbeiters im Unternehmen, der durch Freundlichkeit,

Problemlösungsverhalten, Flexibilität und Engagement die Service-Philosophie seines Unternehmens verkörpert.

Der Marketing-Mix

Marketingaktivitäten müssen koordiniert und zielorientiert erfolgen. Zweck ist, die relevanten Zielgruppen mit den Informationen und Leistungen zu versorgen, die sie erwarten bzw. die nachweisbaren Nutzen darstellen. Der Marketing-Mix wird strategiebezogen festgelegt und umfasst ein Paket von aufeinander abgestimmten Maßnahmen aus folgenden Aktionsfeldern:

- Produktpolitik/Leistungspolitik
  Welche medizinischen und sonstigen Produkte und Dienstleistungen sollen auf welche Art für welche Zielgruppen am relevanten Markt angeboten werden?
- Distributionspolitik
  An welche Zielgruppen und auf welchem Weg sollen die Produkte/Dienstleistungen verkauft bzw. an den Kunden herangetragen werden?
- Preispolitik/Konditionenpolitik/Verträge
  Zu welchen Bedingungen und Preisen sollen die Produkte/Dienstleistungen an welche Zielgruppen angeboten werden?
- Kommunikationspolitik
  Welche kommunikativen Beeinflussungsmaßnahmen und Informationsinstrumente sollen ergriffen werden, um Nachfrage für Produkte zu erzeugen bzw. die Unternehmensleistungen nachhaltig an relevante Zielgruppen sowie Öffentlichkeit zu adressieren?
- Verhaltenspolitik und Personal
  Welche Maßnahmen sind zu ergreifen und wie ist das organisationskulturelle Anreizsystem zu gestalten, damit alle Mitarbeiter die Dienstleistungskultur verinnerlichen und sich auch in Ausnahmefällen kundenorientiert gegenüber Pa-

tienten, Angehörigen, Lieferanten, Kooperationspartnern usw. verhalten?
- Prozesse und Prozeduren
  Welche Prozeduren werden zur Diagnostik und Therapie auf welchem Leistungsniveau und mithilfe welcher Technologien angeboten und mit welcher Prozess- (Schmerzen, Angst) und Ergebnisqualität (Mobilität) sind diese Prozeduren verbunden?
- Ausstattung und Milieu
  Wie wird durch Ausstattung (Funktionalität) und Umgebungsgestaltung (Färben, Klänge, Geräusche, Licht) sichergestellt, dass der Patient seine Intimsphäre gewahrt weiß, das Gefühl von Autonomie hat und von vermeidbaren Störungen verschont bleibt?

Die Marke als Wahrnehmungsmonopol

Produkte, Dienstleistungen oder Institutionen haben Markencharakter, wenn die damit verbundenen Assoziationen im Meinungsbild von relevanten Zielgruppen und Öffentlichkeit eine »Monopolstellung« erreicht haben. Eine Marke repräsentiert die Best-in-Class-Standards innerhalb einer Klasse und ist deshalb oft auch identisch mit einer Klassenbezeichnung: Mayo steht für »Diagnoseklinik«, Johns Hopkins steht für Spitzenmedizin in 17 Spezialgebieten, Great Ormond Street steht für »Die Kinderklinik«. Im Reha-Bereich haben Standorte wie Bad Füssing oder Bad Oeyenhausen offenbar Markenstatus erreicht.

Eine Marke ist
- *einmalig*, also nicht kopierbar,
- *unverwechselbar* im Erscheinungsbild,
- *unverzichtbar* bezüglich ihrer Kompetenz,
- *unaustauschbar*, weil sie einen besonderen emotionalen Wertvorteil für einen Kunden beinhaltet, der dem Lebensgefühl des Kunden entspricht (z. B. konfessionelle Krankenhäuser) und der sich im

Gesundheitsbereich auf Vertrauen in die medizinische Leistung und individuelle, menschliche Kommunikation sowie psychologischen Beistand fokussiert.

Markenwert und Markenfunktion

Eine Marke ist immer mit einem Wertangebot verbunden, das von bestimmten Zielgruppen als vorzugswürdig gegenüber allen anderen zur Auswahl stehenden Angeboten eingestuft wird. Eine Marke beeinflusst die Auswahlentscheidung eines Kunden nur dann, wenn sie für den Kunden entscheidungsrelevante Informationen transportiert. Das Wertangebot für den Kunden lässt sich aus drei Grundfunktionen einer Marke ableiten (▶ **Abb. 6.2.2.1**):

Funktionen der Marke

Eine Marke beeinflusst die Auswahlentscheidung eines Kunden nur dann, wenn sie für den Kunden entscheidungsrelevante Informationen mobilisiert.

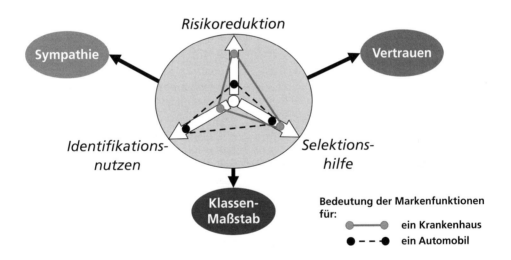

Abb. 6.2.2.1: Funktionen der Marke: Eine Gebrauchsgütermarke bietet dem Käufer einen Identifikationsnutzen. Eine Medizinmarke ist eine Selektionshilfe und hilft, Risiken zu reduzieren. Quelle: von Eiff (2006).

- Funktion der Risikoreduktion
  Eine Marke steht für »vermutete bzw. erwiesene Qualität« und signalisiert umfassende, herausragende Kompetenz auf einem Fachgebiet. Damit verringert sich die (subjektiv eingeschätzte) Gefahr einer Fehlentscheidung. Insbesondere im Gesundheitsmarkt spielt diese Markenfunktion die zentrale Rolle, weil Patienten ein Krankenhaus primär nach der vermuteten medizinischen Qualität aussuchen.
- Funktion des Identifikationsnutzens
  Der Kunde identifiziert sich mit der Marke, indem er zeigt, dass die Marke Teil

seines Lebensstils ist. Für medizinische Leistungen hat diese Markenfunktion begrenzte Bedeutung, für prestigegebende Produkte (Designerware) und Dienstleistungen (Exklusiv-Reisen) ist sie größer. Insbesondere Krankenhäuser in kirchlicher Trägerschaft bieten für gläubige Patienten einen Identifikationsnutzen, religiöse Symbole und Rituale sowie die Art der Behandlung und das Verhalten des Personals geben diesen Patienten Sicherheit und Ruhe.

- Funktion der Selektionshilfe
  Durch ihr unverwechselbares Erscheinungsbild und die Qualitätsvermutung stechen Marken von anderen Angeboten hervor und erleichtern den Such- und Auswahlprozess.

Markenansätze

Um die Bedeutung von Marken für die Auswahlentscheidung zu verstehen, ist es erforderlich, sehr genau zwischen

- *Konsumgütermarken* wie Coca Cola, McDonalds u. a.,
- *Gebrauchsgütermarken* wie Mercedes, Saeco u. a.,
- *Investitionsgütermarken* wie Caterpilar, IBM u. a.,
- *Dienstleistungsmarken* wie FedEx, McKinsey und insbesondere
- *Krankenhausmarken* wie Johns Hopkins Hospital, UCLA Medical Center, MAYO Clinic, Great Ormond Street Hospital oder Charité und
- *Reha-Marken* (Bad Füssing, Bad Oeynhausen, usw.) zu unterscheiden.

Grundsätzlich können drei Ansätze unterschieden werden, nach denen Marken konstruiert werden: Der *Corporate-Design-basierte Ansatz* versteht die Marke als einen charakteristischen Namen und/oder ein Symbol, das dazu dient, eine Institution/

ein Produkt/ein Dienstleistungsangebot sofort und ohne weitere Erklärung wiederzuerkennen bzw. von konkurrierenden Angeboten zu unterscheiden. Unverwechselbare Logos, Gebäudearchitekturen und Milieuausstattungen unterstützen die Markenprofilierung. Der auf *Identifikation basierte Ansatz* bietet dem Kunden neben einem Qualitätsversprechen insbesondere eine »emotionale Heimat«. Konsum- und Gebrauchsgüter zeichnen sich dadurch aus, dass sie für den Käufer/Benutzer neben dem reinen Genuss-/Gebrauchsnutzen einen sogenannten Identifikationswert aufweisen können. Das heißt, der Gebrauch der Marke drückt ein Lebensgefühl aus: Der Käufer definiert über die Marke einen Teil seiner Persönlichkeit; mit dem Produktgebrauch demonstriert er sein individuelles Lebens- und Selbstwertgefühl gegenüber seiner sozialen Umgebung. Der *risikobasierte Ansatz* zielt darauf ab, Vertrauen in Qualität und Leistungsfähigkeit bei den relevanten Zielgruppen zu erzeugen. Dieser Ansatz geht davon aus, dass Marken von innen heraus entstehen und nicht ausschließlich und vorzugswürdig an Kundenwünschen orientiert sind. Dieser Ansatz stellt zwei Aspekte in den Fokus der Markenbildung: Bewiesene herausragende Fachkompetenz sowie Sozialqualität und Unternehmenskultur als Voraussetzungen für positive Medienberichte und gesteigerte Bereitschaft zur Weiterempfehlung. Eine Marke entsteht also nicht durch Marketing, sondern durch bewiesene Leistung. Dieser Ansatz hat im Gesundheitswesen herausragende Bedeutung.

Kompetenz und Assoziation: Meinungsbild und Qualitätsversprechen prägen die Marke

Eine Marke wird repräsentiert durch

- *Zeichen*, die die Identität eines Produkts/ einer Dienstleistung/Institution optisch darstellen (z. B. Logos, Farbklima, Bekleidung),

- einen *Kompetenzanspruch*, der als Leistungsversprechen an die relevanten Zielgruppen kommuniziert wird,
- das *tatsächliche Verhalten des Markenunternehmens*, durch das der Kunde in die Lage versetzt wird, die Übereinstimmung von Leistungsversprechen und tatsächlich erbrachter Leistung zu überprüfen,
- *Assoziationen*, die die Zielgruppen und die Öffentlichkeit mit der Marke verbinden.

Insbesondere Assoziationen, die automatisch entstehen, wenn die Marke wahrgenommen wird, bilden das Image einer Marke und festigen langfristig das Markenprofil. Markenprägende Assoziationen unterliegen im Gesundheitswesen völlig anderen Gesetzmäßigkeiten als sie für Verbrauchs- und Gebrauchsgütern oder auch Dienstleistungen im Banken-, Hotel- und Handelsbereich typisch sind. Ein Krankenhaus ist auf dem Weg zu einem Markenstatus, wenn es ein eigenständiges Profil entwickelt, das positive Signale aussendet und das negative Basis-Image des Krankenhauses überwindet. Mit dem Begriff Krankenhaus sind eher negative Assoziationstendenzen verbunden. Das liegt in der Natur der Sache: Krankenhausleistungen

- sind in der Regel veranlasst durch gesundheits- und/oder lebensbedrohliche Gefährdungen von Menschen,
- bergen iatrogene Risiken (Narkose, Komplikationen usw.),
- rufen bei vielen Menschen ein Gefühl des Ausgeliefertseins hervor.

Das Krankenhaus als Marke muss versuchen, Assoziationen zu erzeugen, die Vertrauen in die Qualität und die Menschlichkeit von Leistungen aufbauen, ohne dass Erwartungshaltungen entstehen, die unrealistisch bzw. unerfüllbar sind. Reha-Kliniken haben das Problem des grundsätzlichen Negativ-Images, wie es Krankenhäuser haben, nicht. Rehabilitation wird – abhängig vom Krankheitsbild sowie vom Schweregrad der Krankheit – auch mit »Urlaub« oder »Erholung« verbunden. Dennoch ist davon auszugehen, dass aufgrund des sich wandelnden Patienten-Mix' (ältere multimorbide Patienten) sich die Reha-Klinik imagemäßig dem Krankenhaus-Erscheinungsbild tendenziell annähert.

Erfolgsfaktor für Entwicklung eines Markenstatus

Der »loyale Kunde« spielt für das Akutkrankenhaus wie für Reha-Kliniken eine wichtige Rolle: Auch wenn er das Krankenhaus/die Reha-Klinik nicht erneut aufsucht, fungiert er als Informationsmultiplikator, indem er Dritten seine Erfahrungen berichtet. Insofern geht es weniger darum, dass der Patient selbst bei zukünftigen Krankheitsfällen das gleiche Krankenhaus aufsucht, sondern seine Erfahrungen positiv wertend an möglichst viele Dritte weitergibt. In der CKM-Studie »Magnet-Krankenhaus« rangierte die medizinische Qualität zwar als wichtigstes Beurteilungskriterium für die Leistungsfähigkeit eines Krankenhauses, gleichzeitig wurde aber deutlich, dass die wenigsten Patienten in der Lage sind, diese wirklich fachlich zu beurteilen. Die Beurteilung der Gesamtqualität (inklusive der medizinischen Leistungsfähigkeit) eines Krankenhauses erfolgt aufgrund der Art und Weise, in der mit ihnen kommuniziert und umgegangen worden ist. Das heißt, neben der medizinischen und der Servicequalität spielt insbesondere die Kontaktqualität (also die Fähigkeit des Krankenhauspersonals, Patienten und Angehörigen das Gefühl von Geborgenheit, Hilfsbereitschaft, Eingehen auf persönliche Belange usw. zu vermitteln) eine wichtige Rolle für die Markenbildung.

Befragt man Patienten drei bis fünf Wochen nach Entlassung aus dem Krankenhaus nach den wichtigsten (also image- und rufbildenden) Erlebnissen, Empfindungen und Assoziationen, steht der Faktor Kontaktqualität an erster Stelle der Beurteilungsskala. Die faktische medizinische Leistung (die medizinische Ergebnisqualität) spielt bei der Beurteilung der Leistungsfähigkeit des Krankenhauses eine nachgeordnete Rolle: Ehemalige Patienten sprechen mit Dritten primär über die Art der Kommunikation.

Damit schließt sich der Kreis der Markenbildung für ein Krankenhaus: Erlebte Kontaktqualität führt zu Weiterempfehlung und bewirkt im Meinungsbild der Öffentlichkeit das Phänomen der vermuteten medizinischen Qualität. Diese vermutete Qualität veranlasst potenzielle Patienten (und Einweiser), sich das Krankenhaus des Vertrauens auszusuchen, denn die Wahl eines Krankenhauses wird im Wesentlichen durch das Vertrauen in die medizinische Leistungsfähigkeit bestimmt (▶ Abb. 6.2.2.2).

Der Markenbildungs-Kreislauf

Erlebte Kontakt-/Sozialqualität führt zu aktiver Weiterempfehlung und bewirkt vermutete medizinische Qualität: ein Markenstatus entsteht.

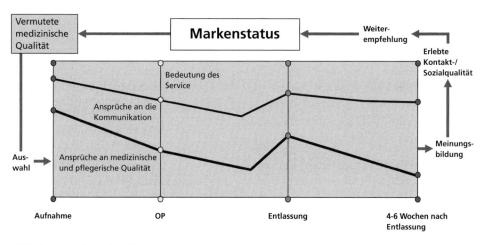

CKM-Befragung Markenprojekt 2003/2009

Abb. 6.2.2.2: Der Markenbildungs-Kreislauf: Markenstatus entsteht durch erlebte Kontakt-/Sozialqualität, die zu aktiver Weiterempfehlung führt, und bewirkt eine medizinische Qualitätsvermutung.
Quelle: CKM-Befragung Markenprojekt 2003/2009.

Anders ausgedrückt setzt der Markenstatus eine *Markenkultur* voraus. Eine Markenkultur äußert sich im Führungsstil, im Kommunikationsverhalten sowie in der Art der Zusammenarbeit und der gelebten Kunden- und Service-Orientierung.

Die klassischen Dimensionen der Qualität im Krankenhaus (nach Donabedian) sind Ergebnis-, Prozess- und Strukturqualität, die wichtigste Qualitätsdimension ist jedoch die Sozialqualität (Von Eiff 2000). Sie ist einerseits Voraussetzung, damit die klassischen Qualitätsdimensionen mit Leben gefüllt werden, und bewirkt andererseits Kundenzufriedenheit beziehungsweise -begeisterung. Eine Notaufnahme hat Markenstatus, wenn die vermutete medizinische Qualität bei potenziellen Patienten, Einweisern und Krankenkassen herausragend im Sinne von unbestritten ist. Die erlebte Kommunikationsqualität beeinflusst die Bereitschaft zur Weiterempfehlung am nachhaltigsten und trägt signifikant/dominant zur Rufbildung bei. Außerdem entwickelt sich eine Marke durch Weiterempfehlung von Patienten und Angehörigen, kontinuierliche Berichterstattung über herausragende Medizin- und Serviceleistungen in den

Medien, innovative kundennahe Dienstleistungen, neue Wege als Beitrag zur Lösung von gesellschaftlichen Problemen (▶ Abb. 6.2.2.3).

Gesundheitssysteme sind kompliziert und implizieren den Wunsch nach qualifizierter Transparenz über leistungsfähige und weniger leistungsfähige Krankenhäuser. Die Informationsflut nimmt gerade im Gesundheitswesen stark zu und führt zu einem klassischen informationslogistischen Dilemma: Ein Zuviel an Information bewirkt einen Mangel an Informiertheit. Um die Vielfalt der Informationen bei limitierter Zeit und Aufnahmefähigkeit verarbeiten zu können, entwickeln Menschen zwei Selektionsfilter:

Krankenhaus als Marke

Ein Krankenhaus hat Markenstatus, wenn die vermutete medizinische Qualität bei potentiellen Patienten, Einweisern und Krankenkassen herausragend i. S. von unbestritten ist. Die erlebte Kommunikationsqualität beeinflusst die Bereitschaft zur Weiterempfehlung am nachhaltigsten und trägt signifikant/dominant zur Rufbildung bei.

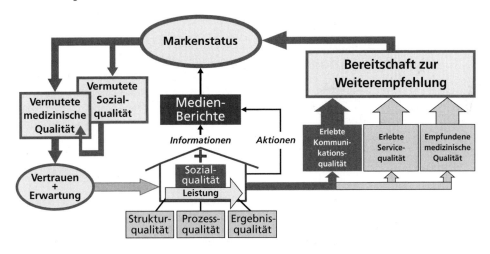

Abb. 6.2.2.3: Krankenhaus als Marke: Die Krankenhaus-Marke entsteht von innen heraus auf zwei Wegen: Setzen eines Profils im Sinne eines Leistungsversprechens, das bei relevanten Zielgruppen eine Qualitätserwartung aufbaut; Erfüllung des Kompetenzanspruchs in den arbeitstäglichen Leistungsprozessen.
Quelle: von Eiff (2009).

a) Aus Unsicherheit über den wirklichen Informationswert einer Botschaft selektieren sie aus der Vielzahl der Sender diejenigen, denen sie vertrauen und die Sympathie ausstrahlen.

b) Aus Sympathie werden Vorurteile gebildet, die diesen Selektionsprozess (i. S. eines HALO-Effekts) fokussieren.

An dieser Stelle setzt erfolgreiches Markenmanagement an: Kontinuität im Auftritt und eine unverwechselbare Persönlichkeit basieren auf einer konstruktiven Unternehmenskultur und bewirken Vertrauen sowie Sympathie bei den relevanten Zielgruppen.

- Hohe medizinische Kompetenz
- Patientenindividueller Kommunikationsstil
- Dienstleistungen zur Reduzierung/Verhinderung von Problemen im sozialen Umfeld
- Bieten einer angstfreien Atmosphäre durch Milieugestaltung nach dem Konzept der »heilungsfördernden Umgebung«.

Fazit

Der Markenstatus eines Krankenhauses ebenso wie der einer Reha-Klinik hängt im Wesentlichen von vier Dimensionen ab:

Literatur

von Eiff W (2000): Führung und Motivation in Krankenhäusern. Stuttgart: Kohlhammer.

6.3 Finanzmanagement

6.3.1 Das DRG-System mit seinen Implikationen

Peter Steiner und Christian Jaeger

DRG-Systeme sind als Instrument im Rahmen der Krankenhausfinanzierung in den Industrieländern inzwischen weit verbreitet. Der Grundgedanke besteht darin, Fälle nach medizinischen Kriterien und dem kostenmäßigen Ressourcenverbrauch zu möglichst homogenen Gruppen zusammenzufassen. Damit soll ein System zur Verfügung stehen, das Leistungen und Behandlungsaufwand von Krankenhäusern messbar und vergleichbar macht. Darüber hinaus ist eine leistungsgerechtere Vergütung von Krankenhausleistungen und eine effizientere Allokation der für die stationäre Versorgung zur Verfügung stehenden Mittel angedacht. Dies erfolgt unter dem simplifizierenden

Slogan, das Geld solle der Leistung folgen. Zugleich ist damit die Erwartung verbunden, dass Krankenhäuser anhand der DRGs ihre Leistungs- und Kostenstrukturen analysieren und optimieren und so die Effizienz ihrer Betriebsabläufe steigern. Die Einführung von DRG-Systemen ist somit eine Antwort auf die Unzulänglichkeiten der bis dahin angewandten Budgetsysteme, bei denen die dargelegten Kosten Grundlage für die Mittelzuweisung an das einzelne Krankenhaus waren.

Einführung des DRG-Systems in Deutschland und seine Implikationen

Deutschland entschied sich im Vergleich zu anderen Ländern relativ spät für die Einführung von DRGs. Während ab Ende der 1980er-Jahre in verschiedenen Ländern über eine DRG-Einführung entschieden wurde (HOPE 2006; Schölkopf 2010), zog der deutsche Gesetzgeber erst ab dem Jahr 2000 nach. In das Krankenhausfinanzierungsgesetz (KHG) wurde ein neuer § 17b eingefügt, in dem die Einführung eines durchgängigen, leistungsorientierten und pauschalierenden Vergütungssystems vorgegeben wurde, über das alle voll- und teilstationären Krankenhausfälle mit Ausnahme des Bereichs der Psychiatrie abgerechnet werden sollten. Mit der Leistungserbringung verbundene besondere Umstände wie die Notfallversorgung, die zwar finanzierungsrelevant waren, aber nicht in die pauschalierenden Entgelte einbezogen werden konnten, da sie nicht alle Krankenhäuser betrafen, sollten durch Zu- oder Abschläge ausgeglichen werden.

Mit der Ausgestaltung und Umsetzung des neuen Vergütungssystems wurden die Selbstverwaltungspartner, das heißt die Bundesverbände der gesetzlichen und privaten Krankenversicherung und die Deutsche Krankenhausgesellschaft, beauftragt. Sie einigten sich im Jahr 2000 auf die Übernahme des in Australien verwendeten AR-DRG-Systems. Dessen Fallgruppen sollten im ersten Schritt mit deutschen Bewertungsrelationen, die anhand einer Kalkulation von Ist-Kosten deutscher Krankenhäuser zu ermitteln waren, an die hiesigen Verhältnisse adaptiert werden. Mit der Einführung des DRG-Systems und seinem Übergang in den Routinebetrieb endet in den deutschen Krankenhäusern eine längere Periode der Vergütung nach dem Selbstkostendeckungsprinzip für das einzelne Krankenhaus.

Dabei ist auch ein Versorgungssystem, dessen Leistungen unverzichtbar sind, insgesamt auf ausreichende Kostendeckung angewiesen, soll nicht ein permanenter Defizitausgleich aus öffentlichen Haushalten notwendig sein. Die Entwicklung der Krankenhausfinanzierung in Deutschland ist durch eine Entindividualisierung der Kostendeckung gekennzeichnet, bei der über mehrere Reformgesetzgebungen hinweg

eine Loslösung des Vergütungsanspruchs der Krankenhäuser von der Höhe ihrer individuellen Kostenbudgets erfolgte. Der Gesetzgeber legte mit der GKV-Gesundheitsreform 2000 den Grundstein für ein pauschalierendes, allein auf die Leistungen des Krankenhausbetriebs bezogenes Vergütungssystem. Der Gesetzesentwurf für den ordnungspolitischen Rahmen der Systemeinführung zeigt, welch hohe Erwartungen die politischen Entscheidungsträger mit dem neuen Vergütungssystem verbanden. »Das neue Entgeltsystem soll das Leistungsgeschehen im Krankenhausbereich transparenter machen, die Wirtschaftlichkeit fördern«, so »dass die Ressourcen krankenhausintern wie auch krankenhausübergreifend bedarfsgerechter und effizienter eingesetzt werden«. In der bisherigen Budgetsystematik wurden »Hemmnisse für einen leistungsorientierten Fluss der Finanzmittel« gesehen, die jetzt überwunden werden. »Das Geld soll den Leistungen folgen können. Die leistungsorientierte Vergütung der Krankenhäuser wird zu mehr Wettbewerb und zu einer stärker am tatsächlichen Bedarf orientierten Entwicklung der Leistungsstrukturen und Leistungskapazitäten führen« (FPG 2001). Auch die Hoffnung auf eine deutliche Verbesserung der Qualität in der stationären Versorgung wurde mit der Einführung des neuen Vergütungssystems verbunden.

Ein solches Verteilungssystem ist nicht statisch. Die Krankenhäuser sind gehalten, anhand interner Nachkalkulationen die Kosteneffizienz ihrer Leistungserbringung zu beurteilen und ggf. Anpassungen vorzunehmen. Dies betrifft jedoch nur die Kostenstrukturen in den Krankenhäusern, die Leistungsstrukturen bleiben davon zunächst unberührt, wenngleich der Gesetzgeber auch eine Veränderung letzterer mittels der leistungsorientierten Vergütung in Betracht zog. Über mehr Wettbewerb sollten die Leistungen stärker am tatsächlichen Bedarf orientiert werden. Dahinter stand offensichtlich die Annahme, dass im stationären Versorgungssystem erhebliche Überkapazitäten bestanden, die über das neue Vergütungssystem entlarvt und abgebaut werden sollten. Die Wirtschaftlichkeit einer Leistungserbringung und ihre Bedarfsnotwendigkeit sind jedoch voneinander unabhängig. Wie über das Vergütungssystem bedarfsgerechte Strukturen hergestellt werden können, bleibt ungeklärt. Bedarf wird in der Wirtschaftstheorie als ein mit Kaufkraft ausgestattetes Bedürfnis definiert, das sich auf einem Markt als Nachfrage realisiert. Dies lässt sich jedoch nicht auf Krankenhausleistungen übertragen, die als Teil der öffentlichen Daseinsvorsorge i. S. des Sicherstellungsauftrags der Bundesländer unabhängig von kaufkräftiger Nachfrage zur Verfügung gestellt werden müssen. In Bezug auf die Implikationen des DRG-Systems sind deshalb seine Verteilungs- und Steuerungsfunktion, durch die Leistungen und Bedarf in Einklang gebracht werden können, getrennt zu betrachten.

DRGs als Verteilungsinstrument

Das DRG-System in seiner Verteilungsfunktion stützt sich auf eine Kalkulation von realen Fallkosten in einer Auswahl von Krankenhäusern, die das InEK jährlich erhebt und auswertet. Die Vergütung eines einzelnen Behandlungsfalls leitet sich aus einem durchschnittlichen Ressourcenverbrauch innerhalb der DRG ab, in die dieser Fall eingruppiert wird. Die Höhe der Kostendeckung wird damit vollständig von den individuellen Bedingungen der Leistungserbringung eines Krankenhauses losgelöst. In einem System von Relativgewichten, wie es der DRG-Katalog darstellt, besteht jedoch kein unmittelbarer Bezug zwischen den in der Kalkulation ermittelten absoluten Durchschnittskosten und der Vergütungshöhe eines Krankenhausfalls. Dies

wird verkannt, wenn unterstellt wird, extern verursachte Kostensteigerungen wie Ergebnisse von Tarifverhandlungen würden sich über ihren Eingang in die Kostenkalkulation, wenn auch zeitversetzt, auf die abgerechneten Entgelte auswirken. Die Kalkulation der Relativgewichte anhand von Durchschnittskosten resultiert andererseits aber auch nicht in einem Kellertreppeneffekt, wie immer wieder behauptet wird. Dabei wird unterstellt, dass Krankenhäuser mit über dem Mittelwert liegenden Fallkosten versuchen würden, die Fallkosten auf dessen Höhe zu senken, sodass in folgenden Kalkulationsrunden der Durchschnitt stufenweise abgesenkt würde und folglich Fallerlöse sinken würden (Simon 2013).

Die Methodik der Katalogfortschreibung führt dazu, dass bei dem jährlichen Systemwechsel der nationale Gesamt-Case-Mix unabhängig von der allgemeinen Fallkostenentwicklung konstant gehalten wird. Werden einzelne Leistungen im Laufe der Systementwicklung niedriger bewertet, hat dies komplementär eine Aufwertung anderer Leistungen zur Folge. Ein Prozess, der als zunehmende Differenzierung zwischen aufwändigen und weniger aufwändigen Behandlungsformen mit der jährlichen Neukalkulation intendiert wird, damit der tatsächliche Ressourcenaufwand der einzelnen Fallkonstellationen möglichst sachgerecht abgebildet wird. Dazu wurde den an der Kalkulation teilnehmenden Krankenhäusern eine zunehmend präzisere Anwendung der durch ein Handbuch vorgegebenen Kostenträgerrechnung abverlangt, während parallel im InEK das Fehler- und Korrekturverfahren in Bezug auf die übermittelten Fallkostendaten mit entsprechenden Plausibilitätsprüfungen weiter ausgebaut wurde. Die Frage der Über- oder Unterdeckung von Leistungen innerhalb einer DRG stellt sich im Rahmen des Klassifikations- und Bewertungssystems des anzuwendenden Fallpauschalenkatalogs immer nur in Relation zu den in anderen DRGs abgebildeten Leistungen.

Die absolute Höhe der Vergütung eines Falls ergibt sich erst aus der Multiplikation der unter Einbeziehung von Zu- bzw. Abschlägen sich errechnenden effektiven Bewertungsrelation mit dem Landesbasisfallwert. Die Verhältnisse der Relativgewichte beruhen auf den Mittelwerten der Fallkosten der Kalkulationskrankenhäuser in einer DRG. Dabei werden nur die Fälle innerhalb der unteren und oberen Grenzverweildauer, sogenannte Inlier, in die Berechnung einbezogen. Durch Division mit einer einheitlichen Bezugsgröße werden die Relativgewichte zu dimensionslosen Werten. Es wird implizit unterstellt, dass die mittleren Kosten den Ressourcenverbrauch eines »normalen« Behandlungsverlaufs von Fällen in einer DRG widerspiegeln. Jedoch ist weitgehend von der jeweiligen konkreten Form der Verteilung der Fallkosten innerhalb einer DRG abhängig, wieweit der Mittelwert z. B. durch einzelne Extremwerte beeinflusst wird. Zugleich erfolgt ein Ausgleich zwischen teuren und weniger teuren Fällen in Bezug auf den arithmetischen Mittelwert zwar in den Kalkulationsdaten, die Risiken, aufwändige oder leichtere Fälle innerhalb einer DRG zu behandeln, können aber zwischen den einzelnen Krankenhäusern ungleich verteilt sein.

Die Kalkulation abstrahiert weitgehend von Ungleichheiten des Patientenspektrums innerhalb einer DRG infolge der Versorgungsspezifika einzelner Krankenhäuser, indem die Fallkostendaten aus den datenliefernden Krankenhäusern zusammengeführt und ohne Berücksichtigung ihrer jeweiligen Herkunft so ausgewertet werden, als ob sie aus einem einzelnen Krankenhaus stammen würden. In Bezug auf diese sogenannte Ein-Haus-Methode wurde kritisch angemerkt, dass bei dieser Durchschnittsbetrachtung systematische Aufwandsunterschiede zwischen Krankenhäusern nicht berücksichtigt

würden und sie deshalb durch interklinische Vergleiche der Fall- und Kostendaten zu ergänzen sei (Roeder 2007). Ein weiteres Problem besteht in der Berücksichtigung von Vorhaltekosten, die unabhängig von der tatsächlichen Auslastung der Kapazitäten entstehen. Dies betrifft in besonderem Maße Einrichtungen, die Kapazitäten für außerordentliche Ereignisse wie Katastrophen oder Epidemien bereithalten und deren Fallzahlen nicht verlässlich kalkulierbar sind. In begrenztem Umfang besteht die Möglichkeit, diese als sogenannte Besondere Einrichtungen über eine individuelle Finanzierung zu verhandeln, die Problematik unterschiedlicher Vorhaltekosten geht aber über diese Sonderfälle hinaus. Soweit sich die Kosten des Krankenhausbetriebs aus den Vorhalte- und den behandlungsabhängigen Kosten zusammensetzen, sind Krankenhäuser mit einer guten Auslastung und hohen Fallzahlen tendenziell im Vorteil, da sich die Kosten der Bereithaltung der personellen und sachlichen Strukturen auf mehr Fälle verteilen.

So beziehen sich die vom InEK errechneten mittleren Fallkosten auf eine bestimmte durchschnittliche Fallzahl. Krankenhäuser der Grund- und Regelversorgung, insbesondere in ländlichen Regionen, die diese Fallzahlen nicht erreichen, sind dadurch im Nachteil. Der Gesetzgeber war sich dieser Problematik bewusst, als er die Möglichkeit eines Sicherstellungszuschlags für bedarfsnotwendige Leistungen, die aufgrund des geringen Versorgungsbedarfs nicht kostendeckend erbracht werden können, vorsah. Wegen fehlender Konkretisierung der Voraussetzungen für seine Inanspruchnahme wurde davon allerdings bisher nur in seltenen Ausnahmefällen Gebrauch gemacht. In Bezug auf Sachverhalte, die sich in einem pauschalierenden DRG-System schwer abbilden lassen, standen ebenso die unterschiedliche Beteiligung der Krankenhäuser an der Notfallversorgung und der ärztlichen Weiterbildung in der Diskussion. Krankenhäuser, die keine Notfallversorgung leisten, müssen für jeden vollstationären Fall einen Abschlag von 50 Euro hinnehmen. Dies betrifft aber nur einen kleineren Teil der Einrichtungen. Bei den verbleibenden Häusern kann der personelle und sachliche Aufwand der Notfallbereitschaft sehr ungleich entstehen und verteilt sein. Diese Spezifika sind kaum in der Kostenkalkulation angemessen zu berücksichtigen. Bei speziellen Notfallleistungen, wie die Behandlung von Schlaganfallpatienten in Stroke Units, wird die notwendige Personalvorhaltung in zugehörigen Komplexcodes vorgeschrieben, deren Einhaltung Voraussetzung für die Kodierung und die Abrechnung der dadurch angesteuerten DRGs ist. Somit wird in diesen Fällen auch ein Teil des besonderen Aufwandes der Notfallversorgung kalkulatorisch in den DRGs abgebildet, variiert jedoch in seiner Finanzierungswirkung wiederum mit der Inanspruchnahme. Noch schwieriger gestaltet sich eine Berücksichtigung der Kosten der ärztlichen Weiterbildung im Rahmen der pauschalierenden Vergütung. Inwiefern Krankenhäuser durch die Teilnahme an der ärztlichen Weiterbildung finanzielle Nachteile in Kauf nehmen, lässt sich kalkulatorisch nicht zuverlässig ermitteln.

Das G-DRG-System ist nach der Übernahme der australischen Basisversion deutlich ausgeweitet und verbessert worden. Neben einer immer besseren Unterscheidung von aufwändigen und komplexen zu vergleichsweise einfachen Krankenhausleistungen wurde der Fallpauschalenkatalog durch weitere Entgeltelemente flankiert. Zu nennen sind einerseits Zusatzentgelte für eine sachgerechte Vergütung schwer abbildbarer Einzelleistungen und andererseits Entgelte für neue Untersuchungs- und Behandlungsmethoden, die zur temporären Finanzierung von Innovationen eingesetzt werden. Allerdings mindern zu starke Umbrüche in der Klassifikation und instabi-

le Bewertungsrelationen zwischen den jährlichen Katalogversionen die Verlässlichkeit und Stabilität des Systems für die Leistungs- und Erlösplanung der Krankenhäuser.

Warum sich im Laufe der Katalogentwicklung einzelne Bewertungsrelationen verändert haben, bleibt in diesem System komplexer Interdependenz zwischen klassifikatorischen Veränderungen, daraus folgenden Fallwanderungen zwischen DRGs und Bewertungsänderungen für den Außenstehenden weitgehend intransparent. Die mit der Einführung des DRG-Systems in Aussicht gestellte Transparenz manifestiert sich nur vordergründig dadurch, dass mit dem Case-Mix-Punkt eine einheitliche Recheneinheit zur Verfügung steht, anhand derer Leistungsmengen unterschiedlicher Struktur aggregiert und verglichen werden können.

Die Systementwicklung hat neben dem regelgebundenen und datengetriebenen Verfahren beim InEK eine zweite Grundlage. Im Rahmen des Vorschlagverfahrens können medizinische und sonstige betroffene Fachverbände Eingaben in strukturierter Form zu aus ihrer Sicht zu prüfenden Anpassungen an der klassifikatorischen Abbildung von Leistungen machen. Naturgemäß werden Änderungsvorschläge von Anwendern des Systems in der Regel bei unterstellter Unterbewertung bestimmter Fallkonstellationen vorgebracht, nicht aber bei vermuteter Überbewertung. Wenn jedoch einzelne Fallkonstellationen innerhalb des Systems relevant überbewertet werden, entsteht ein Problem in Bezug auf das Ziel der Verteilungsgerechtigkeit, da eine relative Überbewertung an einer Stelle mit korrespondierenden Unterbewertungen an anderen Stellen einhergeht. Überbewertungen können entstehen, wenn weniger aufwändige Standardleistungen innerhalb des Fallspektrums einer DRG in der Kalkulationsstichprobe gegenüber der Grundgesamtheit stark unterrepräsentiert sind und daraus ein überhöhter Durchschnittswert der Fallkosten als Grundlage der Bewertungsrelation resultiert.

Neben dem DRG-System sind die Vereinbarungen der Landesbasisfallwerte als Preisfaktor die entscheidende Stellschraube, aus der sich die Vergütungshöhe der Krankenhäuser für ihre Leistungen ergibt. Bei ihrer erstmaligen Vereinbarung für das Jahr 2005 wurde aus den fortgeschriebenen Budgets der einzelnen Krankenhäuser ein landesbezogenes Ausgabenbudget ermittelt, das auf ein zugehöriges Leistungsvolumen als Divisor bezogen wurde. Danach wurden die Landesbasisfallwerte gemäß der gesetzlichen Vorgaben anhand von Schätzungen der Kosten- und Leistungsentwicklung fortgeschrieben. Problematisch aus Krankenhaussicht ist dabei neben der normativen Deckelung des Anstiegs der Landesbasisfallwerte durch eine vorgegebene Obergrenze die degressive Anrechnung von Leistungssteigerungen bei der Fortschreibung. Diese betrifft alle Krankenhäuser, die unabhängig von ihrer Inanspruchnahme und Möglichkeit zur Leistungsentwicklung in eine Kollektivhaftung für Leistungssteigerungen auf der Landesebene genommen werden. Zehn Jahre nach der DRG-Einführung meldet ein großer Teil der Krankenhäuser Verluste. Es stellt sich die Frage, ob dies an einer unzureichenden Finanzierung durch die Entwicklung der Landesbasisfallwerte liegt oder inwieweit das DRG-System durch unsachgerechte Verteilungswirkungen in Bezug auf eine bedarfsgerechte Versorgung dazu beiträgt. Der Gesetzgeber hat das Problem von Extremkostenfällen, das durch die pauschalierende Vergütung von in erheblichem Maße unterfinanzierten Fällen entsteht, aufgegriffen und eine Prüfung der unterschiedlichen Belastung der Krankenhäuser durch solche Kostenausreißer vorgegeben. Anderseits sehen sich aber auch Krankenhäuser der Grund- und Regelversorgung durch das DRG-System benachteiligt (Düllings 2013). Hier zeigen sich ganz offensichtlich die Grenzen einer Pauschalierung mit ihrer Abstraktion von individuellen Rahmenbedingungen der Leistungserbringung.

Der Beitrag der DRGs zu Veränderungen der Versorgungsstruktur und Anforderungen an die Krankenhausleitung

Über seine Verteilungsfunktion hinaus verband der Gesetzgeber auch das Ziel einer Steuerungsfunktion mit der Einführung des DRG-Systems. Die Leistungsstrukturen und -kapazitäten sollten stärker am tatsächlichen Bedarf ausgerichtet werden. Dahinter stand die Hoffnung auf eine Marktbereinigung von Überkapazitäten. Das DRG-System enthält jedoch keinerlei Elemente, anhand derer Kriterien für die Feststellung eines bevölkerungsbezogenen Bedarfs an Krankenhausleistungen abgeleitet werden könnten (Simon 2013). Die bedarfsnotwendigen Versorgungsstrukturen können nicht als Resultat der Auswirkungen eines Verteilungsmechanismus von Fallerlösen angesehen werden. Somit kann das DRG-System kein eigenständiges Instrument zur Anpassung von vorzuhaltenden stationären Kapazitäten gegenüber der Krankenhausplanung der Länder und deren Sicherstellungsauftrag sein.

Mit der Einführung eines pauschalierenden Vergütungssystems sind nicht nur positive Effekte zu erwarten, sondern es müssen auch mögliche Fehlanreize in die Betrachtung einbezogen werden. Als typische Fehlanreize bei einer fallbasierten pauschalierenden Vergütung gelten die erlösorientierte Kodierung, verfrühte Entlassungen und Fallsplitting, Patientenselektion und medizinisch nicht gerechtfertigte Fallzahlsteigerungen. Mit der Einführung des DRG-Systems erhielt die Dokumentation von Diagnosen und Therapien einen zentralen Stellenwert für das Betriebsergebnis eines Krankenhauses. Die Aufgabe der Verantwortlichen im Krankenhaus muss es sein »die Realität und den Ressourcenaufwand der Krankenhausbehandlung vollständig abzubilden ohne einen Fall komplexer darzustellen, als er war, jedoch ebenso, ohne medizinisch relevante Details unberücksichtigt zu lassen« (BDO 2011, S. 24).

Dem DRG-System wurde durch die Abrechnungsregeln ein Rahmen gesetzt, um Fehlanreize zu vermeiden. Verfrühte Entlassungen und Fallsplitting werden durch Abschläge bei Unterschreiten der unteren Grenzverweildauer, Verlegungsabschläge und Regelungen zur Fallzusammenführung unattraktiv gemacht. Einer Patientenselektion durch Vermeidung der Aufnahme vermeintlich verlustbringender Fälle ist durch eine sachgerechte Abbildung des tatsächlichen Ressourcenverbrauchs im Vergütungssystem entgegenzuwirken. Andererseits war die Herausbildung wirtschaftlicher Strukturen im Sinne einer Spezialisierung von Einrichtungen auf bestimmte Leistungen ein erklärtes Ziel der DRG-Einführung. Um den Effekt unerwünschter Folgen für die Versorgungssicherheit zu isolieren, reicht sicherlich die alleinige Steuerungsfunktion des DRG-Systems nicht aus. Um die Auswirkungen des DRG-Systems auf die stationäre Versorgungswirklichkeit abzuschätzen, ist es im Zusammenhang mit sonstigen ordnungspolitischen Rahmenbedingungen, speziell der Krankenhausfinanzierung, zu sehen. Zu diesen gehören, neben den Vorgaben zur Preisfindung auf Landesebene und den Kodier- und Abrechnungsregeln, auch die Grundlagen zur Vereinbarung der Erlösbudgets auf Krankenhausebene mit den Mechanismen von Mehrleistungsabschlägen und Mehr- und Mindererlösausgleichen. Wirtschaftlichkeitsanalysen auf DRG-Basis können vor diesem Hintergrund dem Krankenhausmanagement als Informationsquelle für Maßnahmen zur Steigerung der Effizienz der Leistungserbringung dienen. Die Optimierung der eigenen Betriebsabläufe und -kosten stößt jedoch zwangsläufig an Grenzen. Als Möglichkeit zum Erhalt oder zur Verbesserung des Betriebsergebnisses bleibt dann noch der Einfluss auf Leistungsvolumen und -struktur. Laut einer Umfrage des Verbandes der Krankenhausdirektoren Deutschlands war die Leistungssteigerung die von Krankenhäusern am häufigsten genannte Maßnahme, um Defizite abzuwenden (Düllings 2013). Jedoch muss ein bedarfsnotwendiges Krankenhaus bei wirtschaftlicher Betriebsführung auch ohne permanente Leistungssteigerungen auskömmlich finanziert werden können, indem ihm mit den Erlösen aus seinem Fallspektrum insgesamt eine Kostendeckung gelingt. Können oder dürfen Leistungen nicht erbracht werden, z. B. weil strukturbezogene Vorgaben wie Mindestmengen und -standards bei der Personalvorhaltung nicht erfüllt werden können, kann dies die kostendeckende Betriebsführung gefährden. Es wird deutlich, dass die Wirkungen und Implikationen der Anwendung eines DRG-Systems maßgeblich von der Ausgestaltung der übrigen Bedingungen des ordnungspolitischen Rahmens und der Krankenhausfinanzierung abhängen, niemals jedoch alleine vom DRG-System im Sinne eines Fallklassifikationssystems. Der ordnungspolitische Rahmen bietet vielfältige Möglichkeiten, um gewünschte Versorgungsziele zu erreichen und Fehlentwicklungen zu vermeiden bzw. zu korrigieren. Hier ist der Gesetzgeber gefordert nach zu justieren. Korrekturen am DRG-System und dessen Verwendung sind dabei ein wichtiges, wenngleich nicht hinreichendes Instrument.

Literatur

BDO (2011): Gutachten zum Abrechnungsverhalten deutscher Krankenhäuser sowie zu den Aufwendungen der Krankenhäuser aufgrund

des Abrechnungsverfahrens. (http://www.¬
bdo.de/dateien/user_upload/pdf_publikatio¬
nen/studien/BDO-Studie_Abrechnungsverh¬
alten.pdf, Zugriff am 27.02.2014).

Düllings J (2013): Finanzlage und Zukunft der
Krankenhäuser. Ergebnisse der VKD-Umfrage
2013. KU Gesundheitsmanagement 11: 25–28.

Gesetzentwurf der Bundesregierung, Entwurf
eines Gesetzes zur Einführung des diagnose-
orientierten Fallpauschalensystems für Krankenhäuser (Fallpauschalengesetz – FPG). BR-
Drucksache 701/01.

HOPE (2006): DRGs as a financing tool. (http://¬
www.hope.be/05eventsandpublications/¬
docpublications/77_drg_report/77_drg_re¬
port_2006.pdf, Zugriff am 27.02.2014).

Roeder N, Fiori W, Bunzemeier H (2007): An-
passungsbedarf der Vergütung von Krankenhausleistungen für 2008. Münster.

Schölkopf M (2010): Das Gesundheitswesen im
internationalen Vergleich. Berlin: Medizinisch
Wissenschaftliche Verlagsgesellschaft.

Simon M (2013): Das deutsche DRG-System.
Grundsätzliche Konstruktionsfehler. Deutsches Ärzteblatt 39: A1782–A1786.

6.3.2 Finanzwirtschaft: Der Businessplan

Karsten Honsel

Einführung

Die Krankenhäuser in Deutschland sind
in zahlreiche gesetzliche Regelungen eingebunden. Dieses Regelwerk bestimmt im
Wesentlichen den Markt, den Marktzu-
gang sowie in Teilen die Produktgestaltung.
Trotzdem haben sich die Rahmenbedingungen seit Mitte der 1990er-Jahre, insbesondere aber in den letzten zehn Jahren, deutlich
verändert:

- Mangelnde Zuweisung von Fördermit-
  teln für Investitionen mit der Folge, dass
  in erheblichem Umfang mit Eigenmitteln
  investiert wird
- Umstellung der Investitionsfinanzierung
  auf Maßnahmen unabhängiger Pauschalen in einigen Bundesländern

- Kostendruck, der neue Organisationsformen nach sich zieht, insbesondere die
  Ausgründung von Tochtergesellschaften
- Öffnung neuer Geschäftsfelder, vor allem im ambulanten Bereich durch den
  Betrieb von MVZ
- Der Unterfinanzierung der Kostensteigerungen für Krankenhäuser muss mit Ratio-
  nalisierungsinvestitionen begegnet werden.

Die aufgezeigten Punkte machen deutlich,
dass das Krankenhausmanagement gefordert ist, als Unternehmer zu agieren. Es sind
neue Geschäftsfelder zu entwickeln bzw. in
bestehende Geschäftsfelder zu investieren.
Dies zieht regelhaft einen erheblichen Finanzierungsbedarf nach sich, der betriebliche Cash Flow reicht nicht aus. Unternehmerische Entscheidungen bergen Chancen
und Risiken für Krankenhaus-Unterneh-
men, insofern unterscheiden sich Krankenhäuser nicht (mehr) von anderen Akteuren
der Wirtschaft. Der Businessplan ist das
zentrale Instrument, um unternehmerische
Entscheidungen vorzubereiten, zu bewerten, ihre Umsetzung zu ermöglichen und
den Erfolg zu kontrollieren. Der Businessplan hat überdies große Bedeutung in der
Kommunikation mit Geschäftspartnern als
Grundlage für die Beschaffung von Kapital
durch Eigen- bzw. Fremdkapitalgeber.

Das Wesen des Businessplans

Ein Businessplan ist eine strukturierte, umfassende und schriftliche Beschreibung einer
Geschäftsidee bzw. Investition. Er dient der
systematischen Darlegung der Investition
selbst. Der Businessplan beschreibt dabei
alle relevanten Parameter:

- (Strategisches) Ziel der Investition (Strategie)
- Markt und Vertriebskonzept (Markt-
  und Vertrieb)
- Ressourcenplanung (Produktion)

- Investitionsplanung
- Realisierungskonzept (notwendige Maßnahmen).

Auf der Grundlage dieser Parameter werden die Auswirkungen auf den ökonomischen Unternehmenserfolg beschrieben und bewertet. Hierzu wird eine Finanzplanung für das Projekt erstellt, die aus ökonomischer Sicht den Kern des Businessplans darstellt. Diese Finanzplanung umfasst im Wesentlichen Wirtschaftlichkeitsberechnungen zur Darstellung der Auswirkungen auf die Ertragslage, die Investitionsplanung zur Darstellung der Auswirkungen auf das Anlagevermögen sowie eine Liquiditätsplanung

als Ergebnis der Wirtschaftlichkeitsberechnung und Ertragslage, aus der sich der Finanzierungsbedarf ergibt. Dabei hängt es von Größe, Komplexität und Risiko des Projekts ab, in welchem Detaillierungsgrad und Umfang ein Businessplan erstellt wird. Die Erstellung bindet erhebliche Ressourcen.

Empfänger des Businessplans

Der Businessplan wirkt sowohl unternehmensintern als auch -extern. Die Erstellung des Businessplans steht am Beginn eines Investitionsprozesses:

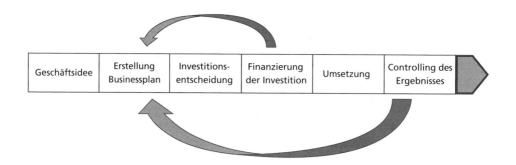

Abb. 6.3.2.1: Businessplan
Quelle: Eigene Darstellung.

Abbildung 6.3.2.1 zeigt, dass der Businessplan nicht nur Teil eines linearen Prozesses ist, sondern erhebliche Bedeutung und Rückwirkung für nachfolgende Teilprozesse hat, in erster Linie für die Finanzierung und die Erfolgskontrolle. Zunächst wirkt der Businessplan intern. Er operationalisiert eine unternehmerische Idee und zwingt zur verbindlichen Formulierung von Zielen und notwendigen Maßnahmen. Der Businessplan wirkt auch auf die Unternehmensumwelt: Kooperationspartner werden eingebunden und auf den Erfolg eines gemeinsamen Projekts verpflichtet. Praktische

Beispiele für Krankenhäuser sind die Gründung von MVZ gemeinsam mit niedergelassenen Ärzten oder auch die Gründung einer Organgesellschaft im Bereich Küche und Reinigung mit einem externen Partner.

Der Businessplan ist die Grundlage für die unternehmerische Entscheidung über die Umsetzung einer Investition durch die Unternehmensleitung, gegebenenfalls den Aufsichtsrat und die Gesellschafterversammlung. Überragende Bedeutung bekommt der Businessplan bei der Beschaffung von Kapital, also in der externen Kommunikation als Voraussetzung für Gespräche mit Finanzierungspartnern. Die Qualität und Plausibilität des Businessplans ist Grundvoraussetzung für eine Kreditfinanzierung. Ferner ist der Businessplan die Grundlage der Erfolgskontrolle, da mit der Investition verbundene Ziele systematisch formuliert und über deren ökonomische Bewertung messbar gemacht werden. Der Businessplan begleitet daher die Investition über deren gesamten Lebenszyklus. Bei langfristigen Projekten sind permanente Fortschreibungen notwendig, hier hat der Businessplan interne und externe Wirkung.

Aufbau des Businessplans

Die nachfolgende Gliederung ist ein Gerüst, das sicherstellt, dass ein Businessplan die wesentlichen Aspekte einer Investition in systematischer Form beschreibt. Eine allgemein verbindliche Gliederung gibt es nicht, Inhalt und Umfang sind an die zugrunde liegende Investition anzupassen. Der nachfolgende Vorschlag ist umfassend:

- Executive Summary
- Beschreibung der Geschäftsidee/Investition etc.
- Marktseite (Markt, Wettbewerb, Vertrieb)
- Ressourcen
- Realisierungsfahrplan
- Chancen und Risiken
- Finanzplanung (Ertrag, Liquidität, Finanzierung).

Executive Summary

Die Executive Summary hat den Charakter eines eigenständigen Dokuments und muss als Exposé von sich aus überzeugen und für die Investition beim Empfänger werben. Die Executive Summary muss alle wesentlichen Sachverhalte darstellen und die Vorteile, aber auch Chancen und Risi-

ken benennen. Sie ist eine Kurzfassung des Businessplans und muss alle wesentlichen Fragestellungen knapp und transparent beantworten. Außerdem muss sie für die Investition werben, Dritte überzeugen. Soweit sich der Businessplan an Externe richtet, werden diese zunächst die Executive Summary lesen und gegebenenfalls erst dann entscheiden, ob sie sich mit Businessplan insgesamt beschäftigen. Somit ist die Executive Summary der wichtigste Baustein des Businessplans.

Beschreibung der Geschäftsidee/ Investition

Die Beschreibung des Geschäftsidee, der Investition, des Projektes etc. (im Nachfolgenden stets »Projekt«) steht am Anfang des ausformulierten Businessplans. Zunächst ist das Projekt selbst und dessen Nutzen in für den Empfänger des Businessplans verständlicher Form zu beschreiben. Die Beschreibung des Projekts muss eindeutig und vollständig sein, Grenzen müssen klar benannt werden. Sie ist die Grundlage für alle nachfolgenden Teile des Businessplans und ist ein wesentlicher Punkt in der Vorbereitung der unternehmerischen Entscheidung, für die ein Businessplan erstellt wird, da er die Verantwortlichen zwingt, sich über Art und Umfang des Projekts vollständig im Klaren zu sein. Der durch das Projekt erwartete Nutzen muss benannt werden, er ist der Kern der Projektidee und muss die Frage, warum es sinnvoll ist, dieses Projekt umzusetzen, beantworten. Bei komplexen Projekten muss deutlich werden, in welchem Kontext es zur Unternehmensstrategie steht. Eine Projektidee wird an dieser Stelle konkretisiert. Diese Klarheit ist vor allem für die unternehmensinterne Kommunikation wichtig; sie ist die Voraussetzung dafür, dass alle Beteiligten in einem Unternehmen vom Gleichen sprechen. Der Prozess stellt im Übrigen sicher, dass eine Projektidee bereits soweit fortentwickelt ist, dass ein Businessplan abgeleitet werden kann. Überträgt man diese Anforderung beispielsweise auf die Gründung eines MVZ durch ein Krankenhaus, so wird deutlich, dass alle wesentlichen Sachverhalte geklärt sein müssen: Wer ist Inhaber des MVZ? Sind Dritte (also niedergelassene Ärzte) in das Konstrukt eingebunden? Welche Leistungsangebote werden angestrebt? In welchen Räumlichkeiten ist das MVZ untergebracht? Welche Pläne für eine Weiterentwicklung sind vorhanden?

Marktseite (Markt, Wettbewerb, Vertrieb)

Bei der Beschreibung der Marktseite eines Projekts ist darzulegen, in welchem Umfeld beispielsweise Dienstleistungen oder Produkte erbracht werden und welcher Kundenkreis angesprochen wird. In der Regel wird es darum gehen, neue Geschäftsfelder und Märkte zu erschließen. Eine Beschreibung der Marktseite muss daher zunächst eine genaue Beschreibung der Produkte/Dienstleistungen umfassen. Im nächsten Schritt ist aufzuzeigen, warum sich diese Produkte am Markt erfolgreich behaupten können. Welchen Nutzen erbringen sie? Warum sind sie geeignet neue Märkte zu erschließen? Das Marktpotenzial ist zu bestimmen und in geeigneter Form nachzuweisen. Es ist zu erläutern, mit welchen Maßnahmen (z.B. Vertrieb) das Marktpotenzial erschlossen werden soll und welche relevanten Wettbewerber am Markt auftreten.

Im Krankenhauswesen sind systematische Marktbetrachtungen erst in den letzten aufgekommen. Ein Denken in Produkten/Dienstleistungen etc. ist unverändert nicht ausgeprägt, stattdessen herrscht eine verkäuferorientierte Sichtweise vor. So soll eine neue medizinische Behandlung in der Regel aus sich heraus Nachfrage generieren.

Die Erstellung des Businessplans zwingt dazu, solch allgemeine Ansätze zu verlassen und sich mit der Marktseite neuer Geschäftsfelder/Projekte systematisch auseinanderzusetzen. Die Bewertung der Marktseite muss dabei in einer Form erfolgen, die es ermöglicht, diese im Rahmen der ökonomischen Bewertung mit Erlösen zu bewerten. Übertragen auf die Gründung eines MVZ wird deutlich, dass die Darstellung und Bewertung der Marktseite anspruchsvoll ist. Zunächst ist das Leistungsangebot, also die Fachrichtungen eines MVZ darzulegen und ihre Verbindung zur stationären Versorgung des Krankenhauses aufzuzeigen. Es sind Annahmen zu treffen, ob und in welchem Umfang Artzwechsel im Rahmen der Einbringung von Arzt-Sitzen in ein MVZ zu Umsatzrückgängen führen. Die Konkurrenzsituation ist dabei zu beachten. Die Gründung eines MVZ verfolgt regelhaft das Ziel, die stationäre Zuweisung abzusichern. Aus Sicht es Krankenhauses ist dies auf der Marktseite ein relevanter Faktor, aus Sicht des MVZ spielt diese Überlegung im Businessplan jedoch keine Rolle. Hier ist der Markt des MVZ selbst zu betrachten. Je nach Betrachtung stellt sich somit die Marktseite unterschiedlich dar.

Ressourcen

Bei der Beschreibung der notwendigen Ressourcen ist es sinnvoll, nach der Systematik der Gewinn- und Verlustrechnung vorzugehen. Das heißt, es sind die personellen und die Sachressourcen getrennt darzulegen. Bei den personellen Ressourcen ist in einem ersten Schritt die qualitative Anforderung zu beschreiben. Dabei ist die Frage zu beantworten, ob Mitarbeiter mit angemessener Qualifikation zur Verfügung stehen oder noch eingestellt werden müssen. Im zweiten Fall ist eine Aussage zur Möglichkeit der Personlbeschaffung« zu treffen, die ein sogenanntes K.O.-Kriterium sein kann. Im

Weiteren sind zusätzliche personelle Ressourcen für die Realisierung eines Projekts zu benennen, also die quantitativen Anforderungen. In der Regel sind – zumindest bei medizinischen Dienstleistungen – Personal und damit Personalkosten bestimmend für die Wirtschaftlichkeit. Der Ermittlung der quantitativen Personalausstattung kommt daher eine besondere Bedeutung zu. Ferner ist aufzuzeigen, welcher Anteil der Personalkosten fix ist.

Für die Gründung eines MVZ sind beide Bereiche relevant. Eine MVZ erfordert eine fachärztliche Ausstattung für mehrere Fachrichtungen, die dauerhaft sichergestellt sein muss. Die Anforderungen an den Stelleninhaber gehen über die medizinische Fachlichkeit hinaus, unternehmerische Fähigkeiten sind für den Geschäftserfolg wichtig. Auch das Praxispersonal muss Erfahrungen im ambulanten Bereich haben, daher ist die Übernahme des Personals beim Erwerb eines KV-Sitzes durch Krankenhäuser die Regel. Im Bereich der Sachressourcen sind die Sachkosten zu bewerten. Hierbei ist es sinnvoll, zwischen fixen und variablen Sachkosten zu unterscheiden. Der dritte Bereich der Ressourcen sind die notwendigen Investitionen, die beschrieben werden müssen, damit sie in eine Investitionsplanung überführt werden können. Übertragen auf die Gründung eines MVZ hängt die Bedeutung der Sachkosten und der Investitionen von den Fachrichtungen ab, die in einem MVZ betrieben werden. Kommt in erheblichen Umfang Medizintechnik zum Einsatz, haben sowohl die Investitionen als auch die Sachkosten große Bedeutung.

Realisierungsfahrplan

Mit der Aufstellung des Realisierungsfahrplans tritt eine prozessbezogene Sichtweise in den Mittelpunkt des Businessplans. Der Realisierungsfahrplan ist ein Projektplan. Er beschreibt die Schritte der Umsetzung des Projekts vom Zeitpunkt der Erstellung des Businessplans bis zur abschließenden Realisierung. Der Realisierungsplan sollte dabei deutlich machen, an welchen Stellen interne und wo externe Ressourcen benötigt werden. Ferner muss er Aussagen zur Organisation des Projektes enthalten, beispielsweise Projektverantwortliche benennen. An dieser Stelle zwingt der Businessplan erneut zur systematischen Herangehensweise an eine unternehmerische Entscheidung. Die Zeitverläufe für die Realisierung eines Projekts werden ebenso wie mögliche Engpassfaktoren bei der Realisierung deutlich und sind im Rahmen der Risikobewertung zu berücksichtigen. Bei der Erstellung eines Realisierungsplans für die Gründung eines MVZ sind einige Meilensteine im Zeitablauf zu beachten, wie die mit der Übernahme synchrone Bereitstellung von Räumen, die Berücksichtigung von Fristen für Anträge bei der KV sowie etwaige weitere Genehmigungen und die Verfügbarkeit des Personals zum richtigen Zeitpunkt.

Chancen und Risiken

Die Erstellung eines Businessplans dient dem Zweck eine unternehmerische Entscheidung vorzubereiten, die immer Chancen und Risiken birgt. Aufgabe des Businessplans ist es, die Chancen darzulegen, aber insbesondere die Risiken zu beschreiben und bewertbar zu machen. Im Folgenden stehen die Risiken im Vordergrund der Betrachtung.

Jede auf die Zukunft gerichtete Entscheidung birgt immer das Risiko, dass sich wesentliche Umweltbedingungen ändern. Für das Gesundheitswesen sind dies vor allem die rechtlichen Rahmenbedingungen, die sich z. B. für MVZ in den letzten Jahren permanent und auch wesentlich geändert haben. Dies gilt auch für andere Bereiche. Neben diesem allgemeinen Risiko besteht die Gefahr, dass Annahmen des Businessplans nicht eintreffen. Dies gilt für alle beschriebenen Bereiche, also die Marktseite, die Ressourcenseite und die Realisierung. Aus dem Risikomanagement sind die Ansätze für die Bewertung von Risiken bekannt. Hierbei wird auf die Höhe des Risikos einerseits und auf die Eintrittswahrscheinlichkeit andererseits abgestellt. Es ist sinnvoll, die Chancen und Risiken im Rahmen eines Businessplans anhand dieser Systematik zu beschreiben. Hier gilt, Risiken mit großer Wirkung und großer Eintrittswahrscheinlichkeit möglichst zu vermeiden. Betrachtung und Bewertung von Risiken spielen eine bedeutende Rolle bei der Kapitalbeschaffung durch Externe. Die Finanzplanung kennt Instrumente, diese Risiken auch ökonomisch zu bewerten.

Finanzplanung (Ertrag, Liquidität, Finanzierung, Instrumente der Risikobewertung)

In der Finanzplanung werden das Projekt, die Geschäftsidee, Marktsituation und Ressourcenverbrauch in verschiedene Planungsrechnungen überführt. Ziel ist es, die (ökonomische) Vorteilhaftigkeit darzustellen und Voraussetzungen für eine erfolgreiche Umsetzung zu beschreiben. Hierbei stehen vor allem Finanzierungsfragen im Vordergrund. Der Finanzierungsbedarf wird einerseits berechnet, andererseits sind die Berechnungen der Finanzplanung wesentliche Voraussetzung, diesen Finanzbedarf über Kapitalgeber zu befriedigen. Die Finanzplanung besteht aus den Rechenwerken der *Investitionsplanung*, der *Wirtschaftlichkeitsberechnung* (Gewinn- und Verlustrechnung), der *Liquiditätsplanung* und Finanzierung und letztlich einer *Planbilanz*, die sich gegenseitig beeinflussen. Die Investitionen haben einen Einfluss auf die Wirtschaftlichkeit (Abschreibungen), vor allem aber auf die Liquidität und die Bilanz. Die Liquiditätsplanung und die Finanzierung wirken sich über den Zinsaufwand auf die Wirtschaftlichkeitsberechnung aus. Die Wirtschaftlichkeitsberechnung ist maßgeblich für den betrieblichen Cash Flow des Projekts und wirkt wiederum auf die Liquiditätsplanung.

In der Investitionsplanung werden die durch das Projekt ausgelösten Investitionen zusammengefasst. Für den Planungshorizont des Businessplans wird eine Reinvestitionsplanung ergänzt. Bei der Gründung eines MVZ ist die Bedeutung der *Investitionsplanung* von den Fachrichtungen und deren Medizintechnikbedarf abhängig. Insbesondere die Radiologie und die Kardiologie zeichnen sich durch einen großen Investitionsbedarf aus. Eine Investition ist aber auch der Erwerb des Kassenarztsitzes selbst.

Die *Wirtschaftlichkeitsberechnung* steht im Zentrum der Finanzplanung und wird in der Struktur der Gewinn- und Verlustrechnung (GuV) erstellt. Je nach Komplexität des Projekts kann sie ausgewählte oder auch alle Konten der GuV enthalten. Die Annahmen aus der Marktseite, der Ressourcen- und der Realisierungsplanung werden in betragsmäßig auf der Ebene von Konten der Gewinn- und Verlustrechnung geplant und für mehrere Planungsperioden auf der Grundlage der Annahmen für die Geschäftsentwicklung fortgeschrieben. Werden Geschäftsfelder neu entwickelt, prägen Investitionen und Einmalkosten für die Ingangsetzung des Geschäftsbetriebs häufig das erste Geschäftsjahr. Die Wirtschaftlichkeitsberechnung zeigt die Ergebnisbeiträge des Projekts auf der Basis der im Businessplan formulierten Voraussetzungen auf. Dabei ist es üblich, sich bei der Entscheidung über die Realisierung eines Projekts an Zielvorgaben für Ergebnisbeiträge zu orientieren. Ein positives Ergebnis allein reicht in der Regel nicht aus. Dies kann etwa eine Umsatzrendite sein. Die Wirtschaftlichkeitsberechnung wird auch als Grundlage für Investitionsrechnungen genutzt. So kann der Kapitalwert oder der interne Zinsfuß auf dieser Grundlage berechnet werden.

Die *Liquiditätsplanung* ermittelt den Saldo aus Ein- und Auszahlungen, die sich aus dem Projekt ergeben. Die Liquiditätsplanung wird durch den betrieblichen Cash Flow, der aus dem Betriebsergebnis zuzüglich Abschreibungen zu ermitteln ist, geprägt. Darüber hinaus führen Investitionen zu Auszahlungen. Regelhaft ergibt sich in den ersten Jahren ein Liquiditätsbedarf, später ein Liquiditätsüberschuss. In der gesamten Planungsperiode soll der Saldo mindestens ausgeglichen sein. Dann kann beispielsweise ein Kredit, der zur Finanzierung des Projekts aufgenommen wurde, vollständig mit Zins und Tilgung bedient werden. Insofern ist die Liquiditätsrechnung bei Verhandlungen mit Banken neben der Wirtschaftlichkeitsberechnung von zentraler Bedeutung. Aus ihr kann außerdem abgeleitet werden, in welchem Zeitraum ein Projekt seine Investitionen aus sich heraus zurückzahlt (Pay-back-Periode).

Bei komplexen Projekten empfiehlt es sich, die Auswirkung auf die Bilanz zu ermitteln. Soweit es sich um die Gründung einer eigenen Gesellschaft handelt, wird eine *Planbilanz* erstellt. Mithilfe der Planbilanz können Auswirkungen auf die Finanzierungsstruktur des Unternehmens abgeschätzt werden. Dies betrifft auch Erfordernisse an die Höhe des Eigenkapitals. Vor allem bei Gründung von neuen Gesellschaften mit Verlusten in den ersten Geschäftsjahren ist dies von Bedeutung, um eine Insolvenz durch bilanzielle Überschuldung zu vermeiden.

Risikoanalyse mit Hilfe der Finanzplanung

Die Instrumente der Finanzplanung stellen eine gute Grundlage für eine Risikoanalyse dar. Zwei Methoden biten sich dazu an: Die Sensitivitäts- und die Szenario-Analyse.

Die *Sensitivitätsanalyse* variiert die Finanzplanung anhand der Veränderung einzelner Parameter der Planungsannahmen. Die Annahmen für einzelne Ziele werden verändert (z. B. Umsatzziele oder Personalausstattung) und die Auswirkungen auf die Finanzplanungsinstrumente berechnet, um das Risiko von Planungsfehlern im Rahmen des Businessplans abschätzen zu können. Es wird deutlich, auf welche Veränderungen der Rahmenbedingungen das dem Projekt zugrunde liegende Geschäftsmodell/die Annahmen besonders stark reagieren und welche Risiken für den Projekterfolg hieraus erwachsen. Parameter mit einer hohen Sensitivität sollten mit vorsichtigen Annahmen hinterlegt werden. Für den Aufbau eines MVZ können mithilfe der Sensitivitätsanalyse die Risiken eines Umsatzrückgangs abgebildet werden. Dies ist regelhaft das wesentliche Risiko beim Erwerb von Kassenarztsitzen für ein MVZ.

Die *Szenario-Analyse* ist weit verbreitet. Die Planung wird auf der Basis unterschiedlicher Annahmen (Szenarien) für die einzelnen Parameter des Businessplans vorgenommen, die zusätzlich mit Eintrittswahrscheinlichkeiten hinterlegt werden können. Üblich sind hier eine Worst-Case-, Normal-Case- und Best-Case-Betrachtung. Die Ergebnisse zeigen ein umfassendes Bild der ökonomischen Auswirkungen eines Projekts und gleichzeitig Chancen und Risiken. Auch für die Bewertung der Gründung eines MVZ ist die Szenario-Analyse gut geeignet. Beispielsweise können unterschiedliche Annahmen für die Umsatzentwicklung mit der Anpassung der Ressourcen (z. B. Personal) kombiniert werden.

Fazit

Der Businessplan ist ein Instrument, unternehmerische Entscheidungen zu strukturieren, Ziele und Annahmen verbindlich zu formulieren und die notwendigen Maßnahmen zu beschreiben. Es ist hervorragend geeignet, Finanzierungsbedarfe zu ermitteln und stellt gleichzeitig wesentliches Instrument dar, um Finanzierungspartner zu gewinnen. Es schafft Klarheit und Transparenz und ist geeignet, den Erfolg einer unternehmerischen Entscheidung zu messen.

6.3.3 Rechnungswesen

Julia Oswald

Um zukunftsfähig entscheiden zu können, muss das Management einen Überblick über die wirtschaftliche Entwicklung des Krankenhauses haben. Mit dem Rechnungswesen wird dieses Wissen strukturiert zur Verfügung gestellt. Es erfasst und überwacht alle durch die unternehmerischen Aktivitäten entstehenden Geld- und Leistungsströme des Krankenhauses wert- und mengenmäßig. Das Rechnungswesen liefert Informationen, die eine Beurteilung der Wirtschaftlichkeit zulassen, Grundlage für Planungsentscheidungen des Managements darstellen und eine zielgerichtete Lenkung der Unternehmung ermöglichen.

Zusätzlich zu den unternehmungsinternen Aufgaben hat das Rechnungswesen externe Zwecke zu erfüllen. Auf der Grundlage von rechtlichen Vorschriften vermittelt es im Rahmen seiner Rechenschaftslegungs- und Informationsaufgabe Gesellschaftern, Kreditgebern und sonstigen Gläubigern, dem Finanzamt und weiteren Stakeholdern ein Bild von der Vermögens-, Ertrags- und Finanzlage des Krankenhauses. Dieser Adressatenkreis von Führungskräften, Controllern und Bereichsverantwortlichen des Krankenhauses einerseits und interessierenden Dritten andererseits begründet auch die klassische Unterteilung des Rechnungswesens in ein internes und externes System. Darüber hinaus sind zur besseren Abgrenzung des Gegenstandsbereichs weitere Differenzierungen üblich. In der Literatur sind dafür zahlreiche Vorschläge zu finden. Als Kernsysteme haben sich die Bilanz-, die Kosten-, Leistungs-, Erlös- und Ergebnisrechnung, die Finanz- sowie die Investitionsrechnung herausgebildet (Zapp 2009; Schweitzer und Küpper 2008; Jandt 2008). Jedes dieser Systeme arbeitet mit unterschiedlichen betriebswirtschaftlichen Maßgrößen. Streng differenziert werden die Begriffspaare

- Einzahlungen und Auszahlungen,
- Einnahmen und Ausgaben,
- Erträge und Aufwendungen,
- sowie Erlöse und Kosten.

Diese grundlegenden Rechengrößen beschreiben die *Wertbewegungen* im Rahmen des betrieblichen Umsatzprozesses. Die *Mengenbewegungen* kommen durch den Leistungsbegriff zum Ausdruck. Der *Wertbestand* einer Unternehmung wird durch die Begriffe Vermögen und Schulden ausgedrückt. Den Zusammenhang zwischen den Begrifflichkeiten des Rechnungswesens und den verschiedenen Teilsystemen verdeutlicht die Tabelle 6.3.3.1.

Tab. 6.3.3.1: Grundbegriffe des Rechnungswesens

Stromgrößen		Bestandsgrößen	Rechnungssystem
Gütereinsatz	Güterausbringung		
Auszahlung	Einzahlung	Zahlungsmittelbestand=Bargeld plus Sichtguthaben	Finanz- und Investitionsrechnung
Ausgabe	Einnahme	Geldvermögen=Zahlungsmittelbestand plus Forderungen minus Verbindlichkeiten	Investitionsrechnung
Aufwand	Ertrag	Gesamtvermögen=Geldvermögen plus Sachvermögen	Bilanzrechnung
Kosten	Erlöse/Leistungen	Betriebsnotwendiges Vermögen= Gesamtvermögen minus nicht betriebsnotwendiges Vermögen	KLEE-Rechnung

Bilanzrechnung

Die Bilanzrechnung erfasst in zeitlicher Reihenfolge, systematisch und lückenlos alle in Zahlenwerten festgehaltenen Geschäftsvorgänge. Sie orientiert sich an den Vorschriften des Handels- und Steuerrechts (HGB), der Abgabenordnung (AO) sowie der Abgrenzungsverordnung (AbgrV) und der Krankenhaus-Buchführungsverordnung (KHBV). Aufgabe der Bilanzrechnung ist es

- die Bestände des Vermögens und Kapitals für einen Stichtag in der Bilanz aufzustellen (Bestandsrechnung),
- die Aufwendungen und Erträge in der GuV (Erfolgsrechnung) gegenüberzustellen (Bewegungsrechnung) und
- auf der Grundlage der Bilanz und der GuV den Jahresabschluss zu entwickeln und diesen zu analysieren (Bilanzanalyse und -politik) (Zapp 2009; Schweitzer und Küpper 2008; Jandt 2008).

Die *Bilanz* stellt das aus der Buchführung ermittelte, in Geldeinheiten ausgedrückte Anlage- und Umlaufvermögen (Mittelverwendung) dem Eigen- und Fremdkapital (Mittelherkunft) der Unternehmung stichtagsbezogen gegenüber. Weil die Bilanzrechnung auf unmittelbare Zahlungsvorgänge aufbaut, wird sie auch pagatorische Rechnung genannt (lat. pagare = zahlen). Pagatorische Vorgänge sind Barzahlungen und daran anknüpfende buchhalterische Verrechnungen. Zum Beispiel werden Forderungen als künftige Bareinnahmen und Schulden als künftige Barausgaben interpretiert.

Vor der Bilanzerstellung erfolgt die mengenmäßige Erfassung der Bestände durch die *Inventur*, die ihren Niederschlag im Bestandsverzeichnis, dem *Inventar* findet. Die Vermögenspositionen auf der Aktivseite der Bilanz sind nach dem Grad der Liquidierbarkeit und die Kapitalpositionen auf der Passivseite nach dem abnehmenden Grad der Fristigkeit geordnet. Die aktiven und passiven Rechnungsabgrenzungsposten dienen der Abgrenzung des Erfolgs zwischen zwei Geschäftsjahren. Es gilt stets die sogenannte Bilanzgleichheit, wonach das Bilanzvermögen dem Bilanzkapital entsprechen muss (ital. bilancia=Waage).

Wertveränderungen von Bilanzposten werden durch (doppelte) Buchungen ausgelöst. Eine Buchungsperiode beginnt mit der Eröffnungsbilanz am Beginn des Geschäftsjahrs und endet mit der Schlussbilanz. Die laufenden Buchungen des Geschäftsjahrs (Verkehrsbuchungen), die zu einer Veränderung zwischen Eröffnungs- und Schlussbilanz führen, obliegen der Finanzbuchhaltung mit ihren Nebenrechnungen (Personalabrechnung, Anlagenbuchhaltung, Kreditorenbuchhaltung, Debitorenbuchhaltung u. a.).

Die *Gewinn- und Verlustrechnung* (GuV) ist eine Nebenrechnung zum Eigenkapital und zeigt, wodurch die Eigenkapitalveränderung (mit Ausnahme von Kapitalerhöhungen und -herabsetzungen) zustande gekommen ist. In Form des Umsatz- oder Gesamtkostenverfahrens stellt sie die Erträge und Aufwendungen des Geschäftsjahrs in Staffelform gegenüber. Sind die Erträge größer als die Aufwendungen, ist der Erfolg ein Gewinn, anderenfalls ein Verlust. In der Gewinn- und Verlustrechnung kommt der Erfolg in der Position Jahresüberschuss/-fehlbetrag zum Ausdruck. Da hierin auch betriebsfremde, außerordentliche oder periodenfremde Erfolge enthalten sind, ist eine Beurteilung des Geschäftsjahrs im wirtschaftlichen Sinne anhand der Erfolgsquellen der GuV nur begrenzt möglich.

Bilanz und GuV sind Bestandteil des *Jahresabschlusses*, den alle zur handelsrechtlichen Buchführung verpflichteten Kaufleute erstellen müssen (§ 242 Abs. 3 HGB). Für Krankenhäuser nach dem Krankenhausfinanzierungsgesetz (KHG) gilt darüber hinaus die Krankenhaus-Buchführungsverordnung. Danach besteht der Jahresabschluss aus der Bilanz, der GuV und dem Anhang mit einem Anlagennachweis. Das HGB verlangt bei Kapitalgesellschaften zusätzlich einen Lagebericht (§ 264 HGB). Seit 2007 sind darüber hinaus börsendotierte Krankenhauskonzerne zur Rechnungslegung nach den International Financial Reporting Standards (IFRS) verpflichtet. Zweck des internationalen Regelwerks ist der Anlegerschutz. Investoren und Aktionäre sollen tatsachengetreu und entscheidungsrelevant über die Ertrags-, Vermögens- und Finanzlage von Unternehmungen informiert werden. Die deutsche Rechnungslegung nach HGB ist hingegen vom Gläubigerschutzprinzip und den damit verbundenen Bilanzierungsgrundsatz der Vorsicht geprägt (Koch 2007). Bei der Entscheidung eines nicht börsendotiertes Krankenhauses zur freiwilligen Bilanzierung nach IFRS sind Vorteile und Nachteile gegeneinander abzuwägen. Dafür spricht ein leichterer Zugang zu Kapitalmärkten, mehr Klarheit und verbesserte Informationen (BDO 2008; Koch 2007). Dagegen spricht der erhöhte Arbeitsaufwand, da zwei Abschlüsse aufzustellen sind (IFRS und HGB/KHBV) und die damit verbundenen Abstimmungserfordernisse zwischen den Parallelabschlüssen und den Zahlen des externen und internen Rechnungswesens. Zu berücksichtigen ist auch die Entwicklung im deutschen Bilanzierungsrecht, das sich durch das Anfang 2010 in Kraft getretene Bilanzrechtsmodernisierungsgesetz (BilMoG) verstärkt an die international üblichen Methoden der Rechnungslegung angenähert hat. Umfangreiche Deregulierungsmaßnahmen in Form von Streichung bzw. Modernisierung zahlreicher handelsrechtlicher Ansatz-, Bewertungs- und Ausweisrechte verbessern die Aussagekraft des Jahresabschlusses nach HGB und führen zu besserer Vergleichbarkeit (Spingler und Schanbacher 2010).

Im Rahmen der Jahresabschlussanalyse (*Bilanzanalyse*) werden mit Hilfe verschiedener Kennzahlen die Vermögens-, Finanz- und Ertragssituation der Unternehmung differenzierter analysiert. Die Bilanzanalyse wird von externen Interessenten durchgeführt (z. B. Kreditgebern) oder ggf. auch vom Krankenhaus selbst als Vorstufe für die interne Lenkung der Unternehmung. Wesentlich bedeutungsvoller für das Krankenhausmanagement sind jedoch die internen Rechnungssysteme der kurzfristigen Erfolgsrechnung (KLEE-Rechnung), der Investitions- und der Finanzrechnung (Wöhe 1997).

Kosten-, Leistungs-, Erlös- und Ergebnisrechnung

Die Kosten-, Leistungs-, Erlös- und Ergebnisrechnung (KLEE-Rechnung) bildet den tatsächlichen Prozess der Leistungserstellung und -verwertung des Krankenhauses ab. Sie verfolgt neben der Abbildung und Dokumentation der eigentlichen Betriebsabläufe folgende Rechnungsziele:

- Lenkung, d. h. Planung, Steuerung und Kontrolle der Unternehmungsprozesse und Verhaltensbeeinflussung von Entscheidungsträgern
- Beurteilung der Wirtschaftlichkeit und Leistungsfähigkeit der Unternehmungsprozesse als Voraussetzung für die Umsetzung der Lenkungsziele
- Preisbildung bzw. Nachkalkulation bei extern vorgegebenen Preisen wie den DRG-Fallpauschalen.

Wenngleich diese Ziele bzw. Zwecke in ähnlicher Form auch von der Krankenhaus-Gesetzgebung in § 8 der KHBV für alle Krankenhäuser verpflichtend festgelegt sind, entspricht es den Erfordernissen der Krankenhauspraxis,

- eine *Kostenrechnung* einzusetzen, mit der die Höhe des angefallenen bzw. geplanten sachzielbezogenen bewerteten Güterverbrauchs festgestellt werden kann (Schweitzer und Küpper 2008),
- eine *Leistungsrechnung* zu führen, die detaillierte Informationen darüber liefert, wer, mit welchen Mitteln, wo, für wen, wann, welche Leistung erbringt (Zapp 2009; Hentze und Kehres 2008),
- eine *Erlösrechnung* zu implementieren, die alle durch die Erstellung und Verwertung zufließenden Werte erfasst und strukturiert (Zapp 2009; Schweitzer und Küpper 2008) und
- eine *Ergebnisrechnung* einzusetzen, mit der der tatsächlich realisierte oder geplante Erfolg des Krankenhauses, seiner Bereiche und Leistungen abgebildet werden kann (Zapp 2009).

Je nach Entscheidungssituation werden KLEE-Systeme der Ist-, Normal- und Plankostenrechnung bzw. der Voll- und Teilkostenrechnung in verschiedenen Kombinationen und Modifikationen verwendet.

Unabhängig vom gewählten Kostenrechnungssystem unterteilt sich die KLEE-Rechnung in die verschiedenen Phasen der Kostenerfassung, -verteilung und -auswertung (Kostenkontrolle) sowie in die drei Stufen der Kostenarten-, Kostenstellen- und Kostenträgerrechnung. Analog hierzu ist es ebenfalls möglich, die Erlösseite zu strukturieren (Schweitzer und Küpper 2008).

Hauptaufgabe der *Kostenartenrechnung* ist die vollständige und einheitliche Erfassung der Kosten einer Abrechnungsperiode. Dazu ist zunächst eine Einteilung bzw. Gliederung der Kostenarten erforderlich. Ein allgemeingültiges Gliederungsschema, das sich an den eingesetzten Produktionsfaktoren orientiert, gibt die KHBV als Kontenrahmen vor. In der Praxis besteht die Möglichkeit und Notwendigkeit, sowohl für die Bilanz- als auch für die KLEE-Rechnung weitere Unterteilungen der Kostenarten-Konten vorzunehmen (Zapp 2009; Hentze und Kehres 2008; Klockhaus 1997). Zusätzlich sind für die Analyse der Kostenarten diese nach ihrem Verhalten bei Beschäftigungsänderungen in fixe und variable Kosten und im Hinblick auf die Kostenverrechnung auf Kostenstellen und -träger nach der Art ihrer Verrechnung in direkte oder indirekte Kosten zu gliedern.

Die *Kostenstellenrechnung* gibt Auskunft darüber, in welchen Leistungsbereichen, d. h. Kostenstellen die nach Arten gegliederten Kosten angefallen sind. Hauptaufgaben der Kostenstellenrechnung umfassen die Kontrolle der Wirtschaftlichkeit, die Überwachung interner Budgets und die Vorbereitung der Kostenträgerrechnung (Hentze und Kehres 2008). Auf der Grundlage eines Kostenstellenplans werden alle Kostenarten nach definierten Zuordnungsregeln (Kostenstellenkontierung) leistungsbezogen verteilt (innerbetriebliche Leistungsverrechnung). Voraussetzung dafür ist eine aussagefähige Leistungsrechnung. Wie auch beim Kontenrahmen gibt der Gesetzgeber in der KHBV einen Kostenstellenplan vor, der nach den unternehmungsinternen Gegebenheiten und Erfordernissen anzupassen ist (Zapp 2009; Hentze und Kehres 2008).

Die *Kostenträgerrechnung* beantwortet die Frage, wofür die Kosten in den Kostenstellen entstanden sind. Im Sinne der Kostenrechnung sind Kostenträger die vom Krankenhaus erstellten Leistungen, durch die Kosten verursacht werden (Zapp 2009, Schweitzer und Küpper 2008). Hierzu zählen neben abrechenbaren innerbetrieblichen Leistungen (z. B. ambulante CT-Untersuchung) in erster Linie Absatzleistungen. Absatzleistung des Krankenhauses ist die Statusveränderung des Patienten, also das Behandlungsergebnis. Als sachgerechter Kostenträger des Krankenhauses ist somit der Patient anzusehen. Kostenrechnerisch bedeutet diese Definition den Aufbau einer patientenindividuellen Kostenträgerrechnung. Aus praktischen Gründen wird hierauf bisher weitgehend verzichtet und mit Patientengruppen/Fallgruppen (DRGs) gerechnet (Hentze und Kehres 2008).

Die Hauptaufgaben der Kostenträgerrechnung umfassen Preisbildung/Kalkulation, Wirtschaftlichkeitskontrolle und Lenkung des Leistungsprogramms, die sie in Form der Kostenträgerstückrechnung ([Nach-]Kalkulation) und Kostenträgerzeitrechnung wahrnimmt (Hentze und Kehres 2008). Zur kurzfristigen Erfolgsrechnung wird die Kostenträgerrechnung, wenn die Kostenträgerzeitrechnung mit der Erlösrechnung kombiniert wird.

Investitionsrechnung

Die Vorgänge des Güterverzehrs und der Leistungsentstehung, mit denen sich die KLEE-Rechnung befasst, werden häufig unter so kurzfristigen Aspekten betrachtet, dass ihre zeitliche Erstreckung oder ihre Realisierung zu verschiedenen Zeitpunkten vernachlässigt wird. Demzufolge unterscheidet sich die KLEE-Rechnung ganz wesentlich von der ebenfalls zum internen Rechnungswesen gehörenden Investitionsrechnung. Will ein Krankenhaus die Vorteilhaftigkeit einer Investition durch den Vergleich der mit ihr verbundenen Ein- und Auszahlungen beurteilen, kann es angesichts der Langfristigkeit der Betrachtung nicht darauf verzichten, den zeitlich unterschiedlichen Anfall der Zahlungen explizit in der Rechnung zu berücksichtigen. Das wird finanzmathematisch-formal meistens mittels der Kapitalwert- und Zinsfußmethode durch eine Auf- und Abzinsung der Ein- und Auszahlungen erreicht (*dynamische Investitionsrechnung*). Dabei werden alle Rechnungsgrößen auf denselben Zeitpunkt bezogen, um ihre Vergleichbarkeit zu gewährleisten (Zapp 2009). Aus diesem Grund ist die Investitionsrechnung stets

eine Vorteilsberechnung für eine oder mehrere Investitionen bei meistens zwei und mehr Planungsperioden (Schweitzer und Küpper 2008). Eine Diskontierung der Rechengrößen erfolgt in der KLEE-Rechnung nicht. Investitionskalküle dienen hauptsächlich dazu, die Vorteilhaftigkeit von langfristigen Anschaffungsentscheidungen rechnerisch zu beurteilen. Die Beschaffung von langlebigen Produktionsmitteln ändert die Kapazität des Betriebs.

Im Gegensatz dazu ist die KLEE-Rechnung hauptsächlich auf die rechnerische Vorbereitung von Einsatz- oder Verwendungsentscheidungen über bereits beschaffte Produktionsfaktoren ausgerichtet. Sie operiert in der Regel im Rahmen einer gegebenen Kapazität oder Betriebsmittelausstattung. Überlegt beispielsweise ein Krankenhaus, ob sich die Anschaffung eines Untersuchungsgerätes lohnt, stellt es eine Investitionsrechnung an. Hat das Krankenhaus das Gerät angeschafft, wird ihm die KLEE-Rechnung helfen, eine kostengünstige Erbringung der Leistungen durchzuführen (Zapp 2009).

Soll der Datenerhebungsaufwand gering sein und der Rechenaufwand begrenzt werden, können Investitionsentscheidungen auch mithilfe von *statischen Rechenverfahren* wie der Kosten-, Gewinn-, Rentabilitäts- oder Amortisationsvergleichsrechnung sowie der Break-Even-Analyse fundiert werden. Da diese Analysen jedoch im Gegensatz zum oben beschriebenen dynamischen Verfahren keine Zeitunterschiede im Anfall der Zahlungen berücksichtigen, können nur Näherungswerte geliefert werden (Zapp et al. 2006).

Finanzrechnung

Die Finanzrechnung knüpft als pagatorische Rechnung an die Ein- und Auszahlungen der Unternehmung an (Schweitzer und Küpper 2008). Sie bildet die finanziellen

Konsequenzen der betrieblichen Entscheidungen ab. Ziel ist die Aufrechterhaltung der finanziellen Stabilität. Damit einhergehen die situative Sicherstellung der Zahlungsfähigkeit, die kurz- und mittelfristige Finanzierung sowie die strukturelle Liquiditätssicherung (Horváth 2011).

Die situative, *tägliche Liquiditätssicherung* umfasst die Abstimmung der laufenden Zahlungsströme. Ausreichend vorhandene Finanzmittel sind eine wesentliche Voraussetzung für die unternehmerische Tätigkeit. Zahlungsfähigkeit ist nicht als gegeben anzunehmen, sondern muss mithilfe einer kurzfristigen Liquiditätsplanung und -kontrolle sichergestellt werden. In Bezug auf alle Ein- und Auszahlungen, ebenso wie die Zeitpunkte, zu denen mit Zahlungen zu rechnen ist, muss Transparenz herrschen.

Die *kurz- und mittelfristige Finanzierung* stellt auf die Ermittlung des Kapitalbedarfs unter Beachtung von Risiken (z.B. Leistungseinbruch) und die Realisierung der Finanzierung aus den Cash-Flow-Überschüssen und aus Eigen- und Fremdkapital ab. Bei der *strukturellen Liquiditätssicherung* geht es um die Gestaltung einer strategiekonformen Finanzstruktur. Im Fokus steht dabei die *Kapitalstruktur*, d.h. das anzustrebende Verhältnis zwischen Eigen- und Fremdkapital. Die gegenläufigen Positionen »Wirtschaftlicher Erfolg« und »Sicherheit« sind in Einklang zu bringen (Gleich et al. 2011, S. 38). Orientierung bieten können hier theoretische Modelle zur optimalen Kapitalstruktur wie z.B. die These von Modigliani und Miller zum optimalen Verschuldungsgrad. Unterstützt wird die These durch den Leverage-Effekt (Peridon et al. 2012). Im Rahmen der Finanzstrategie wird vom Management daher häufig ein Zielwert für die Eigenkapitalquote und für den dynamischen Verschuldungsgrad definiert (Gleich et al. 2011). Die Gestaltung der *Vermögensstruktur*, d.h. das anzustrebende Verhält-

nis zwischen Anlage- und Umlaufvermögen ist hingegen weniger beeinflussbar. So wird branchenbedingt in der Bilanz eines Krankenhauses das Anlagevermögen stärker repräsentiert sein als in der Bilanz eines Versicherungsunternehmens oder einer Bank.

Hingegen kann die Analyse der *Beziehung zwischen den Vermögensgegenständen und der Kapitalausstattung* in Bezug auf ihre Fristigkeiten weiteres Optimierungspotenzial bieten. Nach dem Kongruenzprinzip ist zur Vermeidung von Liquiditätsengpässen das langfristige Vermögen (Anlagevermögen) auch langfristig zu finanzieren. Ebenso kann das kurzfristige Vermögen (Umlaufvermögen) kurzfristig finanziert sein (Goldene Bilanz-/Finanzierungsregel; Wöhe et al. 2009).

Für die weitere *Entwicklung des Rechnungswesens* ist die integrierte Betrachtungsweise der verschiedenen Systeme in den Vordergrund zu stellen. In der Praxis sind häufig unterschiedliche Zahlenwelten von externen und internen Rechnungssystemen zu finden. Für eine ganzheitliche Unternehmungslenkung müssen jedoch sowohl die Ist-Zahlen zwischen Buchhaltung und Controlling aufeinander abgestimmt werden als auch die Planzahlen der einzelnen Teilsysteme des Rechnungswesens im Sinne eines »Integrierten Planungssystems« (Schmalzried und Wieland 2011, S. 189 ff.). Nicht selten dominiert in der Praxis die Ergebnisplanung, die Bilanz- und Liquiditätsplanung wird hingegen vernachlässigt. Da jedes Element jedoch nur unter Rückgriff auf die anderen Teile korrekt ermittelt werden kann, ist ein Zusammenwirken der einzelnen Planungselemente notwendig. Um den tatsächlichen Finanzierungs- und Investitionsbedarf des Krankenhauses zu ermitteln, ist hierbei von einer soliden, objektiven Planung auszugehen, d.h. nicht von einer Wunschplanung mit Anreizmechanismen, die die mittlere Führungsebene anspornen sollen.

Literatur

Abgabenordnung (AO): Abgabenordnung in der Fassung der Bekanntmachung vom 1.Oktober 2002 (BGBl. I S. 3866; 2003 I S. 61), geändert durch Artikel 13 des Gesetzes vom 18. Dezember 2013 (BGBl. I S. 4318).

Abgrenzungsverordnung (AbgrV): Verordnung über die Abgrenzung der im Pflegesatz nicht zu berücksichtigenden Investitionskosten von den pflegesatzfähigen Kosten der Krankenhäuser vom 12. Dezember 1985 (BGBl. I S. 2255), geändert zuletzt durch Artikel 6 des Gesetzes vom 21. Juli 2012 (BGBl. I S. 1613).

Bilanzrechtsmodernisierungsgesetz (BilMoG): Gesetz zur Modernisierung des Bilanzrechts in der Fassung der Bekanntmachung vom 25. Mai 2009 (BGBl. I S. 1102).

Handelsgesetzbuch (HGB): Handelsgesetzbuch in der im Bundesgesetzblatt Teil III, Gliederungsnummer 4100–1, veröffentlichten bereinigten Fassung, geändert durch Artikel 1 des Gesetzes vom 4. Oktober 2013 (BGBl. I S. 3746).

Henthe J, Kehres E (2008): Kosten- und Leistungsrechnung in Krankenhäusern. Stuttgart: Kohlhammer.

Horváth P (2012): Aufgaben und Organisation des Finanz-Controllings. In: Gleich, R., Horváth P, Michel U (Hrsg.): Finanz-Controlling. Strategische und operative Steuerung der Liquidität. Freiburg/Berlin/München: Haufe. S. 15–32.

Jandt J (2008): Rechnungswesen. In: Camphausen, B. (Hrsg.): Grundlagen der Betriebswirtschaftslehre. München: Oldenbourg. S. 177–258.

Jung H (2010): Allgemeine Betriebswirtschaftslehre. München: Oldenbourg.

Klockhaus H-E (1997): Kosten- und Leistungsrechnung im Krankenhaus. München/Essen/Ebene Reichenau: Bettendorf.

Koch J (2007): Buchhaltung und Bilanzierung in Krankenhaus und Pflege. Berlin: Schmidt.

Krankenhaus-Buchführungsverordnung (KHBV): Verordnung über die Rechnungs- und Buchführungspflichten von Krankenhäusern in der Fassung der Bekanntmachung vom 24. März 1987 (BGBl. I S. 1045), zuletzt geändert durch Artikel 7 Absatz 1 des Gesetzes vom 20. Dezember 2012 (BGBl. I S. 2751).

Krankenhausfinanzierungsgesetz (KHG): Gesetz zur wirtschaftlichen Sicherung der Krankenhäuser und zur Regelung der Krankenhauspflegesätze in der Fassung der Bekanntmachung vom 10. April 1991 (BGBl. I S. 886), zuletzt geändert durch Artikel 5c des Gesetzes vom 15. Juli 2013 (BGBl. I S. 2423).

Modigliani F, Miller MH (1958): The Cost of Capital, Corporation Finance and the Theory of Investment. The American Economic Review 48: 261–297.

Peridon L, Steiner M, Rathgeber A: Finanzwirtschaft der Unternehmung, 16. überarb. u. erw. Aufl., Vahlen: München 2012.

Schmalzried J, Wieland F: Abgestimmte Ergebnis-, Bilanz- und Liquiditätsplanung: Das integrierte Finanzmodell der Infraserv Höchst, in: Gleich, R./Horváth, P./Michel, U. (Hrsg.): Finanz-Controlling. Strategische und operative Steuerung der Liquidität, Haufe: Freiburg/Berlin/München, S. 189–202.

Schweitzer M, Küpper H-U (2008): Systeme der Kosten- und Erlösrechnung. München: Vahlen.

Spingler M, Schanbacher B (2010): Restrukturierung der Rechnungslegungsprozesse. Eine prospektive Analyse bilanzpolitischer Möglichkeiten und Änderungen zum Jahreswechsel im Krankenhaus. f&w führen und wirtschaften im Krankenhaus 27: 69–72.

Weißenberger BE (2003): Integrierte Erfolgsrechnung: Ein neues Theorie-Praxis Paradoxon der internen Unternehmensrechnung? ControllerNews. Zeitschrift des Österreichischen Controller-Instituts 6: 199–203.

Wöhe G, Bilstein J, Ernst D, Häcker J (2009): Grundzüge der Unternehmensfinanzierung. München: Vahlen.

Wöhe G (1997): Bilanzierung und Bilanzpolitik. München: Vahlen.

Zapp W, Bettig U, Dorenkamp A (2006): Wirtschaftlichkeitsanalysen. In: Zapp W (Hrsg.): Ökonomische Analysen in der Stationären Altenhilfe. Lohmar-Köln: Eul. S. 5–33.

Zapp W, Oswald J (2009): Controlling-Instrumente für Krankenhäuser. Stuttgart: Kohlhammer.

Zapp W (2008): Kosten-, Leistungs-, Erlös- und Ergebnisrechnung. Kulmbach: Baumann.

6.3.4 Investitionsfinanzierung

Martin Eversmeyer

Einführung der dualen Finanzierung

Die 1936 eingeführte monistische Krankenhausfinanzierung über Pflegesätze, aus denen die Kliniken ihre gesamten Kosten finanzieren sollten, wurde nach dem Zweiten Weltkrieg zunächst beibehalten (Fleßa 2013). In den 1960er-Jahren entstand dadurch zunehmend ein Investitionsstau. Dabei kann für die Beurteilung zukünftiger Reformschritte zumindest in dieser Phase festgestellt werden, dass die Sozialleistungsträger keine ausreichenden Finanzmittel zur Verfügung stellten, obwohl ihre Einnahmesituation dies zugelassen hätte (Schmidt-Rettig und Eichhorn 2008). Vor diesem Hintergrund entstand eine politische Mehrheit, die eine Krankenhausfinanzierungsreform unter Beteiligung des Staates befürwortete (Rosenbrock und Gerlinger 2006). 1972 wurde das Krankenhausfinanzierungsgesetz eingeführt, das durch zahlreiche Regelungen und Maßnahmen die Finanzierung von Krankenhausleistungen schlagartig verbesserte. Da nur dem Staat zugetraut wurde, den massiven Investitionsstau abzubauen, wurde die duale Finanzierung eingeführt, deren Regelungen grundsätzlich bis heute gelten. Bewegliche Anlagegüter mit einer Abschreibungszeit von mehr als drei Jahren sowie größere Baumaßnahmen sollen im Rahmen von Investitionsprogrammen der einzelnen Bundesländer finanziert werden. Voraussetzung hierfür ist, dass das einzelne Krankenhaus als bedarfsnotwendig eingestuft und damit in den Krankenhausplan des Landes aufgenommen wird (vgl. § 8 KHG). Die Sozialleistungsträger sind dazu verpflichtet, die Betriebskosten und die Beschaffung von Anlagegütern mit einer Nutzungsdauer von bis zu drei Jahren (definiert als Gebrauchsgüter) über Pflegesätze zu finanzieren. Die Pflegesätze sollen so bemessen sein, dass die Kosten des Krankenhauses gedeckt werden (Schmidt-Rettig und Eichhorn 2008; DKG 2012). Mit Einführung des Krankenhausfinanzierungsgesetzes erfolgte eine Mischfinanzierung, der Bund übernahm ein Drittel, zwei Drittel der entsprechenden Aufwendungen lagen bei den Ländern. Dies führte nicht nur dazu, dass in den 1970er-Jahren viele Baumaßnahmen, insbesondere auch

Neubauten im Krankenhausbereich, sondern auch Erweiterungen des medizinischen Angebots realisiert wurden, sodass zusätzliche Bettenkapazitäten geschaffen wurden, die durch die Kopplung mit dem Selbstkostendeckungsprinzip im Bereich der Betriebskosten von den Krankenkassen finanziert werden mussten. Als Folge der erheblich steigenden Krankenhausausgaben wurden Ende der 1970er-Jahre im Rahmen der diskutierten »Kostenexplosion« zu erste Gesundheitsreformen und Kostendämpfungsgesetze eingeführt. 1985 zog sich der Bund aus der Investitionsförderung der Krankenhäuser zurück, die damit vollständig auf die Bundesländer überging (Fleßa 2013).

Entwicklung der Landesförderung

Das zunächst als »Befreiungsschlag« von den Krankenhäusern gefeierte Reformgesetz brachte in den 1980er- und 1990er-Jahren erste Probleme mit sich. Die Bundesländer förderten nach Haushaltslage, in den meisten Bundesländern stiegen die Ausgaben stärker als die Einnahmen. Staatliche Verpflichtungen wurden reduziert, wovon auch die Investitionsprogramme der Krankenhäuser betroffen waren. Zwar konnten sich die Bundesländer den Verpflichtungen des Krankenhausfinanzierungsgesetzes nicht entziehen, jedoch ist aus dem Gesetz keine konkret Berechnung der Höhe der zu bereitstellenden Fördermittel abzuleiten. Hinzu kam ein erneuter Investitionsstau; Wartezeiten von zehn Jahren oder mehr sind heute durchaus üblich.

1995 stellten die Bundesländer noch rund 3,8 Mrd. Euro zur Verfügung, in den darauf folgenden Jahren sank der Betrag kontinuierlich und unterschritt 2003 erstmals die 3-Mrd.-Grenze. Seit 2007 bewegen sich die Ausgaben für Investitionsförderung der Länder zwischen 2,6 und 2,8 Mrd. Euro (Mörsch und Derix 2010; DKG 2013).

Im Vergleich zum Bruttoinlandsprodukt und unter Berücksichtigung von Inflation und steigenden Patientenzahlen fällt diese Entwicklung noch negativer aus. Der Anteil der Krankenhausförderung der Länder am Bruttoinlandsprodukt lag 1995 noch bei 0,2 %. Er sank im Jahr 2002 auf 0,15 % und erreichte im Jahr 2011 den niedrigsten Stand mit 0,1 %. Innerhalb von gut 15 Jahren halbierte sich damit gemessen an der wirtschaftlichen Entwicklung der Bundesrepublik der Förderbeitrag der Länder.

Eine ähnliche Entwicklung ist zu beobachten, wenn die Investitionsförderung der Krankenhäuser pro Behandlungsfall berechnet wird. Sie lag 1995 noch bei 236 Euro pro Fall, sank im Jahr 2000 erstmals unter 200 Euro und lag 2011 bei 145 Euro pro Fall. Im selben Zeitraum blieb der Anteil der Krankenhausausgaben der gesetzlichen Krankenversicherung gemessen am Bruttoinlandsprodukt nahezu gleich und schwankte zwischen 2,1 und 2,3 %. Das folgende Diagramm stellt diese Entwicklung dar.

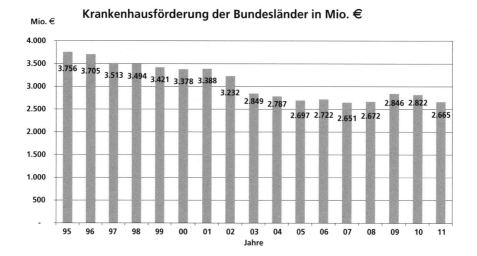

Abb. 6.3.4.1: Krankenhausförderung der Bundesländer in Mio. €
Quellen: Mörsch M, Derix F: Stand der Investitionskostenfinanzierung 2010; in: das Krankenhaus; 8.2010; Seite 733. 2010/2011: DKG Zahlen, Daten, Fakten 2012, S. 54 und 55.

Dialektische Betrachtung der Investitionsfinanzierung

Unbestritten sind die Krankenhäuser das Rückgrat der Gesundheitsversorgung der Bevölkerung. Gerade in der Notfallsituation leisten sie den wesentlichen Beitrag zur Versorgung und übernehmen damit staatliche Aufgaben. Unter diesem Gesichtspunkt wurde die unmittelbare Förderung der Krankenhausinvestitionen eingeführt. Grundsätzlich sollte der Staat sich nur dort mit

Steuermitteln einbringen, wo andere Regelungen, Markt und Wettbewerb zu erheblichen Nachteilen führen (Subsidiaritätsprinzip). Bringt der Staat sich allerdings wie bei der dualen Krankenhausfinanzierung direkt ein, entstehen neue Probleme durch die Aufspaltung der Finanzierung. Betriebswirtschaftlich kann dieses Modell nicht unterstützt werden, da die Produktionsfaktoren Kapital (Investitionsmittel oder -finanzierung für das Anlagevermögen) und Arbeit (Betriebsmittel der Krankenhäuser: Personal und die vom Personal für die Patientenversorgung direkt eingesetzten Sachmittel) uneingeschränkt gemeinsam zur Verfügung gestellt werden müssen. Es muss daher festgestellt werden, dass die normale, aufgrund von wirtschaftlichen Gesetzmäßigkeiten sich darstellende Finanzierung nur die monistische, quasi aus einer Hand durchgeführte Finanzierung ist (Fleßa 2013).

Zu beobachten ist, dass Wettbewerbsverzerrungen dadurch entstehen, dass einige Krankenhäuser Fördermittel zur Verfügung gestellt bekommen, andere hingegen nicht. Die stärker geförderten Krankenhäuser haben nicht nur eine geringere Finanzierungslast beim Eigenanteil, sondern können insbesondere durch Modernisierungsmaßnahmen ihre Betriebskosten wirtschaftlicher erbringen, Prozesse optimieren und zum Beispiel Energie einsparen (Bataille und Coenen 2009). Die Einzelförderung aus Barmitteln der Länder stellt weitere Verzerrungen im Krankenhausmarkt dar. Da die Mittel den individuellen Krankenhäusern unter anderem auch aufgrund von politischen Entscheidungen zufließen, unterliegen sie der Einflussnahme von Lobbyisten und insbesondere Kommunalpolitikern. Bei zunehmendem Investitionsstau liegen verstehen zwischen Antragstellung und Bewilligung einige Jahre. Da sich der Krankenhausbereich durch verschiedene Faktoren wie medizinischer Fortschritt, steigende Patientenzahlen, Veränderung von Kapazitätsauslastungen in einer Region etc. sich immer schneller verändert, sind beantragte Baumaßnahmen bereits innerhalb weniger Jahren häufig nicht mehr sinnvoll (Schmidt-Rettig und Eichhorn 2008).

Bisherige Reformansätze

Pauschalierte Förderung der Länder

§ 11 KHG ermöglicht den Bundesländern, weitergehende gesetzliche Regelungen zu erlassen. Als erstes Bundesland nutzte Nordrhein-Westfalen diese Möglichkeit und verabschiedete im Dezember 2007 das Krankenhausgestaltungsgesetz mit einer entsprechenden Verordnung über die pauschale Krankenhausförderung. Kernpunkt der neuen Regelung ist eine vollständig pauschalierte Finanzierung der Krankenhausinvestitionen. Die Einzelförderung wurde durch die sogenannte Baupauschale ersetzt. Beibehalten wurde die pauschalierte Investitionsförderung für kurzfristige Anlagegüter sowie ebenfalls pauschale Förderungen für Ausbildungsplätze und psychiatrische Einrichtungen. Dabei orientieren sich die neuen Pauschalsätze im Wesentlichen an den mit den Kostenträgern vereinbarten Leistungswerten (Winterer 2009).

Das wesentliche Problem besteht jedoch weiterhin darin, dass die Bundesländer zu wenig Finanzierungsmittel für Investitionen zur Verfügung stellen. So deckt nach verschiedenen Berechnungen die NRW-Baupauschale maximal 20 % des jährlichen Investitionsbedarfs eines Krankenhauses, wenn eine mittel- bis langfristige Betrachtung zugrunde gelegt wird. Neben positiven Ansätzen entstehen auch neue Nachteile. Auch wenn die Wartezeiten auf die Einzelförderung zum Teil lang oder auch zu lang waren, deckte die bauliche Förderung des Landes im Rahmen der Einzelzuweisung einen hohen Prozentsatz der tatsächlichen Kosten ab; lediglich der restliche Anteil musste vom Krankenhausträger finanziert werden. Wird die Baupauschale für Fremdkapitalzinsen und Abschreibung bzw. Fremdkapitalzinsen und Tilgung bezogen auf die Liquidität eingesetzt, so entstehen gegenüber der Einzelförderung zusätzlich Zinsaufwendungen, die aus der Baupauschale finanziert werden müssen. Die Leistungsorientierung der Baupauschale setzt Anreize, die Fallzahl des Krankenhauses weiter zu erhöhen. Dies steht konträr zu den Zielen der Sozialleistungsträger.

275

So kann die Leistungsorientierung zwar durchaus positiv bewertet werden, durch die Pauschalierung und den vollständigen Leistungsbezug wird allerdings der bisher diskutierte Ansatz der direkten finanziellen Unterstützung einzelner Krankenhausstandorte in Zusammenhang mit der Verpflichtung des Landes, die Versorgungsstruktur für Krankenhausleistungen zu gewährleisten, aufgegeben (Neumann 2010). Weitere Probleme mit der Pauschalförderung und dem Umschwenken auf Fremdkapitalfinanzierung in den Krankenhäusern ergeben sich dadurch, dass viele Krankenhäuser, gerade wenn sie durch Krankenhausträger finanziell nicht abgesichert sind, in einer Bewertung von Rendite-Risiko-Konstellationen für die Banken als schwierige, abhängige Branche eingestuft werden (Becher et al. 2009).

Kalkulation von Investitionsrelativgewichten

Die NRW-Baupauschale sollte eine Vorreiterrolle für die Einführung einer pauschalen Investitionsfinanzierung in den Bundesländern einnehmen. Ein Jahr nach Einführung wurde das Krankenhausfinanzierungsreformgesetz (KHRG) verabschiedet. Ein Entwicklungsauftrag zur Reform der Investitionsfinanzierung wurde durch § 10 in das Krankenhausfinanzierungsgesetz aufgenommen. Krankenhäusern sollte es danach ermöglicht werden, Investitionspauschalen zu erhalten, die entsprechenden Grundsätze und Kriterien sollten entwickelt werden. Allerdings wird das Recht der Länder, die Investitionsförderung selbst zu regeln und damit Einzelinvestitionen weiterhin vorzunehmen, nicht eingeschränkt.

Die Selbstverwaltung auf Bundesebene wurde beauftragt, die Grundstrukturen für Investitionsbewertungsrelationen bis Ende 2009 zu vereinbaren. Außerdem sollte das Institut für das Entgeltsystem im Kran-

kenhaus (InEK) bis Ende 2012 bundeseinheitliche Bewertungsrelationen für die Investitionen kalkulieren. Der gesetzlich vorgegebene Zeitrahmen konnte jedoch nicht eingehalten werden, was auch mit Kalkulationsproblemen begründet wurde. Aktuell hat das Institut ein erstes Zwischenergebnis zur Kalkulation der Investitionsbewertungsrelationen veröffentlicht. Noch nicht abschlossen ist die Kalkulation für den Bereich Psychiatrie und Psychosomatik sowie für die Ausbildungsstätten an den Krankenhäusern. Für die stationäre Versorgung somatischer Erkrankungen hat das InEK eine Bezugsgröße pro Case-Mix-Punkt von 286,06 Euro ermittelt. Bei Ansatz der 2013 abgerechneten Case-Mix-Punkte von rund 18,6 Millionen ergibt sich ein Finanzbedarf von fast 5,5 Milliarden Euro pro Jahr. Unter Berücksichtigung der Annahme, dass für die noch fehlenden Bereiche ein geringerer Investitionsbedarf pro Fall bzw. Platz besteht, zeigt die erste Kalkulation eine Deckungslücke von rund 3 Milliarden Euro pro Jahr auf (www.drg-forum.de; DKG 2012).

Modelle zukünftiger Investitionsfinanzierungen

Ermittlung des Finanzbedarfs

Die ersten Ergebnisse der InEK-Kalkulation zeigen den Investitionsbedarf auf. Die Deckungslücke ist mittlerweile unbestritten. Vor der Veröffentlichung der InEK-Bezugsgröße lagen andere Studien vor, die sich mit dem Finanzbedarf und der Restrukturierung der Investitionsfinanzierung im Krankenhaus befassten.

Noch schwieriger zu beantworten ist die Frage, wer (Bund, Länder oder Sozialleistungsträger) die Finanzierungslücke schließen soll und wie die Finanzierung erfolgen kann. Der Krankenhaus-Rating-Report des Rheinisch-Westfälischen Instituts für Wirtschaftsforschung (RWI) ermittelte für die Jahre 2011 und 2012 einen Investitionsstau von 15 Mrd. Euro. Dabei ist die bauliche Situation der ostdeutschen Kliniken durch zusätzliche Förderung nach der Wiedervereinigung aktuell besser als in den alten Bundesländern (RWI Essen 2013). 2011 stellten die Bundesländer wie oben dargestellt rund 2,7 Mrd. Euro für die Krankenhausförderung zur Verfügung. Würde der beschriebene Investitionsstau von 15 Mrd. Euro abgebaut und z. B. mit einem Kapitaldienst von 10 % pro Jahr finanziert, müssten weitere 1,5 Mrd. Euro zur Verfügung gestellt werden.

Die einzelnen Bundesländer kommen ihrer Verpflichtung zur Investitionsförderung sehr unterschiedlich nach. Der absolute Wert pro Jahr ist im Vergleich zwischen den Ländern wenig aussagekräftig, da die Anzahl der Krankenhäuser und Krankenhausfälle entsprechend der unterschiedlichen Einwohnerzahl der Länder stark abweicht. Wird aber eine Förderung pro Krankenhausfall berechnet, werden die unterschiedlichen Förderhöhen deutlich. So stellte das Land Hamburg 2011 255 Euro pro Krankenhausfall zur Verfügung. Die geringste Förderung erfolgte 2011 im Bundesland Sachsen mit 98 Euro pro Fall. Auch Berlin, Sachsen-Anhalt und Nordrhein-Westfalen wiesen im gleichen Jahr nur unwesentlich höhere Investitionen pro Krankenhausfall auf. Der Durchschnitt lag bei 145 Euro pro Fall.

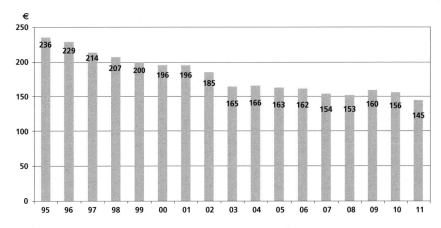

Krankenhausförderung der Bundesländer pro Fall in €

Abb. 6.3.4.2: Krankenhausförderung der Bundesländer pro Fall in €
Quellen: Mörsch M, Derix F: Stand der Investitionskostenfinanzierung 2010; in: das Krankenhaus; 8.2010; Seite 733. 2010/2011: DKG Zahlen, Daten, Fakten 2012…, S. 54 und S. 55. 1995–2009: Statistisches Bundesamt (Hrsg.), Gesundheit, Grunddaten der Krankenhäuser.

Im Zuge der Diskussionen zur Einführung von Investitionspauschalen hat das Bundesministerium für Gesundheit eine Expertise zur Untersuchung einer monistischen Finanzierung von Krankenhäusern in Auftrag gegeben (Rürup und IGES 2008.) Dabei wurde die Investitionsquote der Krankenhäuser im Vergleich mit anderen Wirtschaftsbereichen untersucht. Die Expertise kommt zu dem Ergebnis, dass der Orientierungswert bei 8,6 % anzusetzen wäre. Wird davon ausgehen, dass zurzeit die Betriebskosten, die von den Sozialleistungsträgern übernommen werden, bei etwas mehr als 3.000 Euro pro Fall liegen, so müssten bei einer pauschalierten Berechnung fast 300 Euro pro Fall für die Investitionsfinanzierung zusätzlich zur Verfügung gestellt werden. Die Berechnungen berücksichtigen allerdings in ihrer Schlussbetrachtung nicht, dass das KHG keine 100%ige Abdeckung des Investitionsbedarfs vorsieht; ein Eigenanteil des Krankenhausträgers soll berücksichtigt werden.

Wird davon ausgegangen, dass bei einem Modell von 240 Euro pro Fall ein Kompromiss liegen könnte, so zeigt sich in einer Projektion der bisherigen Förderung der einzelnen Bundesländer in 2011, dass rund 4,4 Mrd. Euro pro Jahr zur Verfügung gestellt werden müssen. Dies entspricht einer Unterfinanzierung von etwas mehr als 1,7 Mrd. Euro. Die Abweichungen in den einzelnen Bundesländern sind allerdings höchst unterschiedlich. Das nachfolgende Diagramm zeigt die individuellen Abweichungen gegenüber dem 240-Euro-Modell.

Minderung bzw. Erhöhung der Förderung pro Fall der Bundesländer bei 240 € pro Fall

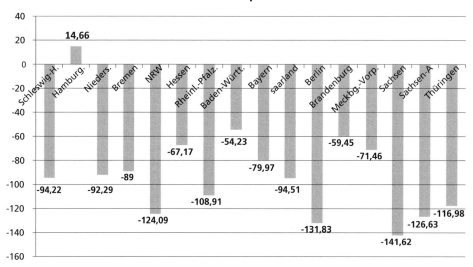

Abb. 6.3.4.3: Minderung bzw. Erhöhung der Förderung pro Fall der Bundesländer bei 240 °€ pro Fall. Quelle: www.gbe-bund.de

Lösungsvorschläge

Variante I: Duale Finanzierung der Länder verbessern:
Wird davon ausgegangen, dass durch Anbindung z.B. an einen Landesbasis-

fallwert bzw. Landesdurchschnittspreis unter Berücksichtigung der entsprechenden Fallzahlen oder Case-Mix-Punkte in den einzelnen Bundesländern der Investitionsbedarf pro Jahr ermittelt wird, so kann ein Fonds gebildet werden, der entweder pauschaliert durch die Länder zur Verfügung gestellt wird oder durch Einzel- oder gemischte Förderung an die Krankenhäuser fließt. Bei diesem Modell wäre zumindest gewährleistet, dass die Investitionsförderungen an die Betriebskosten angekoppelt werden und die einzelnen Bundesländer damit ihren Verpflichtungen in Zukunft nachkommen würden. Ungelöst ist allerdings die Frage der Schließung der Deckungslücke. Die meisten Bundesländer müssten ihre Investitionsbudgets für die Krankenhäuser deutlich aufstocken. Dies erscheint ohne Unterstützung von Dritten oder Steuererhöhungen für die meisten Bundesländer kaum möglich. Der Weg in eine höhere Verschuldung wird zukünftig gesetzlich erschwert.

Variante II: Monistische Krankenkassenfinanzierung:

Der Übergang zu einer monistischen Finanzierung ist in den letzten Jahren mehrfach diskutiert worden. Aktuell zeigen sich die Krankenkassen durchaus gesprächsbereit, zusätzliche Finanzmittel zur Verfügung zu stellen. Damit würde allerdings die Einflussnahme des einzelnen Bundeslandes auf die Investitionen in die Krankenhäuser verloren gehen, da die Krankenkassen würden bei diesem Modell ein bedeutendes Mitspracherecht bei der Krankenhausplanung einfordern würden. Das Modell hat zumindest den Vorteil, dass die Finanzierung möglich erscheint, zumal die zusätzlich benötigten von 1 bis 2 Mrd. Euro pro Jahr nur zu einem geringen Anstieg der Beitragssätze führen würden und volkswirtschaftlich verkraftbar wären. Es hat sich jedoch gezeigt, dass die Krankenkassen die Verantwortung für die Versorgung der Bevölkerung mit Krankenhausleistungen (Daseinsversorgung) nicht übernehmen können. Die monistische Finanzierung muss daher gewährleisten, dass die Bundeslän-

der weiterhin die Krankenhausplanung maßgeblich regeln und die Finanzierungsverpflichtung der Krankenkassen überwachen können.

Variante III: Teilmonistik/Zuschlagsmodell:

Das oben genannte Gutachten von Rürup und IGES sieht vor, leistungsorientierte Investitionszuschläge (Investitionspauschalen) durch die Krankenkassen zu finanzieren, allerdings nicht zu 100 Prozent. Die restliche Finanzierung sollte weiterhin durch die Bundesländer im Rahmen eines Infrastrukturfonds erfolgen, wobei sich eine Einzelförderung durch Barmittel oder Pauschalen anbieten würde. Damit könnten die Bundesländer weiterhin direkten Einfluss auf die Standortentwicklung der Krankenhäuser nehmen und Regionen gezielt fördern. Das Modell könnte einen Kompromiss zwischen einer rein monistischen Finanzierung über die Sozialleistungsträger und der bisherigen alleinigen Länderförderung darstellen. Die bedarfsnotwendige Aufrechterhaltung von kleineren Krankenhäusern und gezielte Investitionen zur Verbesserung der Infrastruktur wären möglich. Beispiele von gezielten staatlichen Fördermaßnahmen zum Abbau von Krankenhausstandorten in anderen Staaten zeigen die Sinnhaftigkeit eines solchen Modells auf (Rürup 2008).

Variante IV: Länderinvestitionsfond mit Bundesbeteiligung:

Vorstellbar wäre auch, dass der Bund sich wieder an der Krankenhausinvestitionsfinanzierung beteiligt. Er könnte seinen alten Anteil von einem Drittel erneut in einen Bund-Länder-Finanzausgleich einbringen. Ob der Bundeshaushalt dies ermöglicht, kann an dieser Stelle schwer beurteilt werden. Zurzeit sind größere Spielräume erkennbar als bei den eher finanzschwachen Ländern.

Fazit und Empfehlungen

Den Krankenhäusern müssen zusätzliche Finanzmittel für Investitionen zur Verfügung gestellt werden. Die bisherige Länder-Finanzierung über die jeweiligen Haushalte hat zu einem größeren Investitionsstau geführt. Gleichzeitig müssen sich Krankenhäuser, die notwendige Baumaßnahmen durchführen müssen, verschulden und können eine drohende wirtschaftliche Schieflage nur dadurch vermeiden, dass sie bei den Betriebskosten, insbesondere beim Personal, sparen. Diese Entwicklung muss zeitnah gestoppt werden. Der Beitrag zeigt auf, dass der Weg zur Ermittlung von Investitionsrelativgewichten und Finanzierung über Pauschalen betriebswirtschaftlich richtig ist. Die alleinige, monistische Finanzierung durch Sozialleistungsträger birgt jedoch die Gefahr, dass der Staat seiner Verantwortung für die Krankenhausversorgung nicht mehr nachkommen kann, da der Einfluss zu gering wird. Das Modell der Teilmonistik mit Investitionsfinanzierungszuschlägen auf DRGs bzw. pauschalierten Tagesentgelten bei gleichzeitiger Teilfinanzierung über die Bundesländer scheint daher der richtige Ansatz zu sein. Hierbei muss allerdings darauf geachtet werden, dass beide Finanzierungswege anders als heute an eine Preisentwicklung gekoppelt werden und es zukünftig keine willkürlichen Entscheidungen über die Zurverfügungstellung dieser Investitionsmittel gibt. Die Deckungslücke könnte in einer Konvergenzphase von zum Beispiel drei Jahren schrittweise geschlossen werden.

Literatur

Bataille M, Coenen M (2009): Monistik in der Krankenhausfinanzierung. Ist der Anfang gemacht? Wirtschaftsdienst 2: S.112–127.

Becher B, Kunstmann F, Sobottke M (2009): Krankenhäuser in der »Kreditklemme«? KU-Gesundheitsmanagement 6: S.22–26.

Bundesgesundheitsministerium (2013): Diagnosedaten der Krankenhäuser ab 2000. (http://¬www.gbe-bund.de. Zugriff am 10.11.2013).

Deutsche Krankenhausgesellschaft (Hrsg.) (2012): Bestandsaufnahme zur Krankenhausplanung und Investitionsfinanzierung: Berlin.

Deutsche Krankenhausgesellschaft (Hrsg.) (2013): Zahlen/Daten/Fakten 2013. Düsseldorf: Deutsche Krankenhaus Verlagsgesellschaft.

Fleßa S (2013): Grundzüge der Krankenhausbetriebslehre. München: Oldenbourg.

Mörsch M, Derix F (2010): Stand der Investitionskostenfinanzierung. Das Krankenhaus 08: S.733.

Neumann K-P (2010): Kein Abbau des Investitionsstaus in Sicht. KU-Gesundheitsmanagement 9: S.55–58.

Rheinisch-westfälisches Institut für Wirtschaftsforschung (2013): Krankenhaus Rating Report 2013. (http://ww.rwi-essen.de, Zugriff am 05.12.2013).

Rosenbrock R, Gerlinger T (2006): Gesundheitspolitik. Eine systematische Einführung. Bern: Huber.

Rürup B, IGES (2008): Umstellung auf eine monistische Finanzierung in Krankenhäusern. (http://www.sozialpolitik-aktuell.de/tl_files/¬sozialpolitik-aktuell/_Politikfelder/Gesund¬heitswesen/Dokumente/Krankenhaus_Gut¬achten_Ruerup.pdf, Zugriff am 10.03.2014).

Schmidt-Rettig B, Eichhorn S (Hrsg.) (2008): Krankenhaus-Managementlehre. Theorie und Praxis eines integrierten Konzepts. Stuttgart: Kohlhammer.

Winterer A (2009): Krankenhaus-Report 2009. Neue Wege der Krankenhausfinanzierung. Leistungsbezogene Investitionsförderung in NRW: S.143–154.

6.4 Controlling

6.4.1 Veränderungen von Controllingkonzeptionen

Herbert Schirmer

Die Anfänge von Controllingkonzeptionen

Controllingkonzeptionen haben eine lange Tradition. Bereits im Mittelalter gab es in einigen europäischen Staaten eine Steuerung, Überwachung und Kontrolle des Geld- und Güterverkehrs. Damals nannten sich die Personen, die diese Dienste ausübten, Controlleure, eine Bezeichnung, die aus dem lateinischen Begriff »Contrarotulus« abgeleitet ist und soviel wie »Gegenrechnung« bedeutet (Schultz 2009). Im 18. Jahrhundert wurde Controlling in den USA bekannt. Der amerikanische Kongress verabschiedete 1778 ein Gesetz über den Einsatz eines Controllers im Staatsdienst zur Verwaltung des staatlichen Haushalts (Jung 2011). Erste Controllerstellen in Wirtschaftsunternehmen entstanden zur Verwaltung des Kapitals in der amerikanischen Eisenbahngesellschaft um das Jahr 1880. Obwohl solche Stellen in anderen Bereichen der Wirtschaft gar nicht oder nur zögerlich eingerichtet wurden, entwickelten sich das Controlling und die Controllingkonzeptionen in der Folgezeit ständig weiter.

Die Entstehung der unternehmerischen Controllingkonzeptionen in den USA

Im ersten Drittel des 20. Jahrhunderts, insbesondere nach dem ersten Weltkrieg, waren die USA wirtschaftlich erstarkt. In der Industrie, Landwirtschaft und im Bankensektor wurden sie zur stärksten Kraft der Weltwirtschaft. Damit entstand in den 1920er-Jahren, den sogenannten Golden Twenties, in den USA ein völlig neues Wirtschaftsbewusstsein. Durch neue Organisations- und Fertigungsmethoden wurde die Produktivität in den industriell herstellenden Unternehmen gesteigert. Um die rasche Industrialisierung der Wirtschaft durch diese Entwicklungen auf den Kapitalmärkten nicht zu blockieren, wurden neue Führungskonzeptionen und -instrumente erforderlich. In dieser Zeit entstand in den USA ein neues Controllingverständnis, dass das originäre Controlling der Manager und das professionelle Controlling besonderer Führungskräfte zur Steuerung der Produktionsprozesse unterschied. Die Großunternehmen führten sehr rasch ein professionelles Controlling ein. Die Controller erhielten das Recht, im Rahmen des Produktionsprozesses unmittelbare Entscheidungen zu treffen, vor allem bei festgestellten Fehlern und Unregelmäßigkeiten. Obwohl die Wirtschaft der USA durch die Weltwirtschaftskrise ab 1929 sehr stark in Mitleidenschaft gezogen wurde, Beschäftigte massenhaft entlassen und Betriebe geschlossen wurden, setzte sich Anfang der 1930er-Jahre in den Wirtschaftsunternehmen das Management by Controlling weitestgehend durch. Dieser Umstand trug wesentlich dazu bei, dass sich die US-amerikanische Wirtschaft rasch erholte. Die professionellen Controller haben sich in dieser Zeit zu Fachleuten für Kostenrechnung und Kostenplanung weiter entwickelt.

Den Höhepunkt und einen gewissen Abschluss dieses Entfaltungsprozesses der Controller in den USA bildete noch in der Zeit der Weltwirtschaftskrise 1931 die Gründung des »Controller Institute of America«, die als Berufsvereinigung für Controller verstanden werden kann. 1962 wurde das »Controller Institute of America« in »Financial Executives Institute« umbenannt, eine erneute Namensänderung in »Financial Executives International« erfolgte im Jahr 2000. Seit 1934 erscheint in den USA die Zeitschrift »The Controller«, heute unter dem Titel »The Financial Executive«. Bedingt durch die weiteren politischen Entwicklungen, die auf Kriegsvorbereitung ausgerichtete Industrie und Wirtschaft in den 1930er-Jahren in Deutschland sowie durch den Zweiten Weltkrieg und die Nachkriegswirren in der zweiten Hälfte der 1940er-Jahre blieb in Europa das US-amerikanische Controllingkonzept lange Zeit unbekannt. Auch in den 1950er-Jahren spielte in Westeuropa das Controlling keine oder nur eine untergeordnete Rolle. Erst in den 1960er-Jahren wurden die in den USA entwickelten Controllingkonzeptionen im europäischen Wirtschaftsraum durch die Einführung von Controlling in deutschen Tochterunternehmen großer amerikanischer Konzerne, vor allem in der Automobilindustrie, bekannt.

Die Entwicklung der europäischen Controllingkonzeptionen

In den 1970er-Jahren setzte sich das Controlling in europäischen und insbesondere in deutschen Industrieunternehmen durch. Wichtiger Meilenstein der Entwicklung des Controllings in Deutschland war zunächst 1971 die Gründung der »Controller Akademie« in Gauting bei München. Sie qualifizierte zunächst Controller für die Industrie und öffnete sich später auch für Controller aus anderen Bereichen der Wirtschaft. 1975 wurde auf Initiative des Gründers der Akademie, Alfred Deyhle, der »Internationale Controller Verein e. V.« (ICV) gegründet, der heute rund 4.000 Mitglieder zählt. Seit 1976 erscheint in Deutschland ein Controller-Magazin. Bereits 1974 hatten 90 % der deutschen Industrieunternehmen institutionalisierte Controllerstellen eingerichtet. Die neu entwickelten Controllingkon-

zeptionen unterschieden sich allerdings wesentlich vom amerikanischen Controllingansatz. Die professionellen Controller in Europa erhielten keinen direkten und unmittelbaren Zugriff auf die Produktion, in erster Linie wurden sie zu Dienstleistern für das Management.

Die Aufgabenfelder des Industriecontrollings in Deutschland entwickelten sich in dieser Zeit in drei Etappen. Zunächst konzentrierte sich die Aufgabenstellung auf Fragen der Buchhaltung, der Bilanzierung, der Kostenrechnung und der Kalkulation. Ende der 1970er-Jahre übernahm das Controlling die operative Planung, Budgetierung, Budgetkontrolle, das Berichtswesen und Soll-Ist-Vergleiche. Mitte der 1980er-Jahre veränderten sich die Aufgabenstellungen erneut. Die strategische Planung wurde eingeführt und das direkte Mitwirken der Controller an der Unternehmenspolitik und den Unternehmenszielen gehörte zu deren Tätigkeitsbereich. Von Controllern wurden nun Führungsqualitäten, teamorientiertes und kooperationsbereites Arbeiten, analytisches Denken und Durchsetzungsfähigkeit erwartet. Zu dieser Zeit führten auch Dienstleistungsunternehmen erfolgreich Controlling als Koordinierungs- und Steuerungsform ein.

In den folgenden Jahren veränderten sich die Ansichten und Vorstellungen führender Wissenschaftler und Praktiker, was unter Controlling zu verstehen ist, permanent. Während Peter Horváth, der 1973 den ersten Lehrstuhl für Controlling in Deutschland aufbaute und 1989 die Zeitschrift »Controlling« gründete, in den 1980er-Jahren das Controlling als Subsystem der Führung, Planung, Kontrolle und Informationsversorgung definierte, das systembildend und -koppelnd wirkt, wies er ab dem Jahr 2000 verstärkt darauf hin, dass der Gesamtprozess des Controllings sich auch als Spartencontrolling etablieren kann und vor allem nicht zu einer Rechentechnik degradiert werden darf, sondern eine Managementaufgabe darstellt. Alfred Deyhle verstand das Controlling von jeher als einen Prozess der Navigation zu wirtschaftlichen Zielen und zur Steuerung mit Ortsbestimmung. Hans-Jürgen Küpper, Professor an der Ludwig-Maximilians-Universität München, vertrat die Auffassung, dass das Controlling die Koordinationsfunktion im Führungssystem und damit eine eigenständige Problemstellung zu erfüllen hat. Jürgen Weber, der Controlling an der Hochschule für Unternehmensführung in Vallendar lehrt, betrachtete das Controlling als einen Teilbereich des unternehmerischen Führungssystems. Als Hauptaufgaben des Controllings versteht er die Planung, Steuerung und Kontrolle aller Unternehmensbereiche. Die Controller sind seiner Meinung nach ständig einem enormen Veränderungsdruck ausgesetzt. Elmar Mayer, der in den zurückliegenden zwei Jahrzehnten die Controllingprozesse aus kybernetischer Sicht erforscht hat, sieht das Controlling als Führungskonzept für eine zukunftsorientierte Unternehmens- und Gewinnsteuerung. Sein Controllingansatz beinhaltet neben der Strategie für die Existenzsicherung der Unternehmen auch eine Strategie zur Arbeitsplatzsicherung. Um das Jahr 2005 wiesen Martin Hauser und Lukas Rieder vom Internationalen Controller Verein auf weitere Veränderungen der institutionellen Controllingaufgaben hin. Danach hat jeder Entscheidungsträger, jeder Unternehmer oder Manager das Controlling als originären Prozess der Zielfindung, Planung und Steuerung zu erfassen und sich anzueignen sowie die richtigen Controllingentscheidungen selbst zu treffen. Professionelle Controller müssen sich in diesem Kontext zu internen betriebswirtschaftlichen Beratern und Coachs mit Schulungs- und Trainingsauftrag weiterentwickeln.

So wie sich die Inhalte und Organisationsformen des professionellen und institutionellen Controllings in Deutschland im Laufe von 30 bis 40 Jahren ständig verän-

dert haben, wurden auch die Controllingkonzeptionen immer wieder neu angepasst. Dieser Prozess ist nicht abgeschlossen, da die konzeptionellen Grundlagen des Controllings vielfach einem Wandel unterliegen und aus den speziellen Bedürfnissen der betreffenden Unternehmen abgeleitet werden müssen. Es gibt somit kein allgemeingültiges unveränderbares Controllingkonzept.

Die Anwendung von Controllingkonzeptionen in der deutschen Gesundheitswirtschaft

Die Anfänge des Controllings in der Gesundheitswirtschaft liegen in der Zeit des Paradigmenwechsels bei der Abrechnung der medizinischen und pflegerischen Leistungen. Am 1. Januar 1993 trat in Deutschland das »Gesetz zur Sicherung und Strukturverbesserung der gesetzlichen Krankenversicherung« (Gesundheitsstrukturgesetz) in Kraft, das langfristig stabile Beitragssätze der Krankenkassen sichern sollte. Mit dem Gesetz fiel das bis dahin geltende Selbstkostendeckungsprinzip bei der Behandlung von Patienten weg. Gleichzeitig wurde unter anderem die Budgetierung der Leistungsausgaben in der Gesundheitswirtschaft, ein Arznei- und Heilmittelbudget, eine Positivliste für Arzneimittel, ein Risikostrukturausgleich zwischen den gesetzlichen Krankenkassen und ein neues Entgeltsystem für Krankenhäuser eingeführt. Im Vorfeld der neuen gesetzlichen Regelungen wurde 1992 die Einführung von Controlling in Krankenhäusern vorbereitet und ein Postgraduate-Qualifizierungsprogramm Controlling für Krankenhäuser an der damaligen Klinthwort-Akademie etabliert. 1994 wurde der »Deutschen Verein für Krankenhaus-Controlling e. V.« in Berlin gegründet, der sich zu einem Verein für Management und Controlling in der Gesundheitswirtschaft weiterentwickelt hat. Im gleichen Jahr begannen auch verschiedene Krankenkassen in

Deutschland das Controlling einzuführen, darunter der AOK-Bundesverband, die IKK und die BKK. 1999 wurde der erste Wissenschaftliche Beirat der Deutschen Vereins für Krankenhaus-Controlling berufen. Den Vorsitz übernahm Barbara Schmidt-Rettig, Professorin an der Hochschule Osnabrück, die sich seit den 1990er-Jahren für die Belange des Controllings in der Gesundheitswirtschaft einsetzte. Inzwischen ist das Controlling in der Gesundheitswirtschaft fest verankert, am 15. und 16. Mai 2014 fand in Berlin der inzwischen 21. Deutsche Krankenhaus-Controller-Tag statt.

In den Unternehmen der Gesundheitswirtschaft dominieren vor allem informationsorientierte Controllingkonzeptionen zur Gewinn- bzw. Liquiditätsüberwachung. Damit sind zugleich Rechnungswesen-orientierte Ansätze des Controllings zur Informationsversorgung des Managements gängige Praxis. Zunehmend wenden die Unternehmen der Gesundheitswirtschaft den koordinationsorientierten Ansatz als Controllingkonzeption an, da die knappen finanziellen und wirtschaftlichen Ressourcen eine Koordination erfordern. Die verschiedenen inhaltlichen Sachverhalte und Aspekte der Gesundheitswirtschaft wie Leistungen und Kosten, Personaleinsatz und -entwicklung, Management-, Controlling-, Informations- und Kommunikationssysteme, Aufbau- und Ablauforganisation u. a. müssen vom Controlling aufeinander abgestimmt und damit Diskontinuitäten im Unternehmen überwunden werden. Gleichzeitig koordiniert und verbindet das Controlling den Führungs- und Leistungsbereich in den Unternehmen der Gesundheitswirtschaft. Wenn Diskontinuitäten auftreten, müssen vom Controlling schnelle Anpassungsmaßnahmen eingeleitet sowie neue Organisationsformen und Innovationen vorbereitet werden. Die strategische systembildende und operative systemkoppelnde Koordinationsaufgabe des Controllings bedient sich bei der Aufgabenabstimmung

der Prozessstruktur der Unternehmen in der Gesundheitswirtschaft. Somit überwacht das Controlling nicht nur den Prozessablauf, sondern leistet verstärkt betriebswirtschaftlichen Service für das Management und sorgt dafür, dass die Prozessverantwortlichen die gesetzten Ziele, vor allem die in der Gesundheitswirtschaft immer wichtiger werdenden Gewinnziele, selbst kontrollieren können.

Betriebswirtschaftliche Ziele und Ergebnisse wie Deckungsbeitrags-, Kapitalertrags- und Kosteneinhaltungsziele müssen in der Gesundheitswirtschaft gestaltet werden. Die Deckungsbeitragsrechnung ist in diesem Kontext ein unverzichtbares Werkzeug des Controllings und ein wichtiges Führungsinstrument für die Unternehmen der Gesundheitswirtschaft. Obwohl Winfried Zapp, Professor an der Hochschule Osnabrück, in zahlreichen Veröffentlichungen auf die Bedeutung, die Zweckmäßigkeit und den Wert der Deckungsbeitragsrechnung aufmerksam gemacht hat, wird sie als bedeutsamste Form der Teilkostenrechnung in der Gesundheitswirtschaft selten als Führungsinstrument genutzt, da die Vollkostenrechnung seit dem Jahr 2003 für Krankenhäuser verbindlich vorgeschrieben ist.

Die Weiterentwicklung der Controllingkonzeptionen zur Führungsunterstützungsfunktion in Unternehmen der Gesundheitswirtschaft

Nach Heinz-Georg Baum, Professor an der Hochschule Fulda, ist das Controlling »eine Hilfsfunktion des Managements und [...] Teil des Führungsprozesses« (Baum et al. 2007, S. 4). Das Controlling hat folglich der Unternehmensführung entscheidungsrelevante Informationen zu liefern, die Koordination im Führungs- und Leistungsbereich zu übernehmen und die Rationalität der Unternehmensführung zu sichern. Daraus ergibt sich, dass strategisches und operatives Controlling nach dem Prinzip des kybernetischen Regelkreises vernetzt sein müssen. Mittlerweile hat sich diese Erkenntnis auch in der Gesundheitswirtschaft durchgesetzt. Aufgrund der zunehmenden Globalisierung und der Dynamik des ökonomischen Wandels in der Gesundheitswirtschaft wird eine größere Flexibilität der Unternehmensführung erforderlich. Dementsprechend verändern sich auch die Handlungsfelder des Controllings, da die Rationalität der Unternehmensführung immer mehr an Bedeutung gewinnt.

Zur Rationalitätssicherung ist es seitens des Controllings erforderlich, Führungsaktivitäten zur ständigen Verbesserung im Führungs- und Leistungsprozess kritisch zu hinterfragen. Im Kern setzen Wertentstehung und Sicherung von Arbeitsplätzen neue Innovationen voraus. Das Controlling übernimmt in diesem Zusammenhang den Managementservice und stellt die grundlegenden Dienstleistungen zur Verfügung. Dazu gehören der *Systemservice* in Form von strategischen Instrumenten und Planung sowie Moderation der Prozesse, der *Informationsservice* mittels strategischer Berichtswesen und Darstellung strategischer Lücken, der *Entscheidungsservice* durch Projektpriorisierung und -auswahl sowie der *Koordinationsservice* durch Management-Team-Koordination und Terminierung. Der zunehmende Veränderungsdruck in den Unternehmen der Gesundheitswirtschaft muss vor allem durch das Controlling getragen werden. Ein straffes Kosten- und Qualitätsmanagement ist einführen. Dazu sind eine Verbesserung des Leistungs- und Erlöscontrollings sowie eine patientenbezogene Steuerung des Leistungsgeschehens notwendig. Allen Unternehmen der Gesundheitswirtschaft obliegt es, ihr Leistungsprogramm zu erweitern und Erlöse außerhalb des Budgets zu erwirtschaften. Die integrierte Versorgung der Patienten ist zu vervollkommnen und neue Kooperationsmöglichkeiten sind zu erschließen. Bereits jetzt ist die monistische Finanzierung der Investitionen vorzubereiten, um ein notwendiges Investitionsvolumen in Zukunft finanzieren zu können. Diese Aufgabenstellungen erfordern ein führungsunterstützendes Controlling, das vor allem Informationen zielgerichtet bereitstellt und die Entscheidungen in den Unternehmen reflektiert. Damit wird vom Controlling ein funktionsübergreifender Überblick über alle Prozesse und Abläufe im Unternehmen erwartet. Die Controller haben sicherzustellen, dass das Controlling in den Köpfen der Mitarbeiter erfolgt, und müssen diese in ihrem Lernprozessunterstützen. Neben der Prozessorientierung in den Unternehmen der Gesundheitswirtschaft muss auch das Controlling selbst prozessorientiert gestaltet werden, indem die Controllingaufgaben innerhalb der Geschäftsprozesse vom Prozessteam übernommen werden. Das Selbst-Controlling distanziert sich von der tayloristischen Arbeitsteilung auch auf der Führungsebene und die Controllingaufgaben werden zumindest teilweise von den Managern selbst wahrgenommen.

Das wertorientierte Controllingkonzept als zukünftige Überlebensstrategie von Unternehmen in der Gesundheitswirtschaft

»Wertorientierte Führung« oder »Wertmanagement« sind neuere Begriffe in der Controllingpraxis und ersetzen das Gewinnmanagement. Die Zielsetzung besteht darin, durch die kontinuierliche Steigerung des Unternehmenswerts eine Unternehmung langfristig auf dem Markt abzusichern. Eine Steigerung des Unternehmenswerts erfordert die effiziente Umsetzung der vom Controlling zu leitenden Steuerungsmaßnahmen und die systematische Erweiterung von strategischen Erfolgspotenzialen. Aus verschiedenen Analysen und Szenarien von Unternehmensberatungsgesellschaften geht hervor, dass in den nächsten zehn bis fünfzehn Jahren bis zu 25 % der Unternehmen der Gesundheitswirtschaft nicht mehr auf dem Gesundheitsmarkt in Deutschland bestehen können. Daher gewinnt die wertorientierte Controllingkonzeption an Stellenwert. Die langfristige Absicherung einer Unternehmung in der Gesundheitswirtschaft erfordert die kontinuierliche Steigerung des Unternehmenswerts. Das gilt für private, öffentliche und freigemeinnützige Gesundheitseinrichtungen gleichermaßen. Um den Unternehmenswert zu steigern, sind vom Management vor allem strategische Erfolgspotenziale aufzubauen und die vom Controlling zu leitenden Steuerungsmaßnahmen effizient umzusetzen. Bei der wertorientierten Führung von Unternehmen in der Gesundheitswirtschaft erlangt die Zielorientierung durch Führen mit Kennzahlen in Form der Balanced Scorecard zukünftig größere Bedeutung. Die richtige Handhabung der Balanced Scorecard erfordert das Denken in Wirkungsnetzen und -ketten, um ein ganzheitliches Management- und Steuerungssystem mit ausgewogenen Zielstellungen zu erreichen. Damit wird ein ausgewogenes Gleichgewicht zwischen Visionen, Zielen und Ergebnissen erzielt.

Die wertorientierte Führung von Unternehmen in der Gesundheitswirtschaft bedeutet mehr als eine Renditeorientierung durch das Management. Sie schließt die Motivation der Mitarbeiter, die Unternehmenskultur, die Nachhaltigkeit der Umfeld- und die Umweltverantwortung und das Leitbild ein. In diesem Zusammenhang dürfen die ethischen Fragen der Medizin und Pflege, die unter betriebswirtschaftlichen Aspekten in der Gesundheitswirtschaft eine große Rolle spielen, nicht außer Acht gelassen werden. Das betrifft unter anderem die Patientenautonomie, die Beziehungen zwischen Patienten, Ärzten, Pflegenden und Angehörigen, die medizinische Forschung sowie die Problematik der Medizin und Genetik, Transplantationen und die Sterbebegleitung. In den Phasen der Umstrukturierung und fortschreitenden Ökonomisierung der Gesundheitsunternehmen in den kommenden Jahren wird der Faktor Ethik eine wichtige Rolle in den Controllingkonzeptionen spielen. Im Rahmen der wertorientierten Controllingkonzeption von Unternehmen in der Gesundheitswirtschaft muss sich Ethik als individuelles Markenzeichen entwickeln. Sie muss dem Gesundheitsunternehmen einen Nutzen stiften und zum nachhaltigen Erfolg beitragen. Die Nachhaltigkeit bezieht sich auf ökonomische, ökologische und soziale Aspekte innerhalb und außerhalb der Gesundheitseinrichtung. Darauf muss sich das Controlling bei der Steuerung des Ergebnisses, der Liquidität bzw. des Cash-Flows, des Risikos sowie des Portfolios und des Werts verstärkt einstellen.

Fazit

Die künftigen Management- und Controllingkonzeptionen in der Gesundheitswirtschaft müssen sich an der zunehmenden Globalisierung der Wirtschaft, an den zu erwartenden Technologiefortschritten sowie an der Entwicklung des Gesundheitsmarktes, am weiter zunehmenden Wertewandel hinsichtlich Umwelt, Ökologie, Bildung und Emanzipation, sozialer Sicherheit und Migration sowie an politischen und gesellschaftlichen Veränderungen orientieren. Das erfordert eine stärkere Innovationsbereitschaft und Flexibilität aller Akteure im Management und Controlling, einen noch größeren Wettbewerb zwischen den Unternehmen in der Gesundheitswirtschaft mit Angebotsdifferenzierung und Segmentierung zum Nutzen der Patienten.

Gegenwärtig gewinnt das Controlling in der Gesundheitswirtschaft verstärkt an Bedeutung, das Aufgabengebiet wächst stetig. Die Analysen und Meinungen der Controller erlangen Gewicht bei den Managern, sie werden bei der Entwicklung von Strategien und deren Umsetzung zu Rate gezogen. Der Grundsatz der transparenten Zukunftsorientierung muss zum festen Bestandteil von Risikomanagement und Wertorientierung werden. Bereits derzeit müssen Fragen dahingehend gestellt und beantwortet werden, welche Problemfelder und Faktenfallen die Entwicklungen des Controllings in der Gesundheitswirtschaft in absehbarer Zeit blockieren könnten, welche Innovationen zu erwarten sind und wie sie sich die Veränderungen auf die Controllingkonzeptionen auswirken werden. Die Lösung der neuen Controllingaufgaben wird gelingen, wenn die in unserer Gesellschaft relevanten, freiheitlichen und pluralistischen Strukturen in der Gesundheitswirtschaft beachtet werden.

Literatur

Baum H-G, Coenenberg A, Günther T (2007): Strategisches Controlling. Stuttgart: Schäffer-Poeschel.

Deyhle A (2003): Controller-Handbuch. Enzyklopädisches Lexikon für die Praxis von A–Z. Wörthsee: Verlag für Controlling Wissen AG.

Freidank C-Ch, Mayer E (Hrsg.) (2003): Controlling-Konzepte. Neue Strategien und Werkzeuge für die Unternehmenspraxis. Wiesbaden, Gabler.

Jung H (2011): Controlling. München: Oldenbourg.

Horváth P (2011): Controlling. München: Vahlen.

Kaplan RS, Norton DP (2001): Die Strategiefokussierte Organisation – Führen mit der Balanced Scorecard. Stuttgart: Schäffer-Poeschel.

Küpper H-U (2011): Unternehmensethik. Hintergründe, Konzepte, Anwendungsbereiche. Stuttgart: Schäffer-Poeschel.

Küpper H-U, Friedl G, Hofmann C, Hofmann Y, Pedell B (2013): Controlling. Stuttgart: Schäffer-Poeschel.

Schirmer H (2010): Krankenhaus-Controlling. Renningen: expert.

Schultz V (2009): Basiswissen Controlling. Instrumente für die Praxis. München: Beck.

6.4.2 Steuerung abteilungsorientierter Center

Holger Bunzemeier

Die Einführung der DRG-Fallpauschalen zur Finanzierung von Krankenhausleistungen leitete einen Paradigmenwechsel in der Krankenhausfinanzierung ein. Die Vergütung der Leistungen orientiert sich heute an bundesweiten Durchschnittskosten von Behandlungsfällen und nicht mehr an krankenhausindividuell kalkulierten Tagespflegesätzen. Eine möglichst vollständige, regelgebundene Erfassung von Diagnosen und medizinischen Leistungen (Prozeduren) ist Voraussetzung für eine sachgerechte Gruppierung der Behandlungsfälle im DRG-System. Die Erfassung von Kosten, z.B. zur Kalkulation der DRG-Fallpauschalen, sowie die Anreize zur möglichst vollständigen Dokumentation der Diagnosen und Prozeduren führten zu einer bis dahin unbekannten Transparenz über das Kosten- und vor allem Leistungsgeschehen und zunehmend über die Qualität in deutschen Krankenhäusern. Der Gesetzgeber verfolgte mit der Einführung der DRG-Fallpauschalen das Ziel, dass das von der Solidargemeinschaft für Krankenhausleistungen zur Verfügung gestellte Geld der Leistung folgen soll, um damit eine möglichst rationale, leistungsgerechte Verteilung der Gelder auf die Krankenhäuser sicherzustellen. Bei weitgehend von der Behandlungsdauer und dem individuellen Versorgungsumfang unabhängigen fallpauschalierten Erlösen setzte er mit der Ausgestaltung des ordnungspolitischen Rahmens zur Krankenhausfinanzierung Anreize zur Optimierung der Prozessabläufe und der Krankenhausbehandlungsdauer.

Krankenhäuser vereinbaren auch unter Anwendung des DRG-Systems weiterhin jährlich Budgets mit den Kostenträgern, allerdings sind diese flexibel. Veränderungen der Leistungsmenge können zur Erhöhung oder Absenkungen der Budgets führen. Mehr- oder Mindererlöse, die abweichend vom Budget erzielt werden, werden teilweise ausgeglichen, sodass eine Teilfinanzierung der Leistungen erfolgt. Werden die durch Prozessoptimierung eines Krankenhauses frei werdenden Ressourcen für die Behandlung zusätzlicher Patienten eingesetzt, steigen die Einnahmen. Der Wettbewerb zwischen den Anbietern von Gesundheitsleistungen und insbesondere Krankenhäusern in Deutschland wurde damit verstärkt. Krankenhäuser haben sich darauf eingestellt und führen durch verbesserte Leistungsangebote, Qualität und Serviceangebote den Wettbewerb um Patienten.

Grundsätzlich stellt sich die Frage, mit welchen Instrumenten ein Krankenhaus geführt werden sollte, um in einem wettbewerbsorientierten Marktumfeld langfristig bestehen zu können. Das Bedürfnis, die Kosten-Erlös-Situation auf Ebene einer einzelnen Fachabteilung differenziert zu betrachten, wird in einem defizitär arbeitenden Krankenhaus größer sein als in einem Krankenhaus mit positivem Jahresergebnis. Eine Kosten-Erlös-Betrachtung auf Fachabteilungsebene ist unverzichtbar, wenn dezentral in den Abteilungen Budgetverantwortung übernommen werden soll. Das Steuern von Leistungen und Prozessen sowie Kosten und Ergebnissen von medizinischen Krankenhausfachabteilungen stellt eine zentrale Aufgabe des Krankenhausmanagements dar. Im Folgenden sollen hierzu praktische Aspekte aus dem Klinikalltag diskutiert und insbesondere auf die Herausforderungen für das Controlling in Bezug auf die Verwendung und Definition relevanter Kennzahlen eingegangen werden. Dabei wird insbesondere die fachabteilungsbezogene Deckungsbeitragsrechnung

beleuchtet und für einen differenzierten Umgang mit DRG-Kennzahlen geworben.

Steuern – aber wohin?

Der Begriff »Steuern« impliziert, dass mindestens ein Ziel vorgegeben ist, das erreicht werden soll. Grundlage für die Zieldefinition sollten Leitmotive des Krankenhauses im Sinne einer Unternehmensvision sein. Die darauf aufbauenden Strategien und strategischen Maßnahmen sind Ausgangspunkt für die Festlegung von Zielen und operativen Maßnahmen. Um zu prüfen, ob die gesetzten Ziele erreicht werden, werden in der Regel Kennzahlen eingesetzt. Sofern erforderlich, sollen unter Berücksichtigung der Kennzahlenentwicklung durch frühzeitige Interventionen Abweichungen von den Planwerten verhindert werden. Während auf Krankenhausgesamtebene finanz- und leistungswirtschaftliche Kennzahlen im Vordergrund stehen, werden in vielen Krankenhäusern auf Ebene der medizinischen Fachabteilungen insbesondere leistungsbezogene Kennzahlen verwendet. Damit wird insbesondere auf die Produktivität der Fachabteilungen abgestellt. Zunehmend finden aber auch Kennzahlen zur Struktur-, Prozess- und Ergebnisqualität Beachtung im Kennzahlensystem der Krankenhäuser (Zapp et al. 2010). Zentrale Kennzahlen sind:

- Belegung/Bettenauslastung
- Fallzahl, Wiederaufnahmequote
- Durchschnittliche Behandlungsdauer, Aufenthaltstage bis zur ersten OP
- Personalressourcen: Vollkraftäquivalente, Personalkosten
- Sachmitteleinsatz: Sachkosten, Mengen- und Preisentwicklungen
- Casemix: Summe der DRG-Bewertungsrelationen = Output einer Organisationseinheit
- Durchschnittliche Fallschwere (Case-

mix-Index (CMI)): Casemix dividiert durch Fallzahl.

Ein grundlegendes Problem dieser Kennzahlen besteht darin, dass sie für sich allein betrachtet häufig nur sehr begrenzt Aussagen darüber zulassen, ob die mit ihnen verbundenen Ziele erreicht werden. Zum Beispiel kann ein Ziel eines Krankenhauses eine bestimmte Umsatzrendite sein. Zur Erlössteuerung der medizinischen Fachabteilungen kann u. a. die Kennzahl »Casemix« als Einnahmeäquivalent verwendet werden. In Abstimmung mit den einzelnen Fachabteilungen wird dafür eine realistische Leistungsplanung durchgeführt. Bei der unterjährigen Beobachtung der Casemix-Entwicklung wird festgestellt, dass dieser sich weitaus besser entwickelt als ursprünglich geplant. Ohne Kenntnis der Kostenentwicklung kann auf Grundlage dieser Kennzahl aber nicht automatisch geschlussfolgert werden, dass das Ziel »Umsatzrendite« erreicht wird. Es ist nämlich möglich, dass die positive Casemix-Entwicklung nicht von einer gesteigerten Wertschöpfung der eingesetzten Ressourcen begleitet wird, sondern Ergebnis einer veränderten Zusammensetzung des Patientenkollektivs mit erhöhten Kosten ist. Die positive Casemix-Entwicklung kann demnach auch mit einer überproportionalen Kostensteigerung verbunden sein, die dem Erreichen des Umsatzrenditeziels entgegensteht. Gleichermaßen erlaubt eine Verlängerung der durchschnittlichen Verweildauer bzw. der OP-Zeiten oder eine Sachkostensteigerung ohne Kenntnis der Einnahmeentwicklung nicht automatisch eine Aussage über das Erreichen des Umsatzrenditeziels.

In vielen Krankenhäusern werden die o. g. leistungswirtschaftlichen Kennzahlen zur Steuerung von Fachabteilungen eingesetzt. Teilweise werden an die Kennzahlen Zielvereinbarungen geknüpft, die auch unmittelbare Auswirkungen auf das Einkommen von Führungskräften haben können.

Erfolgt die Nutzung der unterschiedlichen Kennzahlen zusammenhangslos, besteht die Gefahr, dass die Nutzer der Kennzahlen diese in ihrem Sinne auslegen und die eigentlichen Ziele des Unternehmens aus dem Blick geraten. Wichtig ist deshalb, dass das Krankenhausmanagement einen Zusammenhang zwischen den Kennzahlen herstellt. In den meisten Krankenhäusern werden hierfür individuell entwickelte Kennzahlensysteme eingesetzt, wie eine Untersuchung zur Kennzahlenpraxis in Niedersächsischen Krankenhäusern bestätigt (Zapp et al. 2010). Insbesondere die komplexen Zusammenhänge der Kosten- und Erlösentwicklungen lassen sich in einer Deckungsbeitragsrechnung abbilden. Voraussetzung hierfür ist allerdings, dass das interdisziplinäre Leistungsgeschehen im Krankenhaus richtig erfasst und bewertet wird.

Festlegung der Ergebnisverantwortung

Bei zunehmend steigenden Kosten ohne adäquate Erlössteigerung nimmt der wirtschaftliche Druck auf die Krankenhäuser, die darauf mit konsequenten Effizienzsteigerungen und einer am Wettbewerb orientierten strategischen Leistungsausrichtung reagieren. Die Geschäftsführung eines Krankenhauses kann die Rahmenbedingungen für das medizinische Handeln und die strategische Leistungsausrichtung vorgeben, Einfluss auf die medizinischen Prozesse und die konkrete Leistungsausrichtung innerhalb der Fachabteilungen kann sie jedoch nur in beschränktem Umfang nehmen. Zielführend ist daher, die Verantwortung für die Kosten-/Erlös-Situation sowie die Qualität der medizinischen Leistungserbringung auf die Fachabteilungen zu übertragen, da diese über ausgeprägte Steuerungskompetenzen verfügen. Die Geschäftsführung setzt in diesem Führungsmodell die Rahmenbedingungen und überwacht das Ergebnis der Fachabteilungen, überträgt aber die Budget- und Steuerungs-verantwortung den dezentralen Bereichen, die als abteilungsorientierte Center bezeichnet werden können. Die Center tragen eine Ergebnisverantwortung für das Unternehmen und werden damit auch zu unternehmerischem Handeln und Denken motiviert. Salfeld et al. (2008, S.39) bezeichnen diese Organisationform als »Abgestuftes Führungsmodell«. Wesentliche Grundlage für die erfolgreiche Umsetzung eines solchen Modells ist Transparenz über die Kosten-Erlös-Situation, z.B. im Sinne einer Deckungsbeitragsrechnung.

Aufbau und Nutzung einer Wirtschaftlichkeitsrechnung am Beispiel des Universitätsklinikums Münster (UKM)

Das Universitätsklinikum Münster hat 2008 begonnen, fachabteilungsbezogen die Wirtschaftlichkeit durch Aufbau einer Wirtschaftlichkeitsrechnung in Anlehnung an eine mehrstufigen Deckungsbeitragsrechnung zu erheben. In der Wirtschaftlichkeitsrechnung werden die Gesamterlöse einer Fachabteilung nach stationären Erlösen aus DRGs und Zusatzentgelten, ambulanten Erlösen und sonstigen Erlösen differenziert. Weitere Erlösarten, wie z.B. Zuweisungen der Fakultät zur Wahrnehmung der Aufgaben in Forschung und Lehre, werden zusätzlich berücksichtigt. Die Summe sämtlicher Erlöse und Zuweisungen stellt das der Fachabteilung zur Verfügung stehende Gesamtbudget dar. Diesem werden die Kosten gegenübergestellt, die die Fachabteilungen unmittelbar selbst beeinflussen können, wie die Kosten für den ärztlichen Dienst und sonstige Personals, das der Klinikdirektion unmittelbar unterstellt ist, sowie die Kosten für den medizinischen und sonstigen Sachbedarf. Im selben Schritt werden alle – zu marktfähigen Preisen – innerbetrieblich verrechneten Leis-

tungen (ILV), die von anderen Abteilungen für die betrachtete Fachabteilung erbracht werden (z.B. laborchemische oder radiologische Untersuchungen, Konsile etc.), den Erlösen gegenübergestellt, genauso wie die Kosten für den Pflege- und Funktionsdienst.

Primäre Budgetverantwortung hat für die letztgenannten Berufsgruppen im Universitätsklinikum Münster der Pflegedirektor, der Vereinbarungen mit den Fachabteilungen zur notwendigen Personalausstattung im Pflege- und OP-Funktionsdienst unter Berücksichtigung der vom Vorstand festgelegten Qualitätsanforderungen trifft. Nach Abzug der genannten Kostenpositionen ergibt sich der für die Steuerung wesentliche Deckungsbeitrag 1. Durch Abzug der Kosten für die medizinische und nichtmedizinische Infrastruktur wird der Deckungsbeitrag 2 als Gewinn vor Zinsen, Steuern und Abschreibungen (EBITDA) berechnet.

Auf Basis der Wirtschaftlichkeitsrechnung werden Zielvereinbarungen zum Deckungsbeitrag zwischen Vorstand und den Fachabteilungen getroffen, die durch weitere Ziele, z.B. zur Leistungsausrichtung der Abteilungen, Qualitätssicherung oder Personalentwicklung, ergänzt werden. Mittels regelmäßig durchgeführter Gespräche zwischen Vorstand und Klinikdirektion wird die Einhaltung der Ziele u.a. durch quartalsweise zur Verfügung gestellte Deckungsbeitragsrechnungen überwacht. Die regelmäßige Erstellung der Deckungsbeitragsrechnung ermöglicht eine flexible Budgetierung. Steigen z.B. die Erlöse einer Fachabteilung, decken diese unmittelbar steigende Personal- und vor allem Sachkosten. Die wesentliche Steuergröße ist damit nicht das Budget für Personal- oder Sachmittel oder der Casemix, sondern der Deckungsbeitrag als Kennzahl der Erlös- und Kostenentwicklung.

Hervorzuheben ist, dass Chefärzte in Krankenhäusern häufig bis zum Abschluss ihrer Berufslaufbahn im Amt bleiben, wodurch ein besonders hoher Anreiz zum nachhaltigen Wirtschaften besteht. Kurzfristig erreichte Ziele zu Lasten der medizinischen Qualität oder der Personalentwicklung können den Verantwortlichen teuer zu stehen kommen, wenn zu einem späteren Zeitpunkt Zuweiser oder Patienten die Versorgung in dem Krankenhaus aufgrund unzureichender Qualität ablehnen oder Fachpersonal die Abteilung verlässt. Ergänzend zur Deckungsbeitragsrechnung werden den Fachabteilungen des UKM monatlich Berichte mit Angaben zur Leistungsentwicklung, Ressourcennutzung wie Bettenauslastung und OP-Nutzung, Prozess- und Qualitätskennzahlen sowie Sachkostenentwicklung zur Verfügung gestellt. Bedarfsorientiert erfolgen zusätzlich z. B. Portfolio- oder Stärke-Schwächen-Analysen, um Maßnahmen abzuleiten, die die Entwicklung der Fachabteilung positiv beeinflussen. Zur Unterstützung wurde dafür ein interdisziplinäres Team im Geschäftsbereich Medizinisches Management etabliert, das die Fachabteilungen bei Prozess- und Organisationsfragen berät.

Bedeutung interdisziplinärer Leistungserbringung

Die Deckungsbeitragsrechnung, aber auch die Anwendung anderer Kennzahlen kann nur zu sinnvollen steuerungsrelevanten Informationen führen, wenn Erlöse und Kosten sachgerecht den Fachabteilungen zugeordnet werden. In der Regel sind an der stationären Behandlung von Patienten unterschiedliche Leistungserbringer beteiligt. Neben der Behandlung in einer bettenführenden Abteilung werden üblicherweise von anderen Einrichtungen des Krankenhauses, z. B. der Radiologie oder dem Labor, Leistungen für den Patienten erbracht. Zusätzlich werden ggf. Ärzte anderer Abteilungen oder Funktionseinheiten wie die Physiotherapie oder der Sozialdienst in die Patientenbehandlung eingebunden. Noch komplexer

wird die interdisziplinäre Leistungsverflechtung, wenn Patienten in unterschiedlichen bettenführenden Abteilungen versorgt werden. Die Zuordnung der Leistungen bzw. Erlöse zu den Leistungserbringern muss in Abhängigkeit von der weiteren Nutzung der Informationen erfolgen. Nach eigener Einschätzung wird der Frage der Zuordnung von Leistungen bzw. Erlösen zu Fachabteilungen oftmals nicht ausreichend Bedeutung beigemessen. So werden häufig aus pragmatischen Erwägungen die Leistungen z. B. der den Patienten aufnehmenden oder entlassenden Fachabteilung oder der Abteilung, in der der Patient am längsten behandelt wurde, zugeordnet. Erfolgt eine Steuerung der Fachabteilungen über die Kennzahl Casemix ist davon auszugehen, dass für die Abteilungsverantwortlichen ein Anreiz besteht, den Patientenverlauf durch das Krankenhaus so zu steuern, dass die Leistungszuordnung zur eigenen Fachabteilung erfolgt. Diese Form der Patientensteuerung mag zwar aus Sicht der Fachabteilung dazu beitragen, dass das Casemix-Ziel erfüllt oder gar übererfüllt wird, gleichzeitig kann aber die Steuerung aus Sicht des Krankenhauses unwirtschaftlich sein, weil nicht der aus Patienten- bzw. Prozesssicht effizienteste Ablauf gewählt wurde.

Für die Zuordnung von Leistungen und Erlösen muss deshalb sehr differenziert geprüft werden, welche Auswirkungen die Zuordnungsalgorithmen mit sich bringen. Dabei sollte die Zuordnung so erfolgen, dass aus Sicht des Krankenhauses sinnvolle Anreize zur Gestaltung der Prozessabläufe gegeben sind. Wird die Leistungs- bzw. Erlöszuordnung für Budgetierungszwecke genutzt, können andere Formen der Erlösverteilung erforderlich werden als für die reine Steuerung des Leistungsgeschehens. Im Universitätsklinikum Münster werden daher zwei Formen der Leistungs- bzw. Erlöszuordnung verwendet. Im monatlichen Leistungsberichtswesen wird ein Behandlungsfall genau einer Fachabteilung zugeordnet.

291

Der Zuordnungsalgorithmus soll den Behandlungsfall der Fachabteilung zuordnen, die für die Behandlung des Patienten UKM ursächlich war (Hauptleistungserbringer). Andere Fachabteilungen, die mit in die Behandlung der Patienten eingebunden werden, bekommen den Fall nicht zugeordnet. Im Vergleich mit Vorjahres- oder Planwerten lässt sich mit dieser Form der eindeutigen Fallzuordnung zu Fachabteilungen das Leistungsgeschehen sehr gut überwachen. Auf Leistungsveränderungen, auch im Sinne von Veränderungen des Leistungsportfolios, kann frühzeitig reagiert werden. Anders als im Leistungsberichtswesen werden für die Budgetierung im Rahmen der im UKM eingeführten Deckungsbeitragsrechnung die vollstationären Erlöse zwischen den Leistungserbringern aufgeteilt. Dafür wird das von der DRG-Research-Group des UKM entwickelte Erlösverteilungsmodell, das die komplexen interdisziplinären Behandlungsprozesse im Krankenhaus berücksichtigt, eingesetzt. Grundlage für das Erlösverteilungsmodell ist die vom InEK mit dem DRG-Reportbrowser bereitgestellte DRG-Kostenmatrix (Bunzemeier et al 2010), mithilfe derer die durchschnittlichen Ist-Kosten je DRG veröffentlicht werden. Sie setzt sich aus Kostenbereichen (Kostenstellengruppen) und Kostenarten zusammen. So existieren beispielsweise Angaben zu den durchschnittlichen Kosten des ärztlichen Dienstes (Kostenart) auf Normalstationen (Kostenbereich), für die Implantatkosten im OP oder die Infrastrukturkosten im Bereich der Radiologie.

Umgang mit DRG-Kennzahlen

Insbesondere der Fallpauschalenkatalog und die DRG-Kostenmatrix bieten die Möglichkeit, die eigenen Krankenhausdaten mit Daten der DRG-Kalkulationsstichprobe zu vergleichen. Krankenhäuser nutzen die Daten insbesondere für Bench-

marks der Verweildauer sowie der eigenen Kostenstruktur. Die DRG-Kalkulationsstichprobe setzt sich aus derzeit ca. 240 auf freiwilliger Basis teilnehmenden Kalkulationskrankenhäusern zusammen, die ihre fallbezogenen Kosten- und Leistungsdaten dem DRG-Institut für die jährliche Aktualisierung und Weiterentwicklung des DRG-Systems zur Verfügung stellen. Auf Grundlage des DRG-Katalogs kann für jede bewertete DRG die mittlere, die untere sowie die obere Grenzverweildauer bestimmt werden.

Anders als vielleicht erwartet werden darf, sind die Grenzverweildauern in keiner Form medizinisch definierte Parameter. Die obere Grenzverweildauer einer DRG entspricht der Summe aus der mittleren Verweildauer und der zweifachen Standardabweichung der Verweildauer der Behandlungsfälle der DRG-Kalkulationsstichprobe. Wird ein fest gewählter Maximalabstand überschritten, entspricht die obere Grenzverweildauer der Summe aus mittlerer Verweildauer und Maximalabstand. Der Maximalabstand beträgt für das G-DRG-System 2014 18 Tage. Die untere Grenzverweildauer entspricht einem Drittel der mittleren Verweildauer, mindestens aber dem Wert 2 (erster Tag mit Abschlag ist dann Tag 1). Lediglich die mittlere Verweildauer einer DRG spiegelt die durchschnittliche Ist-Verweildauer der Behandlungsfälle der DRG-Kalkulationsstichprobe wider, die weder die untere Grenzverweildauer unter- noch die obere Grenzverweildauer überschritten haben. Diese Fallgruppe wird als Normallieger bezeichnet. Es erscheint vor diesem Hintergrund ungerechtfertigt, die untere oder obere Grenzverweildauer als steuerungsrelevante Parameter für die medizinische Versorgung heranzuziehen. Zwar sind insbesondere bei Unterschreitung der unteren Grenzverweildauer z.T. erhebliche Abschläge vom DRG-Erlös zu erwarten, dies rechtfertigt jedoch nicht die Einschätzung, dass die untere

Grenzverweildauer eine Art medizinisch begründete Mindestverweildauer darstellt, die auf empirischer Datenbasis ermittelt wurde und entsprechend vom Krankenhaus erreicht werden muss. Nach Angaben der Sozialgesetzbuchs darf ein Patient nicht im Krankenhaus behandelt werden, sofern er nicht stationär behandlungsbedürftig ist.

Aber auch die Orientierung an der mittleren Verweildauer sollte differenziert und mit Vorsicht erfolgen. DRGs stellen kostenhomogene Behandlungsfallgruppen dar. Letztlich fassen sie Behandlungsfälle mit ähnlich hohen Gesamtkosten zusammen, die Kostenstruktur der in einer DRG zusammengefassten Behandlungsfälle kann allerdings sehr unterschiedlich sein. So können Fälle mit hohen Sach- und niedrigen Personalkosten aufgrund kurzer Verweildauer sowie Fälle mit niedrigen Sach- und vergleichsweise hohen Personalkosten aufgrund langer Verweildauer zusammengefasst werden, sofern sie jeweils vergleichbar hohe Gesamtkosten aufweisen. Die im DRG-Katalog ausgewiesene mittlere Verweildauer der DRGs spiegelt den Mittelwert aller Fälle wider. Kommt es durch eine Spezialisierung des Krankenhauses zu einer Selektion von Behandlungsfällen, kann aus den abweichenden Verweildauern von der Katalogverweildauer nicht auf gute oder schlechte Prozessabläufe geschlossen werden.

Es ist daher auch wenig sinnvoll, Zielvorgaben zu definieren, die Entscheidungen für die Behandlungsdauer im Einzelfall an den Katalogverweildauern orientieren. Die Behandlungsdauer im Krankenhaus muss sich am individuellen Gesundheitszustand des Patienten orientieren. Sollte sich durch den Abgleich der krankenhausindividuellen *durchschnittlichen* Verweildauer eines ausgewählten Fallkollektivs mit der durchschnittlichen Katalogverweildauer zeigen, dass die eigene Verweildauer länger ist, könnte dies auf Prozessprobleme hinweisen. In diesen Fällen sollte aber nicht durch

Zielvorgaben zu den Verweildauern »mit der Brechstange« ein Versuch unternommen werden, die Verweildauern zu kürzen. Dies kann die Patientensicherheit erheblich gefährden und damit unethische Anreize setzen. Vielmehr sollte durch Überprüfung des Entlassungs- und ggf. Aufnahmemanagements eine Ursachenanalyse erfolgen und, sofern Probleme identifiziert werden, durch Standardisierung der Prozessabläufe eine Verkürzung der Verweildauern im Sinne einer Qualitätsverbesserung angestrebt werden.

Die Zusammensetzung der DRGs aus unterschiedlichen Fallkollektiven hat auch unmittelbare Bedeutung für die Nutzung der DRG-Kostenmatrix und die auf sie ausgerichtete DRG-Erlösverteilung. Das DRG-System wird primär unter dem Aspekt der Gesamtkostenhomogenität und nicht einer homogenen Kostenstruktur einzelner Kostenarten angepasst. Im Zuge der Prozess- und Kostenoptimierung wurde in den vergangenen Jahren die Verantwortung der Berufsgruppen für Tätigkeiten in den Krankenhäusern im unterschiedlichen Ausmaß neu definiert. Während in einigen Krankenhäusern weiterhin Ärzte z. B. für Blutabnahmen zuständig sind, wird diese Aufgabe in anderen Krankenhäusern von Pflegkräften oder Arzthelferinnen übernommen. Zahlreiche weitere Beispiele zeigen, dass Aufgaben abhängig vom einzelnen Krankenhaus von unterschiedlichen Berufsgruppen wahrgenommen werden. Ein kostenartenspezifischer Vergleich der krankenhauseigenen Kostendaten (z. B. für den ärztlichen Dienst) mit den Daten der DRG-Kostenmatrix kann deshalb zu falschen Schlussfolgerungen führen, denn auch hier gilt, dass die in der DRG-Kostenmatrix ausgewiesenen Kosten nur den Durchschnitt aller Normallieger der jeweiligen DRG abbilden können. Die individuelle Kostenstruktur eines Krankenhauses mit seiner für sich definierten Aufgabenverteilung wird nicht durch die DRG-Kostenmatrix abgebildet. Vorsicht ist demnach geboten, wenn die Daten aus der DRG-Kostenmatrix mit den krankenhausindividuellen Kostendaten verglichen werden. Ein solcher Vergleich sollte generell nur erfolgen, wenn die Erlösverteilung die Besonderheiten der Leistungserbringung und Kostenzuordnung des Krankenhauses berücksichtigt. Die in verschiedenen Publikationen aufgezeigten Besonderheiten und Einschränkungen der Nutzung der DRG-Kostenmatrix sollten zwingend beachtet werden, wenn auf Basis der DRG-Kostenmatrix entscheidungsrelevante Informationen generiert werden sollen (Siebers et al. 2008), um gravierende Fehlentscheidungen zu vermeiden.

Das DRG-System wurde in den vergangenen Jahren weiterentwickelt und deutlich differenziert. In der Folge wurden relativ komplexe Gruppierungsalgorithmen entwickelt, die sich auch in den Beschreibungen der DRGs wiederfinden. Folge ist, dass aus der DRG-Bezeichnung nicht abgelesen werden kann, welche Fallkollektive sich hinter den Fallgruppen verbergen. Hinzu kommt, dass Behandlungsfälle bestimmter Leistungsbereiche, wie z. B. die Endoprothetik in der Orthopädie, häufig über zahlreiche unterschiedliche DRGs abgebildet werden (Roeder et al. 2006). Werden Kennzahlen zu einzelnen DRGs dargestellt, führt dies in der Regel dazu, dass nur ein Teil eines Leistungsbereichs beleuchtet wird. Es ist deshalb zu empfehlen, möglichst losgelöst von der DRG-Systematik Algorithmen zur Zusammenfassung von Behandlungsfällen eines Leistungsbereichs anzuwenden, um den Verantwortlichen der Fachabteilungen steuerungsrelevante Informationen für gesamte klinische Fallkollektive zur Verfügung stellen zu können. Die Darstellung der zehn umsatzstärksten DRGs dürfte in der Regel den Fachabteilungsverantwortlichen keine ausreichenden steuerungsrelevanten Informationen an die Hand geben. Die DRG-Research-Group am UKM hat ein eigenständiges Klassifika-

tionssystem, die Klinischen Leistungsgruppen, entwickelt. Dieses System basiert wie das DRG-System auf Diagnose- (ICD 10 GM) und Prozeduren-Kodes (OPS), gruppiert Behandlungsfälle aber nach klinischen Leistungsbereichen. Pro Fachabteilung werden maximal 20 Klinische Leistungsgruppen ausgewiesen, um ein ausreichend hohes Aggregationsniveau, das einen schnellen und übersichtlichen Zugang zu den Informationen ermöglicht, zu erreichen. Auf Basis der Klinischen Leistungsgruppen werden für die Leistungsbereiche einer Fachabteilung steuerungsrelevante Erlös-, Prozess sowie Qualitätsinformationen zur Verfügung gestellt (Helling et al. 2009).

Fazit

Zusammenfassend kann festgehalten werden, dass mit der DRG-Einführung und den damit verbundenen Vorgaben und Anreizen neue Anforderungen an das Krankenhausmanagement und das Controlling gestellt wurden. Die Positionierung des Krankenhauses im Wettbewerb ist dabei von großer Bedeutung. Krankenhäuser sind gut beraten, ihre Managementorganisationsform zu überdenken. Ein abgestuftes Führungsmodell, bei dem nicht nur die Geschäftsführung, sondern alle Führungskräfte des Unternehmens in die Verantwortung für Ergebnis, Qualität und Personalentwicklung genommen werden, bietet die Möglichkeit, auf diese neuen Anforderungen zu reagieren. Voraussetzung für ein solches Führungsmodell ist eine gute Datenbasis, die das Steuern abteilungsorientierter Center möglich macht. Eine Deckungsbeitragsrechnung, mit der Transparenz über das Leistungs- und Kostengeschehen hergestellt wird, kann hierfür als Steuerungsinstrument eingesetzt werden. Zusätzlich sind weitere Kennzahlen, die nicht nur die Wirtschaftlichkeit, sondern auch andere wichtige Faktoren des Krankenhauses beleuchten, erforderlich. Dazu gehören z. B. Prozess- und Qualitätskennzahlen oder Kennzahlen zur Personalentwicklung. Große Vorsicht ist geboten beim Umgang mit DRG-bezogenen Kennzahlen. Wenn Kennzahlen nicht ausreichend differenziert ermittelt und interpretiert werden, kann dies zu Fehlschlüssen führen. Ungeachtet der im Krankenhaus genutzten technischen Mittel zur Steuerung von Fachabteilungen sollten die Anreize für das Handeln der Leistungserbringer so gestaltet werden, dass nachhaltiges, wirtschaftliches Handeln bei gleichzeitig qualitativ hochwertiger Versorgung belohnt wird. Alle Aktivitäten und hausinternen Anreize sollten ein ganzheitliches Denken unterstützen, um Fehlsteuerungen zu vermeiden. Erfolgreiche Krankenhausführung endet aber nicht mit der Etablierung sinnvoller Kennzahlen oder Einführung abteilungsorientierter Center. Die Entwicklung und Umsetzung strategischer Ziele unabhängig von der aktuellen wirtschaftlichen Situation in einem sich sehr dynamisch entwickelnden gesundheitspolitischen Umfeld sind von ebenso großer Bedeutung.

Literatur

Bunzemeier H, Fiori W, Sitterlee C, Brüning K, Helling J, Zimmer D, Hoppenheit C, Roeder N (2010), Erlösverteilung unter DRG-Bedingungen am Universitätsklinikum Münster. Das Krankenhaus 10: 946–961.

Helling J, Bunzemeier H, Fiori W, Siebers L, Brüning K, Gaber A, Frie M, Babapirali J, Roeder N (2009). Klinische Leistungsgruppen – Update und Ausblick. Das Krankenhaus 9: 857–862 .

Roeder N, Siebers L, Frie M, Bunzemeier H (2006). DRG-Akzeptanz verbessern. Kliniker erreichen mit klinischen Leistungsgruppen. Das Krankenhaus 5: 390–401

Salfeld R, Hehner S, Wichels R (Hrsg.) (2008): Modernes Krankenhausmanagement. Berlin, Heidelberg: Springer.

Siebers S, Helling J, Fiori W, Bunzemeier H, Roeder N, (2008). Krankenhausinterne DRG-Erlösverteilung auf der Basis der InEK-Daten – Möglichkeiten und Grenzen. Das Krankenhaus, 1: 35–44.

Zapp W, Oswald J (Hrsg.) (2009): Controlling-Instrumente für Krankenhäuser. Stuttgart: Kohlhammer.

Zapp W, Oswald J, Karsten E (2010): Kenzahlen und Kennzahlensysteme im Krankenhaus – Empirische Erkenntnisse zum Status Quo der Kennzahlenpraxis in Niedersächsischen Krankenhäusern. In: Zapp W (Hrsg.) Kennzahlen im Krankenhaus. Lohmar: Josef Eul Verlag. S. 1–66

6.5 Krankenhausbau, Logistik und Facility Management

Michael Wermker

Die Bedeutung von Leadership

Um eine funktionale Sichtweise von Leadership und Organisation herzustellen, ist zunächst eine Klärung und Abgrenzung des Begriffs »Leadership« vom üblichen Managementbegriff erforderlich. Für die folgenden Ausführungen ist somit von Bedeutung, dass es bei Leadership nicht um das Verwalten und Fortfüh- ren bestehender Strukturen geht, sondern um die Frage, ob im Bereich des Krankenhausbaus, der Logistik und des Facility Managements durch das Aufbrechen bestehender Prozessmuster Effekte für die Krankenhausbranche erreichbar sind, die durch eine reine Weiterentwicklung bestehender Strukturen nicht erzielt werden können. Zu bedenken ist dabei, dass die in diesem Kapitel behandelten Themen, auch wenn sie keine sogenannte Kernleistung des Krankenhauses darstellen, immer einen nicht unerheblichen Einfluss auf die Prozessketten der Patientenversorgung haben.

Die genannten Themen werden unter dem Überbegriff Tertiärprozesse zusammengefasst, während die direkt auf den Patienten bezogenen Prozesse in Medizin und Pflege als Primärprozesse und die medizinisch-unterstützenden Prozesse, z. B. Röntgendiagnostik, als Sekundärprozesse bezeichnet werden (Kirchner und Knoblich 2013). Tertiärprozesse können ggf. durch externe Dienstleister erbracht werden, müssen somit also hinsichtlich des Schnittstellenmanagements zwischen verschiedenen Leistungserbringern intern und extern betrachtet werden.

Krankenausbau: Der Rahmen bestimmt den Inhalt

Sämtliche Primär-, Sekundär- und Tertiärprozesse des Krankenhauses finden in geschlossenen Räumlichkeiten statt. Die Ausgestaltungsmöglichkeiten dieser Prozesse sind nicht zuletzt stark davon beeinflusst, welche Möglichkeiten die räumlichen Verhältnisse bieten. Dabei sind die Anpassungsmöglichkeiten von Räumlichkeiten prinzipiell begrenzt. Ein Krankenhausneubau birgt somit große Chancen, die gesamte Prozesskette neu zu gestalten und damit das Krankenhausbetriebskonzept neu zu erfinden. Den wenigsten Krankenhausträgern haben diese Möglichkeit, da es nur selten wirtschaftlich möglich ist, ein Krankenhaus vollständig neu zu errichten. Insofern sind in der Krankenhausbranche die unterschiedlichsten Voraussetzungen und damit Rahmenbedingungen für die Prozessgestaltung vorzufinden. Krankenhäuser, die in ihrer Grundstruktur vor ca. 150 Jahren errichtet wurden, sind demnach vollständig anders strukturiert als Krankenhäuser, die

in der Nachkriegszeit erbaut wurden (Grether 2013).

Räumliche Situation am Beginn der Prozesskette

Orientiert man sich am Prozess der Patientenbehandlung, sollten Krankenhäuser eine eindeutig definierte Portalsituation haben. Jeder Besucher mit einem medizinischen Anliegen sollte über ein Portal das Krankenhaus erreichen und dort direkt in die entsprechenden Notfallbereiche, die stationäre Elektivaufnahme oder aber zur ambulanten Sprechstunde gelangen. Dies wird idealerweise flankiert durch einen portalnahen Diagnostikbereich, in dem bereits bei Aufnahme die wesentlichen Voruntersuchungen (Röntgen, Labordiagnostik etc.) durchgeführt werden können.

Ein weiterer Erfolgsfaktor ist die Zusammenführung der sogenannten High-Care-Bereiche, d. h. der invasiv tätigen Einheiten wie OP oder Linksherzkathetermessplatz, der Intensivstation sowie einer ggf. vorhandenen Intermediate-Care-Einheit. Als dritte große »Organisationsdrehscheibe« in der Patientenversorgung ist die Normalstation zu sehen, die einerseits funktional geordnet (das heißt, z. B. nach Organzentren), andererseits ärztlich und pflegerisch so organisiert werden muss, dass eine Aufgabenverteilung und -delegation entstehen kann, die sicherstellt, dass der Patient immer von der Berufsgruppe bzw. der Qualifikationsebene versorgt wird, die für eine durchzuführende Tätigkeit qualifiziert ist. Beispielhaft sei hier genannt, dass Tätigkeiten im Pflegebereich so verteilt sein sollten, dass z. B. administrative Tätigkeiten, die nicht primär mit der Patientenversorgung einhergehen, an entsprechend geringer bzw. anders qualifizierte Kräfte delegiert werden können. So wird sichergestellt, dass examinierte Pflegekräfte im Wesentlichen für die Tätigkeiten eingesetzt werden, für die sie ausgebildet wurden. Solche Delegationskaskaden sind nur dann umsetzbar, wenn die Organisationseinheiten, in denen sie ablaufen sollen, ausreichend groß sind. Die Einrichtung einer Stelle für Stationsassistenz führt nur dann zu einer wirtschaftlich darstellbaren Kostenentlastung, wenn eine hinreichende Anzahl von Personen in einer Organisationseinheit beschäftigt wird. Dies führt zu der Frage, wie groß eine Bettenstation sein kann, um einerseits die Delegationsprinzipien wirksam werden zu lassen und andererseits medizinisch-pflegerisch weiterhin steuerbar zu sein.

Wegezeiten versus Vorhaltekosten

An diesem Punkt wird der Zusammenhang zur Logistik und den notwendigen Tertiärprozessen deutlich. Wird beispielsweise eine Organisationseinheit von 90 Betten geschaffen, stellt sich die Frage, wie die Materialversorgung für die Station so strukturiert werden kann, dass die für die Pflege und ärztliche Interventionen notwendigen Verbrauchsmaterialien ohne lange Wege greifbar sind, gleichzeitig nicht examinierte Pflegekräfte mit der Beschaffung von Materialnachschub belastet werden und letztlich keine überhöhten Lagerbestände vorgehalten werden. Hieraus resultieren Fragen wie: In welchen Räumen werden Verbrauchsmaterialien und Arzneien gelagert? An welchen Stellen werden die Materialien verbraucht? Wer kontrolliert die Lagerbestände? Wie gelangt Nachschub in die Lagerräume? Welche Mindestmengen müssen vorgehalten werden?

Hier wird der Zusammenhang zwischen Tertiär- und Primärprozessen deutlich, die ihren Rahmen durch die Krankenhausräumlichkeiten einerseits und die technische Infrastruktur andererseits gesetzt bekommen. Zur technischen Infrastruktur zwei Beispiele: In einer großen Pflege-

einheit sollen lange Wege zwischen Materialverbrauchs- und Materiallagerungsstelle vermieden werden. Dies wäre lösbar durch viele kleine Lagerräume, die sich auf einer Stationsebene verteilen, was wiederum die Bewirtschaftung dieser Lagerräume erschwert. Eine andere Variante besteht darin, dass die in den Patientenzimmern tätigen Pflegekräfte fahrbare Pflegewagen mitnehmen, auf denen die am meisten verwendeten Artikel mitgeführt werden, sodass Gänge in die Lagerräume weitgehend vermieden werden. Dies setzt eine Standardisierung von Pflegewagen und deren Inhalten voraus.

Ein weiteres Beispiel ist die Verwendung von sogenannten Rohrpostanlagen. Auch heute noch sind Anlagen dieser Art im Einsatz und dienen u. a. dem Transport von Blutprobenröhrchen. Die Installation der Rohrpostanlage hängt von der Frage ab, welche Laborparameter zentral in einem Labor bzw. dezentral in einem Stationsbereich erhoben werden sollen. Die Abhängigkeit von der räumlichen Infrastruktur ist evident, da ggf. Analysegeräte auf Stationen untergebracht werden müssen, die bei einer völligen Zentralisierung der Laborleistungen entfallen könnten. Anhand dieser Beispiele soll aufgezeigt werden, welche Bedeutung Krankenhausräume und die technische Struktur für die Kernprozesse der Patientenbehandlung haben (Frohwann 2010). Die Konsequenz ist, dass bei baulichen Maßnahmen jeglicher Art das betriebliche Konzept der Leistungserbringung hinterfragt und aktualisiert werden muss. Hinter dem Stichwort »Leadership« verbirgt sich somit letztlich für die Führungskräfte im Krankenhaus die Fähigkeit, diejenigen, die in diesen Strukturen die Prozesse »leben« sollen, soweit mit auf den Weg zu nehmen, dass neue Betriebskonzepte nicht nur theoretisch im Rahmen von Verfahrensanweisungen und SOPs entstehen, sondern tatsächlich umgesetzt werden. Mit Räumen und Technik den Rahmen für neue Prozesse zu setzen, ist eine gute Voraussetzung, althergebrachte Prozessmuster zu durchbrechen und zu erschweren, setzt jedoch mutige Entscheidungen hinsichtlich Planung und Umsetzung von baulichen Maßnahmen voraus.

Logistik

Unter dem Begriff Logistik werden ähnlich wie unter dem Begriff Facility Management zahlreiche Vorgänge zusammengefasst, die im weitesten Sinne mit der Bewirtschaftung von Organisationseinheiten und der Versorgung bzw. Verbringung von Elementen (Waren oder Personen) zusammenhängen, die Teil einer Prozesskette sind. Generell zu unterscheiden sind daher zunächst Patientenlogistik und Warenlogistik.

Die *Patientenlogistik* hängt entscheidend von den räumlichen Rahmenbedingungen ab, die ein Krankenhausbau zur Verfügung stellt. Die Wegeführungen innerhalb eines Krankenhausgebäudes von der Aufnahme auf die Station bzw. von der Station auf die Intensivstation oder in einen Funktionsbereich (OP, Endoskopie etc.) beeinflussen die Prozesskette erheblich. Im Kern geht es dabei um den Zeitaufwand, der erforderlich ist, um räumliche Entfernungen zurückzulegen, denn letztlich bindet dieser Zeitaufwand mit Personal und ist insofern wirtschaftlich relevant. Nicht zuletzt geht es bei der Patientenlogistik auch wieder um die Frage der Qualifikation des Personals, das die Patientenlogistik inhaltlich bewältigen muss. Die Begleitung bzw. Verbringung eines Patienten von seiner Station in den OP oder in einen anderen Bereich wird unter dem Aspekt zu sehen sein, in welchem gesundheitlichen Zustand sich der einzelne Patient befindet und welche Risiken mit dem Transport bzw. mit dessen medizinischer Absicherung verbunden sind. Auch diese Aspekte sollten Teil des klinischen Betriebkonzepts sein. Ungüns-

tig ist, wenn eine examinierte Pflegekraft, die einer Station zugeordnet ist, die Station verlässt und einen Patienten samt Bett oder Rollstuhl in einen entlegenen Funktionsbereich bringt. Wird diese Aufgabe auf einen eigens eingerichteten Patiententransportdienst delegiert, muss dieser Transportdienst eine medizinische Mindestausbildung mitbringen, um in schwierigen Situationen adäquat reagieren und kurzfristig Hilfe organisieren zu können. Die Dimensionierung eines solchen eigenständigen Dienstes ist abhängig von der Größe des Krankenhauses, der Anzahl der Stationen und Funktionsbereiche sowie nicht zuletzt der Anzahl der zu behandelnden Patienten. Ähnlich wie im Pflegebereich muss auch hier überlegt werden, ob durch die Einrichtung eines solchen Dienstes ein neues Berufsbild entsteht. Auf Basis bestehender Ausbildungen, z. B. Rettungssanitäter, ist es möglich, durch interne Ausbildungskolloquien die notwendigen Fähigkeiten zu vermitteln, sodass bei einem Notfalls adäquat gehandelt werden kann und gleichzeitig der rechtliche Haftungsrahmen nicht berührt wird. Jedes Krankenhaus hat dabei die Chance zur hausindividuellen Konzeption eines solchen Dienstes, was im Idealfall bestehende Prozessmuster durchbricht und eine Weiterentwicklung der Organisation ermöglicht.

Getrennt von der Patientenlogistik ist die *Warenlogistik* zu sehen, die sicherstellt, dass die für den reibungslosen Ablauf der Prozessketten erforderlichen Waren zu jeder Zeit am richtigen Ort in geeigneter Menge und Qualität verfügbar sind. Dabei ist darauf zu achten, dass die notwendigen Lagermengen nicht überschritten werden, um unter wirtschaftlichen Aspekten nicht zuviel Kapital zu binden. An dieser Stelle entstehen aktuell in vielen Krankenhäusern Schnittstellen zu externen Dienstleistern. Wurden früher in jedem Krankenhaus eine Einkaufsabteilung, ein eigenes Lager sowie ein Hol- und Bringedienst vorgehalten, der die Stationen mit Waren versorgt (flankiert von einem durch examinierte Pflegekräfte auf den Stationen etablierten Bestellwesen mit dezentraler, zumeist sehr großzügiger Lagerhaltung), existieren inzwischen Anbieter in den Markt, die die komplette Versorgungslogistik anbieten. Voraussetzung hierfür sind Warenwirtschafts- und Schranksysteme an den Verbrauchsstellen, die ein weitgehend automatisiertes Nachbestellverfahren ermöglichen, sodass die zuvor definierten Mindestmengen pro Artikel an den Verbrauchsstellen nicht unterschritten werden. Mit einem solchen System werden der komplette Einkauf, die Lagerhaltung und die interne Belieferung ausgelagert. Folgt man dem Gedanken einer konsequenten Konzentration der Krankenhausfachkräfte auf deren Kernkompetenzen, so ist dies schlüssig. Jedoch wird wieder der Zusammenhang zu den Krankenhausräumlichkeiten deutlich, da die Lagerorte/-räume sowie die Schranksysteme und die damit in Verbindung stehende IT-Ausstattung zur Nachbestellung im Raumkonzept des Krankenhauses berücksichtigt sein müssen. Die konsequente Auslagerung der Warenlogistik an externe Dienstleister führt zu einer erhöhten Abhängigkeit von Kunde und Dienstleister. Fehler beim Dienstleister können nicht intern korrigiert werden, ebenso besteht die Gefahr der Intransparenz hinsichtlich der Kosten sowohl der Verbräuche als auch der zugehörigen Logistik. Wirtschaftlich nicht zu unterschätzen ist die im Falle einer eingekauften Dienstleistung üblicherweise anfallende Umsatzsteuer, die bei der Preiskalkulation des Dienstleisters berücksichtigt werden muss.

Insourcing/Outsourcing

Krankenhausbetreiber sind durchaus in der Lage, ähnliche Kompetenzen wie externe Dienstleister aufzubauen. Dies setzt eine Mindestgröße der Organisation und

eine gewisse Quantität der umzuschlagenden Waren voraus. Sofern diese Voraussetzungen gegeben sind, z. B. in Krankenhausketten, entstehen interne Dienstleister, die die Tertiärprozesse ebenso abbilden können wie spezialisierte externe Dienstleister.

Eine Seitenbedingung für die Durchführung der beschriebenen Verfahren ist immer eine Standardisierung des Warensortiments. Mit zunehmender Konzentration auf klar definierte Prozesse wächst der Zwang zur Standardisierung an verschiedenen Stellen. Die Herausforderung für die Krankenhausbetreiber liegt darin, die Verbraucher von Waren und Materialien auf ein Produktprogramm zu verpflichten, das innerhalb des Systems nur wenige Varianzen erlaubt. Insbesondere im ärztlichen Dienst kollidiert diese Überlegung ggf. mit dem ärztlichen Selbstverständnis in der Freiheit von Diagnose und Therapieverfahren.

Der Erfolgsfaktor liegt somit nicht zuletzt in der Fähigkeit der Führungskräfte, die Kunden im Logistikprozess auf das Notwendige festzulegen und verbindliche Absprachen zu treffen. Dies gelingt nur, wenn die Nutzer in der Lage sind, ihre Rolle und Verantwortung in der gesamten Prozesskette zu erkennen. Die Herausforderung für die Führungskräfte in den Krankenhäusern liegt somit in der Vermittlung dieses Rollenverständnisses. Die Frage der technischen Abwicklung des Prozesses ist somit erst danach relevant und wird als Folgewirkung eines veränderten Rollenverständnisses der Nutzer weniger bedeutsam.

Facility Management

Der Begriff »Facility Management« ist weniger klar definiert als der Begriff »Logistik«. Vor einigen Jahren wurden sogenannte »Facility Management Dienstleister« gegründet, die im Wesentlichen die Unterhaltsreinigung von Gebäuden anboten. Inzwischen wird unter Facility Management deutlich mehr verstanden. Im weitesten Sinne geht es um die Bewirtschaftung von Gebäuden, wobei zwischen technischem, kaufmännischem und infrastrukturellem Facility Management unterschieden werden kann(Kirchner und Knoblich 2013). Unter technischem Facility Management können der Betrieb und die Instandhaltung der Haus- und Medizintechnik gefasst werden. Infrastrukturelles Facility Management bedient im Wesentlichen die Bereiche, die zuerst von den oben genannten Dienstleistungsunternehmen etabliert wurden, neben der Unterhaltsreinigung sind dies inzwischen auch Catering, Beschaffungsmanagement, Sterilgutaufbereitung, Fuhrparkmanagement und ähnliches. Der kaufmännische Teil des Facility Managements kann Tätigkeiten wie das Management von Mietobjekten, die Objektbuchhaltung für Gebäude und das Vertragsmanagement beinhalten. Ähnlich wie bei der Logistik stellt sich die Frage, ob die genannten Tätigkeiten als Eigenleistung eines Krankenhausbetreibers erbracht oder ob externe Dienstleister beauftragt werden.

Infrastrukturelles Facility Management

Insbesondere Catering, Reinigung und die Instandhaltung von Gebäuden sind keine Kernkompetenzen eines Krankenhausbetreibers, gleichwohl von erheblicher Bedeutung für die Wahrnehmung der Qualität aus Sicht der Patienten. Die Fähigkeit eines Patienten, der keineswegs nur Kunde, sondern in gewisser Weise auch Schutzbefohlener des Krankenhauses ist, die medizinisch-pflegerische Versorgung inhaltlich zu beurteilen, ist üblicherweise gering. Neben dem persönlichen Umgang von Ärzten und Pflegekräften sowie dem persönlich empfundenen Heilungserfolg sind Aspekte wie Sauberkeit der Räumlichkeiten, Geschmack und Menge des Essens sowie insgesamt der bauliche Zustand eines Krankenhauses sehr

gut für die allermeisten Patienten zu beurteilen. Insofern gilt diesen Bereichen ein besonderes Augenmerk, da die erzielbare positive wie negative Wirkung beim Patienten nicht zu unterschätzen ist. Hinzu kommen inzwischen regelmäßig verschärfte Hygieneauflagen, die im Krankenhaus zu beachten sind und nicht nur durch Krankenhausmitarbeiter im Kernprozess, sondern insbesondere von den im Tertiärbereich tätigen Diensten zu beachten sind. Die Reinigung von OP-Bereichen oder Patientenzimmern sei hier nur beispielhaft erwähnt. Dabei muss letztlich der Krankenhausbetreiber durch Hygienekommissionen Vorgaben machen, in welcher Weise, mit welcher Qualität und ggf. mit welchen Mitteln der Dienstleister tätig werden soll. An dieser Stelle entsteht eine neue Qualität des Schnittstellenmanagements, da seitens des Krankenhauses zwingende Kontrollmechanismen, in welcher Weise der Dienstleister seinen Auftrag erfüllt, notwendig sind. Dies auch vor dem Hintergrund, dass das Krankenhaus haftungsrechtlich die Verantwortung nicht gänzlich auf den Dienstleister abwälzen kann. Die Arbeitsbereiche des Facility Managements sind ebenso im Zusammenhang mit dem Krankenhausbau zu sehen. Erneut geht es um die Frage, z.B. beim Catering, ob die Endzubereitung von Speisen dezentral auf den Stationen erfolgt (z.B. Cook-and-Chill-Verfahren), was neben einer veränderten Prozessorganisation auf den Stationen auch entsprechende Räumlichkeiten und Medienanschlüsse erforderlich macht. Ebenso beispielhaft ist die Frage, wie Räumlichkeiten beschaffen sein müssen, um sie hygienisch einwandfrei reinigen zu können.

Flächenmanagement und technisches Facility Management

Eine möglichst flexible Nutzung der vorhandenen Flächen im Krankenhaus wird dann möglich, wenn die bauliche Struktur so beschaffen ist, dass z. B. durch Trockenbauwände Räumlichkeiten flexibler verändert werden können. Dies ist bereits bei der Grundkonzeption von Krankenhausbauten zu berücksichtigen (Frohwann 2010). Die Auslagerung des technischen Facility Managements an externe Dienstleister steckt derzeit noch weitgehend in den Kinderschuhen. Dies hängt mit einer eingeschränkten Anzahl von Anbietern zusammen, die daraus resultiert, dass die Komplexität der Leistungsübernahme und damit ggf. auch der Budgetverantwortung für die technische Bewirtschaftung eines Krankenhauszweckbaus enorm hoch ist. Hinzu kommt, dass Vergleichsrechnungen zwischen externem Anbieter und den tatsächlichen internen Kosten bei Eigenleistung voraussetzen, dass die bisherigen eigenen Kosten so klar abgegrenzt sind, dass ein realistischer Vergleich möglich wird.

Finanzierung

Fügt man alle Arbeitsbereiche des Facility Managements zusammen und kombiniert sie mit den Überlegungen zum Krankenhausbau sowie den immer schneller steigenden Anforderungen an die Flexibilität von Krankenhausräumlichkeiten, ergibt sich die Frage, ob künftig völlig andere Bewirtschaftungs- und Infrastrukturmodelle entstehen, als in den letzten 100 Jahren. Man stelle sich daher vor, dass ein externer Dienstleister das gesamte Krankenhausgebäude samt technischer Bewirtschaftung, Reinigung und Speisenversorgung mit diversen anderen Diensten (z. B. Wäscheversorgung) zur Verfügung stellt und der Krankenhausbetreiber gegen entsprechende Nutzungsgebühr in diesen Räumlichkeiten den Krankenhausbetrieb verantwortet.

Die notwendigen Investitionsmittel für die Errichtung neuer Krankenhausbauten werden bereits seit Langem nicht mehr von den Ländern zur Verfügung gestellt. Es stellt sich daher die Frage, ob die Investitionen auf entsprechend spezialisierte Unternehmen ausgelagert werden können, die sich am Kapitalmarkt refinanzieren. Die Krankenhausbetreiber könnten entsprechende Nutzungsgebühren ggf. aus den laufenden Erlösen sowie den noch verbliebenen Investitionsmitteln der Länder finanzieren. Es ist zu erwarten, dass in solchen Modellen Krankenhausbauten entstehen, die sich sehr grundlegend von den heute bereits existierenden Häusern unterscheiden. Solche Modelle zu entwickeln und mit Leben zu füllen, wäre die konsequenteste Fortführung des Facility-Management-Gedankens und durchbricht bisherige Denkmuster. Voraussetzung hierfür ist letztlich die Verlässlichkeit der Finanzierungsgrundlagen im Krankenhaussektor, was solchen weitreichenden Modellen derzeit im Wege steht.

Ähnlich wie im Bereich der Strukturierung der Kernleistungen wird es allerdings absehbar auch im Bereich der tertiären Leistungen und der externen Dienstleistungen wesentliche Veränderungen geben, die mit Kreativität und Beharrlichkeit verfolgt werden müssen. Diese Herausforderung zu bewältigen, setzt Leadership statt Management voraus.

Literatur

Frohwann S (2010): Facility Management im Krankenhaus. Analyse der immobilienspezifischen Anforderungen. Hamburg: Diplomica.

Grether T (2013): Wandernde Wände. Gesundheitswirtschaft 3: 60–63.

Kirchner, M., Knoblich, J (2013): Facility Management im Krankenhaus. In: Debatin, J.F., Eckernkamp A, Schulte B, Tecklenburg A (Hrsg.) Krankenhausmanagement. Strategien, Konzepte, Methoden. Berlin: MWV Medizinisch Wissenschaftliche Verlagsgesellschaft.

7 Nachgefasst: Eine kleine Geschichte der Krankenhausbetriebslehre

Burghardt Bessai, Siegmar Streckel, Klaus Westphely und Sabine Bendig

Betriebswirtschaft in Einrichtungen des Gesundheitswesens (BIG)

Ausgangslage

Im Rahmen einer »Bildungsoffensive« Mitte bis Ende der 1960er-Jahre wurde der sekundäre Bildungsbereich stark ausgebaut. Die Anzahl der Abiturienten und anderer Personen mit Hochschulzugangsberechtigung nahm stark zu: Machten z. B. 1970 noch ca. 11,5 % eines Jahrgangs Abitur, erwarben 1985 bereits 22,5 % (Statistisches Bundesamt 1950–1999) und 2012 schließlich 36,7 % die Hochschulzugangsberechtigung (Statistisches Bundesamt o. J.). Die Nachfrage nach Studienmöglichkeiten stieg also rasch und deutlich.

Das bisherige Hochschulsystem mit Universitäten, Technischen Hochschulen, Pädagogischen und Musikhochschulen konnte die Studienberechtigten nicht mehr aufnehmen. Für fast alle Studiengänge wurde flächendeckend ein Numerus clausus eingeführt, was das Problem der starken Nachfrage nach Studienplätzen jedoch nicht löste, sondern zu Staus vor den Hochschultoren führte. Als Fortsetzung der Reformen des sekundären Bildungsbereichs musste also zwangsläufig auch ein entsprechender Ausbau des tertiären Bildungssektors erfolgen, und zwar nicht nur quantitativ durch Aufstockung der Kapazitäten im bestehenden System, sondern auch qualitativ durch Schaffung neuer Strukturen und damit auch neuer Institutionen mit neuen Aufgaben und Zielsetzungen.

Auf Anraten des Wissenschaftsrats wurde im Rahmen der Bund-Länder-Kommission über den Ausbau des tertiären Bildungsbereichs diskutiert. Ein Ergebnis war die Empfehlung, den tertiären Bildungsbereich um einen neuen Hochschultyp zu erweitern, der neue kürzere Studiengänge anbietet, die einen schnelleren Eingang in die Berufstätigkeit ermöglichen.

»Im Oktober 1968 wurde auf einer Konferenz der Ministerpräsidenten die Gründung der Fachhochschulen beschlossen. [...] Hierdurch sollten Einrichtungen des tertiären Bereichs geschaffen werden, die Studierende auf wissenschaftlicher Grundlage praxis- und berufsorientiert ausbilden und zu selbständiger Tätigkeit im Beruf befähigen. Fachhochschulen sollten sich deshalb durch einen besonderen Anwendungsbezug und kürzere Studienzeiten auszeichnen. Die meisten Fachhochschulen der ersten Generation entstanden zwischen 1969 und 1971, teils als Neugründungen, teils durch Umwandlung von Höheren Technischen Lehranstalten, Höheren Fachschulen sowie Ingenieur-, Wirtschafts- und Sozialakademien. [...] Die Fachhochschulen sind in der Regel Einrichtungen der Länder. Daneben gibt es eine Reihe von Fachhochschulen in privater – beispielsweise kirchlicher – Trägerschaft, die sich meist auf wenige Studiengänge beschränken. Anfang des Jahres 2000 existierten in Deutschland 151 Fachhochschulen, davon 47 in nichtstaatlicher Trägerschaft« (Wissenschaftsrat 2002, S. 8 f.).

Fachhochschule Osnabrück

Die Fachhochschule Osnabrück ist auf Beschluss des Niedersächsischen Landesministeriums zur Errichtung von Fachhochschulen vom 29.6.1971 zum 1. August 1971 errichtet worden (Niedersächsisches Landesministerium 1971). Sie umfasste sieben Fachbereiche, u. a. den Fachbereich Wirtschaft. In die Fachhochschule Osnabrück wurden die Vorgängereinrichtungen »Staatliche Ingenieurakademie für Maschinenbau, Elektrotechnik und Hüttentechnik Osnabrück« und die »Staatliche Ingenieurakademie für Gartengestaltung, Garten- und Landbau Osnabrück« übergeleitet (Niedersächsisches Landesministerium ebenda.).

Fachbereich Wirtschaft

Der Fachbereich Wirtschaft bot den Studiengang Betriebswirtschaft mit einer Regelstudienzeit von sechs Semestern an, bestehend aus einem Grund- und einem Hauptstudium mit je drei Semestern. Im Hauptstudium standen sieben funktionsorientierte Vertiefungsrichtungen zur Auswahl, von denen zwei gewählt werden mussten.

Das Studienangebot entsprach inhaltlich, methodisch und strukturell weitgehend den tradierten Mustern des Hochschulbereichs. Das Ziel einer praxis- und berufsorientierten Ausbildung mit besonderem Anwendungsbezug stand zunächst als Forderung im Raum, konnte aber nur sukzessive erfüllt werden. Zunächst mussten innerhalb der Hochschule bei den Lehrenden, den Studierenden und beim Curriculum die erforderlichen Kompetenzen hinsichtlich Praxis, Beruf und Anwendung geschaffen werden.

Auf der Seite der Lehrenden sollte dies durch besondere Einstellungsvoraussetzungen für Fachhochschullehrer erreicht werden: »Für eine Tätigkeit an einer Fachhochschule kann abweichend von Absatz 1 Nr. 4 als Professor auch eingestellt werden, wer besondere Leistungen bei der Anwendung oder Entwicklung wissenschaftlicher Erkenntnisse und Methoden in einer mindestens fünfjährigen beruflichen Tätigkeit

nachweist, die mindestens drei Jahre lang außerhalb des Hochschulbereichs ausgeübt worden sein muss« (Niedersächsisches Hochschulgesetz 1978).

Auf der studentischen Seite waren Bewerber, die eine einschlägige Berufsausbildung oder entsprechende Praktika mitbrachten, sehr willkommen. Darüber hinaus wurden Fachoberschulen errichtet, die in einem Mix aus Theorie und Praxis den Absolventen die Fachhochschulreife vermitteln sollten.

Das Curriculum sah u. a. Praktika, Exkursionen und Kontakte zu Betrieben vor.

Betriebswirtschaftslehre für Einrichtungen des Gesundheitswesens

Die Lehr- und Studieninhalte konzentrierten sich beispielhaft auf die tradierten Branchenbetrachtungen, also u. a. auf Industrie, Handel und Dienstleistungen. Einrichtungen des Gesundheitswesens, wie z. B. Krankenhäuser, waren als Anwendungsbereiche betriebswirtschaftlicher Erkenntnisse und als Gegenstand entsprechender Forschungsaktivitäten kaum oder gar nicht vorhanden. Das war bis dahin auch nicht dringend notwendig, denn die Krankenhäuser waren im Wesentlichen weisungsabhängige Abteilungen, Einrichtungen, Eigenbetriebe der jeweiligen Träger, also z. B. der Kommunen, der Länder oder der Ordensgemeinschaften. Der Betrieb und die Führung dieser Einrichtungen erfolgten nach Verwaltungsgesichtspunkten, die Rechnungslegung war die Kameralistik.

Immer wieder gab es Bemühungen, sich mit den Besonderheiten der Leistungserbringung von Krankenhäusern und die sich daraus ergebenden Führungs- und Organisationsstrukturen auseinanderzusetzen. So wurde schon relativ früh im Jahr 1903 mit der »Vereinigung der Verwaltungsvorstände der Krankenhäuser Deutschlands« die Vorgängereinrichtung der heutigen Organisation »Verband der Krankenhausdirektoren Deutschlands e. V. (VKD)« gegründet. Ihr Ziel bestand u. a. darin, systematisch Erfahrungen über den Betrieb von Krankenhäusern zu sammeln, die gewonnenen Erkenntnisse fortzuentwickeln und allen Mitgliedern zugänglich zu machen. Gegenstand der Überlegungen waren vor allem Fragen des Personals und seiner Fort- und Weiterbildung, der Organisations- und Leitungsstrukturen und der Beschaffung von Sachressourcen (Verband der Krankenhausdirektoren Deutschlands e. V. 2013).

Ein weiterer wichtiger Schritt bestand in der Gründung des Deutschen Krankenhaus-Instituts (DKI), das seit seiner Gründung 1953 intensiv mit der Fort- und Weiterbildung von Krankenhausmitarbeitern beschäftigt und bereits 1959 das Seminar für Krankenhausverwaltung in Zusammenarbeit mit der Universität zu Köln angeboten hat – später mit dem Abschluss Krankenhausbetriebswirtswirt (DKI 2013).

Erst in den 1980er-Jahren reifte verstärkt die Erkenntnis, dass auch in Krankenhäusern eine Kombination von Produktionsfaktoren besteht, dass diese Kombination möglichst effektiv und effizient sein müsse und dass auch Krankenhäuser auf Dauer dem Gebot des finanziellen Gleichgewichts folgen müssen, also im wirtschaftswissenschaftlichen Sinne Betriebe darstellen.

Eine Folge dieser Einsicht bestand darin, auch auf die Krankenhäuer die verfügbaren betriebswirtschaftlichen und rechtlichen Instrumente und Methoden anzuwenden.

So wurden für die Krankenhäuser u. a. die Rechnungslegungsvorschriften von der Kameralistik auf die doppelte Buchführung umgestellt, was eine wesentliche Bedingung für eine transparentere und datenbasiertere Betriebsführung darstellte. Es folgten die rechtlichen Möglichkeiten, die Krankenhäuser aus dem Korsett der Eigenbetriebe der Kommunalverwaltungen auszugliedern und als eigenständige juristische Personen u. a. in der Rechtsform der GmbH zu verselbständigen; damit waren die Krankenhäuser zumindest im kommunalen Bereich dem Einfluss der Verwaltungen entzogen.

Das Ziel, auch Krankenhäuser als Wirtschaftsbetriebe zu betreiben und zu führen, konnte auf Dauer nur erreicht werden, wenn mindestens drei Voraussetzungen geschaffen wurden:

- Es musste vermieden werden, dass die Krankenhäuser mit einem Flickenteppich von mehr oder weniger zufällig und opportunistisch, von Fall zu Fall und situationsbedingt ausgewählten Verordnungen/Instrumenten/Verfahren überzogen werden. Vielmehr war ein geschlossenes und stimmiges Konzept einer auf die Krankenhäuser und ähnliche Einrichtungen fokussierte branchenorientierte Betriebswirtschaftslehre zu entwickeln, also eine Krankenhaus-Betriebswirtschaftslehre.
- Es mussten mithilfe und auf der Basis dieser Krankenhaus-Betriebswirtschaftslehre neue effektivere und effizientere Leitungs- und Organisationsstrukturen geschaffen und implementiert werden.
- Es mussten die personellen Ressourcen aufgebaut werden, mit denen dies alles realisiert werden konnte. Es waren also einerseits die in den Krankenhäusern beschäftigten Mitarbeiter betriebswirtschaftlich aus- und weiterzubilden und es war andererseits eine neue Generation von einschlägig kompetenten Führungskräften von den Hochschulen auszubilden.

Bedeutung von BIG und AKM

Der Hochschulbereich war nun aufgerufen, an der Schaffung dieser Voraussetzungen mitzuwirken. Da bisher keine oder nur wenige Berührungspunkte mit den Krankenhäusern bestanden, also keine Erfahrungen mit der Anwendung betriebswirtschaftlicher Erkenntnisse in diesem Bereich vorlagen, konnte dies nur in enger Verbindung und Kooperation mit den Krankenhäusern und anderen Einrichtungen des Gesundheitswesens gelingen.

Bei der Mitwirkung des Hochschulbereichs standen die Entwicklung einer krankenhausorientierten Betriebswirtschaftslehre einerseits und die Ausbildung vor allem betriebswirtschaftlich qualifizierter Führungskräfte andererseits im Vordergrund. Da die Entwicklung, Erprobung und Evaluation neuer krankenhausspezifischer Studiengänge sowie der Durchlauf der ersten Studentengruppen angemessene Zeit beanspruchte, standen die ersten relevanten Absolventen in größerer Zahl erst nach ca. sechs bis sieben Jahren zur Verfügung. Dieser Zeitraum musste genutzt werden, um das vorhandene Krankenhauspersonal auf die neuen Entwicklungen vorzubereiten. Deshalb waren die Hochschulen – neben anderen Institutionen – zusätzlich aufgefordert, sich auch an der Fort- und Weiterbildung des vorhandenen Krankenhauspersonals zu beteiligen.

Die Entwicklung einer krankenhausspezifischen Betriebswirtschaftslehre oblag vor allem den Hochschulen und anderen Institutionen, die sich bisher auch schon auf dem Gebiet der Anwendung betriebswirtschaftlicher Instrumente hervorgetan hatten. Es ging hier darum, das Krankenhaus hinsichtlich seiner Strukturen, Prozesse und rechtlichen Gegebenheiten zu analysieren. Prädestiniert hierfür waren solche Hochschulen und Institute, die bisher schon enge Beziehungen zum Gesundheitswesen unterhielten und/oder gleichzeitig entsprechende stark anwendungsbezogene Studiengänge aufbauten. Dort ließen sich Theorie und Praxis eng miteinander verknüpfen und die Erkenntnisse aus der Praxis unmittelbar in die Forschung und darüber in die Curricula und Lehre sehr zeit- und ereignisnah einbringen, während umgekehrt die theoretischen Entwicklungen ebenfalls zeitnah und direkt im Krankenhaus eingesetzt, verifi-

ziert/falsifiziert und evaluiert werden konnten.

Hier setzt die Entwicklung des Studiengangs »Betriebswirtschaft in Einrichtungen des Gesundheitswesens (BIG)« an. Als Teilprojekt des von der Bundesregierung und dem Land Niedersachsen ab 1979 aufgelegten Modellversuchsverbundes »Neue Tätigkeitsfelder im Gesundheitswesen« sollte die akademische Grundausbildung von Führungskräften für den administrativen Bereich von Krankenhäusern und ähnlicher Einrichtungen installiert werden. Dabei wurde auf eine enge Beziehung zwischen Hochschule und Praxis großer Wert gelegt. Diese enge Verknüpfung wurde u. a. inhaltlich durch entsprechende Veranstaltungen im Curriculum (z. B. Gesundheitsökonomie, Rechnungswesen des Krankenhauses) und strukturell durch die Einführung von zwei in der Verantwortung der Hochschule durchgeführte praktische Studiensemester realisiert (Niedersächsischer Minister für Wissenschaft und Kunst 1979).

Die Fort- und Weiterbildung von Krankenhausmitarbeitern übernahm u. a. die »Akademie für Krankenhausmanagement (AKM), Ingolstadt« mit einem berufsbegleitenden wirtschaftswissenschaftlichen Studium. Es richtete sich an alle Berufsgruppen des Krankenhauses und hatte zum Ziel, in allen Bereichen des Krankenhauses betriebswirtschaftliche und einschlägige rechtliche Kompetenzen aufzubauen. Der AKM-Studiengang wurde zusammen mit und an der Fachhochschule Osnabrück von Februar 1996 bis Juli 2009 durchgeführt. Die Einstellung dieses Studienangebots war im Wesentlichen durch die nicht mehr ausreichende Nachfrage bedingt, die ihrerseits u. a. auf das inzwischen erreichte betriebswirtschaftliche Ausbildungs- und Wissensniveau in den Krankenhäusern und ähnlichen Einrichtungen zurückzuführen war. Die Aus-, Fort- und Weiterbildungsaktivitäten der letzten zwanzig Jahre waren offensichtlich erfolgreich verlaufen.[6]

Einige Erfolgsgaranten des Studienganges BIG

Der Studiengang BIG ist ein betriebswirtschaftlicher Studiengang mit der Fokussierung auf die Krankenhausbranche. Er hat damit auch Bedeutung für die Entwicklung der Krankenhausbetriebslehre. Dazu beigetragen haben die immer wieder aktualisierten Lehrinhalte, die aus Diskussionen zwischen Gesundheitsfachleuten und Vertretern anderer Branchen entstanden. Eine zentrale Frage war immer, ob das in der Betriebswirtschaftslehre allgemein Anerkannte auf den Krankenhausbereich übertragen werden kann. Nicht zuletzt gehören zum Erfolg aber auch einige Besonderheiten des Studienganges, die nicht in allen betriebswirtschaftlichen Studiengängen zu finden sind.

Erst im Laufe seiner Fortentwicklung wurde der Studiengang BIG immer mehr auf das Berufsfeld Krankenhaus ausgerichtet. Zwar beansprucht die Bezeichnung BIG (Betriebswirtschaft in Einrichtungen des Gesundheitswesens) eine weitere Öffnung, tatsächlich fand die Ausbildung allerdings immer mehr ausschließlich am Beispiel Krankenhaus statt. Vertretend genannt seien dafür die neu eingerichteten Lehrveranstaltungen Krankenhausmanagement, Krankenhausorganisation, Krankenhausfinanzierung, Krankenhauscontrolling und Krankenhauspersonalwesen einschließlich Arbeitsrecht. Dem entspricht eine Verbleibanalyse der Absolventinnen und Absolventen, die ergab, dass sie weitaus überwiegend im Krankenhaus ihren Arbeitsplatz fanden und finden. Nur eine Minderheit ging und geht zu Krankenkassen, Altenheimen, Pharmaindustrie u. ä.

Die Ausrichtung auf das Krankenhaus fand sich auch wieder in den montäglichen Praxisseminaren, die im Rahmen des ersten Praxissemesters stattfanden. Diese Seminare waren einerseits eingerichtet worden, um eine kontinuierliche Betreuung der Studierenden durch die Hochschule zu gewährleisten. Die Lehrenden hatten so Gelegenheit, ständig Kontakt mit den Studierenden zu halten und auftauchende Probleme mit ihnen zu besprechen. Andererseits sollten die Seminare auch Außenwirkung entfalten und der Praxis Gelegenheit geben, aktuelle Thematiken auszutauschen und vertieft zu erörtern. Die Arbeitsgruppe BIG verstand es hier, immer die neuesten Themen vorzuschlagen und dafür gestandene Referenten aus Hochschule und Praxis nach Osnabrück zu locken, so dass sich zu diesen Seminaren häufig eine große Anzahl Praktiker, die über die Kooperationspartner oder öffentlich eingeladen wurden, als Teilnehmer einfand. Dadurch entstanden oft auch für den Studiengang und die Studierenden fruchtbare Diskussionen.

Zur ständigen Überprüfung der Curricula des Studienganges BIG initiierte die Arbeitsgruppe regelmäßig stattfindende Gespräche zwischen Studiengang und Praxis. Dazu wurden Mitglieder der Kooperationspartner eingeladen. Ihnen wurde das Curriculum bzw. beabsichtigte Änderungen vorgestellt und abgefragt, ob und inwieweit damit die Anforderungen der Berufspraxis er-

---

6 Träger der Akademie für Krankenhausmanagement AKM eV waren der Verband der Krankenhausdirektoren Deutschlands e.V. und die Bayerische Krankenhausgesellschaft e.V. mit dem Angebot des 6semestrigen Studienganges Weiterbildung zum Krankenhausbetriebswirt (VKD), der Mitarbeiter aus kaufmännischen, ärztlichen, pflegerischen und medizinisch/technischen Berufen für Führungsaufgaben qualifizierte. Der Studiengang wurde von 1993 bis 2008 am Standort Ingolstadt, und von 1996 bis 2009 an der Fachhochschule Osnabrück angeboten.

füllt werden. Neben der Vermittlung von notwendigem Basiswissen sollte damit sichergestellt werden, dass die Studierenden das Rüstzeug für die sich ständig ändernde und weiterentwickelnde Praxis erhielten. Bei den Diskussionen wurden teils erwartete Ergebnisse erzielt, die Vorschläge also bestätigt, teils kamen wertvolle, zusätzliche Anregungen von den Praxisvertretern, die dann ihren Niederschlag im Curriculum fanden.

Auch die jährlich am letzten Novemberfreitag stattfindenden Absolvententreffen sind ein wesentliches Merkmal des Studiengangs. Im Laufe der Zeit entstand eine endgültige Struktur dieser Kontaktstudientage, Vorträge am Vormittag, Arbeitsgruppen mit aktuellen Themen am Nachmittag und um die Mittagszeit die Begegnung zwischen Studierenden und gestandenen Praktikern (BIGer treffen BIGer). Außenstehende waren immer erstaunt über die hohe Teilnehmerzahl bei diesen Treffen, aus denen nebenbei ein großes Netzwerk entstand, vorteilhaft für Arbeit suchende BIGer, aber auch für den Studiengang, wenn er Praxiskontakte benötigte. Ein anderes Ergebnis dieser Absolvententreffen waren die dort eingerichteten ständigen Arbeitsgruppen, etwa zum Krankenhauscontrolling oder Personal, die sich mehrmals im Jahr unter Beteiligung der Fachkollegen trafen, Erfahrungen austauschten und für auftauchende Probleme gemeinsam nach Lösungen suchten.

Eine Besonderheit des Fachbereichs Wirtschaft war und ist die sogenannte Blockwoche. Eine Woche im Semester wird im Vorlesungsbetrieb ausgespart. In dieser Woche haben die Studierenden die Gelegenheit, an Planspielen, Exkursionen oder Seminaren teilzunehmen – zwei Veranstaltungen sind für die Studierenden im Laufe des Studiums Pflicht. In diesem Kontext hatten sie z. B. die Möglichkeit, neben Seminaren (wie Jahresabschluss im Krankenhaus) andere Gesundheitssysteme durch vorbereitete Exkursionen in fremde Länder bei Krankenhausbesuchen, solchen von Krankenkassen etc. kennenzulernen. So fanden Exkursionen statt u. a. in die DDR (Dresden, Greifswald), nach Ungarn (Budapest), Österreich (Wien), der Schweiz (Bern), Großbritannien (London), USA (New York), Kanada (Halifax), Dänemark (Kopenhagen), Schweden (Upsala) und Italien (Rom).

Beträchtliche Außenwirkung hatten die in größerem Rahmen alle zwei oder drei Jahre stattfindenden Symposien des Studienganges BIG, in denen für die Praxis aktuelle und grundsätzliche Fragen durch die besten Referenten – z. B. Eichhorn, Timmermann u. a. – aufgearbeitet wurden. Diese Veranstaltungen hatten oft über 300 Teilnehmer und trugen den Ruf der Fachhochschule Osnabrück als hervorragende Ausbildungsstätte in die Krankenhäuser. Verstärkt wurde dieser Effekt durch die verantwortliche Tätigkeit der Arbeitsgruppenmitglieder in Verbänden und anderen Institutionen, zahlreiche externe Vorträge und Veröffentlichungen. Erwähnt werden soll beispielhaft an dieser Stelle nur die von Schmidt-Rettig und Eichhorn herausgegebene Krankenhaus – Managementlehre. Theorie und Praxis eines integrierten Konzepts (Kohlhammer 2008), in der besonders zahlreiche, hervorragende Praktiker zu Wort kommen.

Literatur

Deutsches Krankenhaus Institut (2013): (https://¬gesundheitsberufe.de/organisationen/dki-¬deutsches-krankenhausinstitut-ev, Zugriff am 7.10.2013). S. 1 f.

Niedersächsischer Minister für Wissenschaft und Kunst (Hrsg.) (1979): Modellversuch Neue Studienangebote für Tätigkeitsfelder im Gesundheitswesen. Hannover.

Niedersächsisches Landesministerium (1971): Beschluss des Nieders. Landesministeriums zur Errichtung von Fachhochschulen vom 29.6.1971. (Nds.MBl 1971, S. 977 ff., zitiert aus »Fachhochschule Osnabrück, Studienführer Wintersemester 76/77, S. 4).

Statistisches Bundesamt (1950–1999): Bildung und Kultur, reihe Allgemeinbildende und berufliche Schulen. Fachserie 11. S. 2.

Statistisches Bundesamt (o. J.): (https://www.de¬statis.de/DE/ZahlenFakten/GesellschaftSta¬at/BildungForschungKultur/ Schulen/Tabell¬en/AllgemeinBildendeBeruflicheSchulen¬AbschlussartInsgesamt.html, Zugriff am 25.03.2014).

Verband der Krankenhausdirektoren Deutschlands e.V. (VDK) (2013): (http://www.vkd-on¬line.de/wir-ueber-uns/wir-ueber-uns2, Zugriff am 20.10.2013). S. 1 f.

Wissenschaftsrat (2002): Empfehlungen zur Entwicklung der Fachhochschulen. Köln. S. 8 f.

Autorenverzeichnis

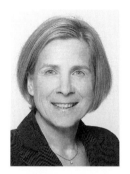

Prof. Dr. Barbara Schmidt-Rettig

Emeritierte Professorin an der Hochschule Osnabrück 1987–2014 mit dem Lehrgebiet Allgemeine Betriebswirtschaftslehre mit den Schwerpunkten Krankenhausmanagement, -Finanzierung und -Controlling.

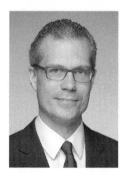

Dr. Boris Augurzky

Leiter des Kompetenzbereichs »Gesundheit« am RWI. Mitglied des Fachausschusses »Versorgungsmaßnahmen und -forschung« der Deutschen Krebshilfe sowie Geschäftsführer der Institute for Health Care Business GmbH (hcb).

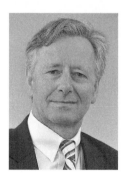

Diplom-Volkswirt Georg Baum

Hauptgeschäftsführer der Deutschen Krankenhausgesellschaft e.V. (DKG) in Berlin, Vorstandsmitglied IQWiG, GVG, Mitglied G-BA.

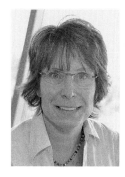

Dipl.-Kff. (FH) Sabine Bendig

Assistentin der Dekanin, Hochschule Osnabrück, Fakultät Wirtschafts- und Sozialwissenschaften.

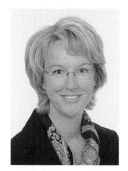

Prof. Dr. Hendrike Berger

Professorin an der Hochschule Osnabrück mit dem Lehrgebiet Volkswirtschaftslehre, insbesondere Gesundheitsökonomie.

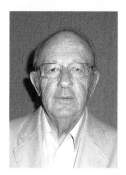

Prof. Dr. Burghardt Bessai

Emeritierter Professor an der Hochschue Osnabrück bis 2002 mit dem Lehrgebieten Allgemeine Betriebswirtschaftslehre, Organisation und Datenverarbeitung.

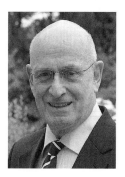

Jacob Bijkerk, MHA MBA

»Management-Lotse« und Berater von Gesundheits- und Bildungseinrichtungen. Dozent an der Hochschule Osnabrück und an der MHH Hannover. Gastvorlesungen im In- und Ausland.

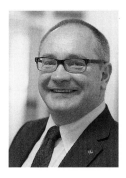

Dr. Matthias Bracht

Seit 2009 Vorstandsvorsitzender der Mühlenkreiskliniken AöR (Kommunaler Krankenhausverbund in Trägerschaft des Kreises Minden-Lübbecke). Absolvent der AKM. Weiterbildung zum Krankenhausbetriebswirt (VKD) am Standort Hochschule Osnabrück.

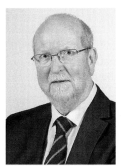

Dr. jur Manfred Brümmer

Geschäftsführer im Krankenhaus St. Elisabeth und St. Barbara Halle/Saale GmbH.

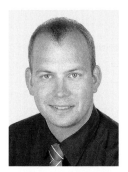

Dr. med. Holger Bunzemeier

Leiter des Geschäftsbereichs Medizinisches Management und Mitglied der DRG-Research-Group, Universitätsklinikum Münster.

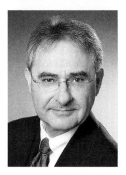

Prof. Dr. Dr. Wilfried von Eiff

Center for Health Management and Regulation. HHL Leipzig Graduate School of Management und Leiter des Centrums für Krankenhaus-Management (Uni Münster).

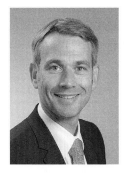

Dr. Matthias Ernst

Leiter Medizinische Unternehmensentwicklung Klinikum Bielefeld gGmbH.

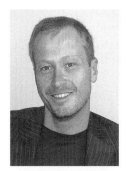

Dipl.-Kfm. Martin Eversmeyer

Vorstand des Klinikum Herford, Vorstandsvorsitzender der Arbeitsgemeinschaft öffentlicher Krankenhäuser Westfalen, Präsidiumsmitglied der Krankenhausgesellschaft Nordrhein-Westfalen und Lehrbeauftragter der Hochschule Osnabrück.

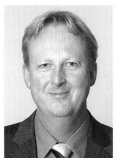

Andreas Greulich

MSc in Organizational Development, Krankenhaus-Betriebswirt (VKD)

Leiter Medizinbereiche Universitäts-Spital Zürich; Lehrbeauftragter an der Berner Fachhochschule und der Donau-Universität Krems.

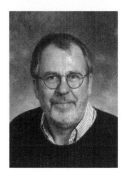

Prof. Dr. Manfred Haubrock

Emeritierter Professor an der Hochschule Osnabrück bis 2011mit den Lehrgebieten Allgemeine Betriebswirtschaft, Gesundheits- und Sozialmanagement, Gesundheitsökonomie.

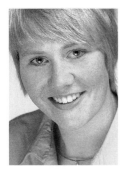

Kathrin Heier, M.A.

Controlling im Herz- und Diabeteszentrum Nordrhein-Westfalen in Bad Oeynhausen.

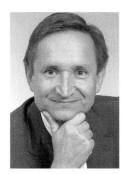

Helmut Hildebrandt

Vorstand der OptiMedis AG, Geschäftsführer Gesundes Kinzigtal GmbH, Schwerpunkt Aufbau und Management regionaler populationsbezogener Systeme zur Integrierten Versorgung.

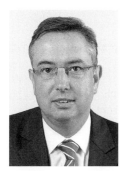

Karsten Honsel

Kaufmännischer Direktor und Vorstand des Universitätsklinikums Bonn.

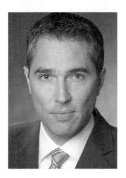

Dipl. Kfm (FH) Alex Hoppe

Geschäftsführung Prosper-Hospital gGmbH, Recklinghausen.

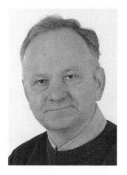

Dr. Christian Jaeger

Referent im Dezernat für Krankenhausfinanzierung und -planung der Deutschen Krankenhausgesellschaft.

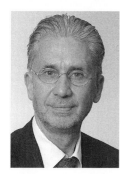

Gabriele Kirchner

Geschäftsführerin Verband der Krankenhausdirektoren Deutschlands (VKD) e. V.

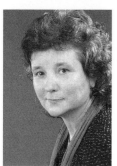

Dr. rer. pol. Wolfgang Klitzsch

Geschäftsführer der Ärztekammer Nordrhein, Mitglied des Vorstandes im Bundesverband Managed Care e. V.

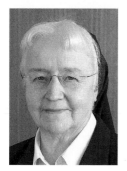

Sr. M. Basina Kloos

Vorsitzende des Vorstandes der Marienhaus Stiftung Neuwied.
Stellvertretende Vorsitzende des Vorstandes der Hildegard Stiftung Trier.
Geschäftsführerin der Marienhaus Holding GmbH.

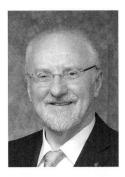

Dipl. Kfm. Heinz Kölking

Geschäftsführer der Kliniken und Rehakliniken in der Residenz-Gruppe Bremen und Präsident der Europäischen Vereinigung der Krankenhausdirektoren (EVKD).

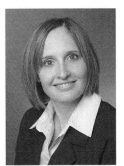

Dipl.-Gesundheitsökonomin Julia Elena König

Referentin des Vorstandsvorsitzenden der Sana Kliniken AG mit den Schwerpunkten Strategisches Management, Organisationsentwicklung und Personalmanagement.

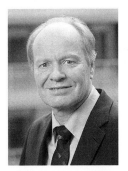

Dr. Wulf-Dietrich Leber

Leiter der Abteilung Krankenhäuser des GKV-Spitzenverbandes, Berlin.

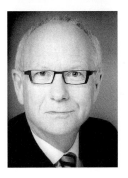

Prof. Heinz Lohmann

Gesundheitsunternehmer, Professor an der Hochschule für Angewandte Wissenschaften Hamburg, Vorsitzender der Initiative Gesundheitswirtschaft e. V., Förderer und Sammler experimenteller Gegenwartskunst.

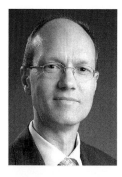

Prof. Dr. Markus Lüngen

Professor an der Hochschule Osnabrück mit dem Lehrgebiet Volkswirtschaft, insbesondere Gesundheitsökonomie.

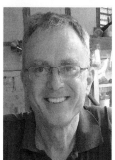

Prof. Dr. Martin Moers

Professor an der Hochschule Osnabrück mit dem Lehrgebiet Pflegewissenschaft, Schwerpunkte Wissenschaftsentwicklung, Studiengangsentwicklung und Qualitätsentwicklung, Mitglied im wissenschaftlichen Team des DNQP.

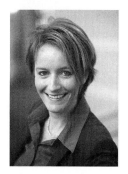

Dr. Julia Oswald, Dipl.-Kff. (FH)

Leitung Konzerncontrolling, Paracelsus-Kliniken Deutschland GmbH & Co. KGaA, Lehrbeauftragte der Hochschule Osnabrück.

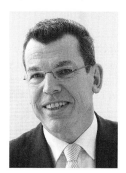

Dipl.-Kfm. Dr. rer. pol. Michael Philippi

Vorsitzender des Vorstandes der Sana Klinken AG, verantwortlich für die Ressorts Mergers & Acquisitions, Konzernstrategie/Organisationsentwicklung, Unternehmenskommunikation, Konzernrevision, Recht und Compliance sowie Datenschutz und Datensicherheit.

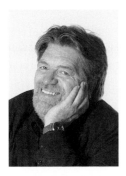

Dipl.-Ökonom, Dipl.-Betriebswirt (grad.) Wolfgang Plücker

Geschäftsführer der DKI GmbH in Wuppertal.

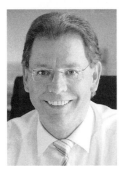

Prof. Dr. h.c. Herbert Rebscher

Vorsitzender des Vorstandes der DAK-Gesundheit, Professor für Gesundheitsökonomie und Gesundheitspolitik an der Rechts- und Wirtschaftswissenschaftlichen Fakultät der Universität Bayreuth.

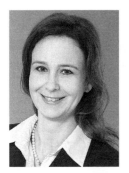

Dr. Anneke Riehl

Leiterin der Erlös Task Force im Geschäftsbereich Unternehmenscontrolling der Charité-Universitätsmedizin Berlin.

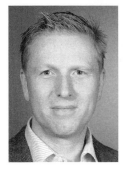

Prof. Dr. Enrico Sass

Lehrt Existenzgründung und Managementtechniken an der Fachhochschule Potsdam. Seine Lehr- und Forschungsschwerpunkte sind u. a. allgemeine Betriebswirtschaftslehre, Existenzgründung, Geschäftsmodellentwicklung und Personalmanagement.

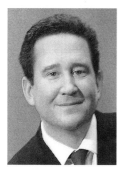

Dr. Jens Schick, MPH

Mitglied des Vorstandes der Sana Kliniken AG, zuständig für den Bereich Beschaffung & Service.

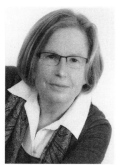

Prof. Dr. phil. Doris Schiemann

Emeritierte Professorin an der Hochschule Osnabrück mit dem Lehrgebiet Pflegewissenschaft von 1993 bis 2012 und wissenschaftliche Leiterin des Deutschen Netzwerks für Qualitätsentwicklung in der Pflege (DNQP) von 1992 bis 2012.

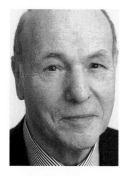

Prof. Dr. rer. oec. habil. Herbert Schirmer

Professor an der Fachhochschule des Mittelstands (FHM) Bielefeld mit dem Lehrgebiet Management und Controlling in der Gesundheitswirtschaft, Ehrenpräsident des Krankenhaus-Kommunikations-Centrums e. V. (KKC), Ehrenmitglied des Deutschen Vereins für Krankenhaus-Controlling e. V. (DVKC).

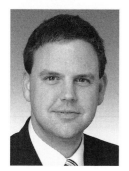

Dipl. Kfm. (FH) André A. Sonnentag

Geschäftsführer der Krankenhausberatung Jüngerkes & Schlüter GmbH, Düsseldorf. Tätigkeitsschwerpunkte: Strategie-, Wirtschaftlichkeits- und Organisationsberatung von Krankenhäusern und Krankenhausverbünden.

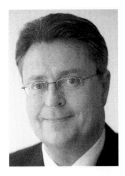

Dr. Peter Steiner

Kaufmännischer Geschäftsführer der Regionalen Kliniken Holding GmbH.

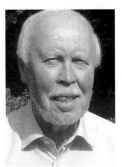

Prof. Dr. Siegmar Streckel

Emeritierter Professor an der Hochschule Osnabrück bis 2005 mit den Lehrgebieten Wirtschaftsrecht, Personal- und Ausbildungswesen.

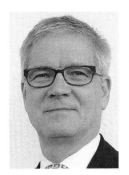

Holger Strehlau

Vorstand der gemeinnützigen Stiftung zur Entwicklung von Gemeinschaftskrankenhäusern, Herdecke. Geschäftsführer Med-con-professional GmbH.

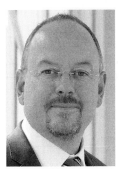

Dr. med. Andreas Tecklenburg

Vizepräsident und Präsidiumsmitglied für das Ressort Krankenversorgung der Medizinischen Hochschule Hannover (MHH).

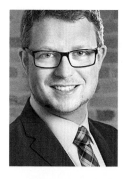

Julian Terbeck, M.A.

Controlling in den Mühlenkreiskliniken AöR (Kommunaler Krankenhausverbund in Trägerschaft des Kreises Minden-Lübbecke).

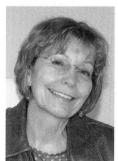

Angelika Volk

Diplomjournalistin, freie Wirtschaftsjournalistin mit Schwerpunkt
Gesundheitspolitik und Krankenhausmanagement.

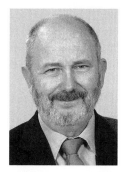

Prof. Dr. Dieter Wagner

Emeritierter Professor an der Universität Potsdam für Betriebswirtschaftslehre mit dem Schwerpunkt Organisation und Personalwesen. Sprecher der Geschäftsführung der gemeinnützigen Universität
Potsdam Gesellschaft für Wissens- und Technologietransfer mbH.

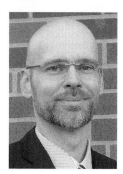

Dipl. Kfm (FH) Michael Wermker

Vorstand der Valeo-Kliniken GmbH, die vier evangelische Krankenhäuser in Hamm, Lippstadt, Münster und Gronau sowie diverse andere Einrichtungen des Gesundheitswesens betreibt.

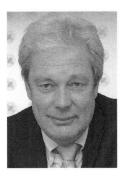

Dr. Fritz Westhelle

Rechtsanwalt, Fachanwalt für Insolvenz- und Arbeitsrecht, Insolvenzverwalter in der Kanzlei westhelleundpartner, Kassel.

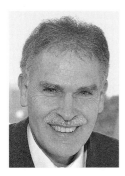

Prof. Klaus Westphely (†)

Emeritierter Professor an der Hochschule Osnabrück bis 2005 mit den Lehrgebieten Allgemeine Betriebswirtschaftslehre, Controlling und Rechnungswesen, Krankenhausmanagement.

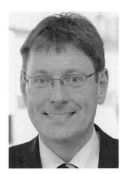

Prof. Dr. Christoph Winter MPH

Professor an der FOM-Hochschule für Oekonomie & Management mit dem Lehrgebiet Allgemeine Betriebswirtschaftslehre, insbesondere Management im Gesundheitswesen, und Verwaltungsprofessor an der Hochschule Emden-Leer mit dem Lehrgebiet Gesundheit- und Sozialmanagement.

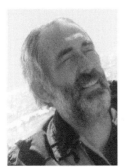

Prof. Dr. Winfried Zapp

Professor an der Hochschule Osnabrück mit dem Lehrgebiet Allgemeine Betriebswirtschaftslehre mit dem Schwerpunkt Rechnungswesen, insbesondere Controlling im Gesundheitswesen.

Stichwortverzeichnis

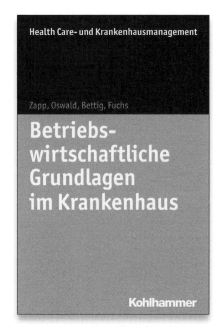

Health Care- und Krankenhausmanagement

Zapp, Oswald, Bettig, Fuchs

Betriebs-
wirtschaftliche
Grundlagen
im Krankenhaus

Kohlhammer

Winfried Zapp/Julia Oswald/
Uwe Bettig/Christine Fuchs

Betriebs-
wirtschaftliche
Grundlagen
im Krankenhaus

2014. 234 Seiten, 54 Abb.,
28 Tab. Kart. € 39,90
ISBN 978-3-17-022608-1

Health Care- und Krankenhaus-
management

In diesem Lehrbuch werden die theoretischen Grundlagen für eine Betriebswirtschaftslehre in Gesundheitseinrichtungen gelegt, praktisch aufbereitet
und mit vielen Aufgaben und Fallbeispielen vertieft. Die Autoren setzen sich
dabei insbesondere mit dem Leistungsgeschehen in Krankenhäusern im Spannungsfeld von ökonomischer Verantwortung und sozialem Handeln auseinander
und treten einer Kundensicht entgegen, die den Patienten in ein ökonomisches
Objekt transferiert.

Prof. Dr. Winfried Zapp vertritt das Lehrgebiet Controlling in Gesundheitseinrichtungen an der Hochschule Osnabrück. **Dr. Julia Oswald** leitet das Konzerncontrolling der Paracelsus-Kliniken. **Prof. Dr. Uwe Bettig** lehrt an der Alice
Salomon Hochschule (Berlin) Management und Betriebswirtschaft in gesundheitlichen und sozialen Einrichtungen. **Dr. med. Christine Fuchs** ist Ärztin für
Chirurgie und leitet das Projektmanagement der Mühlenkreiskliniken AöR.

Leseproben und weitere Informationen unter www.kohlhammer.de

W. Kohlhammer GmbH · 70549 Stuttgart
Fax 0711/7863 - 8430 · vertrieb@kohlhammer.de

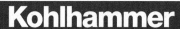

Kohlhammer

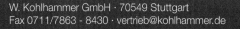

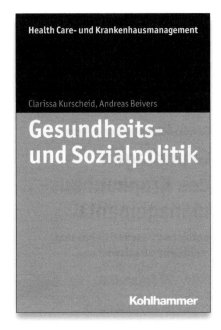

Clarissa Kurscheid/Andreas Beivers

Gesundheits- und Sozialpolitik

2014. 186 Seiten, 15 Abb.
Kart. € 36,90
ISBN 978-3-17-022610-4

Health Care- und Krankenhaus-
management

Die Gesundheitspolitik hat sich in den letzten zwanzig Jahren als ein wichtiger Bestandteil der wirtschaftspolitischen Debatte etabliert. Nichtsdestotrotz lässt sich der Paradigmenwechsel der deutschen Sozialpolitik, der sich u.a. im Rückzug des Solidarprinzips in unserer Gesellschaft ausdrückt, auch im Gesundheitswesen beobachten. Dies führt zu Zielkonflikten und Problemfeldern in den einzelnen Bereichen der Leistungserbringung, Finanzierung wie auch der Versorgung. Die Autoren stellen die Entwicklung im Bereich der Gesundheits- und Sozialpolitik aus unterschiedlichen Perspektiven und die daraus resultierenden Allokations- und Distributionsfolgen detailliert dar und zeigen neue, zukunftsweisende Wege auf.

Prof. Dr. Clarissa Kurscheid ist Studiendekanin für Gesundheitsökonomie an der Hochschule Fresenius in Köln, **Prof. Dr. Andreas Beivers** ist Studiendekan für Gesundheitsökonomie an der Hochschule Fresenius in München.

Leseproben und weitere Informationen unter www.kohlhammer.de

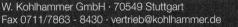
W. Kohlhammer GmbH · 70549 Stuttgart
Fax 0711/7863 - 8430 · vertrieb@kohlhammer.de

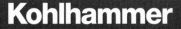
Kohlhammer